Vorposten

der

Gesundheitspflege.

Von

Dr. L. Sonderegger.

Fünfte Auflage.

Nach dem Tode des Verfassers durchgesehen und ergänzt von

Dr. E. Haffter.

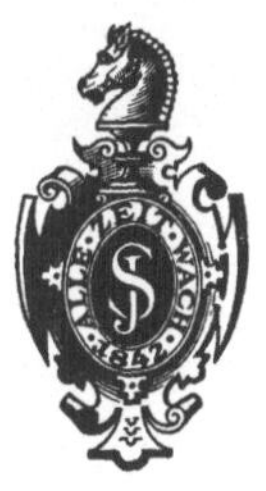

Springer-Verlag Berlin Heidelberg GmbH 1901

Softcover reprint of the hardcover 5th edition 1901

ISBN 978-3-662-39018-4   ISBN 978-3-662-39988-0 (eBook)
DOI 10.1007/978-3-662-39988-0

Typograph-Maschinensatz von Oscar Brandstetter in Leipzig.

Vorwort zur ersten Auflage.

Vorposten möchten diese Blätter sein, abgelöst zwar von der Armee der strengen Wissenschaft, aber nicht ohne Fühlung mit derselben; Vorposten, welche auf die Gefahr hin, zusammengehauen oder vergessen zu werden, vom Generalstabe selbständiger Forscher vorgeschoben sind in Gebiete, die bisher der Gewohnheit und dem Unglücke Tribut zahlten.

Die Waffe solcher Vorposten soll das Schwert der Selbsterkenntniß sein, und ihre Parole: Humanität. Wenn ihnen auch bei dieser Expedition an Ausrüstung und Führung noch Vieles fehlt, so sind sie doch erfüllt vom Bewußtsein ihrer Sendung, und entschlossen, sich anständig und mit Ausdauer zu schlagen. Mögen sie manche Herzen und Häuser besetzen, wo gemüthliche und gebildete Menschen wohnen, und der naturwissenschaftlichen Auffassung des Lebens nicht bloß Achtung, sondern auch Liebe erobern helfen.

Vorwort zu den späteren Auflagen.

Da dieses Buch, längst vergriffen, immer wieder verlangt wurde, erscheint es hiermit abermals. Seine Vorzüge sind zugleich auch seine Schwächen: Fühlung mit dem alltäglichen Leben zu suchen und nachzuschauen, wie die Hygieine da aussieht, wo sie in den Kreisen der bürgerlichen Gesellschaft und am Glücke des Einzelnen mitarbeiten soll.

Der Verfasser maßt sich gar nicht an, bei der glänzenden Reihe der wissenschaftlichen Bearbeiter seines Fachs anzutreten, sondern macht nur Anspruch darauf, ein theilnehmender Mensch zu sein, und möchte versuchen, für das, was ihn bewegt, auch in Andern ein Interesse zu erwecken, bei dem sie dann etwas mehr lernen, als auf diesen Blättern steht.

Citate und Fußnoten bitten als Zeichen der Dankbarkeit mit aufgenommen zu werden, die der Verfasser seinen Lehrern, und der Hochachtung, die er seinen Lesern schuldet. Erfahrungssachen erfordern objektive Untersuchungen oder zuverlässige Zeugen.

Vorwort des Herausgebers zur fünften Auflage.

Der Verfasser dieses Buches, Dr. L. Sonderegger, der unermüdliche Rufer und Streiter für Volksgesundheitspflege ist am 20. Juni 1896 aus dem Leben geschieden. Die Nachfrage nach seinen „Vorposten" dauert aber fort, und so hat es denn, durch die Verlagsbuchhandlung aufgefordert, der Unterzeichnete als Freund und Verehrer des Verewigten übernommen, die letzte Auflage (1892) durchzusehen und, wo es nöthig schien, zu ergänzen und den neuesten Ergebnissen der wissenschaftlichen Forschung anzupassen. Diese Arbeit wurde wesentlich erleichtert durch ein vorliegendes bis zum Jahre 1895 mit Randbemerkungen versehenes Handexemplar des Autors.

Maßgebend blieb für die Neubearbeitung vor Allem der Wunsch und das Bestreben, die originelle, packende und oft glänzende Schreibweise des begeisterten Pioniers der Gesundheitspflege unangetastet zu lassen. Auch an der Eintheilung des Stoffes wurde nichts geändert, dagegen einige Abschnitte gestrichen, so z. B. das Schlußkapitel: „Des Kurpfuschers Abschied an seinen Sohn", dessen satirische Komik mit dem Ton des übrigen Werkes nicht zu harmoniren schien

Mögen Wort und Geist Sondereggers auch in diesem Buche sein Grab überdauern und Segen stiften.

Frauenfeld (Schweiz)
   November 1900.   **Dr. E. Haffter.**

Inhalt.

Einleitung.

Ein Standpunkt.

Der Mensch lernt langsam und stückweise; er besitzt nur
das ganz, was er selbst erworben und schätzt meistens erst
das gehörig, was er verloren hat. Darum erscheint die Welt
nie schöner, als wenn man sie vom Rande des Grabes oder
vom Kerkergitter aus betrachtet. Vieles ist schön und Alles
gut gewesen, sobald es nicht mehr zu haben ist. Die Reue ist
das Wahrzeichen des Menschen, durch Fehlen zu lernen seine
Aufgabe und Seelenruhe seine Vollendung.

Der Mensch ist ungemein leichtfertig, in ein Unglück hin-
einzurennen und äußerst scharfsinnig, dann wieder heraus-
zukommen.

Gesund und glücklich möchte Jeder sein; der Eine sitzt wie
ein Bettler am Wege und wartet, daß ihm der gute Gott Gesundheit und Leben als fertiges Almosen zuwerfe; der Andere
bittet bloß um Segen zu seiner eigenen Arbeit, und nur dieser
kommt zum Ziele, in sittlicher und ökonomischer, in wissenschaftlicher und gesundheitlicher Beziehung.

In keinem Gebiete menschlichen Denkens und Fühlens
herrscht noch so viel Unklarheit, so viel angeborene Eitelkeit
und Leidenschaftlichkeit wie in den Fragen über Erhaltung des
Lebens und der Gesundheit. Die Schätze der Wissenschaft, die
von Galilei bis Helmholtz in so reichem Maße zu Tage gefördert und unter die Völker vertheilt wurden, sind noch keineswegs so weit in die Tiefe gedrungen, um für Millionen mehr
als Schmuck und Spielzeug zu sein.

Es thut dem Menschenfreund wehe, zu sehen, wie rasch
ansteckend die Gefühle, die triebartigen Willensäußerungen der

Völker sind, und wie langsam dagegen neue Gedanken in die=
selben eindringen, wie der menschliche Geist nach vielen Rich=
tungen reich bebaut und hochkultivirt sein kann, während er in
anderen Richtungen ein Brachfeld voll Unkraut darbietet[1]); es
thut dem Menschenfreund wehe, zu sehen, wie die Erhaltung
und Pflege des Lebens und der Gesundheit auch in gebildeten
und stark regierten Ländern heute noch so räthselhaft und un=
verstanden erscheint wie vor Jahrtausenden, und zwar nicht
bloß dem Proletarier, der in einer socialen Temperatur lebt,
in welcher Freiheit und Bildung, und oft genug auch die Moral,
erstarren, sondern auch bei glücklich Gestellten, vielfach Welt=
gewandten und Gebildeten.

Allerdings hat sich das moderne Bewußtsein, unbelehrt
durch die politische Geschichte der Völker, aber aufgeregt durch
anthropologische Forschungen und durch die augenfälligen
Machtentwicklungen der Naturwissenschaft, gegen die Autori=
täten überhaupt und gegen die ärztlichen insbesondere erhoben;
aber auf den erledigten Thron hat es vielfach den Jakobiner und
den Charlatan gesetzt, der auf die Leidenschaften und das tausend=
fältige Elend der glücklichen Völker spekulirt und ein schreck=
liches Regiment führt, — „bis Wissenschaft die Welt — in ihren
Schranken hält". Mit ironischer Hochachtung vor der persön=
lichen Freiheit lassen wir Krankheit und Tod durch den Lebens=
mittelmarkt, durch Schulen und Fabriksäle, Wirthshäuser und
Armenhäuser, durch Brunnen und Bettlerbehausungen in die
Völker hereindringen und bemühen uns nicht ernsthaft, die
Quellen alles selbstverschuldeten Elends zu erforschen und zu
verstopfen.

Unsere Zeit wirft, mit Recht, der Autorität vor, sie habe
sich der Gewalt verdungen, habe den Erfolg statt des Rechtes,
die Phrase statt der Wahrheit angebetet und sich ohne Aus=
nahme zu Allem hergegeben, was ihr materiellen Gewinn
brachte. Der Medicin macht sie diese Vorwürfe am mildesten,
dafür aber schon am längsten, und was Molière und Hippel
an Hohn und Vorwürfen über die Medicin ausgeschüttet, wird

---

[1]) „Das Wissen der meisten Gebildeten besteht aus einem Gemenge,
es hat etwas Porphyrartiges", sagte Virchow an der Deutschen Naturforscher=
Gesellschaft zu Rostock 1871.

täglich fleißig vermehrt von vielem gebildeten und ungebildeten Volke, — das sich in der Stunde der Noth glaubensvoll und urtheilslos dem Erstbesten anvertraut. So viele lachen über den Tetzel vom Jahre 1516, laufen aber schaarenweise dem Tetzel nach, der Absolution für alle Sünden wieder die Gesundheit, für alle Folgen verscherzter Jugend und Freiheit, für alle Folgen der Schwelgerei und des Müßigganges, des Hungers und der aufreibendsten Strapazen, und für alle Wunden verspricht, welche je die Liebe und der Haß geschlagen haben, — verspricht um den Preis eines bescheidenen oder unbescheidenen ärztlichen Honorars!

Gesetzmäßigkeit von Ursache und Wirkung.

Es giebt aber keine Sündenvergebung im Reiche der Natur, sondern es herrscht vollendete Gesetzmäßigkeit. Der Menschenleib ist eine Maschine, die genauer arbeitet als jeder Chronometer und auf bestimmte Störungen mit bestimmten Abweichungen antwortet. Das Leben ist ein chemisch-physikalisches Experiment, dessen Vorbedingungen genau erfüllt sein müssen, wenn es gelingen soll. Der Haushalt des Leibes ist ein Cassabuch, welches keine Ausgaben gestattet ohne entsprechende Einnahmen; Thränen und Verzweiflung ändern das Ergebniß einer schlechtgeführten Rechnung nicht, Medikamente und Kuren vermögen den unvermeidlichen Sturz nur um ein Geringes hinauszuschieben.

Wir haben nichts umsonst, sprach Meister Aufrecht zu seinem Sohne — am allerwenigsten Leben und Gesundheit, und selbst der ererbte Reichtum muß sorgfältig verwaltet werden, wenn er nicht verloren gehen und in bittere Armut umschlagen soll. Gott gab Dir nach Leib und Seele die Anlagen, relativ gesund und glücklich zu sein; wenn Du es nicht bist, so bist Du öfter selber schuld, als Du Dir's eingestehen magst, und auf Deine Rechnung kommt der größte Theil des Typhus und der Cholera, der Schwindsucht und des Wochenbettfiebers, die in Deiner Stadt wüthen. Laß die Rothaut Nordamerika's zum „Medicinmann", zum Zauberer laufen, Du aber thue die Augen auf und lies als Gebildeter die Offenbarung Gottes, die vor Dir aufgeschlagen liegt, studire soweit Du kannst und verstehst, die Naturwissenschaft vom Menschen und laß Dich nicht täglich betrügen! Die Medicin ist keine Postkutsche, in welcher Du müßig sitzend zur verlangten Station gefahren wirst, sondern sie ist ein naturkundiger Wegweiser; den Weg aber mußt Du selber gehen; der Arzt ist ein Lehrer, der keinen Nürnberger Trichter hat, Dir die Gesundheit einzugießen; wenn Du aber einiges Talent und vielen Fleiß entwickelst, kann er Dich lernen lehren und Dir Anleitung geben, gesund zu werden oder zu bleiben! — „Dir Anleitung geben?" Bittere Ironie! Er giebt Dir Anleitung, wenn Du gebildet und wohlhabend genug bist, ihm zu folgen; dem Thörichten und dem Armen wird kein Evangelium gepredigt, für ihn giebt es keine Gesundheitspflege; er stirbt weder am Alter noch an seiner Krankheit, sondern an seinen socialen Verhältnissen; gegen diese sind alle Seuchen der Erde Kleinigkeiten, und wenn die Medicin da nichts zu rathen und zu bessern vermöchte, so wäre sie ein edler Luxus und mehr nicht!

Der Wille bewegt die Welt.

Die Welt gehört nicht einer Familie, noch einer Kaste, sondern sie gehört der Aristokratie der Arbeit, der planmäßigen und geduldigen Arbeit, welche das erste Merkmal des Genies und die Grundlage aller geistigen und materiellen Erfolge ist. Die Denkfaulheit, die sich so oft für religiösen Glauben ausgeben möchte, geht beim größten Kapital von Leben und Gesundheit doch vor der Zeit zu Grunde, während die geistige Betriebsamkeit mit einer kärglichen Mitgift haushält und in Ehren alt wird.

So mächtig und maßgebend auch die körperlichen Verhältnisse sind, so überwältigend ist der Einfluß der lebendigen Seele, des ernsten Willens. Wie mancher Menschengeist fährt im Leben einher in zerbrechlichem Fahrzeug, das ihm mit oder ohne Verschulden leck geworden ist, und dennoch überholt er viele stolzbewimpelte Segler, dennoch, bringt er die kostbare Fracht seines Familienglückes durch Wogen und Stürme in den sicheren Hafen. Das ist das Werk der Arbeit und der Umsicht. Der Geist hat die Atome gruppirt und vereint und beherrscht die Materie, wenn er ernstlich will. Der Mensch über-

windet das Klima, schiebt die Sterblichkeitsziffer ganzer Zeit=
alter und Länder hinab und hinauf, je nach seinem wissen=
schaftlichen und sittlichen Gehalte, je nach seiner Thatkraft.
Die Frage über das Menschenleben und seine Bedingungen ist
eine Verstandessache und Herzensangelegenheit zugleich, eine
sociale Frage im erhabensten Sinne des Wortes, welche die
Bekenner der verschiedensten politischen und kirchlichen Sy=
steme, das Kapital und die Handarbeit, gleich tief berührt und
in welcher alle sich zusammenfinden müssen, wenn sie fortbe=
stehen wollen. Die Welt ist ein Auswandererschiff, und wenn
dieses verunglückt, ertrinken die Passagiere der ersten Kajüte
mitsammt den Leuten im Zwischendeck; sie sind alle solidarisch
haftbar für einander, und jeder hat die Pflicht, das Feuer zu
versorgen und in der Noth an die Pumpen zu gehen. Die
müßige Disputirsucht ist dem Tode geweiht, besonnenes Han=
deln rettet und erhält das Leben. „Nur dem Muthigen hilft
Gott" und: „Nur der verdient die Freiheit und das Leben,
der täglich sie erobern muß."

Unsere Zeiten und unsere Menschen sind verhältnißmäßig
reich ausgestattet mit Begriffen, mit Wissenschaften und
Künsten und ziemlich fertig im sprachlichen Denken, aber noch
viel fertiger im Zusammenstellen von Phrasen und von gänz=
lich unvermittelten Gegensätzen.

Das Gefühlsleben ist nicht verkümmert, und über allen
Verirrungen des Friedens und allen Schrecknissen des Krieges
leuchten wieder versöhnend große Thaten des Wohlwollens
und der Nächstenliebe; aber was im großen Ganzen fehlt, das
ist der feste Wille, das geduldige unermüdete Handeln; mit
bloßer stoßweiser Kritik ist nichts gethan! Uns fehlt nicht
Weisheit, sondern Beharrlichkeit.

Man vertraut allzugerne auf die Macht der Bildung und
vergißt, daß die Wahrheit eine Seele ist, die uns nicht ohne
Leib erscheint, und daß sie zahlreicher Organe und Stimmen
bedarf, um sich geltend zu machen. Gegenüber von Hundert,
die eine Lüge verkünden, dürfen nicht bloß ihrer Neunund=
neunzig die Wahrheit sagen, es müssen wenigstens auch Hun=
dert sein — wenn möglich mehr.

Unsere Welt ist eine Schwarzwälderuhr und geht nur so

lange, als der Mensch mit dem ganzen Gewichte seines Willens daran zieht. Das wissen allenthalben die Bremser besser als die Heizer. Die schließliche Gerechtigkeit in der Weltgeschichte hilft dem flüchtigen Erdenbürger von heute nichts, und er muß sich selber wehren.

Es beirrt deßwegen den Verfasser dieser Zeilen wenig, daß er nicht zu Entdeckungsreisen und Eroberungen, sondern bloß zu Spaziergängen in längst bekannte und bebaute Gebiete ein= zuladen vermag und daß Alles, was er auf dem Herzen hat, vielfach besser und schöner gesagt worden ist: er möchte lernend und lehrend seine ärztliche Schuldigkeit thun und würde sich glücklich schätzen, wenn er Jemanden zur Gesundheit erziehen und zur werkthätigen Gesundheitspflege verleiten könnte.

I. Luft.

1. Mischung.

Der Mensch ist ein Fremdling auf Erden, bis zur Heimath=losigkeit; nichts ist ihm wunderbarer als das Gewöhnliche und nichts unbekannter als das Alltägliche. Er hat lange vorher seine Gedanken und Gefühle studirt und systematisirt, ehe er seine Sinnesorgane öffnete und mehr wahrnahm, als er gerade zum Leben brauchte. Alles, was wir gemeinhin wissenschaft=liche Bildung nennen, ist die mühsame Besitzergreifung ein=zelner Schätze und Offenbarungen, die um uns her aufge=speichert liegen: das Verständniß der äußeren und inneren Welt.

Ein merkwürdiger Maßstab für die Bildungsgeschichte der Menschheit ist die Lehre von der Luft. Während der Materia=lismus des Gedankenlosen „nicht von der Luft leben kann" und sie für einfach nichts erachtet, lehrt uns der Physiker, daß die Luft unser unentbehrlichstes und massenhaftestes Nahrungs=mittel ist, und sagt der Arzt unserer Zeit dem von Seuchen geängstigten Volke: „womit Du sündigst, wirst Du gestraft", und fordert eine Reinhaltung der Luft, welche bisher unver=ständlich und ungebräuchlich gewesen.

Die großen Gesetzgeber des Alterthums hatten weniger Mittel und Ergebnisse der Naturbeobachtung, aber viel mehr menschlichen Takt als ihre spekulirenden Nachfolger und ver=woben allenthalben hygieinische Vorschriften mit den religiösen

und sittlichen; wie Seele und Leib verbunden sind, so war es
Gottesverehrung und Gesundheitspflege. Moses erscheint auch
in der Diätetik der Luft als der unübertroffene Beobachter,
indem er seinem Volke nicht nur Waschungen, sondern ebenso
Lüftung und Scheuerung aller einzelnen Geräthe und Winkel
des Hauses befahl. Dennoch wußten auch die Alten vom
Wasser mehr zu sagen als von der Luft, und diese blieb der
Tummelplatz aller möglichen Hypothesen, von den Pfeilen,
welche Phöbus Apollo vom klingenden Bogen ins Griechen-
lager sandte, daß sie Krankheiten erzeugten, bis zu den stillen
Ausflüssen des Mondes und der Gestirne, an welche das
Mittelalter glaubte, und zu den ebenso unklaren thierisch-
magnetischen Strömungen und „den Spaziergängen im
magnetischen Meridian".

Galilei und sein großer Schüler Torricelli haben uns
die Thatsache und die Gesetze des Luftdruckes und der Wärmevertheilung kennen gelernt; van Helmont, der Entdecker der
Kohlensäure und des Wasserstoffes (1640), ahnte die chemische
Zusammensetzung der Atmosphäre, aber erst mit Pristley,
Scheele und Lavoisier trat die Chemie der Luft und der
Erde aus dem Reich der Träume auf realen Boden. Unabhängig von einander entdeckten der Engländer, der Schwede
und der Franzose 1772—1775 den Sauerstoff, und bald darauf
fand Lavoisier den Stickstoff. Humboldt und Dove haben
uns die Luft in geographischer und meteorologischer Be-
ung, Liebig ihren Einfluß auf das Leben der Thiere und
Pflanzen, und Pettenkofer und seine Schüler die Beziehung
der Luft zur Wohnung des Menschen kennen gelehrt. Fara-
day, noch unser Zeitgenosse, wies thatsächlich nach, daß bei
sehr niedriger Temperatur eine große Zahl von Gasen flüssig
oder fest werden, und daß es für alle uns bekannten Stoffe
bloß auf den Wärmegrad ankommt, ob sie als „Eis, Wasser
oder Dampf", fest, flüssig oder gasförmig erscheinen. In der
glühenden Sonnenatmosphäre kommen bekanntlich eine Reihe
unserer Metalle in Dampfform vor. Man lernte verstehen,
was die Mythe des Alterthums bildlich gesagt, daß aus Gasen
flüssige und feste Stoffe, aus einem Hauche, Odem des lebendigen Gottes eine derbe Welt entstehen könne. Die Physik

der Luft ist bereits tief in das Bewußtsein der Gebildeten ein=
gedrungen; man hat es sich gründlich abgewöhnt, die Luft
für nichts und Gase für weiche und gelinde Dinge zu halten;
der rollende Donner und die Gewalt des Orkans sind jedem
Schüler als die Wirkung des plötzlich gestörten Gleichgewichts
der Luft bekannt; ebenso weiß er, daß es Gase sind, sogar
wesentlichen Gase unserer Stubenluft, welche, aus dem Dyna=
mit urplötzlich entbunden, Felsen zerreißen[1]). Die Atome sind
verkappte Riesen, die gasförmig hervorbrechenden die rasend=
sten und stärksten. Das glaubt Jeder, ohne sich erst von den=
selben zu Boden schleudern zu lassen; aber die chemischen
Wirkungen der Gase, insbesondere der atmosphärischen Luft,
sind dem Volksbewußtsein noch ein Geheimniß; wir haben
keine Sinnesorgane für dieselben, sondern müssen sie auf dem
langen Umwege der Wissenschaft und des Experimentes er=
schließen.

Wir widmen eine süße Erinnerung jenen schönen Stunden,
da wir als Schüler in die Physik der Luft und in die Natur=
geschichte unseres Dunstkreises eingeführt wurden, da wir die
Schallwelle Figuren zeichnen und die Luft als mechanische
Kraft arbeiten sahen und uns staunend erklären ließen, wie
die Licht= und Wärmewellen durch sie zittern, und versuchen
nur in allgemeinen Zügen die Naturgeschichte der Luft vom
Standpunkte der Gesundheitspflege zu betrachten.

Der warme Luftmantel, in welchem Mutter Erde ihre
Reise durch den kalten Weltenraum macht[2]), ist eine Hülle von
nicht genau bekannter Dicke[3]), stätig abnehmender Dichtigkeit,
und in ihren Normalbestandtheilen von äußerst gleichartiger

---

[1]) Explodirender Dynamit liefert nur Stickstoff, Kohlensäure und
Wasserdampf.

[2]) 142° Kälte. (Pouillet).

[3]) Die bisherige Annahme, daß unsere Erdatmosphäre eine Mächtig=
keit von nur ca. 20—30 Kilometern besitze, hat sich als irrthümlich erwiesen.
Die neuere Zeit hat es unzweifelhaft gemacht, daß der Luftmantel unseres
Planeten weit über die Grenzen seiner optisch wahrnehmbaren Wirkung hinaus
sich erstreckt. Das Aufleuchten von Sternschnuppen und Meteoren, durch
den Widerstand der Erdatmosphäre bedingt, erfolgt (durch Weiß und den
Amerikaner Newton nachgewiesen) in Entfernungen von 150—180 Kilometern
und die leuchtenden Nachtwolken der vulkanischen Sundainsel Krakatau (1883

Zusammensetzung. Die Luft enthält: Stickstoff, Argon 78,8
Raum %, Sauerstoff 20,7 %, Wasserdampf 0,47 % und Kohlen=
säure 0,03%[1]). Neben diesen Stoffen kommen fast überall
in allerdings minimalen Mengen Ammoniak, Salpetersäure ꝛc.
vor, ferner verunreinigende Gase, Staubpartikelchen
und Organismen. Diese fremden Beimengungen können
Ursache von Erkrankungen werden. Diese Gase sind nicht
chemisch verbunden, sondern bloß gemischt; jedes entfaltet, vom
andern unbehindert, die ihm eigenthümliche chemische Wirkung,
und jedes kann, ohne Zersetzung der Luft, aus derselben her=
ausgezogen werden. Dieses Herausziehen, diese Luftaufnahme
übt das kalte Wasser in hohem Maße: Flußwasser z. B. ent=
hält bis 5 % Luft.

Der Sauerstoff ist ein farbloses Gas, 16 mal schwerer
als Wasserstoff, ohne Geruch und Geschmack; er ist für den
Menschen und seine Kultur absolut unentbehrlich und hat an
der ganzen Entwicklungsgeschichte unserer Erde den größten
Antheil; die Erdrinde besteht zu wenigstens einem Drittel aus
Sauerstoff, der sich mit ihren Erden und Metallen fest ver=
bunden; ferner bestehen die Meere, die über $^2/_3$ unserer Erde
bedecken, dem Gewichte nach aus $^8/_9$ Sauerstoff und $^1/_9$ Wasser=
stoff.

Verbindet sich der Sauerstoff mit anderen Stoffen, so
werden diese schwerer, wenn die Verbindung mit großer
Schnelligkeit vor sich geht, auch meßbar wärmer; findet die
Verbindung mit noch größerer Schnelligkeit statt, so werden
sie so warm, daß einzelne Theile sich in Dämpfe verwandeln,
welche glühen und leuchten. Wir nennen gewöhnlich nur diesen
Vorgang eine Verbrennung, obschon die langsam und für
unser Auge dunkel verlaufende Sauerstoffverbindung (Oxy=
dation) nicht weniger Verbrennung ist. So ist der kohlensaure
Kalk der Alpen eine Verbindung von verbranntem Kohlenstoff
und verbranntem Kalk, alles Wasser der Erde aber verbrannter
Wasserstoff. Alles thierische Leben, Athmung und Ernährung,

---

reichten bis an die Grenze von 80 Kilometern und wurden Jahre lang von
der Erdluft in dieser Höhe getragen. (Jesse in Steglitz) W. Meyer, Das
Weltgebäude 1898.

[1]) Rubner, Lehrb. der Hygiene 1900 pag. 15.

die Arbeit der Muskeln und der Nerven, ist an die Verbren=
nung des Blutes und der Körpergewebe gebunden; die Ver=
wesung ist eine langsame Verbrennung, — kurz, im Leben
und im Tode erscheint die Wirkung des Sauerstoffes, die Ver=
brennung ganz so als das Treibende wie bei der Leistung eines
Ofens oder einer Dampfmaschine.

Woher soll denn aber bei diesem Weltbrande das Brenn=
material kommen, welches der allgegenwärtige und unendliche
Sauerstoff ferner verzehren kann, der den Ocean und die Ge=
birge zu Oxyden (Sauerstoffverbindungen) gemacht hat und
der täglich unser Blut verbrennt und dabei unsern Leib warm
und unsere Seele leistungsfähig macht?

Dieses Brennmaterial liefert auf unserer jetzigen Erde der
Kohlenstoff, die Pflanzenwelt, die grünende und blühende. Die
Pflanze nimmt verbrannten Kohlenstoff (Kohlensäure) auf,
zerlegt ihn, giebt den Sauerstoff wieder in das Luftmeer
ab und behält den Kohlenstoff in tausendfältigen Gestalten zu=
rück, meist mit Wasserstoff verbunden, hier im Reis und in
der Kartoffel, dort in Getreide, in Gras oder Holz, dort in
Torf und Steinkohle.

Das stille, wunderbare Leben der Pflanzenwelt ringt dem
Sauerstoff seine Beute wieder ab, gestaltet den verbrannt (oxy=
dirt) gewesenen Kohlenstoff, die Kohlensäure, wieder zu Ver=
bindungen, die als Nahrungsmittel für Dampfkessel, oder für
Thiere und Menschen abermals oxydirt oder verbrannt werden
können und bei dieser Verbrennung alles höhere Leben so
unterhalten und bedingen, wie das Kesselfeuer die Arbeit der
Lokomotive, die Nahrung die Arbeit des Menschen bedingt.
Man kann nicht vom Sauerstoffe als dem belebenden und
verzehrenden Elemente sprechen, ohne auch an den Kohlenstoff
zu denken, dessen Kreislauf Alles umfaßt, was wir Nahrung
und Leben nennen. Wir dürfen hier nicht weiter von ihm
sprechen, wenn wir uns nicht in ein ganz anderes und ebenso
großartiges Thema versenken wollen. Die ganze organische
Chemie ist wesentlich: Chemie des Kohlenstoffes.

Sehr populär, weil wenig bekannt und aller Phantasie
zugänglich, ist eine eigenthümliche Form des Sauerstoffs, die
wir Ozon heißen und erfahrungsgemäß aus dem Geruche

kennen, der dem Blitze folgt, wenn er eingeschlagen und ge=
zündet hat. Das Volk schwört, daß es Schwefelgeruch sei; es
ist Ozon.

Ozon, 1840 von Schönbein in Basel entdeckt, ist nicht
molekulärer, sondern gruppirter Sauerstoff, sagt Tyndall;
drei Theile Sauerstoff liefern zwei Theile Ozon; dieses übt
weit heftigere chemische Wirkungen als der molekuläre, ruhende
Sauerstoff (zerstört z. B. Holz wie Chlor) und ist deshalb das
ausgiebigste Desinfektionsmittel der Luft; es löst sich dabei
wieder in molekulären Sauerstoff auf.

Wo flüssige Körper auf den Flügeln der Wärme zu Gasen
werden, an Gradirwerken wie an Wasserfällen und über
Meeresflächen, aber auch wo ätherische Oele verdunsten, an
frisch angestrichenen Wänden, entwickelt sich wahrscheinlich Ozon
in Spuren; es entwickelt sich sicher bei langsamer Phosphor=
verbrennung und namentlich bei jeder elektrischen Entladung.
Im Blutkreislaufe dagegen, in dem man früher Ozonbildung
vermuthete, konnte man kein solches nachweisen; indeß spielt
es doch wahrscheinlich bei gewissen Oxydationsprozessen in den
Geweben eine Rolle[1]). Ozon ist ein chemischer Blitz, ein Funke,
in derselben Sekunde aufflammend und wieder ausgelöscht.
Unter gleichen Bedingungen und in gleichen, sehr kleinen, rasch
auftretenden und wieder verschwindenden Mengen erscheint
das von Schönbein sogenannte Antozon, thatsächlich gasför=
miges Wasser, das ein überschüssiges Atom Sauerstoff enthält
(Wasserstoffhyperoxyd) und dieses in kräftiger Wirkung wieder
abgiebt. Die keimtödtende Wirkung von Luft und Licht wird
wesentlich durch Wasserstoffhyperoxyd bedingt.

Die Luft im Freien enthält immer Ozon, die Luft in
Städten oft, die Hausluft niemals. Die äquatorialen Luft=
ströme halten am meisten Antozon, die Polarströme am we=
nigsten. Regnerische und windige Tage mehren den Ozon=
gehalt (Jacolot).

Der Stickstoff, in unerschöpflichem Vorrath in der Atmo=
Atmosphäre enthalten, ist nach unserem bisherigen Wissen als
Gas vollständig indifferent und ungiftig, läßt sich leicht ein=

---

[1]) Hermann, Physiologie 1900 pag. 110

athmen, tödtet aber, weil er eben kein Sauerstoff ist und keinen enthält. Er hat wenig Verwandtschaft zu anderen Elementen und bethätigt sich in sehr geringem Maße am großen Kreislaufe des Lebens. Dennoch genügt die kleine Menge gebundenen Stickstoffes zum Aufbau aller lebendigen Geschöpfe, welche den vorhandenen Schatz übrigens weder vermehren noch vermindern.

Etwa 0,7 % der Gesammtluft besteht aus Argon. Eine Beziehung dieses Elementes zu unsern Lebensvorgängen und irgendwelche hygieinische Bedeutung desselben ist bis jetzt nicht nachgewiesen.

Wie die Gluth der Esse, die Flamme des Leuchtgases und die Wärme des Menschenleibes nur auf demselben Vorgange der Sauerstoffaufnahme beruhen und verschiedene Formen der Verbrennung darstellen, so beruht ein Auslöschen der Gluth, der Flammen und des Lebens auf der Abwesenheit des Sauerstoffes: wir nennen das Auslöschen durch Sauerstoffabschneidung Ersticken und das Gas, von dem wir sprechen und welches zu $^4/_5$ unserer Luft ausmacht, Stickstoff. Der Ertrinkende oder der Strangulirte hat Blut, das fähig wäre, Sauerstoff aufzunehmen, aber er gelangt nicht zu diesem; der Verblutende findet Sauerstoff genug, aber er hat kein Blut mehr, ihn aufzunehmen. Das Ende ist überall dasselbe und aus demselben Grunde: Erstickung.

Trägerin des organischen Lebens aber kann die Luft nur dann sein, wenn sie außer Sauerstoff und Stickstoff auch noch Wasser enthält. Dieses fehlt in der That nirgends, und der Chemiker bedarf künstlicher Vorkehrungen, um eine ganz wasserfreie Luft darzustellen. Bekanntlich entsteht die Farbe der Luft, das Blau des Himmels, dadurch, daß alle längeren Lichtwellen: roth, orange, gelb, grün, über die unendlich kleinen Wassertröpfchen unserer Atmosphäre hinweggehen, daß aber die kürzesten Lichtwellen, die blauen, an denselben anstoßen und von denselben zurückprallen. Der Weltraum ist dunkel, und die Sterne glänzen auf schwarzem Grunde. Unser freundliches Himmelblau verdanken wir dem in der Luft enthaltenen Wasser. Aus Wasserdunst ersteht die „rosenfingerige Eos", der Regenbogen und das Alpenglühen.

Der Wasserdampf der Atmosphäre läßt die leuchtenden Sonnenstrahlen: Licht und Wärme, ungehindert durchgehen, nicht aber die dunklen Wärmestrahlen der Erde. Ohne diese Wasserdampfhülle wäre die Erde längst erkaltet und vergletschert wie der Mond.

Luft und Wasser sind die Grundbedingungen allen Erdenlebens; das Wasser enthält Luft und die Luft immer sehr viel Wasser. Die Meere steigen in die Wolken, diese tränken die Erde, speisen die Flüsse und ergänzen die Meere. In diesen Kreislauf der Luft und des Wassers taucht alles organische Leben und läßt sich von dem Strome treiben. Die Wolken, sagt Tyndall, sind die Kapitäle gewaltiger unsichtbarer Wassersäulen, in welchen wir leben und weben; wir sind nicht nur vom Drucke der Luft, sondern auch vom Wassergehalte der Luft abhängig.

Wir wissen genau, wie viel Wasser ein Kubikmeter Luft bei verschiedener Temperatur aufzunehmen vermag, und nennen dieses Maximum den Sättigungsgrad der Luft. Wir können ebenso bestimmen, wie viel Wasser in einem gegebenen Kubikmeter Luft wirklich vorhanden ist, und nennen das den absoluten Wassergehalt der Luft. Im Leben wird aber eine andere Frage wichtiger, die: wie weit ist der wirklich vorhandene, also der absolute Wassergehalt vom höchstmöglichen und bei der gegebenen Temperatur ohne tropfbaren Niederschlag noch zulässigen Wassergehalt entfernt, das heißt: wie groß ist das Sättigungs-Deficit? oder auch: wie viele Procente der höchstmöglichen Feuchtigkeit sind wirklich vorhanden? Man nennt diese die relative Feuchtigkeit. Am angenehmsten und gesundesten ist uns eine solche von 60—75 %. Das ist schon viel mehr Wasser, als man sich gewöhnlich vorstellt. Wenn z. B. bei 760 mm Barometerstand in einem Vorlesungssaale von 1900 m³ die Luft 20° C. und 75 % relativer Feuchtigkeit hat, so enthält jeder Kubikmeter 13 Gramm Wasser und der ganze Saal nicht weniger als 24,700 Gramm, fast 25 Liter. Unser Behagen und Unbehagen wird weit weniger durch die Wärme als durch die Feuchtigkeit der Luft bestimmt. Ist der Saal gut besetzt, so nimmt auch der Wassergehalt seiner Luft bedeutend zu, denn ein Mensch athmet in 24 Stunden wenig-

stens 1 Liter Wasser in Dampfform aus, es liefern also je 24 Zu=
hörer in einer Stunde ebenfalls 1 Liter. Wenn nicht zugleich
die Temperatur anstiege, so müßte das Wasser im Winter an
den Wänden herablaufen. Nach den Untersuchungen von Rub=
ner (Arch. f. Hyg. Bd. XI, XXXIX) an Menschen zeigen sich
bei Aufenthalt in sehr trockener oder sehr feuchter Luft fol=
gende Ergebnisse: Feuchtigkeit vermehrt die Wirkung der
Kälte. Bei mittlerer Temperatur (14—15°) erscheint trockene
Luft behaglicher, als feuchte, besonders steigert sich die ange=
nehme Wirkung der Trockenheit bei 24—30°, also bei hohen
Temperaturen. Hat man zwei gleich warme mittlere oder
hohe Temperaturen, aber ungleich feuchte Räume, und begiebt
man sich von dem feuchten Raum in den trockenen, so hat
man sofort an Händen und Gesicht das Gefühl der Kühlung
und es macht sich diese alsbald am ganzen Körper geltend. Die
Erfrischung durch trockene Luft ist eine ganz eigenartige; sie
giebt das Gefühl gesteigerten Wohlbehagens und Lust zur
Thätigkeit. In ruhender trockener Luft tritt erst gegen 30°
bei etwa 22 % relativer Feuchtigkeit sichtbarer Schweiß auf.
Luft von 80 % Feuchtigkeit ist schon bei 24° auch für den
ruhenden Menschen unerträglich; es tritt starkes Bangigkeits=
gefühl und innere Unruhe ein, obschon die sichtbare Schweiß=
bildung gar nicht erheblich ist.

Hohe Trockenheit macht nur geringe Nebenwirkungen,
manchmal wohl Trockenheitsgefühl an Augen, Nase und Lip=
pen, aber diese sind doch im ganzen mehr geringfügig und
kommen bei der allgemeinen gesteigerten Behaglichkeit wenig
in Betracht.

Bei hohen Temperaturen und Trockenheit tritt das Be=
dürfniß nach dem Genuß kühler Flüssigkeit viel weniger ener=
gisch auf, als bei feuchter Luft. Mit dem Ausbruch des tropf=
bar flüssigen Schweißes nimmt gewöhnlich sofort bis zu einem
gewissen Grade das Drückende der Hitze ab. Die Unruhe, welche
die feuchte Wärme hervorruft, drängt den Menschen, sich et=
was Bewegung zu verschaffen; dadurch kommt es dann zur
Schweißsekretion und Erleichterung des Hitzegefühls[1]).

---

[1]) Rubner, Lehrbuch der Hygiene 1900 pag. 25.

Wird eine gegebene Atmosphäre erwärmt, so ist sie weniger mit Wasser gesättigt, also trockener; wird sie abgekühlt, so ist sie stärker gesättigt, schließlich übersättigt, so daß sie ihr Wasser abzugeben beginnt, erst als Nebel, Wolke, Thau, Reif, dann als Regen oder Schnee. Am Meere steigt die Feuchtigkeit der Luft, in Binnenländern aber sinkt sie mit der höheren Temperatur. Waldluft ist feuchter wegen der Wasserabgabe durch die Pflanzen und wegen der Kühle.

Eine relative Feuchtigkeit von 100 % kommt auch im gemäßigten Klima oft vor, eine solche von 11—14 % aber gehört nur der allerstrengsten Winterkälte an.

Die Kohlensäure gehört zur normalen Luft so gut wie der Wasserdampf. Von den Millionen Jahren, da die Erde ein leuchtender Dunst und ein glühender Ball gewesen, wissen wir nichts; aber das wissen wir, daß ein organisches Leben erst seit der Zeit möglich war, in welcher die Atmosphäre Kohlensäure enthielt, abgab und aufnahm. Wir kennen keine grünende Pflanze, die ohne Kohlensäure-Aufnahme, und kein wirkliches Thierleben, das ohne Kohlensäure-Abgabe bestehen könnte.

Unser normale Luft enthält allerdings nur $^3/_{10}\,^0/_{00}$ Kohlensäure, aber dennoch schweben in der gesammten Atmosphäre 3000 Billionen Kilogramm. Der größere Vorrath ruht, an Kalk und Magnesia gebunden, in der Erdrinde und ihren Gebirgsmassen.

Wie der Sauerstoff unser Kerzenlicht und unsere Lebensflamme zugleich nährt und verzehrt, so ist die Kohlensäure zugleich Nahrung und Gift im Haushalte der Natur.

Der normale Kohlensäuregehalt und seine Schwankungen in der Atmosphäre sind ohne Einfluß auf die Gesundheit; man kann sogar Stunden lang mit $10\,^0/_{00}$ Kohlensäure athmen (Pettenkofer) und intensive Arbeit leisten, wie sich beim Bau des Gotthardtunnels zeigte, ohne schädliche Folgezustände.

Der reine Kohlenstoff erscheint bekanntlich schwarz als Kohle und wasserhell leuchtend als Diamant. Der Kohlenstoff in Verbindung mit dem Wasserstoff bildet die Masse der Pflanzen: Holz, Blätter, Blüthen und zum größten Theile auch die Früchte; der Kohlenstoff mit Stickstoff verbunden bildet die Hauptmasse des Thierleibes; mit dem Sauerstoffe verbindet er sich in zwei Stufen, einmal zu gleichen Theilen: Kohlenoxyd, und dann 1 Atom Kohlenstoff mit 2 Atomen Sauerstoff: Kohlensäure. Beides sind Gase. Wenn die Natur den Kohlenstoff mit Sauerstoff verbindet, so thut sie das langsam unter Entwicklung von Wärme, meist ohne Flamme und ganz, d. h. sie verbrennt ihn zu Kohlensäure. Wenn der Mensch den Kohlenstoff technisch verbrennt, so thut er das rasch, unter Entwicklung von Wärme und Licht, dafür aber unvollständig; er verbrennt ihn zu Kohlenoxyd und zu Kohlensäure.

Wenn wir fragen: wo wird die Kohlensäure gebildet? so lautet die Antwort: überall da, wo die Luft auf den Kohlenstoff einwirkt. Die Steinkohle, die Kohlenwasserstoffe des Holzes, der Fette und der Nahrungsmittel verbrennen zu Kohlensäure, und alle in den Schoß der Erde zurückgekehrten Pflanzen und Thiere geben ihre Kohlenstoffatome wieder in den großen Haushalt der Natur zurück als Kohlensäure. Athmung, Gährung und Verwesung, technische Verbrennung und direkte Ausströmungen aus Vulkanen und Mofetten sind unsere jetzigen Kohlensäurequellen. Die Stadt Manchester allein führt der Luft täglich gegen 8 Millionen m³ Kohlensäure zu. — Die Menschheit athmet jährlich 5 Billionen Kilogramm Kohlensäure aus, und dadurch allein würde unsere Erdatmosphäre innert 600 Jahren irrespirabel, wenn nicht die Pflanzenwelt unter dem Einflusse des Sonnenlichtes die Luft wieder reinigte.

Die Kohlensäure ist ein farbloses Gas — 22 mal schwerer als Wasserstoff —, erheblich schwerer als Luft, daher wie Wasser umzuschütten; sie erstickt jede Flamme und jede Athmung sofort, wirkt nebenbei auf den menschlichen Körper auch noch als eigentliches Gift, indem sie die Ursprungsquelle der Athmungs- und Herznerven lähmt.

Menschen, die in koncentrirte Kohlensäure hineingerathen (in halbvolle Bütten gährender Weintrauben, in Brunnenschachte oder in stickende Wetter der Kohlenbergwerke), haben nicht mehr Zeit, zurückzukehren, oder auch nur ein Zeichen zum Aufziehen zu geben; das Gift wirkt blitzschnell.

---

[1]) v. Bebber, Hygien. Meteorolog. 1895, pag. 32.

Sehr bekannt ist die Grotta canina zu Neapel und die Geschichte von den sogenannten Giftthälern Javas, muldenförmigen Mofetten, wo Säugethiere und Vögel ahnungslos in die Kohlensäure-Atmosphäre wie in den Styx hineinrennen, und wo dann die Skelette von Freund und Feind neben einander bleichen.

Mit gleicher Sicherheit, aber langsamer, tritt der Tod ein, wo die Kohlensäure als Ausathmungsprodukt rasch angesammelt und in verschlossenen Räumen aufgestaut wird. Beispiele von erstickten Thieren, die man der Wärme wegen in Ställen oder Eisenbahnwagen fest eingeschlossen, ereignen sich jeden Winter, ohne daß Andere, als die geschädigten Eigenthümer, sich viel Betrachtungen darüber machten. Etwas nachhaltiger ist der Eindruck, wenn der hygieinische Mißgriff viele Menschen tödtet. Eine traurige Berühmtheit hat diesfalls das „schwarze Loch“ von Calcutta erlangt. Es war ein Waarenspeicher, in welchem 1756 von den Indiern 146 gefangene Engländer eingesperrt worden. Schon nach 6 Stunden waren 96 erstickt und am folgenden Morgen nur noch 23 theilweise am Leben. — Nach der Schlacht bei Austerlitz sperrten die Franzosen 300 gefangene Oesterreicher in einen verschlossenen Raum, in welchem über Nacht 260 erstickten. — Im Jahre 1843 wurden auf dem Auswandererschiff „Londonderry“ wegen Sturm alle Lucken verschlossen, und es erstickten von 150 Zwischendeckpassagieren 70 innerhalb weniger Stunden.

Ebenfalls sicher, aber noch weniger augenfällig, tritt die Wirkung der Kohlensäure ein in feuchten Wohnungen, in schlechtgelüfteten Gesellschaftslokalen und in überfüllten Schulen. Da haben wir leider niemals plötzliche und deshalb warnende Todesfälle, aber dafür heimtückische Krankheitszustände: Nervenschwäche und Blutleere, die wesentlich dadurch veranlaßt und verschlimmert werden, daß die kohlensäurereiche Stubenluft nicht mehr im Stande ist, den Lungen die einzuathmende Kohlensäure rasch abzunehmen, daß diese dann im Blut zurückgehalten wird und da die gleichen giftigen Wirkungen entfaltet, wie jeder andere nicht entleerte Auswurfstoff. Niemand wundert sich, daß man stirbt, wenn die Absonderungen der Leber und Nieren im Blute aufgestaut werden;

aber daß man ebenso sicher stirbt, wenn die nicht weniger giftige Kohlensäure=Ausscheidung der Lunge im Blute zurück= gehalten oder nur sehr unvollständig fortgeschafft wird: dar= über ist man sich noch nicht klar. Man spricht von Sauerstoff= verminderung, während doch diese hier gar nicht zur Wirkung kommt, und unterschätzt die Kohlensäure=Anhäufung, diese eigentliche Luftvergiftung.

Ganz wie die athmenden Menschen wirken auch Beleuch= tungsflammen. Die Verbrennungsgase der verschiedenen Be= leuchtungsmaterialien sind aber noch nicht alle auf ihre Be= lästigungsgrenze untersucht; doch haben Rubner und Cramer für Leuchtgase festgestellt, daß Störungen für den Menschen auftreten, sobald der Kohlensäuregehalt der Luft 2,2 %/$_{00}$ be= trägt. Abgesehen vom elektrischen Licht ist dem Auerlicht weitaus der Vorzug zu geben, wo es sich namentlich um Reinhaltung der Luft handelt.

Die Chemie der Luft ist noch kein Jahrhundert alt; die Technik der Luftuntersuchung ist geradezu neu, und alle ihre Folgerungen und Forderungen sind zu revolutionär, um sich beim Menschen, dem Sklaven der Gewohnheit, überhaupt zu empfehlen.

Da die Kohlensäure zu $\frac{1}{2}$—$\frac{1}{4}$ %/$_{00}$ der unerläßliche Zeuge alles irdischen Lebens und Sterbens und somit ein Normalbestandtheil unserer jetzigen Atmosphäre, zugleich aber auch die allgemeinste und verhängnißvollste Verunreinigung der Luft ist, da sie sich ferner schon wegen ihrer verhältnißmäßig großen Menge am ehesten chemisch nachweisen läßt, kam man dazu, sie kurzweg als den Repräsentanten und Maßstab der gasförmigen Luftverunreinigungen zu behandeln. So gut wie einer Branntweinkneipe eine ganze Gruppe verkommener Fa= milien entspricht, so gut entspricht einem hohen Kohlensäure= gehalt unserer Hausluft auch eine Menge anderer Gifte: Schwefelwasserstoff, Ammoniak, Fettsäuren 2c.

Es ist am besten, hier auch vom Kohlenoxyd zu sprechen. Dieses ist ein eigentliches Produkt der Kunst, oder besser gesagt, der Unkunst, der mangelhaften Verbrennung unserer Leucht= und Heizstoffe. Jedes brennende Scheit ist eine kleine Gas= fabrik; die Flamme ist brennendes Leuchtgas; aber bei dem stür=

mischen Vorgange entweicht ein Theil des Kohlenstoffes schon als Kohlenoxyd, um erst nachträglich zu Kohlensäure zu verbrennen; diesen Vorgang sehen wir über einer Lage glühender Kohlen als bläulich züngelndes Flämmchen, in großem Maßstabe an den Hochöfen. Leider verbrennt nicht alles Kohlenoxyd in dieser Weise, sondern ein guter Theil geht unverbrannt ab; wir sehen nichts und riechen nichts davon, und es ist deshalb für die naive Anschauung einer richtigen Magd gar nicht vorhanden. Es giebt keine Kohle, welche kein Kohlenoxyd lieferte, und keine Maschine — am allerwenigsten ein Kohlenglätteisen oder ein Carbonofen oder die Büchse mit der man Droschken oder Fußschemel heizt —, welche dieses Gas zurückhielte oder verzehrte. Die einzige Hülfe ist eine kräftige Ableitung durch das Kamin, welche so lange dringend nöthig ist, als man überhaupt noch Gluth sieht. Schließt man, wie so häufig, früher, so hat man — alle Zeitungen berichten davon[1]) — sehr oft Erkrankung oder Tod der Zimmerbewohner zu gewärtigen; und wenn solches Unglück nicht öfters geschieht, so hat man es lediglich dem schlechten Verschlusse der Ofenklappen zu verdanken. Das Kohlenoxyd ist nicht nur ein Organgift für das Gehirn, wie die koncentrirte Kohlensäure, sondern es wirkt auch als Blutgift, d. h. es verbindet sich mit dem Blute, verdrängt den Sauerstoff und tödtet schließlich durch Erstickung.

In leichteren Fällen geht diese Vergiftung mit Kopfweh, Brechen, Gliederzittern und allgemeiner Schwäche ab. Die Genesung ist langsam, und wo durch fehlerhaften Bau von Oefen, besonders eiserner, eine abtheilungsweise, tägliche, langdauernde Kohlenoxydvergiftung eintritt, zeigen sich Zustände, die an Typhus erinnern. Ein derartiges Ereigniß wurde 1865 in Chambery genau beobachtet, wo 2600 Personen an einer Art Epidemie erkrankten, welche nachträglich auf Kohlendunstvergiftung hinauslief. Vereinzelte Fälle sind leider überall anzutreffen. Auch das an und für sich ungiftige Leucht-

---

[1]) Von 100 Todesfällen durch Vergiftung kommen in Preußen 50 bis 60 auf Kohlenoxydvergiftungen.

gas, besonders das Holz= und Torf= aber auch das Steinkohlen=
gas und namentlich auch das in neuester Zeit viel benützte
und wegen seiner Geruchlosigkeit doppelt gefährliche Wasser=
gas ist meistens mit Kohlenoxyd (5 bis 25 %) verunreinigt und
wird durch dieses verderblich. Es sind Fälle bekannt, daß ge=
sprungene Gasröhren durch langsame, noch nicht feuergefähr=
liche Ausströmungen einzelne Zimmer und Wohnungen ver=
gifteten und typhusähnliche Erkrankungen erzeugten. Leider
haben sich in unsern Schulstuben sehr oft Meidinger und
andere Oefen eingeschlichen, die bei sehr aufmerksamer Be=
handlung unschädlich, bei gewöhnlichem Betriebe aber durch
Kohlenoxyd und Kohlensäure gefährlich sind.

Die furchtbaren „schlagenden Wetter" der Kohlenberg=
werke sind bekanntlich Gemenge von Luft, Kohlenoxyd und
vielen Kohlenwasserstoffverbindungen, also natürliche und sehr
unreine Leuchtgase, die sich an der Grubenlampe entzünden.
Wer kennt nicht Davy's Sicherheitslampe, und den mensch=
lichen Leichtsinn, welcher sie so oft — nicht benutzt!

Wir sind bei dieser Betrachtung auf geradestem Wege an
die große Menge der Luftverunreinigungen überhaupt
herangetreten. Diese sind zahllos. Wie das Wasser aus Meeren
und Wolken und Bergen und Gründen von allen löslichen
Stoffen mitnimmt, und, ähnlich dem Menschen, ein Produkt
seiner Lebensgeschichte wird, so nimmt auch die Luft Alles auf,
was sie überhaupt tragen kann. Außer Kohlensäure und
Kohlenoxyd kommen noch eine Menge Verbrennungsprodukte
im Rauche vor. Wir nennen als Beispiel die schweflige Säure
des Steinkohlenrauches, welche in der Luft zu Schwefelsäure
verbrennt. Es ist nachgewiesen, daß in einem Kubikmeter der
Luft Manchesters 3,27 mg. vom Steinkohlenrauch herrührender
schwefliger Säure enthalten sind[1]).

Wir übergehen hier die specifischen Dämpfe der Arsenik=
hütten, der Zündholzfabriken und der Spiegelfabriken, die
Essigsäuredünste der Buntdruckereien und die Salzsäuredämpfe
vieler chemischer Fabriken und betonen nur, daß der überall
sehr überhandnehmende Steinkohlenrauch durch seinen Schwe=

---

[1]) Rubner, loc. cit. pag. 41.

felsäuregehalt die Pflanzen zum Absterben und die Menschen zum Husten und zur Schwindsucht bringen kann.

Das Schwefelwasserstoffgas ist meist in sehr kleinen Mengen in der Luft enthalten. Starke Schwefelquellen, z. B. Schinznach, enthalten nur ein Hunderttausendstel des Gesammtgewichtes[1]). In chemischen Fabriken kann die Luft oft vorübergehend bis zu einem Zehntausendstel Schwefelwasserstoff enthalten. Wo dieses Gas als Fäulnißprodukt auftritt, ist es meist auch mit Schwefelammoniak verbunden und beide zusammen bilden den richtigen Kloakengeruch, jene fatale Luft, welche so viele Höfchen und Winkel erfüllt und aus den Gruben durch die Abtritte als traurigste und häufigste aller Ventilationen in die Häuser bringt. Manche braun angelaufene Thüren und Laden verrathen selbst in wohlhabenden Häusern das öftere Vorkommen dieser Gifte, die schon in kleinen Mengen Kopfweh, Herzklopfen und Nervenschwäche verursachen.

Nicht selten hat der Arzt nervöse Zufälle und ein Kopfweh zu behandeln, das an die Vorläufer des Typhus erinnert, auf Reisen bessert, bei der Heimkehr wiederkommt und damit zusammenhängt, daß das Schlafzimmer im Dunstkreise einer Grube liegt. Wechsel des Zimmers oder des Hauses ist hier die einzig richtige Medicin. Aber auch der eigentliche Typhus wird äußerst häufig in solchen Schlafgemächern erzeugt. Gietl fand, daß von 76 Typhuskranken ihrer 30 die Schlafstätten neben Abtritten und andere 30 schlechte Schlafstätten mit Fenstern in enge, geschlossene Hofräume hatten[2]). Ebenso war es im Irrenhaus St. Pirminsberg, wo vor dem Bau der Kanalisation nur die über den Gruben gelegenen Gemächer des I., II. und III. Stockes alljährlich Typhus hatten, bei gleicher Wasserversorgung und Speise wie in den übrigen Flügeln des Gebäudes. Jeder Arzt erlebt Aehnliches!

Kloakenarbeiter leiden bekanntlich oft an Augenentzündungen infolge des Ammoniakdunstes und an Erbrechen und Zittern vom Schwefelwasserstoff; ist dieser massenhaft vorhanden, so tödtet er blitzähnlich, wie die reine Kohlensäure.

---

[1]) Quinke, Balneologische Tafeln. Tafel IX. Berlin 1872.
[2]) Varrentrapp's Vierteljahrsschrift 1873, pag. 90.

Das Ammoniakgas als Fäulnißprodukt fehlt in der Luft größerer Städte, ja dicht bewohnter Häuser nie, kommt da allerdings in kleinen Mengen, aber doch reichlich genug vor, um den Regen, der in Städten fällt, für einige Minuten nachweisbar ammoniakhaltig zu machen. Reines Ammoniak ist gleich Chlor, schwefliger und salpetriger Säure 2c. ein nicht zu athmendes (irrespirables) Gas, das durch Reizung der Luftwege und krampfhaften Verschluß des Kehlkopfes rasch tödten kann; verdünnt, in fauler Luft, tödtet es langsam durch Einwirkung auf das Gehirn.

Die gewöhnliche Erscheinungsform ist das kohlensaure Ammoniak. Die Verbindungen mit Salpetersäure (Nitrate und Nitrite) sind fest und erscheinen in Staubform.

Schlägt ein Blitzstrahl durch die Luft, so werden die Gemenge von Sauerstoff und Stickstoff zu Salpetersäure verbunden, und diese fällt, selbstverständlich äußerst verwaschen, als solche nieder, oder sie verbindet sich mit Ammoniak. Häufiger als der Blitz liefern allerlei Gewerbe Salpetersäure, Chlorgas und Salzsäure. Gasfabriken, Seifensiedereien, Gerbereien und Leimsiedereien, ja Oefen, Essen und Kamine liefern alle eine solche Masse fremder und giftiger Bestandtheile in die Luft, daß diese, wenn sie ruhend wäre, nach wenigen Tagen weit unreiner würde als irgend ein Kloakeninhalt. Da wir aber in einem Luftocean leben, der beständig ebbet und fluthet und Wellen wirft, so wird aller Schmutz bis zur Vernichtung verdünnt, etwa wie Tinte, die man flaschenweise in den Rheinfall gösse, auch spurlos verschwände. Geschlossene oder schlecht gelüftete Räume sind kleinen Teichen vergleichbar, die von jedem Farbstoffe bald durchfärbt werden.

Die Luftverderbniß durch Gase, zum kleinsten Theile durch Vulkane und Mofetten, größtentheils nur durch den Haushalt und die Gewerbe des Menschen verursacht, wird durchschnittlich viel zu gering angeschlagen. Pettenkofer und Lehmann haben uns erfahrungsgemäß bewiesen, daß Salzsäure, Ammoniak, Chlor, Brom, Schwefelwasserstoff, Schwefelkohlenstoff, Anilin und Nitrobenzol schon in sehr vielen kleineren Mengen, als bisher angenommen worden, giftig, ja tödtlich wirken, und zwar selten durch Anätzung oder durch Blutzersetzung, sondern meistens durch ihre Wirkungen auf die nervösen Centralorgane[1]).

Auch die mechanischen Luftverunreinigungen sind weit bedeutender, als sie gewöhnlich dafür gehalten werden. Staub dringt überall ein, nicht nur in die Athmungs= und Verdauungsorgane, sondern auch in die bestverschlossenen Uhrengehäuse und er findet sich noch in einer durch langen Regen gründlich ausgewaschenen Luft. Ehemals war er einfach lästig. Seit Ehrenberg 1828 ihn mikroskopisch zu erforschen anfing, ist er aber auch äußerst merkwürdig geworden: eine Landesausstellung im verwegensten Sinne des Wortes. Wir unterscheiden nach Nägeli: den sichtbaren Staub, das Objekt des Kehrbesens, das Abscheuerungsobjekt unserer Gesteine, Hölzer, Pflanzen, Bauten, Geräthe, Kleider und Speisen, unserer Haut und unserer Abfallstoffe. Der Straßenstaub großer Städte enthält überdies auch sehr viel Pferdemist und Ammoniaksalze.

Der Staub wandert mit den großen Strömen und Stürmen unseres Luftmeeres von einem Erdtheil in den andern, aus der Sahara nach Deutschland, oder aus den russischen Wäldern nach Italien (Nadelholzblüthenstaub), von Holland nach Schweden (Moorrauch), aus den Steppen Südamerikas nach Portugal u. s. w., ja Nordenskjöld hat auf den vergletscherten Einöden Grönlands auch einen eisenhaltigen Staub gefunden, den er als kosmischen, aus dem Weltraum herabgefallenen Staub betrachtete. Bekannt ist die Wanderung des Krakatautaubes (Java) um den Erdball. 1883/84. Siehe S. 9.

Die zweite Sorte bilden die Sonnenstäubchen, deren glänzende Schwärme jedem bekannt sind. Sie enthalten meistens feinstzerriebene organische Massen und Samen von Schimmelpilzen und ähnlicher Flora, auch Kochsalz.

Dazu kommt aber noch eine dritte Klasse. Dieser Staub reflektirt den Sonnenstrahl nicht mehr und wird, nach einem sinnreichen Verfahren von Renk, erst dann sichtbar gemacht, wenn man ihn mit verdunstendem Wasser behandelt, welches jedes „Molekül“ umhüllt und vergrößert. Hier finden wir vorzugsweise die Spaltpilze, denen wir so viel Gutes und

---

[1]) Pettenkofer, Sitzungsbericht d. Münch. Akademie. 1887, pag. 179 ff.

so viel Böses verdanken. Sie steigen niemals aus Flüssigkeiten auf und gerathen erst nach deren Vertrocknung in die Luft.

Nach Aitken's Untersuchungen ist die Wolkenbildung ganz derselbe Vorgang, wie bei Renk's Experiment. Reiner Wasserdampf bildet noch keine Wolken; diese entstehen erst dann, wenn er sich um Staubteilchen ansetzt. Die tiefliegenden Wolken, die wir Nebel nennen, sind um so dichter und dicker, je staubiger die Luft ist, was besonders in London zu sehen, wo der Nebel mit der Entfernung von der Stadt stetig abnimmt. Beiläufig die Hälfte alles gewöhnlichen Staubes ist organisirter Natur.

Anfänglich fing man die zu untersuchenden Proben rein mechanisch auf; dann kam die Methode von Pasteur, die Luft durch Schießbaumwolle zu filtriren, diese in Aether zu lösen, um den rückständigen Staub zu gewinnen. Koch fängt den organisirten Staub auf Leimruten, d. h. auf festen Nährmischungen, wo er angehalten, untersucht, getrennt und wie in einem botanischen Garten gesondert weitergezüchtet und studirt wird. Die ganze Industrie der Lebensmittel-Konservirung und die ganze operative Chirurgie unserer Zeit verdanken ihren großartigen Aufschwung einer genialen Erforschung des Staubes. Wer gesund bleiben oder gesund werden will, muß mit dem Staube zu rechnen wissen.

Diese Kunst verstehen wir aber noch recht wenig. Abstauben heißt, den Staub von den Möbeln wegwischen und an die Wände und in die Vorhänge treiben. Noch seltener als man diese wäscht, reibt man die Wände ab. Das Schlimmste aber sind die wollenen Vorhänge und die festgenagelten Bodenteppiche, wahre Sparkassen, die den Staub, gelegentlich auch Bacillen von Tuberkulose, Diphtherie, Erysipel, Keuchhusten oder Scharlach, wohl aufbewahren und mit Zinsen wieder zurückgeben. Am allerwohlsten ist's dem Bacillus in den Ecken. Eckenrein sind gegenwärtig fast nur die chirurgischen Operationssäle und die Wohnungen weißer Raben.

Es ist eine Ironie auf alle Reinlichkeit, in Zimmern oder auf Gängen Kleider auszubürsten oder Polster auszuklopfen. Diese Arbeit sollte nur im Freien, oder zum Fenster hinaus gethan werden.

Wir ahnen gar nicht, wie gründlich wir eingestaubt werden. Die Lungen-Asche enthielt an Kieselsäure und Sand:

bei ganz kleinen Kindern	nichts
bei 7 Monate alten Kindern	Spuren
bei Erwachsenen ohne besondere Staubarbeit	7,0 %
Bahnwärter in sandiger Gegend	18,2 „
Steinhauer	22,7 „
Aeltere Steinhauer	24,0 „
Glasschleifer	30,7 „[1])

2. Physikalische Verhältnisse.

Unsere Betrachtung hat bisher die Luft zergliedert und in ihrem todten Zustande betrachtet: aber sie lebt. Das Schöpfungswort des Lichtes macht sie lebendig. Sonnenlicht und Sonnenwärme ordnet das Chaos der Stoffe und Kräfte, die auch im Reiche der Lüfte „auf- und niedersteigen und sich die goldenen Eimer reichen". Die Meteorologie zeigt uns in großen Zügen, wie das Luftmeer strömt, ebbet und fluthet, und mit welchen gewaltigen Kräften die Gleichartigkeit der Luftmischung und die Stetigkeit und Reihenfolge der Niederschläge hervorgebracht werden.

Im Kosmos ist mechanische Bewegung die Quelle der Wärme und die letzte physikalische Ursache alles Geschehens, wie uns Robert Mayer und Helmholtz in so überzeugender Weise lehren. Unsere Erde lebt von der Sonne. Diese sendet ihr zwar nur den zweitausendsiebenhundertmillionsten Theil ihrer Wärme zu; dennoch wäre das genug, um eine 30,9 m dicke Eiskruste der Erde innert Jahresfrist zu schmelzen[2]), und ist es eben recht, unsere ganze lebendige Schöpfung zu erzeugen und zu erhalten. Alle Sonnenstrahlen wärmen; aber nur ein Theil leuchtet auch. Die mächtige Strahlung verliert $\frac{1}{5}$ bis $\frac{1}{6}$ in der Atmosphäre und bringt dann auf

---

[1]) Dr. Wegmann, Ueber den Gewerbestaub. Archiv für Hygiene, Band XXI, pag. 359 ꝛc. Eine sehr interessante Arbeit mit vielen Mikrophotogrammen.

[2]) Renk, Luft, in: Pettenkofer und Ziemssen's Handbuch, Leipzig 1886, pag. 65, ferner W. Meyer, Das Weltgebäude 1898.

die Erde. Diese reflektirt einen Theil des Lichtes wieder, so viel, daß sie — jedenfalls zur Bewunderung unserer planetarischen Nachbarschaft — am Firmamente zu funkeln vermag; die nicht leuchtenden Strahlen (Wärmestrahlen) aber werden in sehr viel geringerem Maße zurückgeworfen und erfahren in der Atmosphäre eine Durchgangshemmung, welche der Erdwärme in entscheidender Weise zu gute kommt.

Unsere zweite Wärmequelle ist die Erde selber, mit ihrem feuerflüssigen Kern und ihrer langsam sich abkühlenden Rinde. So weit Messungen und Berechnungen reichen, habe diese Abkühlung in den letzten 2000 Jahren nicht ganz $^1/_{288}$°C. betragen.

Die dritte Wärmequelle ist die kostspieligste und schwächste, aber wegen ihrer Nähe dennoch ausgiebig: unser irdisches Feuer.

Die Vertheilung der öffentlichen Wärme vollzieht sich nach wenigen und einfachen Gesetzen. Je höher die Sonne steht und je länger sie zugleich scheint, um so stärker, und ferner: je größer die Wärmekapacität der bestrahlten Massen, um so nachhaltiger ist die Erwärmung. Meere nehmen am meisten Wärme auf und haben deshalb am längsten solche abzugeben. Gebirgsmassen erwärmen sich rascher, strahlen aber auch viel rascher aus und bleiben schließlich kühler als die Meere gleicher Breiten. Die Temperaturen von Jakutzk, —43° bis 50°C., und die Sommertemperaturen von Massauha, +60°C., bezeichnen die Endpunkte unserer irdischen Luftwärme-Skala[1]).

Diese Wärme ist in dem klimatisch-meteorologisch-national-ökonomisch-socialen Getriebe unseres Erdenlebens die bewegende Kraft.

Das Gesetz, nach welchem sie wirkt, heißt Ausdehnung, Verdünnung der Masse. Die dünnere Luft ist leichter als die dichtere, und bei der unbeschränkten Verschiebbarkeit und der Elasticität der einzelnen Lufttheile steigt sie in die Höhe, reißt alles mit, was sie enthält, und zieht andere Luft nach mit allem, was diese wieder enthalten mag. Die so entstandenen

---

[1]) In Werchojansk —63°, am rothen Meere +65°, also eine Skala von 128°. Kent, a. a. O. pag. 86.

Gewichtsunterschiede sind groß genug, um gewaltige Strö=
mungen hervorzurufen: den aufsteigenden Aequatorialstrom,
den herabstürzenden Polarstrom, beide abgelenkt durch den
Schwung der sich drehenden Erde, getheilt durch Gebirge,
gehemmt oder beschleunigt durch die Temperaturen von
Meeren und von Kontinenten. Diese Unterschiede, scheinbar
regellos, thatsächlich an bestimmte Zonen gebunden, bedingen
das Klima der Länder und die Leistungsfähigkeit ihrer Be=
wohner.

Dieser großartig einfache Vorgang ist das Triebrad, wel=
ches hunderttausend Räder bewegt und das ganze Luftmeer
bis in alle Winkel und Schluchten in rastlosem Laufe erhält.
Alle örtlichen Erwärmungen und Abkühlungen und das Gesetz
der Diffusion der Gase bringen zu den großen tellurischen
Strömungen unendliche Abänderungen und Zusätze, und
das schließliche Ergebniß ist eine stetige Bewegung der Luft,
wie wir sie ohne das physikalische Experiment nicht ahnen.
Wenn das Gefühl die Luft noch ruhig findet, legt sie schon
einen Weg von 1 Meter in der Sekunde zurück. Ist der Luft=
strom lau (etwa 20° C.), so wird auch eine noch größere Schnel=
ligkeit desselben nicht gefühlt. Die Luft, welche wir „leicht
bewegt" nennen, strömt 1½—2½ m. in der Sekunde, ein
mäßiger Wind 10—13, ein Sturm bis 50 m.

Die Eigenwärme der Erde macht sich erst in 30 Meter
Tiefe geltend; was uns näher liegt, wird nur durch die
Atmosphäre bestimmt, ganz besonders der Charakter und der
Umfang der klimatischen Zonen. Von der ganzen Erdoberfläche
fallen auf die tropischen 40, auf die gemäßigten 52 und auf
die polaren 8 %[1]).

Das Tropenklima bewegt sich das ganze Jahr in Mittel=
temperaturen von 20°—30°. Dagegen sind die Schwankungen
zwischen Tag und Nacht bedeutend. Die gluthheiße Sahara
ist auch durch ihre kühlen Nächte berüchtigt.

Die heiße Luft verlangt und findet reichliches Wasser, und
die Tropenzone hat deshalb die größte jährliche Regenmenge,
wenn auch selten in angenehmer Vertheilung.

---

[1]) W. J. van Bebber, Hygien. Meteorologie. 1895, pag. 262.

Die jährliche Regenmenge beträgt in:

Maranhao	7100	mm	
Ostindien	6500	„	bis 12 500 mm
Deutschland	710	„	
London	625	„	
Paris	570	„	
Petersburg	530	„	
Schweiz	500	„	bis 2000 mm.[1]

Die Hitze wird um so schwerer ertragen und schädigt die menschliche Gesundheit um so mehr, je feuchter sie ist. Pflanzen und Menschen haben entgegengesetzte klimatische Bedürfnisse; unser feuchter warmer Frühling und Vorsommer sind die ungesundesten Jahreszeiten, und die Marschländer des Ganges und des Missisippi sind die ungesundesten Paradiese der Erde. Man wandelt nicht ungestraft unter Palmen und bezahlt die Pracht tropischer Vegetation mit tropischen Krankheiten. Die schlimmste und die allerhäufigste ist die Malaria, hinter der selbst das gelbe Fieber und die Cholera weit zurückbleiben; ihre Bekämpfung ist die gegenwärtige Lebensaufgabe R. Koch's. Das heiße Klima ist dem Gehirnleben nicht günstig, macht schlaff, körperlich und geistig träge. Die geringe Wärmestrahlung fordert schwachen Ersatz wärmebildender Nahrungsmittel, und der verminderten Muskelthätigkeit entspricht auch der geringere Appetit. Die Athmung wird oberflächlicher, trotzdem die Luft durch Verdünnung und durch Wasserdampf etwas sauerstoffärmer ist. Blutschwäche kommt regelmäßig vor, und der rothwangige Nordländer kehrt nach Jahr und Tag oft recht blaß zurück. Die Verdauungsorgane, Darm und Leber erkranken in gefährlicher Weise; Hautkrankheiten sind schlimm und Augenkrankheiten häufig. Die körperliche Entwicklung ist eine frühe und oft hinfällige. Lungenschwindsucht und Gicht ist in dieser Zone nicht eingebürgert und Lues gutartig. Die Ureinwohner der Sahara, ebenso die regenschirmlosen Chilenen und andere Völker des trocken-warmen Klimas sind weit rüstiger als die Menschen an den feucht-warmen Küsten des indischen und gelben Meeres und in den Staaten von Centralamerika, Costarica, Panama u. s. w., wo auch

---

[1] Ober-Walis 500; Basel 900; Voralpen 1500; Südseite der Alpen 1600; Bernhardin 2000; Eidg. Meteorol. Stat. 1889.

die unternehmendsten Einwanderer bald der eingeborenen Trägheit anheimfallen.

Die warme gemäßigte Zone bietet schon den Wechsel zweier Jahreszeiten, eines langen Sommers und eines kurzen, milden Winters. Die Tagesschwankungen sind dagegen weniger stark. Diese Zone wird in klassischer Weise bezeichnet durch das Mittelmeerbecken, die Wiege unserer Religion und unserer Bildung, den Schauplatz des entwickeltesten Völkerlebens.

Die kalte gemäßigte Zone genießt den erhabenen Wechsel von vier Jahreszeiten, ist „die Zone der veränderlichen Niederschläge", wie sie Dove genannt; sie bietet wenig umsonst, vieles für Arbeit, macht ihre Bewohner hungrig und giebt damit die Anlage zur Weltherrschaft. Die Eroberer kamen überall aus kühleren Ländern. In dieser unserer Zone haben die heißen Sommer viel zahlreichere Krankheits= und Todesfälle als die kühlen, auch wenn keinerlei Epidemien herrschen.

Die Polarzone, deren mittlere Temperaturen sich von $+2°$ bis $-16°$ bewegen[1]), vermag in ihrer kalten Luft wenig Wasser zu führen, und ihre sehr ausgesprochene Trockenheit verursacht einen Durst, der zur Qual der Reisenden wird. Die Kohlensäureausscheidung ist vermehrt, das Blut wird eingedickt, die Haare bleichen rasch und die Empfindlichkeit gegen Kälte nimmt langsam zu, nicht ab. Schließlich ist diese Trockenheit eine wichtige Lebensbedingung für die spärlichen Bewohner, die in der Sorge um eine möglichst wärmebildende, fetthaltige Nahrung ihr ganzes Leben verbrauchen und wenig weiteren Nutzeffekt erreichen. Auch in unseren Breiten ist trockne Kälte sehr viel erträglicher und gesunder als feuchte. Polarklimate können in jeder Zone an allen Orten beobachtet werden, die hoch genug liegen. Die Gipfel des Everest und des Montblanc haben die Temperaturen der Polarregion, auch ohne die monatelangen Tage und Nächte.

---

[1]) Das sind allgemeine Mittelwerthe; im besonderen ist's anders. Das Städtchen Werchojansk hat nach den persönlichen Erlebnissen des Prof. Wild aus Petersburg im Januar Temperaturen von $-53°$, und überhaupt 5 Monate mit mehr als $40°$ Kälte.

Das noch bewohnbare Hochgebirge, sei es Mexico, sei es Engadin, trägt den scharf ausgesprochenen Charakter der starken Sonnenstrahlung und der Lufttrockenheit.

Die von der dünnern Dunsthülle weniger gehemmte Strahlung erhöht, zumal während des wolkenlosen Winters, die Luftwärme auf ganz überraschende Weise, so daß z. B. die Kurgäste von Davos in der December= und Januarsonne ihren Kaffee im Freien trinken, während an beschatteten Stellen das Thermometer tief steht.

Die Trockenheit gestattet den Genuß der leichten, erregenden, Hunger erzeugenden Luft ohne das Ungemach und die Gefahr eines großen Wärmeverlustes. Nicht wenig trägt die feste, oft erneuerte Schneedecke zur Reinhaltung der Luft bei und hindert das Auftreten von Spaltpilzen, welche hier viel seltener „umgehen" als im Tieflande.

Binnenländer haben heiße Sommer und kalte Winter, wie z. B. Moskau. Das haben sogar Küstenorte, wenn sie unter der Herrschaft von Landwinden stehen, wie z. B. New York. Sonst aber ist das Klima der Küsten und der Inseln ein viel gleichartigeres, als das der Binnenländer gleicher Breite, kühler im Sommer und wärmer im Winter.

Der Ocean verbraucht einen großen Theil der Sommerwärme zur Verdunstung und Wolkenbildung; der andere Theil wird vom Wasser fest gebunden und langsam abgegeben. Das Seeklima zeigt außerdem eine kleine Verminderung der Kohlensäure, eine dem Barometerstand entsprechende Vermehrung des Sauerstoffes, verhältnißmäßig viel Ozon, starke Besonnung, hohe Feuchtigkeit mit Kochsalz, Abwesenheit von Staub und vielen Wind. Die Zerstörung und Neubildung von Blutkörperchen wird beschleunigt, diese werden zahlreicher, wie im Hochgebirge, dessen „stärkende Eigenschaften" auch der Meeresküste zukommen, allerdings unter ganz anderen Bedingungen. Hier sind die ältesten Sanatorien.

Oft besorgen auch noch Meeresströme den Dienst von Warmwasserheizungen, wie der Golfstrom, dessen Ausläufer England und die Nordseeküsten sammt Spitzbergen so menschenfreundlich berühren.

Im Winter sind die Berglehnen wärmer als die Thäler.

In diesen sammeln sich die kalten Luftströme wie in Seen an, während die höheren Lagen von der Sonne kräftig beschienen werden. Im Sommer sind die Thäler heißer als die Berge, weil diese bei Nacht leichter und stärker ausstrahlen. In der Anlage von Häusern und Dörfern werden diese Thatsachen von jeher verwerthet.

Der Wald ist eine der merkwürdigsten Bedingungen des Klima. Der Ansiedler rodet ihn aus, um zahmes Kulturland anzulegen, und der alte seßhafte Bürger pflanzt ihn wieder an, um sich vor Dürre und vor Hagel zu schützen. Der Wald erleichtert und erhöht die Niederschläge, hält sie lange fest, drainirt den Boden und senkt das Grundwasser. Das Innere ist bei Tage kühler und bei der Nacht wärmer als die Umgebung. Buchenwälder sind im Sommer am kühlsten, Fichtenwälder im Winter am wärmsten. Eine merkbare chemische Veränderung der Waldluft findet nicht statt, wohl aber eine physikalische, große Reinheit, welche durch die niemals fehlende Anwesenheit des Ozon vollgültig erwiesen ist. Parke sind „Lungen der Städte“, je größer, desto besser[1]).

Man spricht von Akklimatisation, von der Angewöhnung des Menschen an ein ihm ganz neues und fremdartiges Klima, und übersieht dabei gerne das Nächstliegende. Der Mensch ist das Klima. Die sociale Stellung und die Lebenshaltung entscheidet. Geld und Geist sind die besten Mittel zur Akklimatisation. Für einen Gebildeten und Wohlhabenden ist St. Petersburg ein gesunderes Klima, als für einen armen Tropf Madeira. Es kommt seltener vor, daß die Bewohner gemäßigter Zonen den hohen Norden aufsuchen, um dort zu verbleiben, und wenn sie es thun, sind es vorzugsweise Wohlhabende. Man kann sich überhaupt viel leichter gegen die Kälte schützen als gegen die Hitze. Weitaus die meisten Auswanderungen, bei denen Akklimatisation in Frage kommt, gehen in warme und in heiße Länder, wo die Arbeit theurer verkauft und leichter gegen werthvolle Landesprodukte umgetauscht werden kann. Gegenüber dem Wechselfieber, der Ruhr, dem Gelbfieber u. s. w. giebt es keine Angewöhnung, sondern

---

[1]) van Bebber, Hyg. Meteorologie, pag. 260.

nur Verhütungsmaßregeln: Auffuchen guter Wohnstätten, Vorsicht in Nahrung und Kleidung und Vermeidung der Ansteckung. Gegenüber dem Tropenklima selber besteht die Akklimatisation zunächst in der Vermeidung größerer Wärmeentwicklung. Da die Muskelarbeit am besten erwärmt, ist diese möglichst zu beschränken. Der europäische Auswanderer, der in den Tropen Landbau treiben will, ist immer ein verlorener Mann. In tropischen Hochländern, z. B. Mexico, hält der Europäer sehr gut aus und bleibt arbeitsfähig; aber seine Familie stirbt aus, Kinder sind ihm selten bescheert. In den Tropen ist ganz besonders auch eine regelmäßige, aber nicht sportmäßige Hautkultur nöthig, Sorge für reichlichen Schlaf, für gute, genau geordnete, nicht einseitig animalische oder vegetabilische Ernährung, Mäßigkeit in allen Stücken, sogar in der geistigen Arbeit, weil diese einen stärkeren Anstoß erfordert als im kühleren Klima; vor allem auch: große und beharrliche Beschränkung aller alkoholischen Getränke[1]).

Das Licht ist das würdigste Sinnbild des schaffenden Gottes und alles dessen, was wir unter Geist verstehen. Die Erde ist zu $^2/_3$ mit Wasser bedeckt, und der Menschenleib besteht zu $^3/_4$ aus Wasser, und alles Erdenleben ist an das Dasein von Wasser gebunden — insofern dieses nämlich von der Sonne beschienen wird. Beim völligen Lichtmangel entwickeln sich nur die untersten Anfänge des Pflanzenlebens; jede höhere Entwicklung der Pflanzen hat aber viel Licht nöthig; die ganze grünende und blühende Erde, die Ernährerin der Thier- und Menschenwelt lebt nur durch das Licht, und auch der Reichthum der Meere ist abhängig vom Licht.

Während wir unsere Erdenwärme fast ausschließlich der leuchtenden Sonne verdanken, kommt aber auch unsere technisch verwendete, durch Verbrennung der Kohle erhaltene Wärme, ebenso die durch Verbrennung der Mehl- und Fettstoffe erzeugte thierische Wärme schließlich auf Rechnung des pflanzenbildenden Lichtes. Wir leben vom vergangenen und vom gegenwärtigen Lichte.

---

[1]) Für „Kaufleute, Beamte und Missionäre" ist sehr zu empfehlen: Fisch. Tropische Krankheiten. Verhütung und Behandlung. 250 pag. Basel. 1891.

Noch näher steht das Licht zum Nerven- und Seelenleben des Menschen. Die Erregung der Netzhaut des Auges ist, ganz abgesehen vom Inhalt der Bilder, ein normaler Lebensreiz, und im Dunkeln legen sich die höheren Fähigkeiten naturgemäß zum Schlafe nieder. Die Beleuchtung beherrscht unsere ganze Stimmung und sehr oft auch unser Urtheil. Humboldt sagt: „Der Eindruck, welchen der Anblick der Natur in uns zurückläßt, wird minder durch die Eigentümlichkeit der Gegend, als durch die Beleuchtung bestimmt, unter der Berg und Flur bald in ätherischer Himmelsbläue, bald im Schatten tief schwebenden Gewölkes scheinen"[1].

Während die Nordpolfahrer sich auch bei der grimmigsten Kälte auffallend wohl befinden, leiden sie sehr oft durch die Polarnacht und verfallen in nervöse Reizbarkeit und in Trübsinn, den nur die angestrengte Arbeit verscheucht und nur das Wiederkehren des mit Begeisterung begrüßten Sonnenlichtes heilt.

Wir unterscheiden seit langem ganz verschiedene Theile im Sonnenlicht. Im Spectrum entspricht roth und orange der Wärme, gelb und grün dem Lichte, blau und violett den chemisch wirkenden Strahlen.

Man spricht sogar von einem chemischen Klima, weil die chemische Wirkung des Lichtes nicht in allen Zonen gleich stark ist. Bunsen und Roscoe haben folgende Skala aufgestellt[2].

Zur Tag- und Nachtgleiche ist die chemische Illumination des Himmelsgewölbes, Mittags:

auf der Insel Melville (Polarzone) 0,40 m
auf Reikiawick (Island) . . . . . 2,30 „
in Paris . . . . 6,56 „
in Cairo . . . . 11,70 „

Die chemisch wirkenden Kräfte der Atmosphäre entsprechen auch nicht immer der Lichtfülle überhaupt. Wir haben ja von Röntgen gelernt, daß es außer den bisher bekannten, unter dem Roth und über dem Violett liegenden Strahlen noch andere unsichtbare Strahlen giebt, die dennoch chemisch wirken.

---

[1] Humboldt, Ansichten der Natur. 1859. Bd. I., pag. 180.
[2] Dr. W. Steinlin, klimatische Kuren und Kurorte, aus den Verhandlungen der St. Galler naturw. Gesellschaft 1867—68, pag. 14—24.

Feuchte Luft ist sehr durchgängig für Licht, aber schwer durchgängig für die ultra=violetten oder chemischen Strahlen.

Leichte weiße Wolken wirken oft wie Hohlspiegel und steigern die chemische Wirkung des zerstreuten Lichtes bedeutend, während schwere Wolken und Nebel sie fast aufheben. Im gemäßigten Klima ist daher die chemische Lichtwirkung weit stärker im Sommer als im Winter und es verhält sich z. B. bei uns der December zum Juni wie 1 zu 20; sie ist weit stärker auf hohen Bergen als in der Tiefe, was sowohl den Farbenschmelz der Hochalpen=Flora, als manche hygieinische Erfolge des Höhen=Klimas bedingt.

Die Pracht und Wärme eines Wintertages im Hochgebirge überrascht Jeden, der sie zum ersten Male erlebt, im höchsten Grade und zwingt das Gefühl auf, diese mächtige Lichtwirkung müsse wohlthätige Einflüsse üben.

So werden Physik und Chemie uns beweisen, was ein richtiger Takt uns längst gesagt, daß es für Leib und Seele nicht gleichgültig ist, ob ein Haus unmittelbares Sonnenlicht habe oder nicht, und ebenso, daß die Feuchtigkeit, die Wärme mit dem Zuge der Lufterneuerung, welche an ihr hängt, und daß besonders die chemische Reinheit und Güte der Luft wesentlich davon abhängen, ob sie direktes Sonnenlicht empfangen haben oder nicht.

Die Ausdünstungen der pontinischen Sümpfe und Aufenthalte an Fieberorten überhaupt sind besonders gefährlich bei Nacht, weniger aber am Tage, weil sie da vom Sonnenlichte wenigstens theilweise zerstört werden.

Miß Nighthingale sagt: „Ein dunkles Haus ist immer auch ein schlecht gelüftetes, ein schmutziges und ungesundes Haus." Welcher Arzt weiß nicht, daß die Schattenseite einer Gasse mehr Kranke und Todte liefert, als die Sonnenseite, und daß bei einem guten Theil der Armen auch dieser Licht=mangel seinen Antheil an der Verschlechterung hat! Ein Haus ohne Sonne ist wie ein Antlitz ohne Augen, wie ein Kopf ohne Verstand, wie ein Leben ohne idealen Gehalt!

Wie farbenreich und duftig blüht die Rose dort im Sonnenschein: wie blaß und welk sitzt die Tochter des Hauses im Schatten, im stilvollen, parfümirten Modergemache. Wie weise besorgen wir unsere Pflanzen, wie thöricht oft unsere Kinder!

Die Elektricität der Luft lernen wir kennen in der Majestät des Gewitters und — im Glauben des Volkes. Alles Mögliche wird der Elektricität zugeschrieben, um so beharrlicher, als die Physiologen gefunden, daß jede Nerven- und Muskelthätigkeit mit elektrischen Strömungen verschiedener Stärke und Richtung verbunden ist; aber dennoch fehlen alle direkten Beobachtungen, und wir können das ganze Kapitel mit Humboldt's schönen Worten abschließen: „Die Elektricität des Luftkreises, mag man sie in den unteren Regionen oder in der hohen Wolkenhülle betrachten, problematisch in ihrem stillen periodischen, täglichen Gange, wie in den Explosionen des leuchtenden und krachenden Ungewitters, steht in vielfachem Verkehr mit allen Erscheinungen der Wärmevertheilung des Druckes der Atmosphäre und ihrer Strömungen, der Hydrometeore und wahrscheinlich auch des Magnetismus der äußersten Erdrinde. Sie wirkt mächtig ein auf die ganze Thier- und Pflanzenwelt und nicht etwa bloß durch meteorologische Processe, durch Niederschläge von Wasserdämpfen, Säuren oder ammoniakalischen Verbindungen, die sie veranlaßt, sondern auch unmittelbar, als elektrische nervenreizende oder Saftumlauf befördernde Kraft"[1]).

Dennoch ist Folgendes beizufügen: Im großen Haushalte des Völkerlebens bezieht der Tod auch einen regelmäßigen Tribut durch den Blitzschlag. So verloren 1876—84 je auf eine Million Einwohner und jedes Jahr: Italien 4, Frankreich 3, England 1, Schweden 3, Preußen 5, Baden 3, die Schweiz 4[2]). Es werden viel seltener Menschen in ihren Wohnungen vom Blitze getödtet, als unter Bäumen, am häufigsten auf freiem Felde, wo sie, durchnäßt oder in militärischer Ausrüstung, als gute Leitungen emporragen.

Am größten ist die Blitzgefahr auf dem platten Lande und allein stehenden Höfen, etwa viermal kleiner ist sie in Städten, und „eine massive Millionenstadt" ist so gut wie frei davon[3]).

---

[1]) Humboldt, Kosmos, I, 361.
[2]) Schweiz. Bevölkerungsstatistik von 1884, pag. 85.
[3]) van Bebber, a. a. O., pag. 193.

Tausende von gleichzeitig leitenden Metallsträngen haben die hohen Spannungen verhütet.

3. Druck der Luft.

Nach den Erörterungen über die verschiedenen Eigenschaften der Luft kommt noch eine Hauptfrage in Betracht: die Menge im gegebenen Raume, die Dichtigkeit. Am Meeresufer, bei 760 Millimeter Barometerstand, wiegt 1 Liter reiner, von Wasserdampf und Kohlensäure befreiter Luft 1,293 Gramm. Die oberen Schichten derselben drücken auf die unteren, und von der 150 Kilometer dicken Atmosphäre sind den lebendigen Wesen der Erde nur die untersten 5 Kilometer angewiesen; bis auf 10 vorzudringen, bringt Todesgefahr, und was darüber geht, ist „transcendent".

Der Druck der Luft auf 1 Quadratcentimeter beträgt 1033,3 Gramm.

Die Abnahme des Luftdruckes gestaltet sich mit der Erhebung über Meer folgendermaßen:

1000 m	= 670,4 mm		5000 m	= 406,0 mm	
2000 „	= 591,5 „		6000 „	= 358,2 „	
3000 „	= 521,7 „		7000 „	= 316,0 „	
4000 „	= 460,3 „		10000 „	= 216,9 „[1]	

Das schweizerische Engadin hat blühende Ortschaften und großen Fremdenverkehr bei einer Höhe von 1855 Meter. Das Hotel Faulhorn steht bei 2683 Meter in fröhlichem Betrieb. Im Himalaja finden sich Ansiedelungen auf 4400 Meter und in den peruanischen Anden (Bergwerk von Villacota) bei 5000 Meter.

Umgekehrt treffen wir den Menschen auch noch bei der Arbeit in einer Luft, die viel dichter ist als normal, bei einem Drucke von 3—4 Atmosphären: in den eisernen Kasten bei der Fundamentirung von Wasserbauten, ja selbst für kurze Zeit bei 6 bis 7 Atmosphären: Taucher.

Der Gesammtdruck der Atmosphäre, unter welchem auch der freieste Mann auf Erden lebt, beträgt bekanntlich für die Körperoberfläche eines Erwachsenen 18—20,000 Kilogramm.

---

[1] Renk, a. a. O. pag. 93.

Jeder Schüler weiß, warum er diesen Druck nicht empfindet und wie die äußere Luft mit dem Luftgehalte der Höhlen und Organe durch poröse Häute in fortwährendem Zusammenhange steht. Die elastische Menschennatur erträgt auch hier große Schwankungen ohne Schaden, nur dürfen sie nicht allzurasch und unvermittelt eintreten. Bei Luftschiffern kommt es vor, daß sie in sehr großen Höhen plötzlich zusammenstürzen, ähnlich den Versuchsthieren in der Luftpumpe, wo die Blutgase rasch und unter Bläschenbildung entweichen. Bei mäßigeren Höhen, die nicht so rasch, wenn auch zuweilen auf einer Eisenbahn, gewöhnlich aber zu Fuße und langsam genug erreicht werden, tritt durch Verminderung des Luftdruckes eine eigenthümliche Art der Ermüdung ein, die Bergkrankheit, in Hochasien Bitsch und in den Anden Puna genannt. Jede Muskelanstrengung wird sehr ermüdend, selbst schmerzhaft; die Kapillaren, die für tiefere Luftschichten bestimmt sind, werden undicht; es entstehen Blutungen aus den Lungen und selbst aus der Augenlidbindehaut; die vorhandenen Blutzellen genügen bei der größeren Luftverdünnung nicht mehr, die nöthige Menge Sauerstoff aufzunehmen, und das Herzklopfen, die Athemnoth entstehen auf ähnliche Weise, wie bei schwerer Bleichsucht. Die Leistungsfähigkeit für körperliche Arbeit wird auf die Dauer erheblich vermindert. Der gewöhnliche Bergsteiger leidet weniger, so lange sein Kräftevorrath ausreicht. Der klimatische Charakter des Hochgebirges heißt: Abnahme des Luftdruckes, der Wärme und der Feuchtigkeit; starke Verdunstung in der dünnen trockenen Luft; kräftige Besonnung, starke Ausstrahlung, also große Schwankungen der Bodenwärme und vermehrte Niederschläge — bis auf eine gewisse Höhe. Bei 2000 m haben wir die Hälfte, bei 4000 m drei Viertheile und bei 6000 m neun Zehntel des Wasserdampfes unter uns: Dunst oder Nebel, während bei 6000 m der Luftdruck erst auf die Hälfte gesunken ist. Der aufsteigende Luftstrom verdichtet sein Wasser zu Wolken und Niederschlag, der absteigende ist trocken. Der Sommer ist oft windig und bewölkt, der Winter meistens ruhig und sonnig.[1] „Wenn das Barometer, wie in Mexico, auf 575 mm steht, statt auf

---

[1] v. Bebber, a. a. O. pag. 252.

769, so hat der menschliche Körper nur noch ³/₄ des Druckes auszuhalten, den er am Meeresstrande erleidet; die daraus hervorgehende Verdünnung der Luft führt also auch eine Verminderung des Sauerstoffgehaltes herbei, so daß jeder halbe Liter, d. h. jeder volle Athemzug etwa 100—150 Milligramm weniger enthält als am Meere.

Diese Untersuchung hat Paul Bert, der bedeutende Physiologe und Unterrichtsminister von Frankreich, fortgesetzt, sowohl im Laboratorium als im Luftballon, und gezeigt, daß in großen Höhen der Sauerstoffmangel von entscheidendem Einflusse wird[1]). Die Beschleunigung der Pulse und der Athemzüge deckt diesen Ausfall für die ganze Zeit des Höhenaufenthaltes, aber nicht in unbeschränktem Maße. Bei 8600 Meter Höhe = 260 mm Druck = 7,2 % Sauerstoff starben Crocè-Spinelli und Sivel im Ballon; nur Tissandier kehrte zurück[2]). Im Jahre 1894 hat aber A. Berson in Sachsen bei einer Ballonfahrt 9150 m erreicht und sich dabei durch Sauerstoffeinathmungen bei Leben und bei Kraft erhalten. Das Barom.: 231 mm; Thermom. — 47,9°.

In gleichem Maße als der Luftdruck sinkt, steigt die Verdunstung; der Siedepunkt des Wassers steht in Mexico auf 93 statt auf 100 Grad; dazu kommen endlich große Temperaturschwankungen, abhängig von der Anwesenheit oder Abwesenheit der intensiv wirkenden, d. h. durch weniger Dünste gebrochenen Sonnenstrahlen. In Mexico hat man bei Nacht oft 0° und darunter, am Tag 12—15° im Schatten, 40—60° in der Sonne.

Die Wirkung des Hochgebirges scheint auf der 1889 von Paul Bert und von Viault entdeckten, dann besonders von den schweizerischen Aerzten Prof. Fr. Miescher, Prof. A. Jaquet, Dr. Suter und Dr. Egger u. A.[3]) genauer studirten Thatsache zu beruhen, daß im Hochgebirge (von etwa 1500 Meter aufwärts) die Zahl der Blutkörperchen zunimmt, von 4 bis 5 auf 6 bis 7 Millionen im Kubikmillimeter. Diese Zunahme ist genau so

---

[1]) Paul Bert, La pression barométrique. Paris, 1878.

[2]) Renk, a. a. O. pag. 158.

[3]) Egger in Arosa Corr.-Blatt f. Schweiz. Aerzte 1892 pag. 645 u. Miescher: 1893, pag. 809; Jaquet u. Suter, Corr.-Blatt f. Schweiz. Aerzte 1898, pag. 104.

groß, wie sie durch die dünne Luft gefordert wird, und hat
eine Zunahme von Körpermasse und Kraft zur Folge, die bei
vielen Brustkranken zur Heilung führt und auch dann noch
anhält, wenn der Mensch wieder in's Tiefland gekommen ist,
wo er den Ueberschuß seiner Blutkörperchen allmählich einbüßt.
Neueste sehr interessante Versuche von Prof. Jaquet haben
gezeigt, daß die Luftverdünnung allein genügt (Licht,
Trockenheit der Luft spielen keine wesentliche Rolle dabei), um
die beobachteten Blutveränderungen herbeizuführen. Das Material zur Neubildung der Blutzellen wird, wie Jaquet's (mit
Stähelin) an sich selbst ausgeführte Stoffwechselversuche[1] be-
beweisen, dadurch geliefert, daß der Organismus im Gebirge beträchtliche Mengen von Stickstoff zurückhält.

Die mittlere Bergregion zeigt alle diese Wirkungen nicht,
oder jedenfalls in viel geringerem Maße, und ebensowenig die
Immunität von Lungenschwindsucht bei den Einwohnern.
Jourdannet schreibt es den klimatischen Verhältnissen allein
zu, daß die europäische Einwanderung in Mexico sich nicht
durch Generationen behaupten könne, und findet, daß nur
die Mestizen die für jene Höhen bestimmte Race seien[2].

Wir begegnen hier übrigens abermals einem neuen Beweise, wie schwer das naturwissenschaftliche Experiment bei
der tausendfach verschlungenen Maschine des Menschenleibes
ist. Tyndall und Frankland haben nämlich nachgewiesen,
daß dieselben Kerzen in Chamouny und auf der Spitze des
Montblanc in je einer Stunde ganz gleich viel Stearin verbrannten, wobei sie unten stark, oben sehr schwach leuchteten;
daß also der Sauerstoff der Höhen und die dünnere Luft
weit beweglicher, aktiver ist und im ganzen nicht nur so viel
leistet (verbrennt) als im Thale, sondern nicht einmal das
vorübergehende Erglühen von Kohlenstofftheilen so reichlich
zuläßt, wie in der Tiefe[3].

Die Erfahrungen, welche schweizerische, deutsche und englische Aerzte in Davos, Arosa und im Engadin mit Gesunden

____

[1] Corr.-Bl. für Schweiz. Aerzte 1900, pag. 477.

[2] Lombard, les habitants des altitudes. Bibliothèque univer-
selle et Revue suisse. Tome XXI. Octobre 1864.

[3] John Tyndall, Die Wärme; von Helmholtz und Wiedemann.
II. Aufl. pag. 48 u. flg.

und mit Kranken machen, stimmen vollkommen mit denjenigen
Jourdannet's und mit den Ansichten Lombard's überein:
die Einheimischen leiden so gut wie gar nicht an Tuberkulose,
und wenn sie auch unter sehr bedenklichen Erscheinungen aus
der Fremde schwindsüchtig heimkommen, genesen sie oft auffallend rasch wieder, insofern sie gut gepflegt werden. Wichtiger als das geographische Klima wird überall das sociale.
Bei Armuth, d. h. meistens: bei Hunger und Schmutz, nützt
alle Höhenlage nichts mehr. In der Stadt Mexico, 2280 m
über Meer, wird das Proletariat von Lungenschwindsucht hin-
gerafft, wie an allen andern Orten.

Selbstverständlich ist, daß man bei klimatischen Kuren im
Hochgebirge sich vor allen Temperatursprüngen gut schützen
und sich hüten muß, so von der Kälte zu leiden, wie es
manchem geplagten Emigranten unter dem „ewig lachenden
Himmel Italiens" jeden Winter zu großem Verdruß und
Schaden geschieht!

Ganz anders gestaltet sich das Leben bei vermehrtem
Luftdrucke. Die erste Wirkung ist Brausen in den Ohren,
Schmerz und Knacken am Trommelfell, bis es seinen vollen
Gegendruck durch die Eustachische Röhre wieder gefunden hat;
dann kommt Feinhörigkeit durch vermehrte Dichtigkeit der
Schallwellen, ferner (ganz regelrecht zu den Erscheinungen auf
Höhen) große Verlangsamung des Pulses, von 75 auf 50—55,
und der Athemzüge, von 16 auf 4—5 in der Minute. Die
athmende Lungenfläche wird größer, die dichtere Luft, welche
in die Lungenbläschen drang, dehnt sich bei der Körperwärme
weiter aus als ein gleiches Maß dünner Bergluft. Die mit
jedem Athemzuge größere Sauerstoffmenge stillt oft rasch,
zuweilen selbst für lange Zeit nach dem Experimente, die
qualvollsten asthmatischen Beschwerden und hat bei Behandlung des Lungenemphysems viele Lobredner und gründliche
Bearbeiter gefunden. Dabei kommt allerdings auch die oft
sehr wohlthätige Rückwirkung auf das Herz in Betracht.

Uebrigens drohen bei raschem Hinausgehen aus der pneu-
matischen Kammer den Lungen- und Hirngefäßen ernste Gefahren: Stickfluß oder Apoplexie, und bei verdächtigen Erscheinungen hilft nur die schleunige Rückkehr in die dichte Luft
und nachherige langsame Entlastung der Kammer. Die Aus-

scheidung der Kohlensäure und des Harnstoffes ist unter ver=
mehrtem Luftdruck bedeutend vermehrt, der Stoffwechsel be=
schleunigt, und muß daher bei öfterer Wiederholung entweder
Hunger oder Abmagerung eintreten.

Es ist sicher, daß jede Schwankung des Luftdruckes vom
Menschen empfunden und vom Kranken oft als Schädlichkeit
gefühlt wird; aber die Gesetze dieser Einwirkungen sind noch
unbekannt; abwechselnde Barometerstände sollen Apoplexien,
sehr hohe Barometerstände (in Europa wenigstens) Bruster=
krankungen herbeiführen, wohl eher, weil sie bei dem trockenen
Ost= und Nordostwinde eintreten. Was vollends in den soge=
nannten Krankheitsbarometern, in den alten Narben und den
rheumatischen Gelenken wirksam sei? Luftdruck, Wärme,
Feuchtigkeit, Elektricität? das ist leider völlig unbekannt.

4. Die Athmung.

„Wie Alles sich zum Ganzen webt; eins in dem Andern
wirkt und lebt", das läßt sich zur Noth darstellen, so lange
es sich nur um die eine Hälfte der Frage, um die Luft handelt;
aber wenn die andere Hälfte zur Sprache kommt, die athmende
Lunge. das lebendige Blut, dann häufen sich die Schwierig=
keiten; die Wissenschaft giebt uns mit jeder ihrer Antworten
wieder eine neue Frage, und wer nicht ganz regelrecht Phy=
siologie studiren will, muß sich mit rohen Umrißbildern be=
gnügen.

„Des Menschen Leben liegt im Blute", sagt schon Moses.
Die Aderlässer vergangener Jahrhunderte haben das Blut
wie einen Auswurfstoff behandelt und entfernt. Die Natur=
wissenschaften aber führen uns auf den mosaischen Standpunkt
zurück und sagen: das Blut ist der flüssige Menschenleib, der
Anfang und das Ende aller Ernährung und alles Stoffwech=
sels, ein Träger und Vermittler aller leiblichen und geistigen
Leistungen.

Ein Erwachsener von 70 Kilo Gewicht hat etwa 5 bis 7
Kilo Blut, ein wohlgenährter Mann am meisten, ein ab=
gezehrter oder ein sehr fetter am wenigsten. Das heraus=
gelassene Blut scheidet sich in Blutwasser und Blutkuchen. Das

Blutwasser enthält Eiweiß, Salze und reichlich Kohlensäure. Der Blutkuchen wird aus den rothen Blutzellen, oder, wie sie ihr Entdecker Swammerdam (1658) nannte, Blutkügelchen gebildet. Diese sind aus Eiweißstoffen zusammengesetzt und enthalten das Hämoglobin oder Blutroth, einen für sich darstellbaren und herausziehbaren Farbstoff, der, im lebendigen Leibe wie im Laboratorium, die Eigenschaft zeigt, viel Sauerstoff aufzunehmen und ihn leicht wieder abzugeben. Das Blutwasser hält nur $1/20$, das Hämoglobin aber ist stets zu $9/10$ mit demselben gesättigt und enthält auf ein Gramm je 1,6 bis 1,8 Kubikcentimeter Sauerstoff[1]).

Merkwürdig ist die Thatsache, daß der Sauerstoffverbrauch durch die Arbeitsleistung und die Umsetzung der Organe bestimmt wird; nicht umgekehrt, wie man früher glaubte[2]). Bei Zufuhr von reinem Sauerstoff fängt eine Flamme fürchterlich zu brennen an; die Athmung und Blutwärme aber gehen ganz gleichmäßig weiter: die Lebenskraft der Blutzellen ist stärker als die chemische Kraft des Sauerstoffes. Der Stoffumsatz regelt die Sauerstoffaufnahme.

Die Blutzellen werden in den Lungen mit Sauerstoff geladen und geben denselben auf ihrer schnellen, weiten Wanderung durch alle Körpertheile wieder an die verschiedenen Organe und Gewebe ab. Diese oxydiren sich, verbrennen — im Sinne der Chemie gesprochen —, erzeugen dabei die wunderbar gleichmäßige Körperwärme, die Bewegung der arbeitenden Muskeln und die Funktionen der Sinnesorgane und des Gehirns. Die Verbrennungsprodukte aber, als deren Repräsentanten wir auch hier nur die Kohlensäure aufführen, werden an das Blutwasser abgegeben und gehen in die Ausathmung.

Der Apparat ist großartig. Die einzelnen Blutzellen haben einen Durchmesser von 0,007 Millimeter und eine Dicke von 0,001 bis 0,002 Millimeter; aber ihre Zahl beträgt 250 Tausend Millionen (250 Milliarden), wovon eine Milliarde weiße Blutkörperchen sind; nicht mit der Phantasie, sondern durch sehr

---

[1]) Hermann, Lehrbuch der Phys. 1900, pag. 47.
[2]) Renk, a. a. O. pag. 149.

sinnreiche und mathematisch stichhaltige Versuche gezählt[1]). Die Sauerstoff aufnehmende Oberfläche aller Blutzellen stellt eine Fläche von 3840 Quadratmeter dar, d. h. eine Quadratfläche von 80 Schritt Seitenlänge oder das 2560fache der Körperoberfläche[2]). Ein voller Drittheil der gesammten Blutmasse liegt in den Lungen. Mit jedem Pulsschlage werden aus der rechten Herzhälfte ungefähr 176 Gramm nachgeschoben, und ebenso viel geht aus der Lunge in das linke Herz, um von dort den größten Kreislauf durch den ganzen Körper anzutreten.

In der Lunge wird das Blut in viele Millionen kleinster Gefäße vertheilt, welche, dünnwandiger als Spinngewebe, die Luftbläschen umspinnen, wie das Seidengewebe eines Handschuhes den Finger umspinnt. Durch diese Gefäße hindurch tritt der Sauerstoff der eingeathmeten Luft an die Blutzellen heran, und durch dieselbe Gefäßwand dunstet die Kohlensäure aus der Blutmasse ab und in die Lungenbläschen hinein. Die Einathmungsluft hat die früher gegebene Zusammensetzung von: Sauerstoff 20,8, Stickstoff 79,2, Wasserdampf, Kohlensäure 0,004. Die Ausathmungsluft enthält 5% Sauerstoff weniger und hat dafür 4¹/₂% Kohlensäure aufgenommen.

Das Blut, welches aus dem ganzen Körper in das rechte Herz und von da in die Lunge strömt, kommt hier dunkelroth an. Nachdem es seine Kohlensäure abgegeben und dafür Sauerstoff aufgenommen, wird es hellroth.

Der Gasgehalt des Blutes ist ein bedeutender und wechselt zwischen 30 und 40% der gesammten Blutmasse. Also ein voller Drittheil unseres Blutes ist Luft! Gute oder schlechte, gesunde oder giftige! Was der Lunge geboten und in ihr aufgenommen wird, cirkulirt im Leibe und wirkt dort weiter, nach unabänderlichen Gesetzen.

Die Lunge aber ist ein Gewebe, dessen Zettel Luftröhren und dessen Einschlag Blutgefäße heißen; das Gerüste, welches beides verbindet und trägt, ist elastisches Gewebe. Die Luftröhre, durch die wir zumeist athmen, gabelt sich in Aestchen

---

[1]) Die bekanntesten sind die Arbeiten von Welcker.
[2]) Herrmann, Physiologie. XII. Aufl. 1900, pag. 45.

aus, die an ihren Enden Haufen von Lungenbläschen tragen. Diese haben einen Durchmesser von 0,10 Millimeter und finden sich in einer Zahl von 1800 Millionen. Sie stellen eine Fläche von 60—80 Quadratmeter, 20 mal die Körperoberfläche, dar. So wird es uns handgreiflich klar, warum alle möglichen Gifte, der Bleiweißstaub einer Werkstätte wie die Bacillen der Tuberkulose, der Diphtherie, der Pocken, des Keuchhustens u. s. w., so rasch und wirkungsvoll durch die Lungen, durch die Athmung aufgenommen werden.

Beim ersten Athemzuge des Neugeborenen hebt sich der Brustkasten, sein Raum wird erweitert, die Luft stürzt durch Mund und Nase in die Luftröhre und ihre Verästelung hinein, überwindet das elastische Gewebe, welches das Organ wie einen zusammengefalteten Fächer gehalten hatte und durch das ganze Leben seine Neigung, sich zusammenzuziehen, behält; die Athmung ist im Gange und das Kind wird sich entwickeln und aufbauen, je nach dem Material, das ihm in Luft und Nahrung und Erziehung dargeboten wird.

Wir machen im Jahre cirka 40 Millionen Pulsschläge und 8 Millionen Athemzüge. Das Wunderbarste ist, daß dieses Triebwerk nicht noch öfter gestört wird, und überhaupt so lange geht.

Wie viel Luft verbraucht der Mensch?

Ein Erwachsener nimmt mit jedem Athemzuge wenigstens $^1/_2$ Liter normale Luft auf und giebt $^1/_2$ Liter sehr kohlensäurehaltiger Luft wieder ab.

In der Minute machen wir 16 Athemzüge und verbrauchen also 8 Liter Luft.

In der Stunde $60 \times 8 = 480$ Liter.

In 24 Stunden $24 \times 480 = 11,520$ Liter.

Ein Liter zu 1,29 Gramm macht 14,860 Gramm Luft.

Diese 11,520 Liter Luft, die ein Mensch in 24 Stunden verbraucht, sind z. B. in einem Saale von 1900 Kubikmeter fast genau 165 Mal enthalten. Bei Ausschluß aller Ventilationen würde also ein Mensch in 165 Tagen, oder würden 165 Menschen in einem Tage diesen Raum mit einer Luft von $40^0/_{00}$ Kohlensäure erfüllen. Sie müßten aber schon bei $20^0/_{00}$ in die Lage der Eingesperrten von Kalkutta gerathen, und es ist anzunehmen, daß $82 = \dfrac{165}{2}$ Personen innerhalb 24 Stunden in diesem Saal sterben müßten, wenn er hermetisch ver= schlossen wäre.

Also beinahe 15 Kilo = 30 Pfund Luft werden täglich von $^1/_4\,^0/_{00}$ auf $40—45\,^0/_{00}$ Kohlensäure gebracht und durch diese und die sie begleitenden Gase so verunreinigt, daß ohne die natürliche oder künstliche Ventilation der Wohnräume der Mensch in seinen eigenen gasförmigen Ausscheidungsstoffen zu Grunde gehen müßte.

Die Größe des Luftbedürfnisses und die natürlichen Mit= tel, demselben annähernd zu genügen, sind noch nicht lange bekannt; in das Bewußtsein der Gebildeten und in den Ge= dankenkreis der Schule und des täglichen Lebens ist diese An= schauung noch ganz und gar nicht eingedrungen. Für den Grönländer in seiner Schneegrube, für den Lappen oder den Indianer in seiner Fellhütte, für unsern armen Mann in seinem übelriechenden und für manchen reichen Mann in seinem parfümirten Stübchen giebt es keine Luft, d. h. keine Luft zum Leben und Gesundsein, sondern nur eine Luft zum Krankwerden und Sterben.

Parkes sagt: Unreine Luft ist weitaus die häufigste aller Krankheits= und Todesursachen, und immer steigt die Mortalität mit der Wohnungsdichtigkeit und mit der Luftver= unreinigung. Ueberall wird das bestätigt.

5. Alltägliches.

Und nun, verehrter Leser, wenn Sie unwohl wären: „machen Sie sich eine Luftveränderung!" Der Rath ist all= täglich; man kann sich dabei alles Mögliche denken, denkt aber gewöhnlich gar nichts. Luftveränderung am fremden Orte heißt meistens: müßig sein, ausruhen, und da es in Fremden= zimmern zu langweilig ist, sich reichlich im Freien aufhalten. die Luftveränderung im eigenen Hause wäre die beste.

An Sauerstoffmangel leiden wir unter gewöhnlichen Ver= hältnissen so gut wie gar nie. Die größte Schädigung des Menschen ist der Luftschmutz, die Kohlensäure und das Kohlen= oxyd, es sind die verschiedenen Fäulnißgase, Pilze, Bakterien

oder Sporen derselben, die übelriechenden Fettsäuren, die Aus=
dünstungen der Menschen selber, ihrer Kleider, Speisen und
Gebrauchsgegenstände. Wir schweigen von den Turteltauben,
die sich der ärmliche Landmann in seinem Zimmer hält, weil
sie der Gesundheit zuträglich seien, trotz der scharfen Abfall=
stoffe; wir schweigen von den großen Hunden gemeinster bis
edelster Rasse, welche (wenigstens) schnaufen und als Luft=
verderber einem wackeren Menschen gleich zu rechnen sind;
wir sprechen nur vom Menschen selber. Er kann die Luft,
die er geathmet, ebenso gut noch einmal und noch mehrmals
wiederathmen, als er sein Fußbad, oder in der Verzweiflung
selbst noch Schlimmeres, trinken kann; aber je höher die Ver=
unreinigung steigt, um so deutlicher wirkt das Aufgenommene
als Gift. Bei einer Luftverunreinigung von 20—30 pro Mille
Kohlensäure fängt der Mensch an, erheblich zu leiden, Herz=
klopfen, Kopfweh, Schwindel und Ohnmachten zu bekommen;
die Lampen brennen trübe und löschen aus. Man nimmt all=
gemein an, daß ein Theil Kohlensäure auf 1000 Theile Luft
die Grenze sei, an der sich gute und schlechte Luft scheiden[1]).
Aber die Schulstuben, auch an wohlverwalteten Orten, in
Europa wie „drüben“, haben am Ende des Tages 3—4, ja
selbst 6 und 9 pro Mille Kohlensäure, also bis an die Grenze des
Erträglichen und bis zum Kohlensäuregehalt der Bierstuben[2]).

Nach Märker's Untersuchungen sollen unsere Hausthiere
erheblich weniger Luftwechsel erfordern und in einer Luft
mit fünf Tausendstel Kohlensäure noch vortrefflich gedeihen;
ja viele Thiere gehen zu Grunde, wenn sie eine sehr kohlen=
säurearme Luft bekommen.

Empfindlicher als erwachsene Menschen sind Kinder und
Vögel, etwas toleranter die Wiederkäuer, und nur Amphibien
können in sehr kohlensäurereicher Luft aushalten und den
vorhandenen Sauerstoff trotz aller Beimischung bis auf das
letzte Procent ausnutzen. Die Kaltblüter brauchen eben wenig
Nahrung und wenig Sauerstoff für ihre Eigenwärme.

Die Frage: wie viel Lufterneuerung bedarf der Mensch?
heißt aber nicht: mit wie viel Kohlensäure und anderem Luft=

---

[1]) Pettenkofer, Wohnung, pag. 69.
[2]) Breiting, Kohlensäuregehalt d. Luft in Schulzimmern. Basel, 1871.

schmutz kann er überhaupt noch leben? sondern: wie viel bedarf es, um immer reine, nicht über 0,4 pro Mille kohlensäurehaltige Luft zu haben?

Die Erfahrung am Menschenleibe und an Wohnräumen antwortet übereinstimmend: wenn die Luft rein bleiben soll, so muß das stündliche Luftquantum genau in dem Maße erneuert werden, als die Ausathmungsluft kohlensäurehaltiger ist wie die Einathmungsluft. Nun sind 40 pro Mille Kohlensäure 100 mal mehr als 0,4 pro Mille. Also kann die Luft, die ein Erwachsener athmet, nur dann rein (d. h. nicht über $1/_4$ bis $1/_2$ pro Mille kohlensäurehaltig) sein, wenn das Hundertfache des stündlichen Athmungsumsatzes, also 100×600 Liter $\times$ 60,000 Liter $=$ 60 Kubikmeter stündlich geboten wird.

Ich gebe mir fleißig Bewegung, aber allerdings nur im Hause, sagt uns die blasse, nervöse Familienmutter und wird dabei täglich kränker, denn sie athmet eine Luft, die nicht vom direkten Sonnenlichte erregt und belebt, dagegen mit Fäulnißpilzen und unorganischem Staub und tausend bekannten und unbekannten Giften gemengt ist. Bewegung im Freien ist etwas ganz anderes als Bewegung im Hause. Frische Luft ist Quellwasser, Hausluft Kloakenwasser!

Das ist leider ganz buchstäblich zu nehmen, denn viele chemisch untersuchte Hausluft enthält wirklich so viel und mehr pro Mille an Luftschmutz, als ein gewöhnliches Kanalwasser an Düngstoffen. Ein Siel aus der Ludwigs- und Max-Vorstadt von München hatte nach Pettenkofer 6--7 °/$_{00}$ Unreinigkeiten, organische und unorganische, Tag- und Nachtbetrieb zusammengenommen[1]).

Die Schlafstuben riechen am Morgen bei den armen Leuten immer sehr schlecht, und bei den Begüterten meistens auch nicht gut. Der Arme magazinirt seinen Luftschmutz in den schlechten Betten und Kleidern, der Reiche in Teppichen und schweren Gardinen. Miß Nightingale sagt: „der Tod lauert in denselben!" Sie hat unsere Tagesneuigkeit vom aufgespeicherten Tuberkel-Bacillus, welcher die Miether der Reihe nach ansteckt, schon vor 30 Jahren prophetisch geahnt.

----

[1]) Reclam, Vierteljahrsschrift, 1869, I, pag. 256.

Und nun vollends die Luft mancher kleiner Geschäfts=
lokale, Handwerksstuben und Schneider=Ateliers! Ganz be=
sonders sind es die armen Mädchen, die in vielen Konfek=
tionsgeschäften und Damenschneidereien in einer wahren Pest=
luft „schwitzen“. Das in England sogenannte Schwitzsystem
(Unter=Akkord) wird auch auf dem Kontinente überall be=
trieben, am erbarmungslosesten, wo Frauen kommandiren.
Liebe oder Haß, Großmuth oder Geiz, Religion oder Grausam=
keit: alles wird von Frauen viel leidenschaftlicher betrieben
als von Männern.

Den Gipfel alles Luftschmutzes erreicht übrigens die
Kneipe, häufig „Restaurant“ genannt, weil man darin zu
Grunde geht; das Erholungslokal, wo, ganz wie im Fährhus
von Fritz Reuter, „in den dicken Dunst sik Hiring, allen
Kes un Fuselbramwin streden, wer am bullsten stinken wull“[1]).

Pettenkofer sagt: „Sollte die abscheuliche Luft der
meisten unserer Kneiplokale, in denen sich Manche am Abend
bis Mitternacht fast täglich aufhalten, etwa der Gesundheit
zuträglich sein? Wer den Werth guter Luft kennt, begreift
nicht, wie man solche Lokale zur Erholung besuchen kann. Ich
halte den freiwilligen Wirthshauszwang für weit gesundheits=
schädlicher als den Schulzwang.“

Sehen Sie den Jüngling, der blühend von Hause gegangen
und aus der Fremde kurzathmig, mit den Folgen einer Rip=
penfellentzündung und dem Keim der Schwindsucht heimge=
kehrt ist? Er hat sich im feuchten Schlafzimmer seinen Tod
geholt! Die arme verkrüppelte Nähterin ist in der moderigen
Höschenwohnung „gichtbrüchig“ und früh alt geworden. Und
selbst der behäbige Herr hat sich seine Bright'sche Nierenent=
zündung und die geschwollenen Beine im sonnenlosen Schlaf=
zimmer geholt, seine Gelenkrheumatismen mit dem nachfol=
genden Herzleiden in dem kalten, dumpfen Geschäftslokale.
Ein Umbau wäre gar nicht theuer gewesen; dennoch ist ein
Sarg entschieden billiger. Der Säbel an der Wand nützt nichts
gegen die Phantasie=Diebe; aber sein Rost warnt Dich und
ist der Vorläufer Deines eigenen Rostes; der Schimmel auf

---

[1]) Festungstid.

den Glanzhandschuhen im Schrank oder am Schuhwerk in der Ecke ist ein Gruß des Apothekers, nicht selten die Visiten= karte des Todes.

Was schlechte Nahrung und schlechte Gewohnheit begon= nen, das vollendet die schlechte Luft; sie hilft einer unver= hältnißmäßig großen Zahl Armer vor der Zeit zum Grabe und sorgt einer unnöthig großen Zahl Reicher für ergiebige Anlagen zu ansteckenden Krankheiten.

Sehen Sie die beiden Brüder, jung, schwächlich von Ab= kunft, und kränklich dazu! Der Eine hat ein hartes Schicksal; er ist Fuhrmann oder Landarzt oder sonst etwas geworden, wobei man Tag und Nacht, bei Wind und Wetter hinaus muß. Dem Andern aber fiel ein besseres Loos zu; er verrichtet im behaglichen Zimmer seine gut bezahlte Arbeit. Sonder= barer Weise läßt sich dieser dennoch begraben, während sein „ungeschützter“ Bruder immer fortlebt und gelegentlich alt wird. Nomadisiren ist gesund! Wenn der Kulturmensch kränk= lich wird, muß er ein Nomade werden, um zu genesen.

Die Zimmer tragen stets die Physiognomie ihrer Be= wohner. Der Weise sorgt für Luft und Licht, ein Thor vor allem für Aufputz. Der Werth eines Zimmers besteht zunächst in seiner Größe. Es ist das Vornehmste, was es giebt, jeden Athemzug Luft nur ein einziges Mal gebrauchen zu müssen, und ihn dann gleichsam bei Seite legen zu dürfen, während der Arme oder der Gefangene, oder die Dame in ihrem reizenden Boudoir ihre alte Ausathmungsluft immer und immer wieder verzehren müssen: mitleidenswerthe Wieder= käuer.

In den Stuben armer Leute ist auch das Gewerbe ein= logirt. Der Schuster ist vielleicht der unschuldigste; dann kommt der Schneider, die Näherin mit ihrem Kohlen=Glätt= eisen, dem schlimmsten aller neueren Geräthe, und bei fast allen der Petroleumkochherd, der das Gemach mit Kohlensäure und mit Wasserdampf anfüllt.

Die Schlafzimmer sind meistens schlecht. Viele wohlhabende und in allerlei geldbringenden Künsten wohlerfahrene Leute widmen ihre großen Zimmer der Eitelkeit und die kleinen dem Unglück. Da schlafen sie in engen schlechten Winkeln und erziehen Familien, so blutleer, so nervös und skrophelsüchtig, so rheumatisch, hustend und hektisch, daß man glauben möchte, sie hätten Hunger gelitten und gehörten dem ärmsten Proletariat an. Das alles kann die Schlafspelunke leisten. Ist so manches vornehme Schlafgemach wesentlich besser? Prächtige Vorhänge machen den Raummangel nicht gut, und die Teppiche vollends sind schlechter als alles: Staubsammler und Sparkassen für Ansteckungsstoffe.

Im Schlafzimmer des gemeinen Mannes hat der Tod diese eleganten Hilfstruppen gar nicht mehr nöthig. Es ist zwar nicht geflissentlich von der Sonne abgewendet und nicht mit schweren Vorhängen verdunkelt, aber viel zu enge und der Ablagerungsplatz von Kleidern, Schuhzeug und Wäsche, von Lebensmitteln und Handelsartikeln, von allerlei Hausrath und Stallrath, selten unmittelbar geheizt, wenn möglich auch nicht ganz kalt, daher mit den Wasserdünsten der warmen Wohnstubenluft erfüllt und feucht.

Arme Leute liegen oft hinter Kisten und Kasten und in Winkeln, die durchaus nicht zu lüften sind. Aber ihrerseits nicht weniger Todesverachtung zu zeigen, bauen die Wohlhabenden sich Alkoven, die ganz denselben Dienst thun und besonders für Beförderung der Lungenschwindsucht allgemein anerkannt sind.

Das möglichst Schlechte aber sind die fensterlosen Zwischengemächer, die in einem Hause genau das darstellen, was in einem Kanal der Schlammsammler. Da schlafen nun die Meistersleute oder ihre Kinder, während Lehrlinge und Dienstboten im luftig-kalten Dachraume weitaus das bessere Theil empfangen haben.

Rascher und augenfälliger als das Schlafzimmer wirkt das Krankenzimmer. Wir nehmen eine Menge Schwerverwundeter und Schwerkranker aus den Krankensälen auch des besten Spitales heraus, und legen sie in Baracken, die weder Wände noch Fenster haben und nur durch Segeltuchvorhänge zeitweise verschlossen sind. Es ist merkwürdig, wie gut sie sich da erholen, und wie besonders die Blutschwäche, bei sonst ganz gleich bleibender Pflege, sich heben läßt. Es ist noch nicht lange her, seit man in Deutschland, in der Krim und

in Nordamerika mit Staunen entdeckte, daß Verwundete und
Kranke in offenen Baracken weit besser durchkommen als in
verschlossenen Häusern. Jetzt weiß das Jedermann. Warum
öffnen wir nicht auch ein Fenster im Kinderzimmer, in jedem
Wohn- und Arbeitsraume und ganz besonders in jedem Schlafgemache? Man wird sich dabei erkälten? So gut wie man
tüchtig einheizen kann, ohne das Haus anzuzünden, so gut
kann man auch tüchtig lüften, ohne sich zu erkälten. Wozu
haben wir denn unsere berühmte Bildung, wenn sie nicht
einmal soviel zu Stande bringt!

Man öffnet für die Nacht immer ein oberes Fenster, immer dasjenige, welches in der größten Entfernung vom Bette
steht. Man öffnet im Sommer weit und voll, bei kühler
Jahreszeit halb, bei Kälte nur ein wenig. Im Winter genügen
einige Centimeter, um den Dunst und Schaden eines Schlafzimmers zu bewältigen. Wem das Freude macht, der kann
auch die altbekannte Blechröhre von 12 cm. Durchmesser einsetzen lassen, aber ohne das Spielzeug von Windrädchen. Das
Beste und Angenehmste sind Glas-Jalousien, die wie eine
gewöhnliche Scheibe in den Fensterrahmen eingesetzt werden
können.

Während des An- und Auskleidens wirft die Klugheit
das Fenster vollends zu; nachher aber öffnet es die Weisheit
wieder, und die Gesundheit wohnt mit Vorliebe in einem
beständig gelüfteten Schlafgemache. Der Adjunkt hat gesagt:
Wenn ich Gott Rechenschaft geben muß über meine ärztliche
Praxis, so möchte ich nichts leichter verantworten als daß
ich jedem meiner Patienten eine Fensterscheibe hinausge-
schlagen hätte. Der Schalk hat Recht. Dennoch ist es mit
der Lüftung allein nicht gethan. Krankheitserreger hinaus
zu ventiliren hat keinen Sinn, so lange sie im Schmutze
eines Haushaltes neu erzeugt werden. Einen andern Theil
der Hygieine vermittelt das Wasser. Schließlich kommt es aber,
wie in der Moral, nur auf wenige und sehr einfache Gedanken an. Die Beharrlichkeit der Ausführung entscheidet
alles.

II. Wasser.

1. Kreislauf des Wassers.

Für die philosophische Anschauung aller Zeiten und Länder war das Wasser ein Element. Chemisch betrachtet ist es bekanntlich eine sehr innige Verbindung von zwei Raumtheilen = 1 Gewichtstheil Wasserstoff, und 1 Raumtheil = 16 Gewichtstheilen Sauerstoff. Weder das Zusammenrücken der Atome bei der Temperatur von + 4 Grad, noch die Entfernung von 9 Raumprocent, welche beim Gefrieren stattfindet und Felsen zerreißen kann, noch auch die große Entfernung der Atome, die bei dem Sieden eintritt und im Minimum schon 1700 beträgt, vermag diese innige Verbindung zu trennen. Es ist kulturgeschichtlich merkwürdig, sich zu erinnern, daß es erst seit 1781 her ist, daß die unmittelbare Darstellung von Wasser aus Wasserstoff= und Sauerstoffgas durch Cavendish entdeckt worden. Bei dieser chemischen Verbindung entwickeln sich Hitzegrade, die nur noch von denen des dynamo= elektrischen Stromes im W. Siemens'schen Schmelztiegel überstiegen werden.

Wie der elektrische Funke diese Gase zu Wasser vereint, so trennt er auch das Wasser in seine beiden Komponenten. Der Wasserstoff geht an dem Zinkpol und der Sauerstoff an dem Kohlenpol der Bunsen'schen Batterie in die Höhe.

Die unorganische Natur und die menschliche Industrie er=

zeugen sehr oft Wasser aus seinen Elementen, das sich dann mit den neuen chemischen Stoffen verbindet. Die Pflanze vermag das Wasser zu zerlegen, den Sauerstoff auszuhauchen und den Wasserstoff mit dem aus zersetzter Kohlensäure entstandenen Kohlenstoff zu Kohlehydraten (Stärkemehl und Zucker) sowie zu Cellulose und zu Oel) zu verbinden; dem Thierleib geht diese Fähigkeit größtentheils ab; er ändert an der chemischen Zusammensetzung des Wassers, das er empfängt, verwendet und ausgiebt, meistens nichts mehr, und die Neubildung von Wasser aus seinen, in der Nahrung aufgenommenen Elementen ist eine sehr beschränkte.

Im großen Ganzen hat die Erde ihre bestimmte Menge Wassers, ob es als Meer, „in breiten Flüssen, am tiefen Grund der Felsen aufschäume", wie Goethe singt, ob es auf Sturmesflügeln als Wolke dahinjage, als Schnee und Gletscher magazinirt werde, oder als Sommerregen niederrausche, ob es unmittelbar in die mütterlichen Arme des Meeres zurückkehre oder hier in die Tiefen der Erde versinke, dort als Quelle erscheine und alle Schicksale der lebendigen Kreatur mitmache, den Menschenleib aufbauen helfe, oder technisch verwerthet werde: immer bleibt die Menge sich gleich, es wird nichts gewonnen und nichts verloren.

Diese Unzerstörbarkeit der Stoffe ist nicht bloß wissenschaftlich merkwürdig, sondern hat auch ihre großen praktischen Folgen. Es wird erst von dem Tage an eine wirksame Gesundheitspflege geben, an dem wir das alte Sprichwort begraben haben: „Aus den Augen, aus dem Sinn." Nicht nur die böse That, sondern jeder Gedanke und jeder Stoff bleibt, was er ist, und wirkt, wie er muß.

Die Physik des Wassers zeigt uns einige sehr wichtige Thatsachen. Erstens ist das chemisch reine Wasser nicht farblos, sondern entschieden hellblau, wie Tyndalls Versuche beweisen[1]).

Dann ist das Wasser zwar äußerst beweglich, durch Schwerkraft, Druck und Wärme sehr leicht verschiebbar, aber fast ganz unelastisch und weniger zusammendrückbar als Holz.

---

[1]) Tyndall, Wärme, II. Aufl., pag. 539.

Ferner hat es die größte Wärmekapacität aller uns be=
kannten Stoffe und erfüllt deshalb durch Ausgleichung der
Luftwärme und durch Milderung der Klimate eine große
Aufgabe im Haushalte der lebendigen Schöpfung. Die Erde
ist bekanntlich eine Anstalt mit Warmwasserheizung; in der
südlichen Hemisphäre der Kessel, in der nördlichen der Konden=
sator[1]), in den großen Meeresströmen: Extra=Leitungen.

Ferner hat das Wasser die sehr seltene Eigenschaft (nur
das Wismuth soll sie auch noch besitzen), nicht bei der größten
Abkühlung seine größte Dichtigkeit zu erreichen, sondern früher,
nämlich bei 4° Wärme. Deshalb schwimmt das Eis, schützt die
Tiefen der Meere und bewahrt es unsern Planeten vor einer,
von den Polen zum Aequator fortschreitenden allgemeinen
Vergletscherung. Diese kommt ja sehr viel später, und aus
anderer Ursache.

Und endlich ist noch von der großen Lösungsfähigkeit des
Wassers zu sprechen. Keine zweite Substanz der Erde nimmt
so vielerlei und so leicht in sich auf. In kalten Wassern erhöht
der Kohlensäuregehalt die Auflösungsfähigkeit, in Thermen
und im Thierleib thut es die erhöhte Temperatur.

Wir überlassen es der Erdbeschreibung, zu zeigen, wie aus
diesen physikalischen Eigenschaften des Wassers sich fast die
ganze Geschichte unserer Heimath ableiten läßt, von der ersten
Dunsthülle, die warm und schwer den noch gluthheißen Pla=
neten umgab, bis zu den Fluth= und Eiszeiten und zu den
jetzigen klimatischen Zonen.

2. Arten des Wassers.

Das Meerwasser enthält bekanntlich außer Wasserstoff
und Sauerstoff verschiedene Mengen von Salzen, in der Ostsee
10—20, im atlantischen Ocean 35,5, im Mittelmeere 37 Gramm
auf den Liter, im todten Meer sogar 240! Das Meiste ist
Kochsalz; dann folgen Chlormagnesium, Bittersalz, Glauber=
salz, Gips und kleine Mengen von Brom und Jod[2]). Mit

---

   1) Wolffhügel, a. a. O., pag. 10, nach Dove.

   2) Atlant. Ocean: Gesammtrückstand 35,5 °/₀₀. Davon: Kochsalz 27,5;
Chlormagnesium 3,3; schwefelsaure Magnesia 0,61; schwefels. Kali 1,72;
schwefels. Kalk 2,0; Bromnatrium 0,3 und Spuren von Jod.

   Wolffhügel, Wasserversorgung, pag. 55.

der Tiefe nimmt der Salzgehalt zu. Organiſche Stoffe finden
ſich im offenen Meere ſehr ſpärlich, an Küſten und in manchen
Häfen bekanntlich in entſetzlicher Menge, faulend und ver=
peſtend.

Der Gasgehalt beträgt etwa 25 Kubikcentimeter im Liter:
Sauerſtoff, Stickſtoff, Kohlenſäure.

Der jährliche Waſſerzufluß aller Meere wird auf 75 Kubik=
meilen berechnet[1]): ein unverlierbares Betriebskapital unſeres
Erdenlebens.

Der Mond ſpielt mit dem Ocean; dieſer ſpringt auf und
fällt wieder zurück, daß ſeine Ufer zittern. Ueber zwei Drit=
theile der Erdoberfläche erſtreckt ſich der gewaltige Pulsſchlag
des Meeres: Ebbe und Fluth, immer am ſchwächſten zur
Zeit der Mondviertel, am ſtärkſten nach dem Vollmond oder
dem Neumond, und ganz beſonders zur Zeit der Tag= und
Nachtgleichen. Bei dieſer Bewegung der Waſſer wird Luft noch
reichlicher als durch bloße chemiſche Abſorption aus der Atmo=
ſphäre aufgenommen, und dieſe bildet die Grundbedingung
des reichen Thierlebens der Meere.

Die Sonne ruft mit täglich gleichartiger Gewalt die
Meeresſtröme hervor und ſetzt auf der ganzen Meeresfläche
die Elementartheile (die Moleküle) des Waſſers in wirbelnde
Bewegung, löſt deren früheren Zuſammenhang und verwan=
delt ſie in Dunſt.

Der Waſſerdunſt wäre deſtillirtes Waſſer mit ſehr ge=
ringem Kochſalzgehalte, wenn die Apparate, in denen er cir=
kulirt, rein wären; da aber die Luft zahlloſen Staub von
Felſen, Erde und Kohle, von unorganiſchen und organiſchen
Trümmern, auch Keime von Pflanzen und Thieren, ja viele
ganz kleine Geſchöpfe, zu allem dem auch viele fremdartige
Gaſe enthält, ſo iſt das Regenwaſſer keineswegs rein. Das
erſte, welches über einem dichtbevölkerten Orte fällt, enthält
merkliche Verunreinigung durch Ammoniak. Bei Gewitter=
regen kommt dazu ein ſtrichweiſer, aber deutlicher Gehalt an
Salpeterſäure und ſalpetriger Säure, die durch den Blitz=
ſtrahl aus den Elementen der Luft gebildet worden. Der feſte

---

[1]) Wolffhügel, a. a. O., pag. 53.

Rückstand des Regenwassers beträgt 2 Milligramm bis 5 Centi=
gramm auf 1 Liter. Das Ammoniak, auf ungedüngtem Lande
schwer in Regenwasser nachweisbar, fand sich in Regenwasser
von Paris bis zu 6 und in Lyon selbst zu 16 Milligramm im
Liter. Salpetersäure ist wiederholt, besonders bei Gewitter=
regen, bis zu 19 Milligramm im Liter gefunden worden.
Salzsäure, Phosphorsäure, besonders aber Kochsalz kommt
in der Luft und dem Regen der Meere regelmäßig vor, hier
bis zu 2 Centigramm im Liter. Schwefelwasserstoff fehlt selten
ganz. Schließlich hat man im Regenwasser nachgewiesen: Ul=
minsäure, Quarz, Thon, Eisenoxyd, Blüthenstaub, der so
massenhaft vorkommen kann, um als „Schwefelregen" zu
imponiren, ferner Infusorien und Algen, auch rothe Pilze, den
Micrococcus prodigiosus, welcher den „Blutregen" liefert 2c.

Etwas reiner ist der frischgefallene Schnee, namentlich
fehlt ihm der Ammoniak= und Kochsalzgehalt; an Gasen hält
1 Liter Schneewasser aber 22 Kubikcentimeter, wovon 6 %
Kohlensäure. Während in den stillen Einöden der Gebirgs=
welt der Schnee zum Firnkorn und dieses zum Gletscher wird,
geht alle Luft wieder aus dem Wasser verloren. Das spär=
liche organische Leben jener Regionen vermag die aufge=
speicherten Wasservorräthe gar nicht zu verunreinigen, und
der Mensch, mit seiner Qual und seinen verschiedenen Giften
ist dort ein fröhlicher Fremdling — aber ohne Einfluß. Die
schmutzige, schwarze Gletschermoräne liefert viele mechanische,
aber äußerst wenig chemische Verunreinigung.

Ohne Rechnung stellt man sich die Menge des atmo=
sphärischen Wassers viel zu gering vor. Der Schnee bildet
nur einen kleinen Theil desselben, selbst in Petersburg nur
$^1/_3$; in der ganzen gemäßigten Zone füllt die Regenmenge
eines einzigen Jahres ein leeres Becken um 1—1$^1/_2$ Meter
hoch; die jährliche Regenmenge in den Tropen beträgt be=
kanntlich 2$^1/_2$—3 Meter, in Cerra Punjii in Assam sogar
14 Meter! Die Wasserverdunstung, sowie die Auslaugung
des Bodens muß daher überall eine sehr bedeutende sein.

Im Laufe durch Gebirg und Thal wird das Flußwasser
reich an Luft; es enthält bis auf 4 Raumprocente, und aus
dem Gemische der Atmosphäre ist mehr Sauerstoff als Stick=

stoff aufgenommen worden, so daß das Sauerstoff-Verhältniß für die Fische gleich 30 zu 70, anstatt für den Menschen bloß 21 Raumprocente Sauerstoff und 79 Procente Stickstoff ist. Der Mittelwerth zahlreicher Flußwasseranalysen beträgt 32,5 Kubikcentimeter Gase auf 1 Liter. Die Kohlensäure beträgt durchschnittlich 11 Kubikcentimeter im Liter. Der Gasgehalt des Flußwassers ist daher niedriger als der des Quellwassers und bedeutend höher als der des Regenwassers.

Ihrer großen mechanischen Gewalt entsprechend reißen die Bäche und Flüsse viel Fremdartiges mit: Steine und Ackererde, Fäulnißstoffe und organische Keime. Die Menge der im Wasser mitgeschwemmten unlöslichen Körper beträgt auf jeden Liter: in der Elbe 9, im Rhein 17, in der Donau 92, im Mississippi aber 500 Milligramm und im Ganges vollends bis gegen 2 Gramm. Dieser Schlamm: Kieselsäure, Thon, Eisenoxyd und Kalk 2c. kann, z. B. in der blauen Donau, so fein vertheilt sein, wie der Wasserdunst im Blau des Himmels, so fein, daß selten ein Filter ihn zurückhält und er manche Monate zur nachweisbaren Abscheidung braucht[1]). Ammoniak findet sich in Flüssen stets spärlicher als im Regenwasser.

Im Gegensatz zum Flußwasser ist Seewasser fast immer sehr rein, sogar wenn Industrie und ökonomische Verunreinigungen es in ausgedehnter Weise in Anspruch genommen haben. So erweist sich das neue Leitungswasser der Stadt Zürich, das aus der Tiefe des Sees gepumpt, in ein hochgelegenes Reservoir gesammelt, vorsorglich filtrirt und in alle Straßen und Häuser vertheilt wird, als sehr rein, viel reiner als die besten Quellwasser, und ebenso das dem Bodensee bei Rorschach entnommene zur Wasserversorgung der Stadt St. Gallen dienende Seewasser. Der Starnbergersee hat auf 1 Liter Wasser 50 Milligramm Rückstand, der Zürichersee 139[2]).

Anders gestaltet sich der Lebenslauf des atmosphärischen Wassers, welches in die Erde dringt. Die Luft entweicht, der größte Theil ihres Sauerstoffes wird chemisch gebunden, zahlreiche mitgeschwemmte organische und unorganische Stoffe

---

[1]) Roth und Lex, Handbuch der Militärgesundheitspflege, 1872, I. Bd., pag. 16 u. flg.

[2]) Wolffhügel, a. a. O., pag. 51.

lösen sich, zersetzen sich gegenseitig und liefern Kohlensäure, die vom Wasser aufgenommen wird, und zwar um so reich= licher, je kühler es ist. Der gewöhnliche Kohlensäuregehalt eines guten Quellwassers beträgt 5 Procent, und diese Menge reicht hin, auch harte Gesteine, über die das Wasser fließt, anzugreifen und theilweise aufzulösen. Kohlensaure Erden, kohlensaures Natron und Magnesia werden als Bikarbonate leicht aufgenommen, ebenso der kohlensaure Kalk. Während dieser sich erst in 10,000 Theilen reinen Wassers löst, löst er sich schon in 357 Theilen kohlensäurehaltigen Wassers; während kohlensaure Magnesia zur Lösung 2500 Theile reinen Wassers bedarf, löst sie sich schon in 70 bis 100 Theilen kohlensäurehaltigen Wassers. Selbst die Kiesel= säureverbindungen der Alkalien und Erden, Thon und Feldspath, Granit und Thonschiefer, so widerstandsfähig sie auch gegen die meisten chemischen Einflüsse sind, auch sie werden durch kohlensäurehaltiges Wasser langsam zersetzt; es bilden sich kieselsaure Alkalien; diese werden öfter durch Ammoniaksalze weiter umgesetzt. Die Reihe wechselseitiger Zersetzungen ist endlos, und wir haben einen der schlagendsten Belege hiefür in vielen kalten Schwefelquellen, die keinerlei vulkanischem Ursprung, sondern einer Zersetzung des Gips (schwefelsaurer Kalk) durch kohlensaure Magnesia ihre Ent= stehung verdanken.

Während das Flußwasser durch Luft, ist das Quellwasser durch Kohlensäure charakterisirt; während im Flußwasser „dem Fischlein wohlig ist“, wie Uhland singt, lebt im luftarmen und kohlensäurereichen Quellwasser kein Fisch — dafür finden es Menschen und Thiere sehr wohlschmeckend. Die durchschnitt= liche Zusammensetzung eines guten Quellwassers ist folgende: Es kommen auf 1000 Gramm gleich 1 Liter gutes Brunnen= wasser: an Gasen 40—50 Kubikcentimeter, und zwar: 32 Kubikcentimeter Kohlensäure, 5—9 Sauerstoff und 12—24 Stickstoff. Dieser Luftgehalt schützt das Quellwasser vor dem Gefrieren. Kondensirwasser gefriert weit rascher.

An Salzen kommen bis $\frac{1}{2}$ Gramm auf 1 Liter und zwar: Kalksalze 2—3 Decigramm, Kochsalz in verschiedenen kleinen Mengen. Niemals fehlt dieser Grundstoff unserer Erde gänz=

lich. Schleiden berechnet die Kochsalzmasse aller Meere auf fünfmal so groß als die sämmtlichen Alpen, oder auf 3 Millionen Kubikmeilen. Da vermag wohl selten eine Najade ihre salzige Mutter Erde zu verleugnen!

Kalisalze sind selten im Brunnenwasser und meist nur in der anrüchigen Gesellschaft organischer Zersetzungsprodukte.

Eisen ist häufig im Brunnenwasser, im gemeinen Rietbrunnen als Mooreisen, in der edlen Wyquelle von Tarasp-Schuls, die am Dorfbrunnen Menschen und Vieh tränkt, als kohlensaures Eisenoxydul; in geringerem Maße in tausend anspruchslosen Brunnen, in sehr widerwärtiger Form und Menge in manchem Grundwasser.

Schwefelsaure Salze, besonders Gips, sind in vielen Brunnenwassern enthalten; sie fallen oft der Zersetzung anheim und liefern den verpönten Schwefelwasserstoffgeruch verdorbener Mineralwasser.

Kieselsäure ist ein sehr häufiger Bestandtheil der Wasser, aber stets in ganz geringen Mengen vorhanden.

Salpetersäure, in verschiedenen Verbindungen, fehlt selten, zumal in Städten, und kann bis auf 2 Centigramm im Liter ansteigen. Als Begleiter organischer Zersetzungen ist sie immer beachtenswerth.

Noch mehr ist das mit Ammoniak der Fall, das höchstens zu $^1/_2$—1 Milligramm im Liter vorhanden sein darf, wenn das Wasser noch zulässig sein soll.

Jod und Brom kann in manchen Brunnen der Meeresküste in kleineren Mengen vorkommen, ohne zu schaden. Winzige Spuren von Mangan und Arsenik sind häufig.

Diese Zusammensetzungen bewegen sich in weiten Grenzen, und während alle Industrieprodukte eine Normalzusammensetzung haben müssen, fehlt diese den Naturprodukten. Wir kennen ein normales Chinin, Morphium, Glaubersalz, Chloroform u. s. w., binden den Apotheker und sichern das Publikum — vorausgesetzt daß es nachfragt. Aber wir kennen kein Normaltrinkwasser, ebensowenig eine Normalmilch oder einen Normalwein. Es mag juridisch richtig sein, aber es wäre praktisch ganz unzulässig und in socialen Fragen unerträglich, aus diesem Mangel an Normalmischungen die Kon-

trolle für unmöglich, die Beseitigung und Bestrafung auf=
fallend schlechter Mischungen für unstatthaft zu erklären.

Quellwasser ist hart im Verhältniß zum Flußwasser, weil
es viel mehr Kalksalze enthält. Je weniger schon in einem
Wasser enthalten ist, desto mehr vermag es aufzulösen; Fluß=
wasser wäscht besser als ein gutes Quellwasser, und ein Bade=
wasser, das, wie Ragaz, weit unter dem Mineralgehalte eines
gewöhnlichen Brunnens steht, greift unsern Körper so stark
an, als ein Badewasser, das weit über dem Gewöhnlichen
steht und ein sogenanntes Mineralwasser ist. Wie der mensch=
liche Körper die Temperaturen empfindet, die vom Gefrier=
punkte aufwärts steigen, ebenso findet er die absteigenden,
und so gut er außergewöhnlich salzhaltige Wasser als eine
fremde Macht empfindet, so stark empfindet er außergewöhn=
lich reine Wasser; wenn sie getrunken werden, laugen sie den
Körper förmlich aus und schaffen oft krankhafte Stoffe, oder
auch noch brauchbares Material, aus dem Körper weg.

Es ist ein Zeichen der Halbkultur, das Wasser gering zu
achten. Der Wilde rechnet es hoch, zieht frischen Quellen
nach, und der Pfadfinder der Kultur siedelt sich an Flüssen
an. Die alten Griechen schwärmten für ihre Quellen, und die
alten Römer gaben das Gold ihrer Siege und das Erträgniß
ihrer Provinzen auch an gute Wasserleitungen, die selbst als
Ruinen uns noch Respekt einflößen; auch die Araber waren
durch Generationen gewöhnt, gute Brunnen zu finden. Es
war einer krankhaften Weltanschauung des Mittelalters vor=
behalten, das Leben grausam zu behaupten, um es zu ver=
geuden, die Materie zu verachten, anstatt sie zu beherrschen,
und bei allem theologischen Schwunge einem praktischen Ma=
terialismus anheimzufallen, der sogar heute noch seines
Gleichen sucht. Die Naturwissenschaft schlägt den umgekehrten
Weg ein und sucht durch Verständniß und Ordnung aller ma=
teriellen Lebensbedingungen der Freiheit und Sittlichkeit eine
festere Grundlage zu geben. Ein reines, gesundes Trinkwasser
ist ein wesentliches und anerkanntes Kennzeichen der selbst=
bewußten Kultur.

Quellwasser, wie wir es bisher betrachtet, ist Meteor=
wasser, das in die Erde versunken, als Grundwasser gewan=

dert und schließlich zu Tage getreten ist. Man faßt es da in Sammelstuben und leitet es zum fröhlich sprudelnden „lebendigen" Brunnen.

Ursprünglich war der „Brunnen" meist ein durch Nachgraben gewonnenes Grundwasser, ein „Tiefbrunnen", in unserer biblischen Geschichte mit Schöpfeimer und Seil, und seit Galilei den Luftdruck entdeckte, in unsern Landen ein Pumpbrunnen. Wenn er wirklich in der Tiefe liegt, nicht bloß eine heuchlerische Pfütze, ein sogenannter Flachbrunnen ist, und wenn er ferner rein gehalten wird, sowohl in seiner Umgebung als in seinem Betriebe, dann hat er Anspruch auf alle Ehren eines lebendigen Brunnens. Gewöhnlich verderbt auch hier schlechte Gesellschaft die gute Sitte, und die Mehrzahl unserer Pumpbrunnen ist durch die Berührung mit der menschlichen „Kultur" unzuverlässig oder ganz schlecht geworden. Es laufen unreine Tagwasser hinein. Tavel fand in allen Sodbrunnen Darmbakterien, während diese im Quellwasser gänzlich fehlten[1]). Der Erdboden ist durchlässig, die Hausgruben und Brunnenschachte sind es ebenfalls, und wo es sich nicht um ein aus großer Tiefe aufquellendes Grundwasser handelt, da trinkt der Mensch aus dem in bequemer Nähe angelegten Pumpbrunnen ganz gelassen einen Theil seiner eigenen Auswurfstoffe. Frankland fordert für Tiefbrunnen wenigstens 30 Meter Tiefe und zählt die andern zu den Flachbrunnen. Die Natur des Bodens ist übrigens maßgebend; dessenungeachtet kann die Chemie dieser Wasserversorgung meistens nur bei den Schädlichkeiten besprochen werden.

Wurde die Tiefquelle nicht aus einem freilaufenden Strome des Grundwassers gefaßt, sondern nach Durchdringung undurchlässiger Gesteinsschichten, aus einer tief in der Erdrinde liegenden, festumschlossenen, durch stätigen Zufluß gespannten Wasseransammlung erbohrt, so hat man den artesischen Brunnen, so genannt, weil auf unserm Kontinente zuerst in Artois, bei Calais, 1126, das Experiment mit Erfolg gemacht worden. Die Chinesen mit ihrem überlegenen Lächeln

---

[1]) Tavel, Corr.=Blatt f. Schweiz. Aerzte 1893, pag. 796.

hatten solche Brunnen allerdings schon etwas früher, lange vor unserer Zeitrechnung.

Diese Brunnen geben ein Wasser, das wenig oder auch sehr hoch aufsteigt, je nach der Spannung; sie liefern es warm, je nach der Tiefe, z. B. der Brunnen von Grenelle (Paris) bei 548 Meter ein Wasser von 28°C., also auf 30 Meter 1°C. nach Vorschrift und Gesetz; sie geben auch ein reines Wasser, je nach Umständen. Manche artesische Brunnen sind nichts weniger als rein und angenehm, einzelne sogar unbrauchbar, Schwefelwasserstoff, Eisen, Salze oder Kohlenwasserstoffe mit sich führend. Sehr brauchbar war bekanntlich jener artesische Brunnen in Pennsylvanien, aus welchem anstatt Wasser Petroleum emporschoß. Wir vergessen, daß seither erst 40 Jahre verflossen sind!

Nimmt man Bohrer, die Röhren sind und gleich stehen bleiben, so hat man den abessinischen oder Norton'schen Brunnen, ein sehr werthvolles Auskunftsmittel. Er kann ein artesischer oder ein Pumpbrunnen sein. Bekanntlich sind einige Oasen der Sahara durch artesische Brunnen bewohnbar gemacht worden, und Lamoricière hatte wohl recht zu sagen, „daß Afrika nicht mit dem Schwerte, sondern mit dem Bohrer zu erobern sei".[1])

3. Verunreinigungen.

Die Verunreinigungen des Wassers bilden in der Wissenschaft wie im gemeinen Leben eine bedrängende Frage, die gar nicht in einer allgemein gültigen Weise, sondern nur nach den örtlichen und zeitlichen Verhältnissen gelöst werden kann. Wir nennen Verunreinigung kurzweg alles, was uns nicht paßt: Normales im Uebermaße und Fremdartiges innerhalb gewisser — ungewisser — Grenzen. Auf dem Wege der Definiton läßt sich jedes Schmutzwasser vertheidigen. Die tägliche Erfahrung nimmt die Sache „von Hand" und kommt zu brauchbaren Resultaten.

Unorganische Stoffe, die nur theilweise oder gar nicht in ein normales Trinkwasser gehören und deshalb als Ver-

---

[1]) Wolffhügel, a. a. O., pag. 3.

unreiniguungen aufgefaßt werden müssen, sind wesentlich folgende: Freie Kieselsäure sowie deren Verbindungen mit Thonerde, Calcium, Magnesium und die Alkalien; Karbonate von Calcium, Magnesium und Eisen, Eisenoxyde und Eisenoxydhydrate, Sulfate, Chloride, Phosphate und Nitrate von Calcium, Magnesium und Alkalien[1]).

Treten unorganische Verbindungen in größerem Maße auf, wie kohlensaures und schwefelsaures Natron in Karlsbad und Tarasp, wie Jodmagnesium zu Wildegg, wie Arsenik im Val Sinestra, so sanktioniren wir die Verunreinigung und sprechen von Mineralquellen, Gesundbrunnen.

Die Härte des Wassers, Wohlthat oder Plage, je nach der Menge der vorhandenen Erdsalze, ist eine schätzenswerthe Eigenschaft, wenn es sich darum handelt, dem Menschenleibe die nöthigen Kalksalze zum Aufbau seines Knochengerüstes und nebenbei auch aller andern Systeme zu liefern; dagegen ist sie eine schlimme Beigabe, wenn das Wasser zum Waschen, Kochen oder Färben, zur Bierbrauerei und manchen andern Gewerben Verwendung finden soll. Diese Erdsalze zerlegen die Seife in unlösliche Verbindungen, welche die Wäsche grau und übelriechend machen; sie lagern sich an die Zeugfaser und verhindern das Anhaften der Farbbrühe; sie verhärten den Zellstoff pflanzlicher Nahrungsmittel, machen den Kaffee schlecht und die Hülsenfrüchte hart; sie bilden den bösen Kesselstein, gefährden den Nutzeffekt und die Dauerhaftigkeit der Maschinen, inkrustiren die Leitungsröhren (Sinterbildung): kurz, man muß mit diesen Salzen rechnen und gegen sie kämpfen. Zum Niederschlagen in Klärbassins wird am häufigsten Kalkwasser verwendet, zum Auflösen von Kesselstein: Soda.

Man unterscheidet: bleibende Härte, von Chloriden und Sulfiden der Erden, die sich beim Kochen nicht zersetzen, und ferner: zeitweise Härte, von den doppelt-kohlensauren Salzen, die beim Kochen einfach und unlöslich werden. Beide Härten zusammen bilden die „Härte" überhaupt, und man unterscheidet, nicht erst seit 1870! zwischen französischer und deutscher

---

[1]) Wolffhügel, a. a. O., pag. 18.

Härte. Ein Grad deutscher Härte entspricht 1,79 französischer oder 1,25 englischer Härte. Wasser mit weniger als 10 deutschen Härtegraden, d. h. mit weniger als 10 Gewichtstheilen Kalk und Bittererden auf 100,000 Gewichtstheile Wasser, nennen wir weich, solches mit mehr als 18° hart und für Wasserversorgungen nicht mehr geeignet[1]).

Organische Stoffe. Abgesehen von allen möglichen Abläufen aus Fabriken finden wir hier vorwiegend Produkte der Fäulniß und der Verwesung, Salze des Ammoniak und der salpetrigen Säure. Salpetersäure zeigt den Abschluß dieser Vorgänge an und könnte ruhig hingenommen werden, wenn „das Präparat" rein wäre und nicht immer auch Zwischenstufen, unvollständig verfaulte Stoffe mitgingen. Dann kommt die Flora und die Fauna des Brunnenwassers:

In gutem Wasser: Diatomeen, grüne Algen (Konferven), Infusorien: Ciliaten, Daphnia, Cyklops, Räderthiere, Strudelwürmer und Mückenlarven.

In schlechtem Wasser: Wasserpilze, karnivore Infusorien, Amöben, Vibrionen, Spirillen, Monaden; ferner Anguillulae (Entwicklungsform von Eingeweidewürmern?), Wasserflöhe, Milben 2c.

Zuletzt, aber nicht zum mindesten, kommen noch die Spaltpilze und Mikrokokken in Betracht, die schwer zu finden und einzeln vorzulegen sind, und die dennoch verhängnißvoll auf das Leben des Menschen einwirken können.

Bacillen finden sich selbst im destillirten Wasser der Laboratorien sofort wieder, sie finden sich im idealsten Quellwasser des Hochgebirgs und in den reinsten Flüssen und Seen; aber die Menge derselben bleibt dennoch ein Maßstab der Güte. Folgende Zahlen mögen eine Andeutung geben.

Anzahl der Bacillen auf 1 Gramm Wasser:

Gutes Quellwasser	3 bis 109[2])
Vierwaldstättersee	8 „ 51
Bodensee	3 „ 175[3])

---

[1]) Wolffhügel, a. a. O., pag. 20 und 133, 148.

[2]) Bonwiller u. Wartmann, Sanit. Bericht, St.·Gallen, 1888, pag. 139.

[3]) Ambühl, Arbeiten des Kant.=Laborator. St. Gallen, 1891, und Roth in Gutachten über Bodenseewasserversorgung von St. Gallen, 1893.

Genfersee 38
Zürichersee . . . . 80[1]
Neuchâtelersee 80
Vanne (Pariser Trinkwasser) . . . 115
Seine oberhalb Paris 5760
Seine unterhalb Paris 12 000
Kanalwasser . . . . 38 800[2]

Die Schneeschmelze bringt sehr viel Bakterien. Ein See=
wasser mit 22 Bacillen im Kubikcentimeter hatte zu dieser
Zeit 2500[3].

Das ungeheure Heer von Bacillen besteht aus unschäd=
lichen, oft sogar aus sehr nützlichen Gebilden; einzelne Gat=
tungen derselben aber sind Krankheitskeime. Von diesen hat
man bisher im Wasser oder in nasser Erde gefunden: die
Bacillen des Milzbrandes, der Tuberkulose und der Cholera;
dagegen noch niemals diejenigen des Scharlach und der Diph=
therie, sehr selten diejenigen des Typhus, so augenfällig
und überwältigend die Beobachtungen ganz umschriebener,
um einzelne Brunnen gruppirter Typhusherde auch sein
mögen.

Die Untersuchung des Wassers ist eine der schwieri=
geren Aufgaben. Das erste Wort hat die Zunge. Ein gutes
Trinkwasser soll „rein schmecken“, durch seinen Kohlensäure=
gehalt und einige Erdsalze leicht reizend und durch seine
kühle Temperatur erfrischend sein. Das Auge verlangt voll=
ständige Klarheit und nimmt diese in aller Unschuld auch
für Reinheit. So kommt es aber, daß ein sehr reines Leitungs=
wasser schal und ein sehr gutes, durch Lehm getrübtes Wasser
abstoßend und ein jauchehaltiges, helles Drainwasser einladend
erscheint.

Wichtiger ist schon die chemische Untersuchung. Ihr An=
sehen steht in Gefahr, weil man viel zu viel von ihr verlangt.
Alle möglichen Gase und Salze, Säuren und Basen wird
sie leicht herausfinden. Von den organischen Verunreinigun=
gen vermag die Chemie gewöhnlich nur die Menge und die
stoffliche Zusammensetzung, nicht aber die Abkunft und Lebens=

<hr>

[1]) Cramer, Wasserversorgung Zürich, 1884, pag. 101.
[2]) Ritter, Utilisation des Eaux du lac de Neuchâtel, Solothurn, 1888.
[3]) Schmelk, Centralblatt für Bakteriologie, IV. B., pag. 196.

form festzustellen. Wo viel Kochsalz erscheint, da liegt der Verdacht nahe, daß es aus den Entleerungen von Menschen und Thieren stamme; wo Ammoniak und salpetrige Säure ist, da muß man Fäulnißvorgänge annehmen und auch vermuthen, daß giftige, krankmachende Bacillen in das Wasser gerathen seien. Reichliche organische Verunreinigungen begründen immer ein Verdachtsurtheil. Abgesehen von der Sinnenprüfung stellt in neuester Zeit die Vereinigung schweizerischer analytischer Chemiker folgende Anforderung an ein gutes Trinkwasser: Abwesenheit lebender Infusorien, nicht mehr Keime pro 1 cm³ als 150, höchster Gehalt 500 mg organische Substanz, Spuren von Ammoniak, nicht mehr als 20 mg Salpetersäure, 20 mg Chlor und keine salpetrige Säure (für den Liter).

Den vollständigen Zeugenbeweis bei ansteckenden Krankheiten liefert nur die mikroskopische Untersuchung und die Forschung des Bakteriologen. Da dieser nicht immer die wirklich Schuldigen unter den Bacillen finden kann, muß er sich oft damit begnügen, auf die gewöhnliche Gesellschaft dieser Uebelthäter zu fahnden und überhaupt die Bacillen, insbesondere die Fäulnißbacillen, zu zählen. Je mehr deren im Wasser enthalten sind, um so verdächtiger erscheint es.

In neuerer Zeit ist es gelungen, den sehr dauerhaften Kothbacillus — Bacterium coli — sicher nachzuweisen. Wo dieser sich findet, steht sowohl die Verunreinigung, als auch die gelegentliche Anwartschaft auf alle an Darmentleerungen gebundenen Ansteckungsstoffe außer Zweifel.

Allerdings können Tausende von Spaltpilzen vorhanden sein, und alle gutartig; oder es können verhältnißmäßig wenig gefunden werden, aber notorisch schlimme. Diese Unsicherheit begreift und entschuldigt Niemand besser als der Polizeibeamte. Seine Verbrecher-Bacillen sind billionenmal größer als diejenigen des Naturforschers, und dennoch entwischen sie ihm oft genug, und er muß ihre ganze Gesellschaft beobachten.

Wissenschaftlich sind die Bedingungen der Wasserverunreinigung noch nicht endgültig festgestellt; praktisch aber sind viele Erfahrungen maßgebend geworden. Um die schlechtesten

Brunnen (im schlechtesten Boden!) fand Fodor in Pest am meisten Typhus, Cholera und Darmkatarrh. Schwabe fand in Berlin (1866) eine überraschende Uebereinstimmung zwischen Cholerasterblichkeit und Salpetersäuregehalt der Brunnenwasser[1]).

Die Beurtheilung eines Brunnenwassers hat schließlich viele Aehnlichkeit mit der Diagnose einer Krankheit. Es kommt nicht nur auf die einzelnen Symptome an, sondern ebenso sehr auch auf die gegenseitige Stellung und auf den erfahrungsmäßigen Verlauf derselben.

Die Untersuchungsmethoden müssen streng wissenschaftlich besprochen und auch durch reichliche Uebung verstanden und gelernt werden; sie fallen dem Fachmann zu und verlangen ein stärkeres Linsensystem als bloß dasjenige der allgemeinen naturwissenschaftlichen Bildung. Je weniger das Auge und die Zunge, das Reagens und das Mikroskop an einem Wasser auszusetzen finden, desto besser ist dieses. Das unfreiwillige Experiment an Lebenden, die ärztliche Erfahrung, kann bei der Beurtheilung eines Trinkwassers noch keineswegs entbehrt werden.

Die Wasserbeschaffung ist eine Lebensfrage für jedes Haus und für jeden Ort, und gar nicht ohne Einfluß auf die Krankheits= und Todesziffer. Gesundheitlich gut ist jedes Wasser in dem Maße, als es frei ist von unorganischen und von organischen Verunreinigungen. Kohlensäure und kleine Mengen von Kalk sind angenehme Beigaben.

Wasser aus dem Hochgebirge, aus Wäldern, aus Gebieten, welche nicht der Kultur, d. h. der Düngung unterworfen sind, ebenso Wasser aus großen Tiefen, das durch mächtige und dazu auch reine Bodenschichten hindurchgegangen, wirkliches Grundwasser, ist als rein und empfehlenswerth zu betrachten.

Wasser aus großen Seen ist meistens sehr rein, aber oft etwas schal und nicht schmackhaft.

Wasser aus Flüssen „ist vollkommen überall, wo der Mensch nicht hinkommt mit seiner Qual". Alle Kultur, Stadt oder Dorf, Paris oder Kalkutta, hat die Flüsse besudelt.

---

[1]) Wolffhügel, a. a. O., pag. 88 und 91.

Eine traurige Berühmtheit hat das Elbwasser von Hamburg erlangt, das unfiltrirt, in Hauswasserkasten nothdürftig abgeschlämmt, so unrein zur Verwendung kam, daß Kräpelin seit Jahren 61 Species von Thierchen darin nachgewiesen hatte[1]).

Wasser aus Ackerland und Wiesen gesammelt, ist meistens nur Drainirwasser. In so manchem stolzen Dorfe galt es als selbstverständlich, daß zur Zeit der Düngung sogar die „allerbesten Brunnen“ ungenießbar waren. In denselben sehr wohlhabenden Orten war sonderbarerweise auch der Typhus alle paar Jahre selbstverständlich.

In weit größerem Maße besteht solche Gefahr bei den Pumpbrunnen, die wenig tief und in gelegener Nähe bei Häusern und Ställen angelegt, sehr oft mit Grundwasserbrunnen verwechselt werden.

Durchschnittlich sind die lebendigen (der Schweizer sagt: laufenden) Brunnen immer besser, die Pumpbrunnen immer schlechter als ihr Ruf.

Die traurigste Wasserversorgung ist diejenige aus Pfützen und Bächen. Man trifft sie nicht selten, zum Schaden und zur Schande, selbst an Orten, wo gute Quellen in erreichbarer Nähe zu haben wären. Eine solche schlimme aber unverschuldete Wasserversorgung: im Sommer schlechte Pfützen und im Winter unerschwingliche Wasserfuhren, hatten ehemals mehr als 100 Ortschaften auf der „rauhen Alp“ (Württemberg). Da arbeitet nun aber seit 1873 eine vortreffliche Wasserversorgung mittels Hebemaschinen und Röhrensystemen, das großartige Werk einer weisen Landesverwaltung, deren Energie die Widerstände von Freunden und Feinden zu überwinden wußte.

Große Gemeindewesen finden in ihrer nähern Umgebung niemals Quellen genug, um die nöthige Anzahl öffentlicher und privater Brunnen zu speisen, und es bleibt ihnen schließlich nur die Wahl zwischen den Pumpbrunnen aus dem Kulturschmutz des Baugrundes, oder aber der Herleitung aus einem großen Sammelgebiete, welches leider oft recht entfernt liegt. Rom hatte zur Zeit Konstantins 34 große öffentliche Wasserleitungen[2]).

---

[1]) Varrentrapps Vierteljahrsschrift XX., pag. 160.
[2]) Wolffhügel a. a. O., pag. 59.

Die allgemeinen Wasserleitungen werden, wenn sie große Massen führen, aus Stein gebaut, wie die herrlichen Aquädukte des alten Rom, die Sultansbrunnen in Konstantinopel, die Kaiserquellen von Wien, stellenweise auch die Mangfallquellen von München. Kleinere Wasserströme werden in eisernen Röhren geleitet, und jedenfalls sind diese unentbehrlich im Gebiete der Städte selber und bei der Vertheilung in die Häuser. Bleiröhren sind gefährlich, wenn sie nicht immer ganz voll laufen und wenn das Wasser nicht ein hartes ist. Bleierne Behälter, die Regen- oder Flußwasser auffassen und langsam wieder abgeben, sind durch häufige Vergiftungen übel berüchtigt. Bleiröhren mit Zinnfütterung wären ganz gut, wenn sie nicht so leicht schadhaft würden und dann die Auflösung des Bleies begünstigten.

Eine der neueren größeren Bleivergiftungen hatte Dessau, 1886, mit etwas über 200 Unpäßlichen und 100 Kranken. Die Grenze von 7 Milligramm pro Liter war bedeutend überschritten. Selbst von bloßen Theilstücken aus Blei sind viele und schwere Vergiftungen, besonders bei Kindern, beobachtet worden.[1])

Kupferne Leitungen, meist nur einzelne Stücke, werden wo möglich vermieden, trotz der geringeren Giftigkeit.

Die Menge der Wasserversorgung hat sich zum kleinsten Theile nach dem Trinkbedarf einzurichten; dieser wird für den einzelnen Menschen nicht mehr als auf etwa 1 Liter angeschlagen; in weit höherem Maße fällt die Verwendung zum Kochen, Waschen und Scheuern, zur Spülung und zum Betrieb der Gewerbe in Betracht. So kommt es, daß man auf den Tag und Kopf folgende Wassermengen verlangt: Matrose und Auswanderer: 4—6 Liter, Bewohner der Stadt: Berlin 80, Wiesbaden 65, Frankfurt a. M. 138, Breslau 81, Zürich 300, Paris 200, New York 580. Rom erfreut sich eines Reichthums von 1105 Liter guten Trinkwassers. Pettenkofer verlangt als Regel 150 Liter. Man berechnet ferner für ein Pferd 50, für ein Rind 40 und für ein Fuhrwerk 60 Liter.

Ein sehr unglückliches Auskunftsmittel ist es, reichliches,

---

[1]) John Brown. Unexpected lead poisoning Brit. Med. Jour. Jan. 1890.

aber schlechtes Wasser als „Brauchwasser“ und spärliches, aber gutes als „Trinkwasser“ nebeneinander abzugeben. Es er= fordert das doppelte Leitungen und wird in der That dennoch zur Täuschung. Wer mit schlechtem Wasser seinen Boden ge= scheuert, mit solchem auch sein Eßgeschirr gespült und seinen Salat gewaschen hat, der könnte es füglich auch noch trinken. Uebrigens benützt ja jede naive Hausmagd den nächsten besten Wasserhahnen und bevorzugt sie mit überlegener Einsicht das vielleicht kühlere Brauchwasser.

Wie verbessert man Trinkwasser, wenn nur schlechtes zu haben ist? Wir kennen eine „Selbstreinigung der Seen und Flüsse“: ungeheure Verdünnung des Schmutzes, Nieder= sinken des Schweren, Oxydation, d. h. Fäulniß und Verwesung des Mitgeschwemmten. Es läßt sich chemisch und bakterio= logisch nachweisen, daß das alles stattfindet, oft in aus= giebigem, selten in genüglichem Maße. Die Wupper in Elber= feld, durch Fabrikwässer hochgradig verunreinigt, sei schon nach wenigen Meilen, in Opladen, wieder klar und rein. Schlimmer steht es mit der Selbstreinigung bei Flüssen mit Kloakeninhalt. Das Wasser der Seine z. B. muß wenigstens 50 Kilometer zurücklegen, bis es wieder so rein ist wie vor der Ankunft in Paris. Dagegen soll die Warnow, welche in Rostock mit Fäkalien gefüttert wird, nach neueren Unter= suchungen des dortigen Bakteriologen schon 2 Kilometer fluß= abwärts wieder ihre vorherige Wasserreinheit zeigen. Jeden= falls aber ist das Vertrauen auf die Selbstreinigung nur da begründet, wo große Wassermenge und starke Strömung zu= gleich vorhanden sind.

Wo bei sehr großem Bedarf das Wasser aus Flüssen oder Seen bezogen wird, da muß es filtrirt werden. Die Versicherung angestammter Reinheit ist auch da eine Fabel. Die Natur filtrirt durch den Erdboden, bald gründlich, bald oberflächlich. Der Mensch ahmt das nach und schafft sich in den großen Filtriranlagen Schichten von Kies, grobem und feinem Sand, durch die das Wasser mit mäßiger Schnelligkeit durchgeht, etwa 1 Kubikmeter auf 1 Quadratmeter Filter in 10 Stunden. Dabei verliert es alle groben Verunreinigungen, und beinahe alle Bakterien; es bleibt kaum 1‰ derselben, so daß die Wahrscheinlichkeit einer Ansteckung verschwindend klein wird[1]). Das ist alles ganz vortrefflich, erfordert aber eine beständige fachmännische Ueberwachung: bakteriologische Untersuchung des Wassers und regelmäßige Erneuerung der Sandschichten[2]).

Für den Hausgebrauch, ebenso auf Reisen, Märschen, sind die Kohlenfilter gerühmt: Kugeln aus poröser Holzkohle, durch welche man aus ganz trüben Wassern ein recht klares ansaugen kann. Weit besser sind die von Pasteur eingeführten Filter aus unglasirtem Porzellan, „Biscuit": unten geschlossene Cylinder, durch die das Wasser, unter Druck, hindurchgeht und eine so genaue Reinigung erfährt, daß es sogar bacillenfrei herauskommen soll. Aber alle diese kleinen Filter werden bald wirkungslos, keines verdient Vertrauen.

Bei Cisternen, besonders im Orient, wartet man die faulige Gährung des Wassers ab, entfernt die oben schwimmenden Endprodukte derselben, schont den Bodensatz, und bekommt dann nicht selten ein ganz brauchbares Wasser.

Auf Schiffen macht man das Meerwasser trinkbar durch Destillation. Der Zwischendeckpassagier bekommt filtrirtes (vom Schmiermaterial befreites) Kondensirwasser; der Kajütenpassagier trinkt Brunnenwasser aus Fässern.

Im kleinen Betriebe einer Haushaltung klärt man lehmhaltiges Wasser durch Zusatz von Alaun, und ein zeitweise, z. B. während einer Epidemie, verdächtiges Wasser desinficirt man durch Auskochen. Nach dem Erkalten erfrischt man es durch den Zusatz natürlichen Sauerwassers.

Wer auf Reisen ist, thut sehr gut, in fremden Städten, deren Wasserversorgung er nicht genau kennt, nur ein sogenanntes Tafelwasser zu trinken, aber natürliches, nicht künstliches, also Selters, Apollinaris, Gießhübel, Passugger, St. Galmier, Vals, Sassal zc.[3]). Es ist das wohlfeiler, als mit

---

[1]) Man fand vor der Filtration in 1 ccm Wasser: in Berlin 100,000, in Warschau 150,000 Bakterien; nach der Filtration in Berlin 30 bis 100, in Warschau 40 bis 50.

[2]) Oeffentl. Gesundh.- u. Krankenpflege der Stadt Berlin. 1890, pag. 264.

[3]) Die künstlichen Mineralwasser sind meistens sehr reich an Bakterien, selbst nach langem Lagern. Flügge, Hygiene, 1889, pag. 227.

einem Typhus im Gasthof liegen zu bleiben, oder mit dem Todesscheine in der Tasche von seiner Hochzeitsreise heimzukehren, — ein gar nicht seltenes Unglück. Die Gewohnheit der Russen und Chinesen, anstatt Wasser möglichst Thee zu trinken, ist wohl aus der Erfahrung der wohlthätigen Desinfektion entstanden.

Das Gefrieren befreit ein Meerwasser vom größten Theil seiner Salze und macht es zur Noth trinkbar. Die organischen Verunreinigungen, insbesondere unschuldige wie bösartige Bacillen, bleiben aber im Eise und werden fatalerweise ganz gut konservirt. Das Eis verdient genau so viel Vertrauen wie das betreffende Wasser. Flügge rechnet im Durchschnitt 2000 lebende Bacillen in 1 Gramm, während Kunst=Eis aus destillirtem Wasser 0 bis 10 hat[1]). Sehr oft sind nach Festgelagen genau solche von Typhus befallen worden, die ihren Wein mit Eis gekühlt hatten, das ja krystallhell, aber dennoch von bedenklicher Herkunft gewesen.

4. Gesundheitsschädigungen.

Schlechtes Wasser schädigt alle möglichen Gewerbe, und vergiftete Brunnen wirken eben genau nach der Art ihrer Verunreinigung: Säuren, Arsenik bei Anilin=Fabriken u. s. w.,[2]) oder nach der Natur der ins Wasser gelangten Eier, z. B. des Spulwurmes, des Tunnelwurmes, auch gewisser Bandwürmer u. s. w. In Brasilien und am Golf von Mexiko, ebenso in Aegypten enthält das Cisternenwasser massenhaft Eier des Anchylostoma, das zur großen und regelmäßigen Todesursache des Volkes wird.

Ebenso gelangt der Guineawurm am rothen Meere und an der Goldküste in unsichtbar kleinen Entwicklungsformen durch das Trinkwasser in den Körper.

Diese Fragen sind selbstverständlich. Die Gesundheitspflege muß sich vor allem darüber klar sein, wie sie sich die Wirkung eines organisch verunreinigten Wassers vorstellt, nach wissenschaftlichen oder praktischen Erfahrungen vorstellen muß.

---

[1]) Flügge, Hygiene 1889, pag. 227.
[2]) Goppelsröder, Basel, 1872.

Vorerst macht ein solches Wasser Magen- und Darmkatarrh, von der leichtesten Form, die der Reisende mit einigen
Opiumtropfen beschwichtigt, bis zu den schweren Fällen, die
man höflicherweise „Schleimfieber" nennt, oder auch nur bis
zu der beständigen „Unordnung" bei sonst arbeitsfähigen
Menschen.

In diesem Zustand ist der Verdauungskanal sehr geneigt
und „kunstgerecht" vorbereitet, dem Typhus- oder Cholera-
oder dem Ruhr-Bacillus einen guten Nährboden darzubieten.
Die alltägliche Praxis weiß das längst und handelt darnach.
Auch die Lokalisten vermeiden diese „persönliche Disposition".
Der Bacillus hat überhaupt kein neues Dogma geschaffen, sondern er hat uns nur vom Glauben zum Schauen verholfen.
Daß ein aufopfernder Gelehrter 14 Tage je $1/2$—1 Liter ganz
schmutziges Kanalwasser getrunken, ohne krank zu werden,
spricht für seinen sehr guten Magen, aber noch nicht für die
Unschädlichkeit des Schmutzes[1]).

Neben dieser allerwichtigsten und allerhäufigsten Disposition zum Krankwerden erzeugt schlechtes Wasser aber auch
ganz unmittelbar gewisse Krankheiten, wie das Wechselfieber
und die dazu gehörigen Sumpffieber der heißen Zone; dann
die Cholera, wie die Engländer in Indien sehr gut wissen[2]);
ferner Tuberkulose, deren Bacillus im Staube, aber auch in
Milch und in Wasser keimfähig verschleppt wird, und endlich
den Unterleibstyphus. Obschon dessen Keime bisher nur selten
im Trinkwasser gefunden wurden, sind die Haus- und Orts-
epidemien, die sich um einzelne Brunnen herum festsetzen,
oft so scharf abgegrenzt, daß es ganz unzulässig erscheint,
die vielen Tausende von ärztlichen Beobachtungen, welche
hierfür sprechen, kurzweg als Täuschungen abzuweisen. Am
bekanntesten und häufigsten sind die Trinkwassertyphen unter
den Kunden von Pumpbrunnen, die durch Metzgereiabfälle
verunreinigt worden. Es erscheint dem Zweck dieser Blätter
angemessen, darauf hinzuweisen, wie häufig das Trinkwasser
der Träger von Typhuskeimen und die Ursache von Epidemien

---

[1]) Wolffhügel, a. a. O., pag. 97.
[2]) Vergleiche den Abschnitt XVI, Volkskrankheiten.

wird. Im Jahre 1868 brach an einem großen, sonst gesunden Orte[1]) eine eng umgrenzte mörderische Typhusepidemie aus (in **10 Häusern 16 Kranke**, wovon 8 starben), nachdem das Regenwasser aus einem umgelegten Friedhofe in die Leitung des Dorfbrunnens gekommen war. Die fatalistischen Bewohner des Ortes starben aber lieber am Typhus, als daß sie den „Thee ihrer Ahnen" abgeschafft hätten. Der Staat trieb damals eben hohe Politik und ließ die stille Tödtung gewähren.

Noch anschaulicher ist die Epidemie von Laufen, Kantons Baselland, Anno 1872. Der Ort zählte 828 Einwohner und von diesen erkrankten innerhalb der ersten 3 Wochen des August 100 und im September und Oktober noch fernere 30 und starben 8 am Typhus. Die große Quelle des Dorfbrunnens liegt am Fuße eines Hügelzuges von etwa 150—200 Meter Höhe; hinter demselben, aber in der Richtung der Laufener Brunnenstube, liegt ein Bauernhof, in welchem zwei Bewohner am Typhus litten. Die gesundheitspolizeilichen Anordnungen des behandelnden Arztes wurden, da er sonst ein guter Mann war, als theoretisches Zeug belächelt; Kompetenzen gegen noch nicht aktenmäßig erwiesene Gesundheitsschädlichkeiten hatten auch dort die Behörden nicht, und so wurden die Entleerungen nach wie vor theils in die Grube, theils in ein kleines Bächlein geschüttet, — das aber nicht nach Laufen hinunterging. Es schien gar zu abenteuerlich, daß der Dorfbrunnen durch ein ganzes Berglein hindurch verunreinigt sein sollte. Man goß Kleisterlösung in das verdächtigte Bächlein. Die Dorfbrunnen reagirten nicht im mindesten darauf. Das Filter war also zu enge, als daß Stärkemehlkörner durchgehen konnten. Die Saline Schweizerhall gab ein Faß Salzsohle, in das Bächlein zu schütten — und wirklich am folgenden Tage zeigten die Dorfbrunnen reichlichen Kochsalzgehalt. Fluorescin, der feinste Detektive, war damals noch unbekannt. Und wenn man sagen wollte, daß es eben „sonst" eine Orts=Epidemie gewesen wäre, so hatte das Schicksal eine lehrreiche Gegenprobe gemacht: diejenigen Häuser, welche ihre eigenen Pumpbrunnen hatten, blieben vom Typhus frei.

---

[1]) Tagebuch des Verfassers.

Ebenso auffallend war die Typhus=Epidemie von Solo=
thurn. Im August, September und Oktober 1873 hatte diese,
6000 Einwohner zählende Stadt 600 Typhuskranke und 36
Todte, alle auf dem Stadtplane scharf abgeschnitten in dem=
jenigen Theile der Stadt, der von dem Ziegelmattwasser=
Reservoir versorgt war. Daß dieses durch Typhuswäsche 2c.
verunreinigt worden, ist ebenfalls erhoben, und so auch hier
der alte, auf dem Gebiete der Gesundheitspflege noch viel be=
strittene Satz bestätigt, daß Alles seine specifische Ursache hat.

Wollen wir uns auch noch des Typhus erinnern, der
1873 in Marylebone (London) 320 Personen befiel, die 90
Familien angehörten, welche ihre Milch aus einer großen
Farm bezogen, wo schwerer Typhus herrschte und das ver=
unreinigte Brunnenwasser zum Spülen der Milchgefäße ver=
wendet worden war. Natürlich nur zum Spülen!

Solche Beweise lassen sich ins Unendliche vervielfältigen,
und die Berichte über ganz gleichartige Thatsachen könnten
schon eine respektable Bibliothek bilden[1]).

Der Krimkrieg hat eine bekannte und furchtbare Menge
von Belegen für die Verbreitung von Cholera und Typhus
durch Trinkwasser geliefert, und die Aerzte aller Länder werden
nicht müde, immer neue Thatsachen zu sammeln und zu ver=
künden. Die Reichen, die Gebildeten, die Städte vernehmen
den Ruf und helfen sich in umsichtiger und ausgiebigster Weise;
das gemeine Volk, dieses schätzenswerthe, vielbegehrte Stimm=
material, darf man leider noch nicht zwingen, auch in der
Trinkwasserfrage für sein Leben zu sorgen.

---

[1]) Cfr. Liebermeister, über Verbreitung des Abdominaltyphus durch
Trinkwasser, Archiv f. klin. Medicin, 1870, VII, 2.

De-la-Harpe, Bulletin de la société vaudoise de Medicine, 1867, 4.

Pettenkofer, Allgemeine Zeitung, 1865, Oktober 1.

Lorinser, Wien, Wochenschrift, 1865, Nr. 36.

Biermer, Ursachen der Volkskrankheiten, Zürich, 1867, pag. 17 u.
18 2c., eine lange Reihe zuverlässiger Beobachter bis heute.

Kirchner, a. a. O., pag. 103, 104, 105.

Biermer, im Corresp.=Bl. für Schweizerische Aerzte, 1873, pag. 68.

M. v. Arx, Typhus=Epidemien in Olten. Ebendaselbst 1890, pag. 340.

Haegler, Entstehung des Typhus 2c. Deutsches Archiv für klinische
Medicin, XI.

Tageblatt des Hygien. Congresses zu Wien, 1887, Brouardel.

Noch eine Frage: Kommt der Kropf vom Wasser? Alle Welt sagt ja. Niemand weiß es genau. Bircher gelangt in seiner großen Arbeit über Rekrutenuntersuchungen zu dem Schlusse, daß Kropf und Kretinismus gleichartige, durch Trinkwasserinfektion vermittelte Krankheiten seien, und „daß in den Quellen der Kropfgegenden stäbchenförmige Mikroorganismen vorkommen, welche in den Brunnen kropffreier Gegenden fehlen"[1]. Auch Kocher ist bei seiner, nach einheitlichem Plane bei 76,606 Schulkindern vorgenommenen Untersuchung des Halses, der Abstammung, der Wohnung, des Bodens und des Trinkwassers erst bei der Thatsache angelangt, „daß das kropffreie Wasser einen ganz erheblich geringeren absoluten Gehalt an Mikroorganismen aufweist, als das kropferzeugende Wasser". Das Verhältniß war 9:33[2]. Er empfiehlt zur Unschädlichmachung des noch nicht näher bestimmten Bacillus das Auskochen des Wassers.

5. Verwendung im Haushalte des Menschenleibes.

Der Mensch, welcher im Lichte der mosaischen Schöpfungsgeschichte Adam, d. h. Erdmann heißt, und von dem der Talmud sagt, er sei aus allen Arten des Erdstaubes gemengt, könnte auf dem Standpunkte der Chemie ein Wassermann genannt werden, denn er besteht zu 63% seines ganzen Gewichtes aus Wasser; sein weises Gehirn hält 81%, sein tapferes Herz 73, das kostbare Blut 70, der starre Knochen 5—16 und der glasharte Zahnschmelz noch 3—6% Wasser[3]. Darum mögen wir wohl zusehen, woher wir dieses unser Baumaterial beziehen!

Der Mensch stirbt, wenn er für ein paar Minuten keine Luft bekommt, diese ist also sein Allernothwendigstes; er stirbt, und zwar in Wahnsinn und Verzweiflung, wenn er für wenige Tage (10—14) gar kein Wasser bekommt; ist ihm aber Wasser gewährt, so stirbt er an absolutem Nahrungsmangel erst nach mehreren Wochen. Das Wasser ist noch wichtiger und verhängnißvoller als alle Nahrung.

---

[1] Bircher, der endemische Kropf, 1883.
[2] Kocher, Vorkommen und Vertheilung des Kropfes im Kt. Bern, 1889.
[3] Hermann, Physiologie, 1900, **pag. 17.**

Trockene Nahrungsmittel mit bloß 5—10% Waffer, wie
Bohnen, Reis, Weizen, können wir als folche weder genießen
noch verdauen, fondern müffen fie mit Waffer kochen; felbft
unfer „trockenes Brod" enthält noch 40% Waffer, Rindfleifch
45—60%; nur der Eidotter, das koncentrirtefte aller Nah=
rungsmittel, enthält bloß ½% Waffer. Ein Erwachfener, der
bei mittlerer Temperatur '15° R.) arbeitet, giebt durch Aus=
athmung etwa 1500 Gramm Waffer, durch die Nieren etwa
1400 Gramm und 200 bis 300 durch Hautausdünftung weg,
bedarf daher, um feinen Körper bei normaler Zufammen=
fetzung und feinen Geift bei Troft zu erhalten, täglich etwa
3000 Gramm = 3 Liter Waffer, das er theils in faftigen
Früchten, in Suppen, Milch und allerlei halbflüffigen Speifen,
theils als wirkliches Getränke zu fich nimmt. Die fefte Nah=
rung eines kräftig arbeitenden Mannes enthält durchfchnitt=
lich 800 Gramm Waffer. Der Körper der Kinder und Greife
ift etwas wafferreicher als der eines kräftigen Menfchen mitt=
leren Alters, aber bei allen ift die Funktion der wundervollen
Nervenausbreitungen, der Gehirn= und Ganglienzellen, die
Nahrungsaufnahme, der Kreislauf des Blutes mit der Körper=
wärme und den taufendfältigen chemifch=phyfikalifchen Vor=
gängen, die aus ihr hervorgehen, gebunden an die ftraffe
Füllung fämmtlicher Blutgefäße. Nach den größten Ader=
läffen und fonftigen Blutverluften werden die fämmtlichen
Blutgefäße mit Waffer nachgefüllt, und der Erfatz von Milli=
arden verloren gegangener Blutzellen kommt erft in zweiter
Reihe. Daher ift das Lechzen nach Waffer als ein wahres
Schreckniß der Schlachtfelder bekannt.

Ift unfer Hauptlebensmittel, das Waffer, gut, fo ift
Vieles gut; ift es fchlecht, fo vermag keine andere Speife es
gut zu machen.

Und dennoch ift und bleibt es ein vorzugsweife unorga=
nifcher Beftandtheil unferes Leibes; es kommt und geht
größtentheils in chemifch gleicher Form, während die Speife
fich in zahlreichen Oxydationsftufen umfetzt, Wärme entwickelt,
Organe bildet, wieder umgefetzt wird und in ihren chemifchen
Wandelungen das Bild des bewegten Lebens darftellt. Die
Speifen, als deren Elemente wir bekanntlich Eiweiß (Muskel=

fleifch und Eier, Käfe, Bohnenftoff und Kleber), Zucker (Stärke=
mehl und Dextrin) und Fett (Oel, Butter), und fchließlich
die in allen diefen Stoffen enthaltenen Salze anfehen, die Speifen
wirken vorzugsweife chemifch und werden zerfetzt; das Waffer
aber wirkt vorzugsweife phyfikalifch, wird nur zum kleinften
Theile zerfetzt oder neugebildet, geht beinahe unverfehrt durch
alle chemifchen Proceffe und alle Organe, bedingt ihren Um=
fang und ihren Beftand.

Für den Säugling enthält die Milch alles Waffer und
alle unorganifchen Salze, deren er bedarf; für den Erwachfe=
nen, der auf gemifchte Speifen angewiefen ift, enthalten die
natürlichen Brunnenwaffer alle Salze die den übrigen Speifen
fehlen, in genüglichem Maße, ausgenommen das Kochfalz.
Wenn auch 3000 Gramm Waffer täglich bloß $1^1/_2$ bis 2 Gramm
Kalkfalze mitbringen, die das Knochenfyftem aufbauen helfen,
fo ift dafür die Abnützung und der gefammte Stoffwechfel des
Knochens um fo langfamer; das einzelne Knochen=Atom bleibt
7—10 mal länger im Amte, als ein Atom neuer Muskelfafer
oder eine Blutzelle.

Wenn wir Waffer trinken, fo hält es durch feine che=
mifche Neutralität den Gefchmack rein und vermehrt bei halb=
wegs Gewohnten die Eßluft bedeutend. In einem gefunden
Magen gehen die Verdauungsvorgänge rafcher und reiner vor
fich, als wenn das Effen mit reichlichem Wein oder Bier zu=
fammen verarbeitet wird. Die Spirituofen find nicht nur
fogenannte „Sparmittel", weil fie im Körper verbrennen,
fondern fie find auch deßwegen Sparmittel, weil die genoffene
Mahlzeit länger liegen bleibt und fättigt, langfamer verdaut
wird. Die Waffertrinker find durchfchnittlich gefürchtete Gäfte
an der Wirthstafel. Sehr große Mengen Waffer, ebenfo Eis=
waffer oder heißes Waffer verderben aber den Magenfaft und
heben die Verdauung vorübergehend auf.

Ebenfo gefährlich find große Mengen kalten Waffers, die
bei erhitztem Körper rafch getrunken werden. Ein Menfch, den
man im ruffifchen Dampfbade, oder im römifch=irifchen Luft=
bade, oder in der feuchten Einpackung des „Wickels" thatfäch=
lich wärmer gemacht hat als normal, verträgt die
Abkühlung einer Regendouche vortrefflich. Er hat aufge=

speicherte Wärme und giebt sie gerne ab, und die Haut ist der kunstreich eingerichtete Apparat, diese Temperaturaus=gleichung zu regeln.

Anders ist's bei aktiv, durch Laufen, Turnen, Tanzen Er=hitzten; sie werden beim kalten Trunke unverhältnißmäßig stärker abgekühlt; dazu schlagen ihre Pulse rascher und führen das Blut schneller an der Abkühlungsstelle vorbei, — und diese Abkühlungsstelle ist der Magen, der Darmkanal, die Leber und, durch das dünne Zwerchfell getrennt, die Basis beider Lungen und das Herz selber: allen fehlt der wärme=regulirende, wasserverdunstende Apparat, den wir an der Haut bewundern. Diese plötzliche Abkühlung am unrechten Orte kann, wie das Herabfallen vom Dache, zuweilen schadlos vorübergehen; sie macht aber weit regelmäßiger schwere ner=vöse Erschütterungen (Shock) „Nervenschlag" oder leitet tiefere Ernährungsstörungen ein, in Form von Entzündungen. Nicht weniger verhängnißvoll wird die Ueberforderung der Wärme=regulirungsapparate der Haut, das kalte Bad bei erhitztem Körper.

Die Empfehlung oder das Verbot, in die Hitze hinein zu trinken, ist oft mehr unrichtig als geistreich[1]). Es kommt auf die Umstände an. Der schweißbedeckte Wanderer, der glühende Feldarbeiter, besonders aber der schwerbepackte und eingepackte, in dichter Kolonne marschirende Soldat: sie müssen trinken, wenn sie nicht dem sogenannten Hitzschlage erliegen sollen. Sie trinken ohne alle Gefahr, insofern ihre Arbeit sogleich wieder fortgesetzt wird; auch der Reiter oder Pferde=lenker läßt sein schweißtriefendes Thier unbedenklich und ohne Schaden trinken, sofern es unmittelbar nachher wieder weiter zu gehen hat. Ueble Zufälle vom kalten Trunke bedrohen wesentlich den Rastenden.

Das getrunkene Wasser geht durch die reichlichen Venen des Magens in die Gesammtblutmasse und wandert — mit oder ohne Umweg durch die Leber — in das rechte Herz, dann

---

[1]) Daß nach Einführung von Eiswasser in den Magen der mittlere Blutdruck sofort um 40—60 Millimeter Queckf. steigt, ist durch Versuche von Hermann v. Genz erwiesen. Corresp.=Blatt für Schweiz. Aerzte, 1878, pag. 132.

durch die Lungen, und zurück ins linke Herz und kreist von da
aus durch den ganzen Körper. Nur zwei kleine Pulsadern
zweigen aus dem großen Stamme ab und laufen zu den
Nieren, wo es unter äußerst komplicirten Druck- und Filtra-
tions-Verhältnissen mit den angestammten und den unterwegs
erworbenen Bestandtheilen abgeschieden und zur Blase geleitet wird. Trotz des ungeheuer weiten Weges und der kleinen
Wassermenge, welche in jedem Augenblicke durch die Nieren
weggehen kann, werden ganze Humpen Getränkes in kürzester
Zeit wieder fortgeschafft.

Aber diese Leistungen haben ihre bestimmten Grenzen.
Die starke Anfüllung aller Blutgefäße, die Ueberanstrengung
des Herzens und der Nieren führt die meisten Bierphilister
zu einem frühen Ende. (Bierniere; Bierherz.)

Wer viel Wasser verdampft, bekommt bekanntlich Durst;
wer aber viel trinkt, befördert die Wasserausscheidung bedeutend, und Wanderer oder Feldarbeiter, die glauben, nur durch
massenhaftes Getränke ihren Schweiß bestreiten zu können,
machen ihren Körper zu Destillationsapparaten, in welchen
Schwitzen, Dürsten, Trinken und Wiederschwitzen sich fortwährend ablösen. Wer den ersten Durst überwindet, schwitzt
und dürstet am wenigsten und dauert am längsten aus.

Das abgeschiedene Wasser führt übrigens immer reichliche
Mauserungsstoffe des Körpers mit sich, und wer ein Liter
Wasser mehr trinkt, als er zum Leben bedarf, giebt nicht nur
diese 1000 Gramm wieder ab, sondern auch viele Zersetzungsprodukte des Menschenleibes. Eine sogenannte Blutreinigung
durch Wassertrinken ist chemisch nachweisbar, die für den
gleichen Zweck beliebten Darmentleerungen aber führen weit
sicherer zur Blutverarmung.

Während das Wasser zur chemischen Arbeit der Verdauung benutzt, als Baumaterial des Leibes reichlich verwendet
wird, und, wie bei der Warmwasserheizung unserer Gebäude,
die Wärme hält, vertheilt und langsam abgiebt, vermittelt
es die schwierige Aufgabe der Wärmeproduktion des Körpers
mit den Wärmeverlusten desselben in Einklang zu halten,
d. h. den Gang des gesammten Stoffwechsels zu hemmen oder
zu beschleunigen, d. h. den harmonischen Verlauf des Lebens

zu sichern und dessen Störungen auszugleichen. Die Wärmemenge, die ein Erwachsener in einer halben Stunde liefert,
würde hinreichen, seinen ganzen Körper um 1° C. höher zu
wärmen; die gesammte Wärmeproduktion von 24 Stunden
würde ihn um 48 Grad erhitzen; sein ganzer Bestand hängt
wesentlich ab von einer fortlaufenden genauen Regulirung
zwischen Wärmebildung und Wärmeverlust.

Wir stehen hier vor der Frage, wie das Wasser, als Träger
einer bestimmten Temperatur, auf die menschliche Haut einwirke, beim Waschen und Baden.

Des Menschen Leben ist ja nicht nur an ein enge be-
grenztes Maß des Luftdruckes, sondern auch noch an eine enge
begrenzte Temperatur gebunden und erlischt, wenn diese nach
oben oder nach unten nur um wenige Thermometergrade überschritten wird. Denken wir uns einen Kapitän, der die Küste
von Island bei 45° Kälte verlassen könnte und mit seinem
schnellen Schiffe in das Rothe Meer hinabdampfte, in einer
Luft von 55° Wärme. Er soll in seiner Kajüte eine gleichmäßige Temperatur bewahren, keinen Grad mehr noch weniger, trotz des äußern Unterschiedes von 100°. Der Mensch
müßte sehr gelehrt sein, viele technische Hilfsmittel zur Verfügung haben und eine aufreibende Arbeit leisten. Würde das
Kunststück überhaupt gelingen? Die menschliche Haut vollführt
es ganz regelmäßig und ganz genau. Sie ist nicht bloß die
elegante Hülle ihres kostbaren Inhaltes, sondern zugleich auch
ein physikalisches Laboratorium voll wunderbarer Apparate.

Es ist eine angenehme Ueberraschung, zum ersten Male
zu sehen, wie eine Dampfmaschine durch die sogenannte Selbst-
steuerung den Druck vermindert, wenn sie zu rasch, und ihn
vermehrt, wenn sie zu langsam geht. Und doch wie plump
ist diese geistreiche Einrichtung gegenüber den Apparaten, die
in unserer Haut die Wärmeabgabe regeln, und eine ganz
gleichmäßige Temperatur des Blutes sichern!

Die sehr solide Haut des Menschen, die durchschnittlich
etwa 1½ Quadratmeter Oberfläche bietet, ist ein System von
wenigstens 2 Millionen Schweißdrüsen, Millionen von Haar-
säckchen und Fleischwärzchen (Papillen). Alle diese Apparate
sind mit reichlichen Nerven- und Gefäßschlingen versehen, alle

eingebettet in Zellgewebe und glatte Muskelfasern, die für ihre Lockerung und Zusammenziehung wieder einen eigenen Haustelegraphen, sympathische Nerven, besitzen, deren Erregungscentrum eine bestimmte und bekannte Stelle im Gehirn einnimmt: das von Tschechichin zuerst aufgefundene Wärmeregulirungscentrum zwischen der Varolsbrücke und dem verlängerten Marke.

Von diesem Centrum aus werden Millionen Hautmuskelfasern gelockert: das Blut strömt reichlich hin, die Haut röthet sich sichtlich, Wasser tritt durch die Blutgefäßwände in die Schweißdrüsen und durch diese tropfbar an die Oberfläche. Während es da verdunstet, bindet es eine große Menge Wärme, die es dem Körper entzieht; es kühlt ab. Ein Atom Wasserdampf strahlt nach Tyndall's Untersuchungen 16,000 mal schneller Wärme aus, als ein Atom Luft es thäte[1]), und jeder Kubikcentimeter Schweiß, der auf der Haut verdunstet, entzieht dem Körper so viel Wärme, daß man damit $5\frac{1}{2}$ Kubikcentimeter vom Gefrierpunkt bis zur Körpertemperatur erwärmen könnte.

Vom Wärmecentrum aus werden die Nerven der Haut erregt, die Muskelfasern ziehen sich zusammen, die Gefäße werden leer, die Haut blaß, runzelig und kühl (Gänsehaut); die Körperoberfläche verdunstet äußerst wenig Wasser und hält die Wärme im Innern des Körpers zusammen.

Zwischen diesen schematisch gezeichneten Extremen steigen und fallen die stündlichen und täglichen Temperaturschwankungen, und der Körper ist schließlich in den Tropen und in der Polarzone ganz gleich warm. In großer Kälte zeigt sich das Herzblut arktischer Thiere oft um $\frac{1}{2}$—1°C. wärmer als bei mittlerer Temperatur.

Wenn wir am Krankenbette auch unter lauter freundlichen Berichten die Körpertemperatur um $1\frac{1}{2}$—2° C. höher finden als normal, so haben wir dennoch eine größere organische Störung vor uns, ja wir erkennen und schätzen den Grad des Fiebers wesentlich an der Temperatur. Umgekehrt können wir durch äußere Erhöhung oder Herabsetzung der Temperatur mächtig auf den ganzen Gang der Körpermaschine einwirken.

---

[1]) Tyndall, die Wärme. 2. Aufl., 1871, pag. 467.

Wir verwerthen diese Thatsache ausgiebig bei allen Bädern und Abwaschungen. Ueberall da ist die örtliche Wirkung die mechanisch-reizende, chemisch auflösende, die Allgemeinwirkung aber Veränderung der Hauttemperatur mit der ganzen Reihe tiefgreifender Veränderungen, die ihr regelmäßig nachfolgen.

Die Wirkung der Waschungen und Bäder wächst genau mit der Größe der angesprochenen Hautoberfläche. Wer seinen Arm zu Kohle verbrannt hat, muß nicht sterben, sondern kann durch Amputation gerettet werden; wer aber in kochendes Wasser gefallen ist, und Brandblasen, annähernd über den halben Körper, davon getragen hat, ist unrettbar verloren. So wirken auch zu Heilzwecken leichte, sehr ausgedehnte Hautreize weit stärker, als die eingreifendsten umschriebenen Abwaschungen und Bäder, mächtiger als Fontanellen und dergleichen.

Wir sagen dem warmen Bade nach, daß es uns beruhige und erschlaffe, d. h. es mindert unseren eigenen Wärmeverlust, mindert damit die Verbrennung der Körpergewebe und verlangsamt den gesammten Stoffwechsel; es ist die Klappe am Ofen, die wir schließen, wenn wir unser Brennmaterial sparen müssen; es ist eine Wohlthat für den Schwachen, den Neugeborenen, den Alten und für den todtmüden Wanderer.

Die Kälte reizt durch aktive Anregung der Funktionen, die Wärme aber durch physikalische und physiologische Erleichterung derselben. Nach sehr großen Strapazen giebt es kein Mittel, das so rasch erquickt und so sicher einen wohlthätigen Schlaf herbeiführt, als ein laues Bad, etwa in der Temperatur von Ragaz, 33—35°C. Für den Japaner spielt das heiße Bad die gleiche Rolle.

Wir sagen vom kühlen Bade, es „erfrische", d. h. es entzieht uns Wärme und nöthigt den Körper zu rascherem Wiederersatze derselben, zu rascherer Verbrennung der Gewebe, zu neuem Essen und Trinken. Bei gesunden Menschen ist die Wärmeproduktion in einem Bade von 35,5°C. die normale, im Bade von 30°C. schon das Doppelte, im Bade von 20°C. das Vierfache des Gewöhnlichen.

Wenn ein Erwachsener in 10 Minuten etwa 13 Wärme-

Einheiten abgiebt, so giebt er im Bade von 20° also 4 mal 13 gleich 52 Wärme-Einheiten ab, d. h. also die Wärme, die einen Liter Eiswasser auf 52° zu erwärmen vermöchte. Mißt man die Kohlensäure, die bei dem Versuche ausgeathmet wird, so zeigt sie sich richtig vierfach vermehrt. Daß eine solche, schon in 10 Minuten stattfindende Steigerung der Verbrennung der Körpergewebe eine bedeutende Macht ist, liegt auf der Hand. Bei längerer Wärmeentziehung wird die Ausgabe nicht mehr gedeckt und die Körperwärme dadurch thatsächlich vermindert.

Ist die Verbrennung der Körpersubstanz eine abnorm große, wie bei Fiebern, besonders bei Typhus, so werden wir durch kühle Bäder den Krankheitsprozeß nicht abschneiden und nicht heilen, aber die gefährliche Wirkung: die Temperaturerhöhung des Blutes, korrigiren. Ein Blut von 40°C. erregt hier das Gehirn zu wildem Deliriren und führt es dann in den bekannten Zustand der Schwäche und Stumpfheit, von welcher der Typhus seinen Namen erhalten hat (Typhos, die Betäubung). Ein Blut von 40° wirkt auf die Körpergewebe wie heißes Wasser auf Chemikalien und löst sie rascher und ausgiebiger auf, als erträglich ist. Können wir durch fleißig wiederholte kühle oder laue Bäder den Kranken auf einer Temperatur erhalten, die das Normale nicht viel übersteigt, so haben wir seine Delirien gemindert, oft ganz beseitigt, seine Kräfte gespart und die Wahrscheinlichkeit, daß er die tiefe organische Erkrankung überwinde, bedeutend erhöht.

Die Erfahrung in Krieg und Frieden hat die wissenschaftliche Ansicht von der tiefgreifenden Macht der Wärmeregulirung durch kühle Bäder tausendfältig bestätigt; aber aus gleichen physikalischen Gründen ist auch erklärlich, daß die unwissenschaftliche und phantastische Spielerei, die leider allzu oft mit dem Wasser getrieben wird, nicht unschuldiger ist als das Spielen mit Giftstoffen. Das Verfahren, Fieberkranke mit kaltem Wasser zu behandeln, fand und beschrieb 1795 ein englischer Arzt, James Currie. Es wurde versucht, gelobt, durch geistreiche und durch ordinäre Dilettanten übertrieben und wieder vergessen; eine feste Basis bekam die Frage erst durch Wunderlich, der 1850 die Anwendung des Thermometers am Krankenbette lehrte und ein roh empirisches Heilverfahren zum klaren physikalischen Experiment erhob.

Der Körper, auch der schwerkranke, reagirt aber auf das kalte Bad mit vermehrter Wärmeentwicklung. Damit diese den Nutzeffekt der Abkühlung nicht übersteige, ist man zu lauen Bädern übergegangen, von 20° C. zu 30° C.

Während uns die Bäder der Fieberkranken die Wirkungen des Wassers in handgreiflicher und schematischer Weise zeigen, sehen wir in den diätetischen Bädern und Abwaschungen eine still arbeitende Macht zur Erhaltung oder Zerstörung des Lebens.

Bei sehr Heruntergekommenen wirken große oder wiederholte Wärmeverluste ähnlich Blutverlusten; mäßige Wärmeentziehung durch feuchte Abreibungen dagegen hat die Bedeutung eines den Stoffwechsel kräftig anregenden, indirekt stärkenden Verfahrens. Abreibung oder Bad muß sich in Beziehung auf Menge und Temperatur des Wassers, ebenso in der Dauer der Anwendung unbedingt nach der Blutmenge und nach den Körpertemperaturen richten.

Es gehört zur Natur und Bildungsfähigkeit des Menschen, daß er sein transportables Klima — in den Kleidern! — mit sich herumtrage. Dabei aber wird er bei seiner Hautausdünstung vielfach beeinträchtigt und gegen Temperatursprünge empfindlich gemacht; seine Haut verliert leicht ihr wundervolles Wärmeregulirungsvermögen, und Gliederschmerzen, Lungenübel, Verdauungsstörungen und allgemeine Blutschwäche sind sehr oft die Folge davon. Zum Leben gehört überhaupt die Fähigkeit, nach Leib und Seele ein großes Maß von Schwankungen und Püffen auszuhalten, und wer die Unbill seines socialen oder geographischen Klimas nicht mehr ertragen kann, ist der Krankheit oder dem Tode verfallen. Mit dem bloßen Einhüllen steigert sich die Empfindlichkeit, und es bleibt nichts anders übrig, als die Widerstandsfähigkeit zu unterhalten und zu steigern. Darin liegt die Wahrheit eines vielfach mißverstandenen Verfahrens.

In warmen Klimaten ist das kühle Bad besser, weil es mehr Wärme entzieht; in kühlem Klima ist die Abwaschung oder die Regendouche vorzuziehen, weil sie mehr anregt, als

Wärme entzieht. Die Bewohner vieler heißer Länder empfehlen und praktiziren das heiße Bad als beste Erfrischung, eine empirische Thatsache, die auch der dort lebende Mensch der gemäßigten Zone bestätigt, in jedem Klima aber ist die tägliche Reinigung der Haut ein wesentliches Mittel zur Gesundheit.

Die Frage ist grundsätzlich zu beantworten: warum soll der Mensch baden?

Zunächst, um sich abzukühlen oder zu erwärmen, dann aber ganz besonders, um sich rein zu halten.

Der Mensch wird, wie jedes Geräthe, mechanisch verunreinigt und alle Stoffe seiner weitesten und nächsten Umgebung lagern sich in Staubform auf ihm ab und dringen bei vielen Gewerben so tief in die Haut ein, daß sie für lange Jahre charakteristisch gefärbt wird.

Zu diesen fremden Dingen kommt der selbstproducirte Schmutz des Menschenleibes. Die Oberhaut schuppt sich in so bedeutendem Maße ab, daß, wer sich durch Jahre täglich abwäscht, auch täglich ein trübes Waschwasser liefert und mit dem Mikroskope eine Masse Oberhautzellen, Härchen, Salzkrystalle und organischen Schmutz darin auffinden kann. Diese Zellen sind die Träger von Fetten, organischen Säuren und Salzen, die täglich aus dem Körper treten; der „saure Schweiß" ist keine Redensart, sondern immerdar chemisch genau gesprochen.

Die Haut trägt einen mehr oder weniger starken fettigen Ueberzug, die Millionen Talgdrüschen halten sie mit ihren zahllosen Tröpfchen geschmeidig, wasserdicht und widerstandsfähig; aber das Hautfett wird auch ranzig und bedarf der mechanischen Abscheuerung. Dazu kommt noch eine nicht unerhebliche Absonderung von Kohlensäure, die zwar nicht von ferne so groß ist, wie die in den Lungen, aber doch bei Erwachsenen 3 bis 9 Gramm im Tag und bei Kindern die Hälfte beträgt. Mit dieser Kohlensäure gehen kleine, schwer meßbare, aber schon riechbare Mengen von Kohlenwasserstoff, Schwefelwasserstoff, Ammoniak und Fettsäuren.

Schließlich ist die Wasserverdunstung durch die Haut eine sehr bedeutende. Von 1500 Gramm ungreifbarer Wasserabsonderung fällt etwa die Hälfte auf die Lunge, die andere auf die Haut, und Versuche an Thieren zeigen, daß man durch Ueberfirnißung der Haut den Lungen keineswegs die gesammte Wasserverdunstung überbinden kann.

Die menschliche Haut ist nach den Versuchen von Gerlach und Parisot sehr wenig durchgängig für Wasser und die in demselben gelösten Stoffe; man kann in Lösungen von Arsenik, Sublimat, Jodkali oder anderer leicht nachweisbarer Gifte oder Farbstoffe baden, ohne nachher im Blute oder in Ausscheidungen das Mindeste zu finden, oder eine anderweitige Wirkung auf Leben und Gesundheit zu verspüren (Braun). Diese Thatsache ist mißlich für den Glauben an alle möglichen halben und ganzen Centigramme von Eisen und Erden, welche in Bädern aufgenommen werden sollen.

Chloroform, Aether und Alkohol aber lösen den Fettüberzug, durchdringen die Haut und lassen aufgelöste Mittel zu rascher Aufnahme gelangen. Manche in Fett verriebene Stoffe, wie Jodkali oder metallisches Quecksilber, gehen ebenfalls leicht durch die Haut, ebenso durchdringen sie Gase, Kohlensäure wie Schwefelwasserstoff und andere flüchtige Bestandtheile der Heilquellen.

Wenn Benjamin Franklin den verschmachtenden Seefahrern den Rath gab, nasse Hemden anzuziehen, so ließ sich der Durst allerdings wesentlich beschwichtigen, nicht durch Wasseraufnahme, sondern durch Beschränkung oder Aufhebung der Wasserverdunstung.

Das Verdunstungswasser bildet mit den übrigen in und auf der Haut liegenden Stoffen eine förmliche Salbe, die, wenn sie liegen bleibt, zu Krusten vertrocknet, Ausschläge erzeugt, in den Kopfhaaren den polnischen Weichselzopf, auf dem Leibe Geschwüre veranlaßt. Beständige Abscheuerung ist nöthig; die gewöhnliche Methode derselben ist die Abreibung durch die Kleider. Stark gebrauchte Leibwäsche hat auf je 100 Pfund ihres Gewichtes 1—4 Pfund Schmutz aufgenommen. Wir schicken, wie Liebig sehr gut sagt, an unserer Statt unsere Leibwäsche ins Bad. Täglich frische Wäsche anzuziehen ist der gesundeste Aufwand, den man machen kann, leider nicht der allgemeinste. Farbige Hemden aber, zumal Flanellhemden, die das Waschen schwer ertragen, sind allzu-

oft ein Abonnement auf Schmutz, Rheumatismen und Bruſt=
katarrhe. Der Menſch wird mürbe in ſeiner eigenen Beize.

Beſſer als bloßer Wechſel der Wäſche und dieſen ergänzend
iſt immerhin die Abwaſchung, weil ſie zugleich aufweicht,
ſcheuert und wegſpült. Sind dem Waſſer alkaliſche Salze
oder Seifen zugeſetzt, ſo vollzieht ſich die Löſung um ſo raſcher.

Viele Heilquellen wirken durch die Reinheit ihrer Waſſer
(wie die indifferenten Thermen), andere durch ihren Gehalt
an Gaſen oder Alkalien oder Schwefelalkalien, manche nur
durch die Phantaſie, alle aber durch ihr Waſſer und durch die
Temperatur desſelben.

Wer Waſſer aus einem Schwamme oder aus einer Kanne
über ſich herunterlaufen läßt, muß desſen viel mehr verdunſten,
bekommt kälter und wird mehr nervös erregt, als wer ſich
nur mit dem feuchten Schwamme oder dem Waſchhandſchuh
abreibt; wer die ganze Körperoberfläche plötzlich mit dem
naſſen Leintuche berührt, wird ſtärker erregt, als wer Stamm
und Glieder der Reihe nach tüchtig abreibt. Es giebt da
vielerlei Bedürfniſſe und vielerlei Arten, ihnen zu genügen;
aber bleibend vernachläſſigen läßt ſich die Hautkultur nicht;
der Schmutz tödtet mehr Leute als der Hunger.

Liebig hat geſagt, daß man den Kulturzuſtand eines
Volkes am beſten an deſſen Seifenverbrauch bemeſſen könne;
aber auch die Bäder und Waſchungen ſind ein ſolcher Maßſtab.

„Es muß einer ſchon ein ſchmieriger Menſch ſein, wenn
er nöthig hat, ſich jeden Tag zu waſchen“, ſagte ein Rekrut,
der Sohn einer ſehr entlegenen Gegend. Den hat man aber
belehrt und ihm begreiflich gemacht, daß der Staat zu ſeinem
Materiale, beides, Gewehre und Kanonen, Pferde und Menſchen
Sorge tragen, und es ſehr rein halten müſſe. Im bürger=
lichen Leben ſcheint der Menſch noch nicht ſo werthvoll zu
ſein, und es iſt noch nicht Regel, ſondern Ausnahme, ſich um
deſſen Reinhaltung zu bekümmern.

Sich täglich wenigſtens Geſicht und Hände zu waſchen,
dieſe ſogar mehrmals und namentlich vor jeder Mahlzeit, iſt
ſelbſtverſtändlich. Die Polarvölker, welche ſich dafür mit Thran
einſchmieren, ſind in der Minderheit. Den Tropenbewohnern,
denen es bald am Waſſer, bald am Willen fehlt, wird das

Waschen und Baden durch ihre Religionen mit der höchst= möglichen Autorität empfohlen.

Schlimmer als mit dem ganzen übrigen Leibe steht es schon mit dem behaarten Kopfe. Da sitzt gar nicht selten eine förmliche Schmutzhaube, und deshalb sind die Verwundungen desselben früher und ehe man desinficirte, sehr viel gefährlicher gewesen als in den reinlicher gehaltenen Regionen. Sich den Kopf waschen zu lassen, ist allerwegen gesund.

Sehr empfehlenswerth ist es auch, vor dem Zubettegehen die Hände recht sauber zu waschen, um nicht den Schmutz des Tages sich schlafend ins Gesicht zu streichen.

Ebenso ist die Reinigung des Mundes, insbesondere der Zähne, am Abend wo möglich noch nöthiger als am Morgen, damit nicht das ganze Heer von Fäulniß= und Gährungspilzen fröhlich gedeihe, zerstöre und dufte.

Wo die Bekleidung angeht, geht bei Millionen auch die Unreinlichkeit an. Der Hautschmutz und der Gewerbeschmutz wird in die Wäsche gerieben und diese von Zeit zu Zeit ge= reinigt. Der Rath Jäger's, die ganze Salbe wochenlang in dem nach einer recht armen „Seele duftenden" Wollhemde liegen zu lassen, ist ein Hohn auf die gebildete Menschheit.

Die feine Kritik der Nase darf niemals außer acht ge= lassen werden. Ein sauberer Mensch riecht ganz anders als ein schmutziger. Wer das Unglück hat, mit übelriechendem Schweiße behaftet zu sein, mag sich tüchtig parfümiren; für alle Andern sind die beliebten Essenzen eine widerliche Ver= dächtigung.

Eine tägliche vollständige Abwaschung ist nicht nur angenehm und bald unentbehrlich, sondern auch gesund wegen der Reinlichkeit und wegen der Abhärtung; schließlich kostet sie gar kein Geld und sehr wenig Zeit. Man macht sie mit ein Paar Waschhandschuhen — zwei Hände arbeiten ausgie= biger —, taucht diese in das Wasser, wie es im Schlafzimmer vorräthig ist, und fährt damit über den ganzen Leib hin, fest aufdrückend, mehrmals neu eintauchend, und rasch. Man kommt in einer Minute bequem um alle Provinzen des heiligen Landes herum, „von Dan bis gen Verseba", vom Kinn bis zu den Fersen. Eine Minute ist lange, wenn man sie ausnützt;

in der „guten alten Zeit“ reichte sie für 30 Spießruthenhiebe
aus. Als Unterlage genügt ein Tuch. Das große blecherne
Becken (orbis terrarum veteribus notus) ist nur dann nöthig,
wenn man Wasser aus einem großen Schwamme über sich
herlaufen läßt, d. h. ein Schwammbad nimmt. Zu diesem
genügen wenige Liter Wasser, warm oder kühl, je nach Bedürfniß: ein ganz vortreffliches, besonders in England ge-
bräuchliches Verfahren.

Etwas umständlicher werden die Einrichtungen, wenn man
das Wasser als Brause (Regendouche) genießen will. Diese
erfordert mehr Raum und mehr Geld und kann deshalb gar
nicht allem Volke zugemuthet werden.

Es giebt eine Menge von Hilfsapparaten. Der alte Römer
hatte seine Strigilis, eine elegante, aber richtige Striegel zum
Abscheuern seines Leibes; wir machen's mit zottiger Leinwand, auch mit Bürsten, kurzen oder langgestielten, und aus
allerlei Stoffen. Für den Einzelnen sind sie zulässig, für
öffentliche Bäder nicht viel appetitlicher, als eine allgemeine
Zahnbürste wäre. „Gott hat die Menschen einfach geschaffen,
aber sie suchen viele Künste.“ Eine einfache Abreibung ist
doch gar zu simpel. Der beste Apparat ist derjenige, den man
am fleißigsten gebraucht. Der Waschhandschuh aus zottiger
Leinwand ist besser als der Schwamm, weil leichter rein zu
halten und zu erneuern.

Je wärmer der Raum ist, in welchem man sich abreibt
oder abwäscht, um so kälter darf das Wasser sein. Im kühlen
Schlafzimmer (unter 6° C.) können nasse Abreibungen nur
von Kräftigen, seit Jahren Gewöhnten gemacht werden.

Ob man warmes oder kaltes Wasser, wenig oder viel ver-
wende, ist durchaus nicht gleichgültig und muß der Persönlichkeit, dem Raum und dem Berufe angepaßt werden. Es ist
eine sehr dankbare Aufgabe des Arztes, das zu bestimmen.
Ganz gebildete Leute muthen sich oft allzugroße Wärme-
entziehungen zu, tändeln zu lange herum, setzen für Tage und
Wochen wieder aus, und verscherzen den Gewinn. Nur die
Stätigkeit bedingt den Erfolg. Man ißt und trinkt ja auch
alle Tage, nicht bloß ab und zu.

Abwaschungen vor dem Schlafengehen regen oft auf und

machen munter; im Winter entziehen sie zu viele Wärme, weil der Gewaschene nachher sein ganzes Bett wärmen muß, nicht bloß die kleinere Masse der Kleider, wie am Morgen.

Die Methode, sich ein nasses Leintuch umwerfen zu lassen, ist vielen unangenehm wegen des „Schreckens" (Shock), bedarf auch „eines Negers" zum Abreiben, und ist deshalb wieder seltener geworden.

Selbstverständlich ist es auch bei der täglichen Abreibung nöthig, ab und zu ein laues Vollbad zu nehmen und sich abzuseifen. Noch nöthiger sind häufige Fußbäder. Wer bei seiner morgendlichen Abreibung auch an seinen zehn Zehen herumtiftelt, wird sich gewiß erkälten.

Besser als die bloße Abreibung ist ein tägliches Bad. Es giebt Menschen, die in ihrer Wohnung ein schönes und heizbares Badekabinet haben und es sogar benutzen; die Mehrzahl, auch der Wohlhabenderen, ist auf die öffentlichen Bäder angewiesen, deren es in jedem Orte giebt, aber nur für die Glücklichen, die gehörig zahlen können. Doch nein — lange nicht an jedem Orte. In Deutschland trifft es eine Warmwasserbadeanstalt auf 29,000 Einwohner, und in der Schweiz, in Frankreich und in Italien ist es nicht besser. Ganze große Gemeinden haben gar keine Badegelegenheit. Die vielen stolzen und schönen Heilbäder und Kurorte dienen der Krankenbehandlung, dem Luxus und dem Erwerbe, aber in sehr geringem Maße der Volksgesundheitspflege.

Bäche und Flüsse, Seen und Meere sind die prächtigsten Badeanstalten, ausnahmsweise auch gefährliche, immer aber sehr beschränkte, sowohl in Hinsicht der Jahreszeit als auch der geographisch genußfähigen Gesellschaft.

Einst war's mit dem Baden anders. Die alten Aegypter badeten reichlich; das Haus Israel badete auf göttliches Geheiß und bei jedem wichtigen Anlaß; Vater Hippokrates war auch ein Wasserarzt strengster Observanz. Die alten Römer badeten fleißig, und wer sich bei ihnen angenehm machen wollte, baute Volksbäder. Zur Zeit Konstantins waren in Rom allein deren 856, dazu 15 Thermen, manche von riesigem Umfange.

Die alten Germanen nahmen ihre Flußbäder den größten

Theil des Jahres. Auch das spätere Mittelalter badete eben=
falls recht viel, jedes Dorf hatte seine Badestube und jede
Stadt schon eine Auswahl, z. B. Ulm 168 Badestuben. „Der
Wein und die Weiber und das leidige Spiel" brachten aber die
Badeanstalten in üblen Ruf und in Abgang. Sich erholen
und zerstreuen heißt nicht mehr: baden, sondern trinken. Das
Trinken in allen Formen und unter allen Vorwänden be=
herrscht seither unsere Generationen, und die unglücklichen
Menschenfreunde, welche dessen verheerende Folgen abwenden
möchten, strengen alle Kräfte an, die Reinlichkeit und den
Gebrauch der Bäder wieder ins Volksbewußtsein hineinzu=
pflanzen. Es geht langsam genug; aber es geht dennoch. Zu=
erst kam auch hier wieder der erziehende Korporalsstock, dann
kamen die großen Städte und die Weisen unter den In=
dustriellen, zumal in Deutschland und in der Schweiz. Schwie=
riger als die Errichtung und der Betrieb der Badeanstalten
ist die Pflege ihrer Benützung. Moses sagt: „Der Geist
Gottes schwebete über dem Wasser"; unsere Geschlechter aber
glauben, er schwebete über dem Alkohol, und sind dabei nam=
haft heruntergekommen.

Einen der kräftigsten und geistreichsten Versuche, die
großen Volksmassen zur Reinlichkeit zu verführen, ist das
Lassar'sche Volksbad, die laue Brause: ein einfaches Häus=
chen, mit einer Anzahl kleiner Zellen; beim Eingang derselben
ein Verschlag für die Kleider, am anderen Ende eine Brause,
die warmes oder kaltes Wasser, nach Belieben, über den
Badegast herabregnet. Dieser kann sich seifen und reiben, hat
immer wieder reines Wasser und muß nicht schließlich aus
dem unreinen heraussteigen, wie bei der Badewanne. Die
Unternehmung bestreitet die gründlichste Abgießung mit 5
bis 10 Liter Wasser, und der brave Mensch bezahlt sie mit
10 Pfennig, mit dem Betrage eines kleinen Glases Bier.
Er hat sogar sehr wenig Zeit dazu gebraucht. Wer übrigens
mit der Zeit rechnet, der ist schon kein richtiger Proletarier
mehr, und ist für die Gesundheitspflege gewonnen. Es gereicht
Deutschland zur großen Ehre, diese Volksbäder eingeführt
zu haben und an ihrer Verbreitung zu arbeiten.

Bei Anlaß der Ausstellung für Unfallverhütung in Berlin,

1889, wurde eine ähnliche Einrichtung preisgekrönt. Die
Brause fällt schief ein und der asphaltirte Fußboden bildet
eine Mulde für ein warmes Fußbad[1]).

Reinlichkeit und Abhärtung, gesteigerte Befähigung zum
Kampfe wider die Unbill der Witterung und des Berufes,
Verminderung der Anlage zum Kranksein: das ist der Segen
des Bades, der allem Volke zu theil werden soll. Lassar schließt
seine werthvolle Arbeit in würdiger Weise mit folgenden
Worten: „In Zukunft werden viele Vereine und Kassen ihre
Mitglieder nicht wie bisher nur in Krankheitsfällen, sondern
jederzeit, zur Wahrung ihrer körperlichen Würde und Wohl=
fahrt, zum Baden anhalten. Kleine und große Gemeinden
werden dann nicht anstehen, diesem Bedürfnisse Rechnung zu
tragen und die Beschaffung billiger aber reinlicher Bade=
anstalten ermöglichen."

„Jetzt hat, zurückgeschreckt durch die Erbärmlichkeit der
spärlich vorhandenen Anstalten und den unerschwinglichen
Preis, das Volk zu baden geradezu verlernt. Mit dem ratio=
nellen Angebot aber wird sich die Nachfrage wieder mächtig
steigern."

„Wenn es eine sociale Frage von humanem und sittlichem
Charakter giebt, in deren Beantwortung alle Parteien und
Auffassungen übereinstimmen werden, so ist es die Populari=
sirung körperlicher Reinlichkeit durch billige Volksbäder, eine
Agitation, deren Träger zu sein sich Jedermann zur Ehre
rechnen sollte."[2])

Die Bedeutung regelmäßiger Reinigungsbäder für die
Gesundheit von Jung und Alt wird immer mehr und allge=
meiner anerkannt und hat in neuester Zeit der Erstellung
von zahlreichen Schul= und Fabrikbädern gerufen.

---

[1]) Knoblauch, Arbeiter=Badeeinrichtungen, Berlin, 1889.
[2]) Oscar Lassar, Volksbäder, II. Aufl., 1888.

III. Nahrung.

1. Das Leben.

„Ein großes Lebendiges ist die Natur." Alles ist in Bewegung. Himmelskörper durchziehen den Weltraum mit einer Schnelligkeit, bei deren Ahnung uns schwindelt; die „festgegründete Erde" hebt und senkt sich, und was auf ihrer dünnen Schale grünt und blüht, lebt und stirbt, ist ein bunt aufleuchtender Wirbel der Erscheinungen, in welchem die einzelnen Gestalten wechseln und wiederkehren wie die Tropfen in dem flatternden Schleier eines Wasserfalles. Ein ideales Wesen, die Seele, versammelt umhertreibende Theile der Welt für eine Zeit lang zu einer persönlichen Gruppe oder zu einem Vereine, aus dem jeden Augenblick Theile austreten und in den wieder andere aufgenommen werden.

Stellen wir uns vor, Schiller's Lied von der Glocke sei eine solche, in diesem Falle allerdings nur poetische Persönlichkeit, in welcher der Gedanke des Dichters zahlreiche Buchstaben planmäßig gruppirt hat. Man kann Buchstaben und Worte herausnehmen, aber muß sie sofort wieder mit ganz gleichen ersetzen, wenn der Sinn nicht gestört werden soll: also für ein verloren gegangenes Verbum, und zwar wörtlich dasselbe, für ein Substantiv kein Adverb, sondern genau dasselbe, u. s. w. So kann das Spiel ins Unendliche fortgehen und der Charakter des Liedes ändert sich nicht; es wird mit Perlschrift sehr klein, mit Affischen als ein Riese erscheinen, ohne anders geworden zu sein. Angenommen, der berüchtigte „Zahn der Zeit" beiße täglich Stücke aus dem Liede des Lebens, so müssen wir den Verlust fortwährend ersetzen, und zwar Gleiches mit Gleichem; das nennen wir, auf die leibliche Persönlichkeit des Menschen angewandt: Ernährung.

Findet dieser Wiederersatz ungenau statt, weil äußere Störung oder Mangel an den nöthigen Buchstaben obwaltet, so werden Druckfehler entstehen, erst einzelne kleine, dann größere und sinnstörende, was wir, auf den Menschenleib angewendet, Krankheit nennen müssen; und endlich können die Druckfehler so vorwiegend werden, daß man den ursprünglichen Gedanken gar nicht mehr erkennt; oder ein äußerer Anstoß zertrümmert das richtig verbundene Ganze so, daß es die Seele nicht wieder darstellen kann: wir nennen das den Tod.

Die Buchstaben im Liede des Lebens sind alle lebendig, Zellen, millionenweise zu Organen verbunden, jede einzelne nach den uns bekannten Gesetzen der Physik und der Chemie arbeitend, überdieß aber auch arbeitend nach Gesetzen, die wir weder begreifen noch leugnen können, und deßhalb ehrfurchtsvoll Lebenskraft nennen.

Die Weisen des Alterthums haben sich das Räthsel des Lebens bald als mechanisch oder chemisch, bald als Gährungsvorgänge oder kurzweg als dämonisch vorgestellt; brauchbarere Ansichten sind erst seit der Zeit gekommen, da die Naturwissenschaften unsere sinnenfällige Wahrnehmung vermehrten und schärften, seit es eine Chemie, Physik und Mikroskopie giebt. Von Lavoisier bis Liebig beherrschte die Chemie die ganze Lehre vom Leben. Dann kam durch Johannes Müller und Dubois-Reymond die physikalische Anschauung mit in Betracht, und Alles, was noch im Dunkeln lag, wurde durch elektrische Lichtblitze beleuchtet. Seit Schwann, Schleiden und Virchow uns das Leben der Zelle kennen lehrten, und die Physiologen, wohl das tapferste Corps unseres jetzigen Geisteslebens, ihre Wege weiter verfolgten, sind wir Vitalisten wider Willen geworden. Der gesammte Stoffwechsel läßt sich nicht mehr bloß als eine sublime Verbrennung auffassen und durch Oxydation erklären, sondern wir wissen jetzt, daß auch ohne diese, durch Umlagerung der Atome und durch Spaltung organischer Verbindungen Spannkräfte frei werden. Die Spannkräfte der Nahrung werden von den Zellen in verschiedene Bewegungsformen übergeführt[1]).

---

[1]) Forster, Ernährung und Nahrungsmittel, u. Pettenkofer's Handbuch der Hygieine, I. Bd., pag. 19.

Und endlich ist auch durch **Panum** und **Pasteur**, durch **Koch** und seine Schule eine neue Macht im Kampfe des Lebens bekannt geworden: das organisierte, lebendige Ferment, der Spaltpilz, dessen Wirkung weder chemisch noch physikalisch verständlich, und ohne welchen dennoch eine Reihe der wichtigsten Umsetzungen, zumal bei der Ernährung, gar nicht möglich ist.

2. Beständigkeit des Stoffes.

So wenig der Künstler Farben oder der Techniker Metalle machen kann, um seine Werke hervorzubringen, so wenig kann die gestaltende Seele sich die Stoffe bereiten, aus denen sie ihren Leib aufbaut; alle Bestandtheile desselben hat ihr die Pflanze ganz oder nahezu fertig vorgearbeitet.

Das keimende Maiskorn bezieht Wasser und Salze aus der Erde, Kohlensäure und Ammoniak aus der Luft und erbaut den zuckerhaltigen Stengel; diesen verzehrt die Kuh, behält den empfangenen Zucker, setzt auch die zarte Pflanzenfaser in Zucker und Fett um, nimmt das Pflanzeneiweiß in sich auf und bildet schließlich aus dem Ueberschusse der Nahrung die Milch. Diese genießt der Mensch; auch er setzt nichts mehr in höhere Verbindungen um, sondern läßt alle organischen Stoffe ihre Verbindungsreihen rückwärts laufen bis zu den niederen Verbindungen des Wasserdampfes und der Kohlensäure, die er ausathmet, und des Harnstoffes, den er ausscheidet; von diesem absteigenden Strome des organischen Lebens läßt er sein Dasein treiben.

Die Pflanze zieht Salze und Oxyde, Wasser, Ammoniak und Kohlensäure an sich, führt sie auf unmittelbare Kohlenwasserstoff= und Stickstoff=Verbindungen zurück und giebt dabei Sauerstoff ab; das Thier empfängt diese Verbindungen: Zellgewebe, Stärkemehl, Zucker, Fett und Pflanzeneiweiß, und verbindet sie wieder mit Sauerstoff, verbrennt sie schließlich.

Die Pflanze desoxydirt, das Thier oxydirt den aufgenommenen Nahrungsstoff.

So ganz einfach geht die Verbrennung übrigens nicht vor sich, sondern sie ist wenigstens unterbrochen durch sehr

verschiedene Neubildungen: chemische Synthesen, Wasser aus
seinen Elementen, und viele hochstehende organische Verbindungen.

Kein Element ist durch ein anderes ersetzbar, und jedes
behält die ihm zugehörigen Kräfte, ob es in einer unorganischen oder organischen Verbindung auftrete; aus beiden
ist es wieder rein zurückzuführen und darzustellen. Es verschwindet Nichts und wird Nichts neugebildet; das Leben
besteht in der unendlichen Gruppirung des gegebenen Stoffes.
Ob der Buchdrucker einen Psalm oder einen Gassenhauer, den
Faust oder den Münchhausen herausgebe, er verwendet dieselben Lettern. Der Stoff ist unwandelbar; die Form, in die
er sich jeweilen gruppirt, ist das, was dem Menschen zunächst
wichtig wird. So schauen wir es heute an; so lehrte aber
auch schon Hippokrates[1]).

„Und so beständig, wie die Materie selbst, sind auch die
an ihr wirksamen Kräfte. Wie nirgends ein Elementarstoff
entsteht oder vergeht, ebensowenig entsteht jemals eine Kraft
aus Nichts oder geht in das Nichts zurück. Alle Kräfte, denen
wir in der Natur begegnen, sind nur Umwandlungsprodukte
der einen großen mechanischen Kraft, die das ganze Weltall
in Bewegung erhält."

3. Verdauungsorgane.

Welche Wege wandert die Nahrung, bis sie für uns pulsirt
und mit uns denkt? Man versagt sich ungern das Vergnügen,
die merkwürdigen Organe zu betrachten, welche die Speise ergreifen, zermalmen, mit Luft und Speichel mischen, schmieren,
daß sie leicht gleite, sie in ganz taktmäßiger Arbeit am
Kehlkopfe und an der Erstickungsgefahr vorbei in den Magen
hinabschieben. Man möchte sie sehen, beschreiben und zeichnen,
die verschlungenen Apparate, die hier die Galle, dort den
Bauchspeichel in den Speisebrei träufeln, hier ihn verdünnen
und fortschieben, dort ihn festhalten und eindicken, hier die
Rückstände der Nahrung und der Körpergewebe abfiltriren,
dort für die sicherste und sauberste Wegschaffung derselben

---

[1]) Hippocrat. Coi. De Diæta, lib. I., IV, edid. Th. Zwinger.
Basil., 1579.

sorgen, — aber unsere Aufgabe führt uns an diesen wunder=
vollen Labyrinthen vorbei.

Der Organismus verfährt mit den Nahrungsstoffen ganz
wie ein Chemiker; nach der Zerkleinerung zieht er sie mit
Wasser, dann mit sauren Flüssigkeiten aus; was sich darin
nicht löst, wird mit alkalischen Flüssigkeiten behandelt; was
nicht durch die Filtrirapparate geht, wird in durchlaufende
Lösung verwandelt, Zucker in Dextrin, Eiweiß in Peptone, Fett
in Seife oder in Emulsion.

Diese auflösenden Säfte werden reichlich geliefert, und
für die Aufnahme der Lösungen steht ein großartiger Apparat
bereit. Millionen von einzelnen und zusammengesetzten Drüsen
sind dazu vorhanden, Tausende von Schleimhautfalten ragen,
die aufsaugende Oberfläche vergrößernd, in den Darm hinein,
der im ganzen 8 Meter lang und 3 Centimeter weit ist und
eine Fläche von mehreren Quadratmetern darstellt; Millionen
von Blutgefäßen und Saugäderchen ragen schlingenförmig
in die Nahrungsflüssigkeit.

Bei allen Auflösungsvorgängen arbeiten gleichmäßig die
physikalischen Gesetze, die chemischen Verwandtschaften und
die lebendigen Zellen der Organe. Was dieser millionenfache
Kleinverkehr geliefert, wird jeden Augenblick auf der Heer=
straße der großen Gefäße weiter geführt, und das Spiel der
sich ausgleichenden Stoffe beginnt von neuem.

Dieser Stoffwechsel erhebt sich am lebhaftesten nach der
Mahlzeit und sinkt beim Fasten bedeutend, während der Genuß
der Athmung rastlos fortgeht und das belebendste und zugleich
verzehrendste aller Nahrungsmittel, der Sauerstoff der Luft,
keine Minute fehlen darf.

Bei diesem Anlasse sei dennoch dem Magen ein freund=
liches Wort gewidmet. Er ist ja das populärste Organ, und
schon um seinetwillen hat das ganze Haus des „Philisters"
die populären Vorlesungen eines berühmten Anatomen be=
sucht. Wie enttäuscht sind die Leute davongegangen! Ein
so einfacher Sack? Interessanter wäre er schon bei den Wieder=
käuern — die literarischen ausgenommen. Der Magen ist
vorerst ein Oelbehälter für die Lampe, aus dem die Nahrung
langsam und schubweise an den langen Docht des Darmes

abgegeben wird. Dann aber werden Flüssigkeiten da schon massenhaft und so rasch aufgesaugt, daß unsere scharf zechenden Altvordern nach den geheimen Wegen suchten, die vom Magen zur Blase führen sollten. Ferner desinficirt der Magen die Nahrung durch seinen Salzsäuregehalt, und bewahrt sie vor fauliger Gährung, er weicht sie ein, läßt sie quellen und sich auflösen, und schiebt in langsam umlaufender Bewegung das Flüssige weiter in das kunstreiche Laboratorium des Darm= kanales, wo der Saft der Bauchspeicheldrüse die bedeutendsten Aufgaben löst und mit starken Fermenten eine Reihe von Zersetzungen einleitet. Früher wußte man, daß Hunde, denen der Magen weggenommen worden, lange leben und wohl gedeihen können. Durch diese Versuche belehrt, weiß man heutzutage auch, daß Menschen, denen man einen großen Theil des (krebskranken) Magens, ja — das ganze Organ von der Speiseröhre bis in den Zwölffingerdarm (Schlatter) — operativ entfernte, nicht nur wieder genesen, sondern ihr Körpergewicht und ihre Arbeitsfähigkeit in vollem Maße, und oft für Jahre wieder erlangen können.

Die „Magenfrage" ist für die bürgerliche Gesellschaft fast noch wichtiger als für das Individuum.

Die Leber ist der große Regulator für die Blutbereitung, setzt Nahrungsstoffe um und speichert Vorräthe auf; auch die Galle, die sie liefert — 450—600 Gramm täglich[1]) — ist keineswegs nur Auswurfsstoff, sondern auch eine sehr wich= tige Verdauungsflüssigkeit. Damit wäre auch über die ganze populäre Purgirmedicin der Stab gebrochen. Leider aber will die Welt nicht nur betrogen, sondern auch purgirt sein.

4. Die Ernährung.

Sie hat wesentlich zwei Aufgaben: erstens die Erhaltung des materiellen Bestandes aller Organe — beim Kinde auch die Vermehrung desselben; zweitens die Aufspeicherung von Nährmaterial. Diese allein sichert den stätigen und ruhigen Gang der Maschine.

Der materielle Bestand der Gebilde des Körpers ist folgender, in Procent berechnet:

---

[1]) Hermann, Lehrb. d. Physiologie, 1900, pag. 158.

	Mann 33 Jahre alt 70 Kilo	Weib 22 Jahre alt 56 Kilo
Skelett	16 %	15 % [1]
Muskeln	42 „	36 „
Gehirn und Rückenmark . . .	2 „	2 „
Eingeweide	9 „	11 „
Blut	7 „	7 „
Fettgewebe	18 „	23 „
Haut	6 „	6 „

In Bezug auf die chemischen Bestandtheile enthält der Menschenleib in Procent:

	Knochen	Muskeln	Gehirn	Eingeweide	Blut	Fettgewebe
Wasser	33	74	76	71	78	10
Eiweiß u. Extrakt	16	21	11	21	21	3
Fette ꝛc.	13	4	11	7 }	1	87
Asche	38	1	2	1 }		
	100	100	100	100	100	100 [2]

5. Nahrungsstoffe.

„Vier Elemente — Innig gesellt — Bilden das Leben — Bauen die Welt." So wie der Mensch aufgehört hat, eine Knospe am mütterlichen Baume zu sein und anfängt, seine eigenen Wurzeln auf der Erde zu treiben, so ist Milch seine von Gott verordnete Nahrung, und wie er es auch später halte, ob er darbe oder schwelge, er muß Milch oder die Bestandtheile der Milch zu sich nehmen, wenn er am Leben bleiben soll. Die Naturwissenschaften haben uns gelehrt, die Stoffe zu schätzen, nach dem was sie sind, nicht nach der Form, in der sie zufällig erscheinen, und nachgewiesen, daß der Mensch instinktmäßig von jeher seine Nahrung so gemischt hat, um schließlich die Verdauungsresultate herauszubringen, welche die Milch ergiebt.

Milch ist gleich Käse, Fett, Zucker und Wasser, wozu auch seine Erdsalze gehören; sie ist, wenigstens für den Anfang des Lebens, eine vollständige Nahrung, nicht bloß ein Nahrungsmittel.

Bunge theilt unsere Nahrungsstoffe sehr anschaulich in folgende Klassen:

Kraftquellen und Ersatzmittel: Eiweißstoffe und Fette.

---

[1] Die Verbrennungsasche im Crematorium beträgt daher 6—7 Kilo.
[2] Forster, a. a. O., pag. 22.

Ausschließliche Kraftquellen: Kohlehydrate (Mehl und Zucker), die Leimstoffe und der Sauerstoff.

Ausschließlich Ersatzmittel: Wasser und unorganische Salze[1]).

Das Eiweiß, zunächst vom Hühnerei so genannt, findet sich überdies als Muskeleiweiß, „Fleisch", als Käsestoff, als Legumin der Bohnen und als Kleber der Körnerfrüchte. Es besteht aus Stickstoff, Kohlenstoff, Wasserstoff, Sauerstoff und Schwefel. Alle Eiweißarten halten gegen 16 % Stickstoff; an Schwefel sind die Horngebilde, Haare und Oberhaut, am reich= sten. Bunge giebt folgende klar gezeichnete Merkmale:

Die Eiweißstoffe unseres Körpers lassen sich in keiner Weise vertreten, nur sparen.

Sie sind niemals in vollständiger Lösung, nicht diffundir= bar, sie sind kolloid, aufquellend.

Mit Wasser allein in Lösung zu halten sind: Blutwasser und Eiereiweiß.

In Kochsalzhaltigem Wasser löslich: Muskel und Eidotter.

In alkalischer Lösung zu halten: Käsestoff.

Nur durch das Leben in Lösung zu halten: Blut.

Beim Kochen gerinnen alle Eiweißstoffe; auch lassen sie sich (durch Barytwasser) in Verbindungen spalten, die man sogar aus den Elementen künstlich darstellen kann. Wir stehen damit an der Pforte der höchsten organischen Verbindungen, die noch vor vierzig Jahren als unnahbar galten.

Das Eiweiß unseres Körpers kommt in zwei getrennten Verhältnissen vor: Als Organ=Eiweiß: festes Kapital, und als Nahrungseiweiß im Blute: Betriebsfonds. Die verschiedenen Arten des pflanzlichen und des thierischen Eiweiß werden durch die Verdauung in dieselbe chemische Verbindung über= geführt. Am vollständigsten ausgenutzt und ausgesaugt wird das Muskel= und Eiereiweiß, erheblich weniger der Käse, und noch weniger das Pflanzeneiweiß, abgesehen selbst von der schwerlöslichen, durch Mahlen und Backen zerreißbaren Hülle der Zellen. Das Eiweiß durchläuft eine lange Reihe von Spaltungen, bei denen es fähig wird, in die lebendigen Organ=

---

[1]) Bunge, Lehrbuch der physiolog. Chemie, Leipzig, 1894, pag. 45.

Zellen einzutreten, oder aber Fette und Zuckerstoffe (Glycogen) zu bilden, weßhalb diese durch Eiweiß ersetzt werden können. Schließlich siegt der Sauerstoff, Schiwa der Verwandelnde, und das verbrauchte, verbrannte Eiweiß verläßt den Körper als Harnstoff. Dessen Menge gilt als Maßstab für den Eiweiß=verbrauch. Nebenbei werden kleine abgespaltene Atomgruppen zu kohlehydrat=ähnlichen Verbindungen oder zu Fetten, und schließlich zu Kohlensäure und Wasser verbrannt; ja diese Endglieder bilden sich auch aus ihren einzelnen freigewordenen Elementen unmittelbar.

Hier gedenken wir auch der Eiweißzersetzungs=Produkte, die im lebenden Körper durch krankmachende Spaltpilze, z. B. durch die Typhus= und Cholerabacillen entstehen, und als heftige Gifte die betreffenden Krankheiten verursachen: Toxine.

Diesen wunderlichen Spaltungsgruppen schließen sich die=jenigen an, welche im todten Eiweiß und unter dem Einflusse von Fäulnißbacillen entstehen, Verbindungen, die chemisch und physiologisch dem Strychnin, dem Digitalin, Coniin und allen möglichen giftigen Pflanzenalkaloiden ähnlich sein kön=nen, und sich als verhängnißvolle Ausnahmen im verarbeiteten Schlachtfleische oder in Eiern und Käse, regelmäßig aber im Leibe jedes verstorbenen Menschen entwickeln: die Leichen=gifte oder Ptomaine.

Die Leimstoffe sind dem Eiweiß ähnlich, ob durch Oxy=dation oder Synthese aus ihnen entstanden, ist nicht bekannt, mit geringerer Verbrennungswärme und unfähig zur Bildung von Organzellen. Der Leim gerinnt in der Kälte und wird durch Säuren nicht gefällt, im Gegensatze zum Eiweiß. Wir genießen ihn im Schlachtfleische und betrachten ihn als ein Sparmittel, aber nicht als einen Ersatz für Eiweiß. Säuglinge und Pflanzenfresser bekommen nur Eiweiß und gar keinen Leim, bilden aber solchen. Damit wäre der alte harte Kampf um die Fleischgallerte in sehr gewohnter Weise geschlichtet: sie ist weder so werthvoll noch so werthlos, wie sie dafür ge=golten. Sehr werthvoll waren dennoch Magendie's Unter=suchungen, die von den Bouillontafeln ausgegangen sind und eine lange Reihe von Nahrungsmittel=Forschungen angeregt haben.

Die Fette, Milchbutter, Fleischfett, Speck und Thran, dann die pflanzlichen Oele enthalten Kohlenstoff, die doppelte Menge Wasserstoff und wenig Sauerstoff, können deshalb von diesem viel aufnehmen und entwickeln eine große Verbrennungswärme. Sie werden schwerer zerlegt als die Eiweißstoffe und besonders auch als die Kohlehydrate. Eine geringe Menge von Fettsäuren, wie sie beim Aufbewahren und beim Kochen, schließlich auch im Magen sich bilden, genügt, die ganze zu verdauende Menge in eine feine Emulsion zu verwandeln, die von den Lymphgefäßen sofort aufgesaugt und in den Körpergeweben als reines Fett abgelagert werden kann[1]). Außer dem unmittelbar aufgenommenen Fette giebt es auch solches, das aus Eiweiß, ja solches, das aus Kohlehydraten gebildet worden.

Das Fett entwickelt Wärme und Bewegung, auch vermindert es den Gebrauch der Eiweißstoffe in erheblichem Maße.

Die Kohlehydrate (das deutsch-griechische Wort ist eingebürgert) sind ebenfalls aufgebaut aus den Elementen: Kohlenstoff, Wasserstoff und Sauerstoff; an diesem enthalten sie bedeutend mehr als die Fette, von deren näherer Zusammensetzung sie überhaupt erheblich abweichen. Wir finden hier: Amylum (Stärke), Zucker und organische Säuren.

Alle diese Verbindungen, als Nahrungsmittel eingeführt, verbrennen im Körper vollständig zu Kohlensäure und Wasser, ganz wie im Laboratorium, und im Gegensatze zum Eiweiß, dessen Endprodukt, der Harnstoff, noch nicht fertig oxydirt ist. Darum ist schließlich die Verbrennungswärme, der Kraftvorrath von Stärke und Zucker, nicht viel geringer als derjenige von Eiweiß. Bei den Fetten ist sie, der chemischen Konstitution entsprechend, doppelt so groß[2]).

Die Kohlehydrate, zunächst die unmittelbar als Nahrung eingeführten, dann auch die durch Spaltung der Eiweißstoffe entstandenen, erscheinen als die Kraftquelle des Muskels. Daß sie, wie Liebig gefunden, schließlich die alleinige Quelle der

---

[1]) Munk u. Rosenstein, Resorption im Darm. Virchow's Archiv 123. II u. III.

[2]) Bunge, a. a. O., pag. 63.

Körperwärme sind, der chemisch wie schließlich auch der mechanisch entwickelten, ist unbestritten.

Zucker und Mehlstoffe können das Fett ersetzen, doch scheint
das nicht vortheilhaft zu sein, denn die Natur giebt überall
in der Milch, bei Karnivoren wie bei Herbivoren, neben dem
Zucker auch noch Fett im besonderen, und der Instinkt der
fast nur von Mehlstoffen lebenden Arbeiter verlangt mit
großer Energie nach einem Zusatze von Fett.

Die Liebig'sche Ansicht, daß die Kohlehydrate ausschließlich
Wärmebildner, Respirationsmittel, nicht aber Kraftquellen der
Muskelarbeit seien, wurde durch viele und sorgfältige Untersuchungen gründlich widerlegt. Eine der ersten und geistreichsten
war das Experiment, welches Fick und Wislicenus an sich
selber machten.

Sie haben bei Besteigung des 2683 Meter hohen Faul-
horns durch genaue Analysen, Messungen und Wägungen
nachgewiesen, daß die Vermehrung der Kohlensäurebildung
im graden Verhältniß zur Kraft stand, welche nöthig war, die
bekannten Körpergewichte auf die ebenfalls bekannte Höhe
zu heben, und daß die Harnstoffausscheidung (b. h. Eiweiß-
verbrennung) durch die ganze große Muskelarbeit nicht wesentlich beeinflußt wurde[1]). Sie lebten während dieser Versuche ausschließlich von Wasser, Stärkemehl und Butter. Am
Ende des zweiten Versuchstages trat aber eine unverhältniß-
mäßige Ermüdung ein, welche bewies, daß die arbeitenden
Muskeln gar keinen Ersatz durch Eiweißnahrung gefunden
hatten. Gleiches fand auch Parkes, der durch mehrere Wochen
mit jungen Soldaten experimentirt hatte.

Nehmen wir Wärmeeinheiten als entsprechend den Be-
wegungseinheiten, und betrachten wir die Summe, die bei
Verbrennung von Stärkemehl (Zucker), von Fett und von
Muskeleiweiß herauskommt, so finden wir auch auf diesem
von Letheby eingeschlagenen Wege, daß Fett ohne Fleisch
weit mehr leistet, als Fleisch ohne Fett.

Zu gleichen Resultaten kam Traube, der als das eigentliche krafterzeugende Material gar nicht die eiweißartigen

---

[1]) Fick und Wislicenus, Archiv des Vereins für wissenschaftliche
Heilkunde, III, 2. 67.

Stoffe des Muskelgewebes, sondern die Kohlehydrate und das Fett ansieht.

Die wissenschaftliche Einsicht ist neu, die tägliche Erfahrung aber ziemlich alt. Schon Homer giebt dem Mehl den ständigen Beinamen: „Mark der Männer".

Man kennt schon lange die Thatsache, daß angestrengte Muskelarbeit die Kohlensäureausscheidung bedeutend vermehrt (bis auf das Zehnfache, lehrt Ed. Smith), nicht aber die Ausscheidung des Harnstoffes, das heißt also: daß dabei die Verbrennungsprodukte der Stärke und des Fettes reichlicher werden, diejenigen der Eiweißstoffe aber sich gleich bleiben. Da der Stoffumsatz nach seinen Produkten bemessen wird, so erscheint die Muskelarbeit als zunächst abhängig von den Kohlehydraten und nur mittelbar auch von den Eiweißstoffen.

Seit Helmholtz und Robert Mayer die Einheit von Bewegung und Wärme nachgewiesen und ganz klar gezeigt haben, unter welchen Bedingungen der fallende Hammer das Eisen warm macht und unter welchen diese Wärme den ruhenden Hammer wieder emporhebt, ist die Vermuthung, daß der Mensch nicht ganz andere Stoffe zur Bewegung als zur Wärmeerzeugung gebrauche, noch dringender geworden; sie ist ferner gestützt auf die Thatsache, daß viele Thiere, die ganz gewaltige und anhaltende Muskelarbeit leisten, Insekten und Gemsen so gut als Zugochsen und Elephanten, ausschließlich von Vegetabilien leben, die wenig Eiweißstoffe enthalten, und ebenso gestützt auf die Erfahrung, daß eine große Zahl sehr muskelstarker Plantage-Neger und weißer Tagelöhner des freien Europas verhältnißmäßig wenig Eiweißstoffe, und diese zum kleinsten Theil in Form von Fleisch oder von Käse verzehren.

Die Kohlehydrate beziehen wir in den Knollen-, Wurzel-, Körner- und Hülsenfrüchten, ganz vorwiegend als Stärkemehl, das dann durch Darmverdauung in Zucker umgesetzt wird; theils beziehen wir sie unmittelbar als Zucker, Honig oder andere süße Speisen.

Die für den Aufbau und die Erhaltung des menschlichen Körpers praktisch richtige Quintessenz der Ernährungsphysiologie liegt in folgenden Sätzen:

Durch den Zusatz stickstofffreier organischer Nährstoffe (Fette, Kohlehydrate) zur Eiweißkost wird der Eiweißkonsum vermindert (Bischof, Botkin, Voit), so daß dem gleichen Eiweißkostmaß ein höherer Körperbestand entspricht, als ohne den stickstofffreien Zusatz, und der letztere, zu einer bestehenden Eiweißkost hinzukommend, einen Fleischansatz hervorbringt. Umgekehrt genügt zur Erhaltung eines gewissen Fleischbestandes eine geringere Eiweißkost mit, als ohne Fett- und Kohlehydratezusatz. — Bei Zusatz von letztern zum Eiweiß findet nicht allein eine Verminderung des Fettverlustes, sondern schon bei mäßigen Gaben ein Fettansatz statt[1].

Die verschiedenen Zuckerformen, Dextrin, Traubenzucker u. s. w., die im Darme aus der Stärke und dem Zucker gebildet werden, erleiden in der Leber eine abermalige Umwandlung in Glycogen.

Die Vorräthe von Kohlehydraten werden überhaupt in der Pflanze in Form von Stärke, im Thiere in Form von Glycogen aufgespeichert. Dieses findet sich reichlich in der Leber und ebenso im Muskelfleische; dort verschwindet es beim Hunger, hier bei der Arbeit; dort wird es durch die Nahrung wieder ersetzt, hier während der Ruhe. In dem Maße, wie es bei der Arbeit verschwindet, steigt die Menge der ausgeathmeten Kohlensäure, kurz, es verbrennt und bedingt durch seine freigewordenen Spannkräfte die Muskelarbeit und auch die Wärme. Wie eine Maschine oder ein Ofen der Kohle in einer bestimmten Präparation bedarf, so bedarf unser Menschenleib der Kohlehydrate schließlich in der Form von Glycogen, um ihre Spannkräfte auszulösen.

Es ist nicht Zufall, daß alle Kohlehydrate, von der Kartoffel bis zur Dattel, vom Pisang bis zum Reis, vom Pumpernickel bis zum Weißbrod, mit Zellstoff wachsen und genossen werden, mit Cellulose, spargelweicher bis kleieharter Holzfaser, die zur Noth ein Wiederkäuer, aber kein gebildeter Mensch verdaut. Und doch könnten wir ohne diese nährwerthlose Speise gar nicht bestehen; wir essen unsern Rettig und unsern Kopfsalat, wie die Hühner Sand aufpicken, und wie der geneigte Leser diese Blätter genießt. Wir müssen etwas Un-

---

[1] Hermann, Physiologie, 1900, pag. 230.

verdauliches haben, was den Magen reizt und die wirklichen
Nahrungsstoffe vor dem Zusammenballen bewahrt.

Bei reiner Fleischnahrung, die, einen wenig reizenden Brei
bildend, fast ganz aufgelöst und aufgesaugt wird, ist einige
Cellulose sehr nöthig, und bei Pflanzenspeisen ist sie unaus=
weichlich. Die Angst vor unverdaulichen Speisen führt sehr
leicht zur Schwächung der Darmmuskulatur und zu Ver=
dauungsbeschwerden[1]).

Bei den unorganischen Nährstoffen, die keine Arbeit leisten,
sondern nur zum Ersatz der Gewebe bestimmt sind, ist vor
allem das Wasser zu nennen, mit dem Kalke, den es ge=
wöhnlich mit sich führt. Von den 63—70 Procent Wasser,
die in unserm Körper stecken, sind höchstens 10—15 durch den
Chemismus des Stoffwechsels selber entstanden; das übrige
ist unmittelbar eingeführt, aufgesaugt und verwendet.

Der populärste unorganische Bestandtheil des Blutes
ist das Eisen, und alle Frühlinge geben die Badevorschriften
äußerst lehrreiche Abhandlungen über dasselbe. Le Mercy
hat es zuerst im Blute entdeckt, weil der Magnet eingeäschertes
Blut anzog, und Le Canu und Denis stellten es zuerst aus
dem Blutrothe rein dar. Ein erwachsener Mensch führt etwa
4 Gramm in seinen Adern. Das Hämoglobin, der rothe
eisenhaltige Farbstoff des Blutes, bedingt wesentlich dessen
Aufnahmsfähigkeit für Sauerstoff, ebenso die Farbe aller
Körpergewebe und =Flüssigkeiten.

Thatsächlich wissen wir noch gar nicht, wie und in
welcher chemischen Verbindung das Eisen aufgenommen, und
ebenso wenig, wo es wieder ausgeschieden wird, oder wie
es zugeht, daß es den Bleichsüchtigen so gut bekommt.

Es erscheint im Eidotter lockerer gebunden als im Blut=
farbstoffe, wo es mit den gewöhnlichen Reagentien gar nicht
mehr nachweisbar[2]) und jedenfalls nicht als Eisensalz, sondern
als Eiweißverbindung enthalten ist. Rindfleisch ist reich an
Eisen, noch reicher ist Eigelb, am reichsten unter unsern Nah=
rungsmitteln ist der Spinat!

Unter dem Rindfleische stehen im Eisengehalte Aepfel,

<hr>

1) Bunge, a. a. O., pag. 76.
2) Bunge, a. a. O., pag. 92.

Linſen, Erdbeeren, Bohnen, Erdäpfel. Sehr wenig Eiſen hat
die Milch, aber das Blut neugeborener Säugethiere iſt viel
eiſenhaltiger, als das Erwachſener, d. h. der Embryo bringt
einen großen Eiſenvorrath mit (Bunge).

Die Kalkſalze werden, außer im Waſſer, ganz beſonders
in der Milch, im Eidotter und in vielen Vegetabilien einge=
führt. Bei geſunder Verdauung genügt die Milch, das Knochen=
gerüſte eines Kindes ſehr ſchön aufzubauen; bei ſchlechter
Verdauung oder ungenügender Zufuhr wird es knochenweich:
rachitiſch.

Forſter hat lehrreiche Verſuche über die Bedeutung der
Kalkſalze angeſtellt und gefunden, daß Thiere, die mit Milch
gefüttert, ſehr wohl gedeihen, bei einer Nahrung aus Eiweiß,
Fett, Zucker und Waſſer, aber ohne alle Salze, elendiglich
umkommen, ja noch ſchneller, als wenn man ihnen ganz und
gar nichts außer Waſſer gereicht hätte. So groß iſt der
Einfluß der Salze. Ganz nach Liebig.

Die Schwefelſäure entſteht durch Oxydation des im Eiweiß
zu $^1/_2$—$2^1/_2\%$ enthaltenen Schwefels, und die Salzſäure aus
dem Kochſalz des Blutes und der Organe. „Ohne Phosphor
kein Gedanke‟, ein berüchtigtes, aber nichtsſagendes Wort.
Man könnte ebenſo gut ſagen: Ohne Kochſalz kein Menſch.
Deswegen iſt der Menſch doch kein Kochſalz, aber er bedarf
deſſen, weil er es im Blute und in den Geweben führt, aus=
giebt und wieder erſetzen muß. Die 5 Liter Blut eines Er=
wachſenen enthalten etwa 12 Gramm Kochſalz[1]). Wer nur
von Fleiſch lebt, genießt es mit dieſem; er bedarf kein Kochſalz
und hat auch keine Freude daran; manchen Nomadenvölkern
iſt es geradezu widerwärtig, und ihre Sprache beſitzt nicht
einmal ein Wort für den unnützen Stoff. Selbſt europäiſche
Reiſende, die im Lande der Tunguſen monatelang nur von
Rennthierfleiſch und Federwild lebten, verlernten den Salz=
gebrauch. Ganz anders iſt es bei den Pflanzeneſſern. Die
Kaliſalze ihrer Nahrung entziehen dem Blute das Kochſalz,
und das Bedürfniß zum Erſatze wird zum unwiderſtehlichen
Inſtinkte. Tacitus erzählt, daß die alten Germanenſtämme,
als ſie zum Ackerbau übergegangen, wahre Ausrottungskriege

---

[1]) Bunge, a. a. O., pag. 102, 108, 109.

zur Eroberung von Salzquellen führten. Dasselbe geschieht bei den ackerbauenden Wilden in Afrika und Amerika auch heute noch. Bekanntlich ist die Kartoffel ein sehr kalireiches Nahrungsmittel und deshalb der Salzverbrauch gerade bei den Armen ein bedeutender und nothwendiger, die Salzsteuer also höchst unbillig. In unsern Kulturverhältnissen wird übrigens das Salz auch zum Vergnügen und gewöhnlich im Unmaße genossen, oft zum Schaden für die Nieren, die bei der Fortschaffung des Ueberschusses gefährlich erkranken können. Ob die Kochsalzzufuhr den Eiweißumsatz beschränkt, ist streitig (Hermann).

Es ist ein interessanter Beleg für Moses' feine Naturbeobachtung, daß er befahl, die Thieropfer ohne Salz, die Pflanzenopfer aber mit Salz auf dem Altare darzubringen[1]).

Zu einer richtigen Ernährung ist erforderlich, daß die Eiweißstoffe zu den Kohlehydraten sich verhalten wie 1 : 3 oder 1 : 4. Bei Ruhe oder bei Armuth kann es aber auch auf 1 : 7 kommen und lange Zeit fortbestehen.

Verbrennen wir diese geforderte Menge von Kohlenstoff, Wasserstoff und Stickstoff auf künstliche Weise, z. B. mit Sauerstoff, so erhalten wir eine weit größere Zahl von Wärmeeinheiten und Kilogrammetern, als im Körper wirklich verwendet sind. Helmholtz rechnet, daß die „äußere Arbeit" höchstens $1/5$ vom Heiz- und Bewegungswerthe der genossenen Nahrung darstellt. Eine Dampfmaschine setzt 14, selten 16% ihres Heizmaterials in Bewegung um, das übrige wird auf Wärmebildung verwendet und geht hier unbenutzt verloren. Für 1 Kilogrammeter Arbeitsleistung braucht die beste Dampfmaschine immer noch 5 bis 6 mal so viel Brennmaterial als der Menschenleib[2]). Wenn der Mensch genüglich ernährt sein soll, so bedarf er also thatsächlich mehr, als er, nach seinen Arbeitsleistungen und Verbrennungsprodukten berechnet, verbraucht; mit der Hungerdiät kann er leben, aber nicht arbeiten; soll er das dennoch, so wird er träge und entartet.

Aber auch jetzt ist die Ernährungsfrage noch lange keine einfache, weil wir nicht Nährstoffe, sondern Nahrungsmittel

---

[1]) Bunge, a. a. O., pag. 102, 108, 109. III. Mos. 2; 13.
[2]) Zunz, D. Med. Wochensch. 1890, Nr. 12.

genießen, die nach Jahrgang und Bezugsquellen ungemein verschiedenartig sind, und weil die Fähigkeit, das erhaltene Material in Blut umzusetzen, in gesunden und kranken Tagen eine individuell sehr verschiedene ist, und endlich, weil die Natur auch die gröbsten Fehler der Ernährung lange ausgleicht und nicht mit kriegsrechtlicher Schnelligkeit, wenn auch schließlich mit unerbittlicher Strenge bestraft.

6. Nahrungsmittel.

Milch.

Wie wir den unendlichen Reichthum der Sprache sammt den dazu gehörigen Begriffen als die beste Gabe Gottes empfangen und fröhlich gebrauchen, lange ehe es uns einfällt, das Secirmesser der Grammatik an sie zu legen, um verstehen zu lernen, was wir längst verstanden haben, so trinkt der vergnügte Säugling an der warmen Mutterbrust seine Nahrung, und ist fest entschlossen, sich noch lange nicht um die Nährstoffe derselben zu bekümmern; ja er kann später schon sehr gebildet werden und doch essen und trinken nach der Melodie: „Ein guter Mensch in seinem dunklen Drange ist sich des rechten Weges wohl bewußt." Er hätte auch Recht, wenn er ein Thier wäre, denn dieses geht genau soweit als sein Klima und seine Weide reicht. Der Mensch aber als Weltbürger überwindet Himmelsstriche und Speisezettel, kann meiden, was ihm schadet, und suchen, was er bedarf, und seine Nahrung seinen Lebenszwecken anpassen. Bei den Thieren hat er es längst gethan, hier die Muskeln, dort das Fett, dort die Milch mit klugen Ernährungs- und Züchtungsmethoden gefördert und gemacht; dann hat er es bei Fechtern und Soldaten versucht, und erst ganz langsam fängt er an, bei der großen Masse seines Volkes und bei dem lieben Ich anzufragen: welche Nährstoffe gebrauche ich? in welcher Form? und in welchem Maße?

Die Natur hat es nicht darauf ankommen lassen, daß ihre Geschöpfe nachdenken, sondern ihnen gütigst eine ganze Mahlzeit von Nährstoffen miteinander aufgetragen, und sie gab auch außer der Milch kein Nahrungsmittel, welches nicht mehrere Nährstoffe enthielte, und mit dem allein — wenn es nämlich genüglich vorhanden ist — der Mensch nicht zur Noth bestehen könnte.

Das Ideal der Nahrungsmittel ist die Milch, eine farblose dünne Lösung von Milchzucker und Salzen in Wasser, in welcher, wie die Blutzellen im Blutwasser, die Milchkügelchen schwimmen, die wesentlich Fetttröpfchen mit einer Hülle von Eiweiß sind; sie geben der Milch die satte weiße Farbe, die bei erheblicher Verminderung der Milchkügelchen in das berüchtigte Himmelblau umschlägt. Dazu kommen etwa 3 Raumprocente von Gasen, vorzugsweise Kohlensäure.

Außer der Kuhmilch wird in Schweden · und Dänemark die sehr reichhaltige Schafmilch, in der Schweiz Ziegenmilch, in der Tartarei Stutenmilch verwendet.

Kuhmilch besteht, in mittleren Werthen, aus: Käsestoff 4,0; Eiweiß 0,5; Fett 3,6; Zucker 4,8; Salze 0,7 und Wasser 86,4 Procent und hat ein specifisches Gewicht von 1,03, welches durch das specifische Gewicht des Milchzuckers und des Käses vermehrt und durch die Butter — die leichter als Wasser — wieder gemindert ist. Dieses giebt demnach einen, wenn auch nicht allein gültigen, doch brauchbaren Maßstab für die Verdünnung der Milch. Wenn gute Milch 1,030 ist, so wiegt Milch mit $^1/_{10}$ Wasser: 1,027; mit $^2/_{10}$ Wasser: 1,024; mit $^4/_{10}$ Wasser: 1,018 und halbgewässerte Milch: 1,015.[1]

Zur Verhütung von Irrthum ist festzuhalten, daß diese specifischen Gewichte für die Temperatur von 12° C. berechnet sind und daß jeder Grad höherer Wärme die Milchprobe tiefer einsinken läßt (z. B. die Müller'sche um $^1/_4$°). Nimmt man Butter von der Milch weg, so wird sie dichter, specifisch schwerer, wie sie durch Wasserzusatz dünner und specifisch leichter wird. Eine solche Fälschung mittelst der andern zu korrigiren, ist aber durch das Blauwerden der Milch erschwert und es wird daher meistens nur nach einer Richtung betrogen. Den Buttergehalt der Milch mißt man am besten durch Stehen-

---

[1] König, Chemie der menschl. Nahrungs- und Genußmittel, III. Aufl., Berlin, 1889, enthält eine große Anzahl genauer chemischer Analysen und ist als Nachschlagewerk unentbehrlich; ebenso:

Lehmann, Methoden der praktischen Hygieine, Wiesbaden 1890.

laſſen und Abmeſſen der Rahmſchicht (deren Abgrenzung durch
Zuſatz von Ammoniak und Aether viel ſchärfer wird). Den
pflichtgemäßen 3,6 Procent Fett entſprechen 10—15 Procent
Rahm. Der Geſammtinhalt an feſten Beſtandtheilen wird am
beſten gefunden, wenn man Milch langſam eindampft. Der
lufttrockne Rückſtand muß wenigſtens 10 Gewichtsprocente be=
tragen[1]).

Die Reaktion der Milch iſt im friſchen Zuſtande ſchwach
alkaliſch, dann wird ſie neutral und ſchließlich unter dem
Einfluſſe der unvermeidlichen Gährungspilze ſauer, indem
ſich ein Theil des Käſeſtoffes zerſetzt und dadurch den Milch=
zucker in die ſaure Gährung hineinreißt; es entſteht Milch=
ſäure in größerer Menge; dieſe fällt den übrigen Käſe und
die Milch iſt „gebrochen“. Sehr oft ſetzt man etwas Soda
oder Kalkwaſſer zu, um Säurebildung zu verhüten oder zu
verdecken. Bei der großen Zerſetzbarkeit aller Eiweißſtoffe
genügt es, Milch in ein nicht ganz reines Geſchirr zu ſchütten,
um ſofort die Säurebildung einzuleiten. Friſch gemolkene
Milch iſt bekanntlich ſehr lufthaltig und ſchäumend, beſonders
beim Aufkochen. Sie kommt ganz bacillenfrei vom Euter,
inſofern dieſes nicht tuberkulös erkrankt iſt, wird aber ſofort
erheblich verunreinigt. Unſaubere Hände, Schmutz von der
Haut des Thieres, und Düngerſtoffe aus der Luft des Stalles
führen der Milch eine Menge von Fäulniß= und Gährungs=
pilzen zu, welche der in die Milch hineingeriſſenen Luft ihren
Sauerſtoff entziehen und bei raſcher Vermehrung die ſaure
Gährung einleiten.

Zum Ueberfluſſe aber iſt die Milch auch noch ein vortreff=
licher Nährboden für viele, zufällig hineingerathene krank=
machende Bacillen.

Bacillen bleiben entwicklungsfähig:

	Cholera = Bacillen	Typhus = Bacillen	Tuberkuloſe = Bacillen
in Milch	6 Tage	35 Tage	10 Tage
in Butter	32 „	21 „	30 „
in Molke	2 „	1 „	14 „
in Käſe	1 „	3 „	14 „[2])

---

[1]) Ambühl, Lebensmittelpolizei, St. Gallen, 1883.
[2]) Arbeiten des Kaiſerl. Deutſchen Geſundheitsamtes, V. Bd., 2. Heft.

Clauß fand in der Marktmilch zu Würzburg 222,000 bis 2,334,000 Keime in 1 ccm, Lehmann 1,9—7,2 Millionen und Renk in Halle 6—30,7 Millionen.[1]

Man thut also gut, die Milch zu seihen, aber auch nachzusehen, wie vielen Schmutz sie beim Stehen im Spitzglase absetzt, was, „ländlich sittlich" an verschiedenen Orten ganz verschieden ausfällt; man thut ferner gut, die Milch nicht roh zu trinken, sondern nur gekocht. Manche Gährungserreger gehen erst nach stundenlangem Kochen zu Grunde, die oben genannten Krankheitskeime aber schon nach $1/4$ bis $1/2$ Stunde. Unverdaulicher wird die Milch dabei nicht, und es ist deshalb für Kinder immer, für Erwachsene wenigstens zur Zeit von Epidemien das Auskochen zu empfehlen: zur Luftaustreibung, zur Säureverhütung, besonders aber zur Desinfektion. In saurer Milch behaupten sich die Bacillen der Tuberkulose und des Typhus, während Cholerabacillen rascher absterben.

Wer gemischte Speisen, Fleisch, Obst, Mehlspeisen und Gemüse, Wein und Gewürze genießt, verträgt sehr oft die Milch nicht, weil sie seinen Magen zu wenig reizt, und wer aus irgend einem Grunde lange Milchdiät beobachten will, der muß sich nebenbei an sehr reizlose Speisen und Getränke, Brod und Wasser, Mehlspeisen und Eier, halten; das Durcheinander einer planlosen Milchdiät, ganz besonders die gleichzeitige Verordnung von Wein, verursacht nicht selten erhebliche Verdauungsbeschwerden und ist Schuld an all' den ungerechten und sinnlosen Vorwürfen, welche zumal das Landvolk der Milch so oft macht.

In nationalökonomischer Beziehung ist es bemerkenswerth, daß die Milch, die ziemlich genau den vierten Theil des Nährwerthes von gutem Ochsenfleische hat, noch lange nicht den vierten Theil des Fleischpreises gilt und somit außer der vorzüglichen Zusammensetzung auch noch die Wohlthat der Preiswürdigkeit darbietet.

So unentbehrlich die Milch für Menschen und Säugethiere ist, so wenig ist sie eine bleibende Nahrung, und wir kennen gar kein Geschöpf, das sich zeitlebens nur von Milch nährte.

---

[1] Rubner, Lehrbuch der Hygieine, 1900, pag. 511.

Wollte ein erwachsener, arbeitender Mensch sich nur von Milch
ernähren, so bedürfte er deren im Tage 5½ Liter, eine Masse,
die der Magen nicht wohl bewältigte, und die den Körper
zur Arbeit unlustig machte. Auf dem Lande, namentlich in
Schweden und in Kurdistan, dann vor allem bei den Beduinen
Arabiens ist der Milchkonsum ein sehr großer. In den Städten
aber tritt derselbe rasch zurück. Für den Tag und Kopf der
Bevölkerung werden verzehrt an Milch:

in München . . . . 562 Gramm
„ Königsberg . . . . 383 „
„ Paris . . . . 228 „
„ London . . . . 107 „

In der frischen Milch ist das Verhältniß der Eiweiß=
körper zu den Kraftmitteln (Fett und Zucker) wie 1 : 3,
also auf starken — nicht nur Ersatz, sondern auch auf Ansatz
der Leibesorgane berechnet, der Arbeitsdiät entsprechend. Der
Säugling empfängt, wie der Soldat sagt: Feldverpflegung.

Da die Mischung der Milch sehr hinfällig ist, so müssen
wir sie frisch genießen oder durch Eindampfen konserviren, wie
es die bekannte Englisch=schweizerische Milch=Kondensirungs=
Gesellschaft in Cham (Kanton Zug, Schweiz) thut, welche die
Milch bei sehr geringer Erwärmung im luftverdünnten Raume
so eindampft, daß die Milchkügelchen nicht zerstört werden,
dann Zucker zusetzt und so ein wohlschmeckendes Extrakt be=
reitet, das etwa 5 mal koncentrirter ist als Milch und für
den Gebrauch einfach mit Wasser verdünnt werden kann. Die
früheren Extrakte hatten die Milchkügelchen in zerrissenem
Zustande, und die freigewordene Butter gab ihnen einen ran=
zigen Beigeschmack.

Unterdessen sind auch ebenso gute Präparate erfunden und
in den Handel gebracht worden, bei denen der unnatürliche
Zuckerzusatz vermieden ist, und wirklich nur Milch in konden=
sirter, ja sogar, wie in dem Staldenerpräparat, nur in unver=
ändert konservirter Form geboten wird.

Seit Jahrtausenden hat man aber die Milch zersetzt, um
sie aufzubewahren und auszunutzen.

Die Butter enthält durchschnittlich etwa 90 % Fett,
½ bis 1 % Käsestoff, gegen 10 % Wasser, betrüglicherweise oft

weit mehr. Die Fette sind Glyceride der Stearin-, Palmitin-
und Oelsäure, insbesondere noch mit der Kaprin-, Kapron-
und Buttersäure, die sie von anderen Fetten unterscheiden.

Butter fängt an zu schmelzen bei 21—26° C., Rindstalg
bei 32—38°, Hammeltalg bei 38°.

Schöpsenfett, in Benzin gelöst, erstarrt bei 20° C., Butter
in Benzin erst unter 12° C. Viele Sorten des sogenannten
Kunstschmalzes sind schwerverdaulicher Rinds- und Hammeltalg, verdünnt mit Repsöl und Schweinefett. Die Leistungen
des chemischen Laboratoriums lassen sich leicht auch auf dem
Lebensmittelmarkte zur Entlarvung des Betruges verwerthen,
wenn man es halbswegs will.

An Bakterien enthält frische Butter 10 bis 20 mal mehr
als ein guter Emmenthalerkäse, auch der Tuberkelbacillus
findet sich gelegentlich (Roth-Zürich u. A.). Das Einsalzen
setzt diesen Bakteriengehalt bedeutend herab und dadurch auch
die Verderbniß der Butter. Das Ranzigwerden beruht auf
einer Spaltung der Glyceride und namentlich in dem Auftreten freier Buttersäure; auch das Stearin und Palmitin
zersetzen sich zu flüchtigen Fettsäuren, alles Verbindungen,
die sehr schädlich reizend auf die menschliche Verdauung einwirken.

Vollständige Entfernung des Wassers und des Käses und
Zerstörung der mikroskopischen Gährungserreger ist aber erst
durch Kochen möglich: man macht aus der Butter Schmalz
und dieses läßt sich dann auch viel länger aufbewahren, ohne
zu verderben.

Der Käsestoff der Milch wird erst durch Lab, dann
durch Molkenessig ausgefällt, bald mit der Butter (Fettkäse),
bald erst, nachdem diese abgenommen worden (Magerkäse).

Magerer Käse enthält im Mittel: 35—45% Kaseïn, 6%
Fett, 5% Salze, 44% Wasser. Fetter Käse aber enthält:
25 bis 30% Kaseïn, 30% Fett, 4% Salze, 36% Wasser.

Wie die Milch, ähnlich einem lebenden Wesen oder einem
faulenden Körper, Sauerstoff aufnimmt und Kohlensäure ab-
sondert, so thut es auch der Käse auf Lager, und wenn er
„reif" geworden, ist der größte Theil seines schwerlöslichen
Kaseïns wieder in eine leicht lösliche peptonartige Form über-

gegangen. Der Käse ist verdaulicher geworden. Zu diesem Nährwerthe des reifen fetten Käses gesellt sich noch der große Gehalt an phosphorsauren Salzen, die er aus der Milch fast vollständig mitgenommen und die zum Aufbau des Knochengerüstes und zur Erhaltung einer normalen Blut= mischung ganz unentbehrlich sind. Auf 1 Centner Käse fallen wenigstens 3—4 Pfund phosphorsaurer Salze, und es läßt sich leicht ermessen, wie unrichtig die Länder handeln, welche Käse produciren und dann noch eine lebhafte Ausfuhr von Knochen gestatten, um die Leistungsfähigkeit ihres Bodens rasch zu Grunde zu richten. Die Kulturstaaten aller Zeiten haben mit richtigem Takte die Käsebereitung gepflegt und sie zur nationalökonomischen Frage erhoben, lange ehe die Chemie die Erklärung zum instinktiven Appetite gegeben.

Nehmen wir zum fetten Käse noch Brod und Wasser, so haben wir eine Mahlzeit, die für lange alle Ausgaben des arbeitenden Körpers zu bestreiten vermag, nicht leicht ver= dirbt, wenig Raum einnimmt und den Soldaten, wie den Jäger und den Bergsteiger bis an die äußersten Grenzen der Civilisation und des Lebens getreulich begleitet. Wir haben nicht viele solcher „eiserner Rationen"; es sind außer Käse und Brod noch Speck und Brod, Büchsenfleisch mit Zwie= back, und nur zum Theil noch: Schwarzbrod mit Butter.

Der Magerkäse, Hauskäse, ein billiges Nebenprodukt der Butterbereitung, war einst ein wichtiger Bestandtheil der Volksnahrung und wird es vielleicht wieder, wenn erst der „Kerl, der spekulirt", durch Hunger und Unglück dazu getrieben wird, das Naheliegende zu sehen. Es ist weiser, Butter aus= zuführen als Käse.

Alt=England macht auch Käse aus ganzer Milch, der noch Rahm beigefügt worden ist: Stilton, und endlich Käse bloß aus Rahm bereitet.

Der Käse ist sehr viel verdaulicher, als er gewöhnlich dafür gilt. Die Verlegenheiten fangen erst dann an, wenn er mit reichlichem Alkohol genossen wird.

Der Milchzucker als solcher wird häufig aus der Molke, dem Nebenprodukte der Käserei, durch Eindampfen dargestellt, noch häufiger und nützlicher gleich an Ort und Stelle in

Schweinefleisch verwandelt. Eine nicht unbedeutende Verwendung findet die Molke als Kurmittel; sie gilt als kühlend, auflösend, den Stoffwechsel beschleunigend und verbessernd, wie Beneke's reichhaltige Arbeit nachweist[1]) und wie die alltäglichen Erfahrungen an hochgelegenen Molken-Kurorten zeigen, wobei übrigens die Ruhe und der reichhaltige Aufenthalt in der freien, von der Sonne intensiv durchleuchteten Luft ebenfalls wesentlichen Antheil hat.

Während bei der gewöhnlichen Milchverderbniß der Zucker in Milchsäure umgesetzt wird, kann er aber, mit andern Gährungspilzen, auch die Umsetzung seines pflanzlichen Gleichwerthes, des Traubenzuckers erleiden, die weingeistige Gährung durchmachen: Kohlensäure und Alkohol liefern. Wir kennen solche in alkoholische Gährung gebrachte Milch als Kumis und begrüßen das edle Produkt der Kirgisensteppe gegenwärtig als eines der vielen unfehlbaren Mittel gegen Lungenschwindsucht. Anstatt dort aus Stutenmilch, wird es hier aus Kuhmilch bereitet, und anstatt dort beim luftigen Nomadenleben hier im wohlverschlossenen Salon getrunken.

Aehnlich verhält sich der Kefir, der als ein gelungenes Präparat von saurer Milch oft ausgezeichnete Dienste leistet. Er ist dicker als Kumis, reicher an Eiweiß und ärmer an Alkohol. Es giebt vielleicht kein Nahrungsmittel, das von vielen schwerkranken Magen so gut vertragen wird, wie eine richtig zubereitete dicke Milch. „Schlotter" nennt sie der Schwabe.

Fleisch.

Wenn das Menschenkind entwöhnt und die ausschließliche Milchdiät vorüber ist, steht ihm die weite Welt zur ferneren Ernährung offen, aber nur in Kulturländern und im Wohlstand hat er die Auswahl; in den tropischen Urwäldern, wie in den Einöden der Polarzone, auf den geographischen Prairien und Steppen, wie auf dem socialen Haideland der Dürftigkeit ist er auf das angewiesen, was überhaupt vorhanden ist und verdankt er sein Dasein nur der wunderbaren Schmiegsamkeit und Ausdauer seines gebrechlichen Leibes; hier lebt er bloß

---

[1]) Beneke, Rationalität der Molken-Kuren, Hannover, 1853.

von thieriſchen Nahrungsmitteln, dort vorzugsweiſe von Pflanzenkoſt, und behauptet ſich dennoch. Es giebt keine Rangordnung der Nothwendigkeit der Nahrungsmittel, aber ein unwandelbares Geſetz für die Miſchung ihrer Nährſtoffe.

Wir kennen noch nicht die Urſache, wohl aber die Thatſache, daß unſere haſtigen Zeit- und Kulturverhältniſſe den ökonomiſch nicht vortheilhaften Fleiſchgebrauch fortwährend ſteigern, beim Landvolk wie beim Städter, ganz beſonders bei denen, die wenig Geld verwenden können. Hat unſer Geſchlecht nicht Zeit, die nahrhaften Pflanzenſtoffe zu verdauen? oder erregen ſie ſie zu wenig? oder bewältigt ſie der mit faden Brühen und loſen Kartoffeln mißhandelte Magen nicht mehr?

Es hält ſchwer, den Fleiſchverbrauch zu ſchätzen; nach amtlichen Angaben iſt er, beiſpielsweiſe für unſere großen Städte folgender:

Es trifft auf jeden Einwohner (Kinder mit berechnet) täglich in:

London	274 Gramm		München	260	Gramm
Paris	230	„	Wien	238	„
Berlin	135	„	New York	226	„
Königsberg	92	„	Lyon	200	„

Als eine gute Ernährung kann man bezeichnen, wenn in der Koſt des erwachſenen Mannes (von 75 Kilo Gewicht) durchſchnittlich 250 Gramm Fleiſch für den Tag geboten ſind. Das mittlere Gewicht der Bevölkerung beträgt (Kinder und Erwachſene) nur 45 Kilo (Rubner).

v. Carnap hat folgende Ziffern für den Fleiſchverbrauch herausgerechnet:

Frankreich verzehrt im Jahre 8 Millionen Centner Rindfleiſch, $3^1/_2$ Millionen Centner Schaffleiſch und 8 Millionen Centner Schweinefleiſch.

England verbraucht im Jahre 16 Millionen Centner Schweinefleiſch, 10 Millionen Centner Rindfleiſch und $7^1/_4$ Millionen Centner Schaffleiſch.

Es trifft ſomit auf Frankreich $18^1/_3$ Millionen und auf England $33^1/_2$ Millionen Centner Fleiſch im Jahr, oder 45 Pfund für jeden Franzoſen, 100 Pfund für jeden Engländer, nach Abzug der Schiffsvorräthe[1]). Im Kanton St. Gallen

---

[1]) v. Carnap in: „Welthandel", Stuttgart, 1869, pag. 575.

mit 230,000 Einwohnern, $^8/_7$ ackerbauend, $^4/_7$ industriell: 70 Pfund.

Fleisch ist ein weit schwerer zu bestimmender Begriff als Milch. Es enthält wesentlich: Muskelmasse (thierisches Eiweiß), Zellgewebe (leimgebende Stoffe), eingelagertes und aufgelagertes Fett, Extraktivstoffe, phosphorsaures Kali, Blut mit allen Bestandtheilen des Organismus, und etwa 50—70 % Wasser, endlich auch eine Reihe von Verunreinigungen: Schmarotzerthiere und deren Eier.

Das Fleisch junger Thiere ist sehr wasserreich und geht deshalb beim Kochen zusammen („Kalbfleisch ist Halbfleisch", sagt die Hausfrau). Alte Thiere haben in ihrem Fleische ebensoviel Wasser — auch etwa 75 % —, geben dieses beim Kochen an die Brühe, beim Braten an die Luft ab und liefern dann ein zusammengeschrumpftes, trockenes Gericht. Der Reichthum an Zellgewebe, das theilweise zu Leim und weicher Gallerte gekocht wird, läßt das junge Fleisch trotz des Wasserverlustes zarter erscheinen als das alte; wirklich weich und saftig ist nur dasjenige Fleisch, welches, wie gutgemästetes Ochsenfleisch, wenig Wasser und wenig Leimgewebe, aber zwischen den Muskelbündeln viel fein vertheiltes Fett hat, das beim Kochen bekanntlich nicht verdunstet, die Faser vor Austrocknung bewahrt und seinen vollen Nährwerth auf den Tisch bringt.

Thiere, die stark gearbeitet haben, liefern fettarmes, grobfaseriges, dadurch schwer zu kauendes und zu verdauendes Fleisch, wie alte Pferde, abgetriebene ungarische Ochsen und vieles wildlaufende Rindvieh aus den Pampas und aus Australien. Wenn solches Fleisch auch gut erhalten auf den europäischen Markt kam, so war es, bis auf die neueste Zeit, rauh, unschmackhaft und wenig begehrt.

Mageres Ochsenfleisch enthält 66 %, halbfettes 54 % und ganzfettes 45 % Wasser[1]). Da man das Wasser billiger beim Brunnen holt als beim Fleischer, so ist es ein großer Rechnungsfehler, wenn man für mageres Fleisch nicht mindestens 20 % weniger bezahlt als für fettes. Bekanntlich haben

---

[1]) Das Fleisch als menschliches Nahrungsmittel. Prof. Rueff. Stuttgart 1866, pag. 26.

an demselben Thiere die verschiedenen Stücke verschiedenen
Gehalt und Nährwerth: die Hüften-, Lenden- und Rücken-
stücke bis zum Schulterblatte (Vorderrippe) sind die besten,
Schulterblatt, Hals und die Mehrzahl der Bauch- und Bein-
stücke die schlechtesten, kaum halb so gehaltreich; der Preis
muß, wie in England und allen größern Städten des Kontinentes allgemein, nach dem Stücke festgesetzt werden; wer das
Beste haben will, soll am meisten, und wer als geringerer
Kunde das Schlechtere nehmen muß, soll am wenigsten bezahlen. Tausend hungrigen Lehrlingen und schmal bedienten
Familientischen käme es zu gute, wenn das Auge des Gesetzes,
das so gerne wacht! auch über den Fleischverkauf wirklich
wachen und sich der Hilflosen annehmen wollte! Gesundheitspflege und Nationalökonomie sind bei der Frage schwer betheiligt. Die alten Aegypter und Hebräer hatten schon eine
sehr sorgfältige Fleischschau; ja wo sie heutzutage noch gewissenhaft gehandhabt und nur „koscheres“ Fleisch gegessen
wird, ist auch die Tuberkulose seltener[1]). Sonst aber verkauft
man das Fleisch perlsüchtiger Thiere „aus christlicher Barmherzigkeit“ auf der Freibank den Armen, denen die Tuberkelbacillen selbstverständlich nicht schaden. In neuerer Zeit fangen
wenigstens die größeren Städte an, das nicht bankmäßige
Schlachtfleisch mit strömendem Dampfe durchzuwärmen, also
regelrecht zu desinficiren[2]).

Es ist ein guter Brauch, die Schlachtthiere vor der Tödtung
eine Nacht in Ruhe zubringen zu lassen. Abgehetzte Thiere
liefern, wenn sie auch sonst ganz gesund gewesen, ein leicht
zersetzbares Fleisch, in welchem sich Verwesungsgifte (Ptomaine) entwickeln, und dessen Genuß wenigstens einen Brechdurchfall, wenn nicht einen „Fleischtyphus“ herbeiführen kann.

Ganz frisches Schlachtfleisch ist zähe, und süßlich von
Muskelzucker (Glycogen), der sich in kühler Ablagerung in
Milchsäure umsetzt und die Faser mürbe macht.

Welche Fleischart zu essen sei? das ist stets eine mehr
nationalökonomische, als eine diätetische Frage. Moses unter-

<hr>

[1]) Drysdale, die relative Immunität der Juden gegen Tuberkulose.
Schw. Aerztl. Corresp.-Bl. 1889, pag. 608.
[2]) Der Hennebergsche Fleischdämpfer. Hyg. Rundschau, 1895, pag. 717.

schied genau zwischen reinen und unreinen Thieren und wies
sein Volk auf das Fleisch der Wiederkäuer, der Vögel und
der Fische an; die alten Griechen aßen dazu auch noch blut-
junge Thiere, Hunde, Esel und Pferde; der Muselmann ißt
Pferd und Kameel. Alle Zeiten und Völker hatten auch noch
ihre eigenthümlichen, von andern verabscheuten Leckerbissen; die alten Römer mästeten sich Haselmäuse, die Chinesen
verspeisen regelmäßig Hunde, Katzen und Ratten, die Vornehmen ergötzen sich sogar an eingemachten Regenwürmern[1]).

Das Schwein, die unsauberste, aber ausgiebigste Maschine
für Fleischbereitung, wird von allen jetzigen Kulturvölkern
massenhaft gezüchtet, während das äußerst reinliche Pferd,
zu seinem großen Unglücke, noch vielfach als Speise ver-
schmäht und vorzugsweise von Armen verzehrt wird. Das
Pferdefleisch gilt als sehr wohlschmeckend, verdaulich und gesund, insofern es nicht mager und alt ist; das Fett, besonders
während der Belagerung von Paris vielfach erprobt, sei sehr
viel angenehmer und verdaulicher als Rindsfett.

Schweinefleisch, durchschnittlich jung, zartfaserig und
fettreich, ebenso Kalbfleisch von wenigstens acht Wochen alten
Thieren, ist leichter verdaulich als Schaffleisch mit seinem
strengflüssigeren Fett. Es hat aber ganz besonders eine nationalökonomische, in China wie in den Vereinigten Staaten und
in Europa fleißig verwerthete Eigenschaft: die leichte Beschaffung und verhältnißmäßige Billigkeit. Bei der Mästung
speichert das Schwein in gleicher Zeit $1/4$, das Schaf $1/9$
und der Ochse $1/11$ des verwendeten Futters als Fleisch in
sich auf[2]).

Das Wildpret ist saftiger, mürber und nahrhafter, auch
dunkler gefärbt, weil es noch bluthaltig ist, deswegen aber
auch leichter der Fäulniß unterworfen, die durch Essigbeizen
und Gewürze theils verzögert, theils nur verdeckt wird.

Die Vögel haben im ganzen ein wasserarmes, an Extraktivstoffen reiches, mit Fett gut durchsetztes Fleisch, bei
jungen Thieren feine, leicht lösliche Faser.

Umgekehrt ist das Fleisch der Fische etwas wässeriger

---

[1]) Letheby, a. a. O., pag. 134.
[2]) Letheby, a. a. O., pag. 99.

als Rindfleisch, hält mehr leimgebende Gewebe als Muskel=
eiweiß, ist bei den einen Arten ganz mager und des Zusatzes
von Oel oder Butter bedürftig, bei andern Arten äußerst
fett, durchschnittlich weniger nahrhaft und schwerer verdaulich
als Geflügel und Rindfleisch.

Hirn ist reich an Fett (8 %) und Eiweiß (8 %), das dann
beim Kochen fest gerinnt und das Gericht schwer verdaulich
machen kann, weshalb es vom gewöhnlichen Krankenspeise=
zettel öfters zu streichen ist. Brieschen (Kernchen: Thymus=
Drüse des Kalbes) enthält viel weniger Fett und mehr Eiweiß
in einer verdaulicheren Form.

Lungen halten äußerst viel elastisches Gewebe, das
von der menschlichen Verdauung gar nicht bewältigt wird.
Man nimmt so gerne Dinge, die leicht wiegen oder sich zart
anfühlen, für leicht verdaulich, und häufig mit Unrecht.

Reich an Eiweißstoffen, Extrakten und Salzen ist die
Leber: 18 % Eiweißstoffe verschiedener Art, 3 % Fett, 5 %
Extraktivstoffe und 1 % Salze; sie eignet sich ihres billigen
Preises wegen sehr gut dazu, wohlfeile Sparsuppen, die
Mehl, Reis oder Kartoffeln und Fett bereits enthalten, nach
der Seite der Eiweißkörper und Extrakte vollwerthig und
schmackhaft zu machen, insofern sie nämlich fein zerrieben und
erst am Ende des Kochens zugesetzt wird. Die Suppe als
Ouverture zu einem Eßkoncert kann aus klarer Fleischbrühe
bestehen; die Suppe als Gesammtmahlzeit muß Eiweiß, Fett,
Stärkemehl, Salze, Extrakte und ein bischen frische Pflanzen=
säfte enthalten, oder sie taugt nicht.

Kaldaunen (Kutteln, Ochsenmagen), Därme, enthalten
viel leimgebendes Zellgewebe und drüsige, eiweißhaltige Ge=
bilde; sie sind zwar nicht ihres Geschmackes, aber ihres Nähr=
werthes wegen sehr verwendbar, aber auch hinfällig, bald
faulend.

Um das Schlachtfleisch dauerhafter zu machen, bewahrt
man es vor der Aufnahme ganz frischer Nahrungssäfte und
läßt die Thiere einige Stunden vor der Tödtung fasten, sorgt
auch für den ausgiebigsten Abfluß des Blutes; um es ver=
daulicher zu machen, läßt man es vor dem Gebrauch zwei
Tage liegen, bis die ersten Vorläufer der Zersetzung das

Gewebe lockern. Der Feinschmecker legt es volle 8 bis 10 Tage auf Eis.

Das kurzweg sogenannte „Fleisch" ist Muskelfleisch, braun marmorirt von eingelagertem Fett, festweich, elastisch, trocken, neutral reagirend. Ist das Thier an Krankheit verendet und blieb alles Blut im Leibe, so wird das Fleisch dunkel bis schwarz und reagirt alkalisch; war es vor dem Schlachten krank, so erscheint es häufig wässerig, blaß, das Fett schlotternd.

Das Fleisch von lungenseuchekranken Thieren (interstitielle Lungenentzündung) galt ehemals, wenn gut durchgekocht, als unschädlich, und man beseitigte es mehr wegen der hohen Ansteckungsgefahren für die Rinder. Nun aber berichteten die Aerzte Englands und Hollands übereinstimmend, daß während der großen Lungenseuche-Epizootien von 1842 bis 1851, 4 bis 6 mal mehr Menschen als gewöhnlich an bösartigem Rothlauf und an Karbunkel gestorben seien. Unter allen Umständen sind Thiere, die an Milzbrand (fauligem Typhus) und an Rinderpest (kroupöser Darmentzündung) gelitten, vollständig zu beseitigen, ebenso genau die Thiere, die durch Hunde oder Katzen wuthkrank (wasserscheu) geworden. Diese schrecklichste aller Krankheiten läßt sich auf sämmtliches Schlachtvieh, wenn auch nicht sehr leicht, übertragen.

In allem Rindfleisch und ebenso im Rehfleisch stecken Bandwurmeier (Taenia mediocanellata) und der Rath, schwächlichen Kindern rohes geschabtes Ochsenfleisch zu geben, ist vielfach bitter gebüßt worden. Individuen und Völker (besonders Abessinier), die rohes Fleisch essen, leiden fast ohne Ausnahme an Bandwürmern. Der breitgliedrige, leicht abzutreibende Bandwurm (Bothriokephalus latus) hat seine Vorstufen nicht im Fleische, wahrscheinlicher im Wasser; sicher nachgewiesen sind sie im Fleische mehrerer Süßwasserfische, zumal der Hechte.

Am reichsten an Schmarotzern ist das Schweinefleisch. Nicht bloß entwickelt sich der Kopf und die Keimblase eines hartnäckigen Bandwurmes (Taenia solium) zuweilen tausendfältig als Finne, sondern fast regelmäßig liegen unentwickelte und ungezählte Bandwurmeier auch im nichtfinnigen Fleische und

warten begierig auf den Unvorsichtigen, der, rohe oder halb=
gekochte Würste oder Schinken essend, ihnen Niederlassung und
Bürgerrecht in seinem werthen Dünndarme gewährt. Zum
Ueberfluß beherbergt das unreine Thier zuweilen auch noch
die mörderische Trichine, die nicht bloß als Ei, sondern als
fertiges Thier einwandert, und im Magen und Darmkanal
angelangt, trotz der ganzen Speisekarte, die mit ihm gekom=
men, sofort das Geschäft tausendfacher Vermehrung und kühner
Wanderungen durch Darmwände, Zellgewebe und Muskeln
beginnt. und schon oft in einer einzigen Stadt unter den
Kunden eines einzigen Fleischers in wenigen Wochen Dutzende
von Todesfällen veranlaßt hat, welche nach einem „rheumatisch=
katarrhalisch=nervösen Fieber“ alten Stiles eingetreten. Die
Trichinose ist bisher am häufigsten in Norddeutschland vor=
gekommen. Aber auch in Süddeutschland und in der Schweiz,
in England, Frankreich, und Belgien sind trichinöse Schweine
keine Seltenheiten; wenn Menschenopfer durch Trichinose in
diesen Ländern sehr selten sind, kommt es nur davon, daß
die Unart, rohes Fleisch zu essen, noch nicht Mode geworden.
Eine ganz genaue Trichinenschau würde das Schweinefleisch
so vertheuern, daß es nicht mehr zu verkaufen wäre; die ge=
wöhnliche Trichinenschau aber schützt sehr unvollständig; den
einzigen sichern Schutz gewährt das Kochen oder Braten des
Fleisches.

Man kann mit freiem Auge verkalkte und eingekapselte
Trichinen wahrnehmen, einzelne Thiere nie; ihre Länge be=
trägt im Muskel durchschnittlich 0,6—1 Millimeter[1]).

Schließlich mag auch noch erwähnt werden, daß rohes
und gekochtes, besonders in Kisten verpacktes Fleisch und
Würste in einzelnen, zum Glück nicht häufigen Fällen ein noch
wenig bekanntes Fäulnißgift (Ptomaine) entwickeln, das beim
Menschen Brechdurchfall, schwere typhöse Fieber und langes
Siechthum oder den Tod herbeiführt. England, Deutschland
und die Schweiz haben wiederholt derartige Lokal=Epidemien
erlebt, zumal nach Festen! Württemberg verlor in den letzten
50 Jahren von 400 in solcher Weise Vergifteten 150. Der

---

[1]) Virchow, Lehre von den Trichinen, für Laien und Aerzte, III. Aufl.,
Berlin, 1866.

Kanton Zürich hatte zwei Epidemien von Fleischthphus, der jeweilen bei Sängerfesten durch warm zusammengepackten, zwei Tage aufbewahrten Kalbsbraten und Schinken verursacht worden. Im Jahre 1839 erkrankten zu Andelfingen 476, und 1878 zu Kloten unter ganz gleichen Verhältnissen 651 Personen. Die Erkrankungen waren zum Theil sehr schwere; Mortalität 1839 = 2%; 1878 = 1%. Die Diagnose wurde in der einen Epidemie durch Schönlein, v. Pommer und U. Zehnder, in der andern durch Eberth und C. Zehnder auch anatomisch festgestellt[1]).

Gegen alle diese Gefahren schützt nur umsichtige Fleisch= schau, gründliches Kochen oder Braten und: kurze Aufbe= wahrung.

Wie die Milch=Kontrole eine Forderung der Humanität ist, um die unmündigen und wehrlosen Kinder vor dem Dieb= stahl an Nährstoffen zu schützen, so ist eine genaue und umsichtig gehandhabte Fleischschau unabweisbare Pflicht für jede Gemeinde=Verwaltung, welche Achtung und Verständniß für Menschenleben besitzt.

Der Speck hat den Vorzug, weit freier von Parasiten zu sein als das Fleisch; er läßt sich leichter trocknen und aufbe= wahren und ist keineswegs so ausschließlich fett, wie man ihn oft dafür hält, sondern auch sehr eiweißreich; er besteht aus etwa 12% Eiweißverbindungen, 15% Fett, 3% Extraktiv= stoffen, 1% Salzen und 62% Wasser.

Fette sind um so verdaulicher, je niedriger ihr Schmelz= punkt. Olivenöl ist am verdaulichsten, dann kommt süße Butter, dann Schweine= und Gänsefett, dann Rindsfett, Schaf= fett und Talg.

Verwendung und Stellvertretung der Fette scheinen nicht unverständlich zu sein; dagegen ist uns die Rangordnung der Eiweißstoffe noch nicht so bekannt. Das Muskeleiweiß ist ähnlich der Gallerte, aber weit löslicher als diese; es ist gleich dem Käsestoff, dem Weizenkleber, und dem Legumin der Bohnen; verschieden sind aber die Gehalte an Schwefel und Phosphor, verschieden das Gefüge und die Fähigkeit, durch Kochkunst und Kauen verkleinert zu werden, endlich auch die

---

[1]) Suter, Fleischvergiftung. Hygiein. Tagesfragen. München 1889.

Löslichkeit im Magen. Am leichteſten löslich erſcheint das thieriſche Eiweiß, Muskel oder Hühnerei, leicht geronnen, weich gekocht, ſchwach gebraten, nicht roh; dann erſt kommt der Weizenkleber und das ſchwefelhaltige Legumin. So ſehr die chemiſche Analyſe alle drei Eiweißformen gleichſtellt, ſo beharrlich bevorzugt der menſchliche Magen das thieriſche Eiweiß vor dem pflanzlichen.

Während das Geſammtbedürfniß des arbeitenden Menſchen 1 Theil Eiweiß auf 3—4 Theile Kohlehydrate verlangt, und die Milch ganz „ſchulgerecht" 1 Theil Käſe und 3 Theile Zucker und Butter liefert, giebt das Fleiſch gleiche Theile von beiden Nährwerthen, alſo zu viel Eiweiß und zu wenig Fett, um zu leben. Daher ſucht der, welcher faſt ausſchließlich von Fleiſch leben muß, wie z. B. der Viehhirt in den Laplata=ländern, möglichſt Fettes zu bekommen; er nutzt das genoſſene Fett genau aus, während er viel Muskelfaſer unverdaut paſ-ſiren läßt und von der verdauten bei ruheloſer Lebensweiſe möglichſt viel zu Harnſtoff umſetzt. Um genug Fett neben allem Eiweiß zu bekommen, ißt er ſeine 3—4 Pfund (1500 bis 2000 Gramm) Fleiſch im Tag. Sein Antipode, der Kartoffel=proletarier, iſt in noch weit größerer Verlegenheit, weil er einerſeits gar zu wenig Eiweißſtoffe auftreibt und etwa 20 Pfund (10,000 Gramm) Kartoffeln eſſen müßte, um, nachdem er den furchtbaren Stärkemehlüberſchuß in Kauf genommen, genug Eiweiß zu haben. Man hat geſucht, ihm zu helfen und aus jenen Ländern, wo die Rinder zu Hunderttauſenden bloß der Häute und des Fettes wegen geſchlachtet und die übrigen Theile weggeworfen wurden, das Fleiſch herüberzunehmen. Die Milch=Konſervirung iſt neu, die Fleiſch=Konſervirung aber noch gar nicht im Gange und ſtetsfort Gegenſtand des Ver=ſuches. Die Seefahrer bewahren ihre Fleiſchvorräthe im Eiſe, den Armeen aber trotten die Viehherden hintennach, weil keine Fleiſch=Konſervirung ausreicht und der Dämon der Ver=weſung überall ſpukt, wo Fleiſch iſt. Südamerika und Auſtra-lien ſenden uns Schiffe mit lebendem Vieh und ſolche mit Schlachtfleiſch auf Eis oder in Kühlkammern, zu deren Küh-lung die Windhauſen'ſche Kaltluftmaſchine eine außerordent-liche Bedeutung erlangt hat. Sie producirt eine Ausſtrömungsluft von 40—50° unter Null[1]). Aber immer noch sind es Versuche. Ueberall fliegen die Keime der Fäulniß herum, und zahllos sind die Anstrengungen, sie abzuhalten oder zu zerstören. Man hat das Fleisch mit schwefliger Säure eingebrannt, wie den Wein im Faß; man hat es in Kohlensäure und Kohlenoxydgas eingelegt, mit Kreosot, Paraffin ꝛc. bestrichen. Diese Hüllen wären vortrefflich, wie Wasserglas auf Holz — aber sie springen auch ab, werden weggescheuert und lassen im Stiche.

Eine bekannte Methode ist die von Appert: das Fleisch in Blechbüchsen zu füllen, den Deckel aufzulöthen bis an ein kleines Loch, dann gar zu kochen und schließlich auch die Dampföffnung zuzuschmelzen. Bei der Abkühlung zieht sich der Deckel ein: bei Verderbniß heben und wölben ihn die Fäulnißgase. Unter sorgfältiger Behandlung ist das Verfahren vortrefflich, aber immerhin kostspielig und nur für Einöden lohnend oder für vorübergehende Armeeverpflegung. England bezog im Jahre 1871 für 12½ Millionen solches Fleisch aus Australien. Auch auf dem Kontinente bewährten sich diese Präparate in Krieg und Frieden, so lange als an Büchsen weder Blech noch Arbeit gespart wurde, und es sind viele Fälle bekannt, in denen solches Fleisch nach 4, 5, ja nach 20 und 30 Jahren noch geruchlos, wohlschmeckend und gut befunden wurde[2]). Die Nordpolfahrer können desselben gar nicht mehr entbehren. Am einfachsten und handlichsten erscheint der Vorschlag von Letheby: das Fleisch in reichliches Fett einzuschmelzen, dessen Ranzigwerden man durch Zusätze von Salz oder Zucker verhütet[3]).

Der Engadiner Hirte, der auf einer Höhe von 2000 Meter den kurzen Sommer ausbeutet, hängt sein Schaffleisch in die trockene Bergluft und macht es so hart, daß es selbst den Transport aushält; ein Gleiches gelingt auch seinem Herrn Kollegen am Rosario[4]); es ist bis jetzt aber noch nicht im

---

[1]) Rubner, Hygieine, 1900, pag. 485.
[2]) Letheby, on food, pag. 195.
[3]) Ibid., pag. 196.
[4]) Heußer und Claraz, Fleischproduktion und Fleischverwerthung in Buenos Aires. Schweiz. Polytechn. Zeitschrift. XIII. Abdruck, pag. 11

Großen geglückt, wahrscheinlich wegen der zu geringen Sorg=
falt in den Schlächtereien.

Die Hamburger Schiffslieferanten legen das Fleisch in
eiserne Kasten, pumpen Luft und Wasser sorgfältig aus,
treiben dann Salzlacke ein und trocknen darauf das Präparat
an der Luft. Cirio von Turin hat für dieses neue, aber
seither im Kriege nicht bewährte Verfahren an der Aus=
stellung zu Paris 1867 die goldene Denkmünze bezogen.

Besser bewährte sich im amerikanischen Bürgerkriege —
bei Hitze und Kälte — das Verfahren von Morgan: Tödtung
des Thieres durch Schlag, rasche Eröffnung des Herzens,
Einsetzen eines starken Wasserstrahles in die Aorta und Aus=
spülung des Blutes so lange und stark, bis die Hohladern nur
mehr helles Wasser neben der Einsatzröhre auslaufen lassen;
dann treibt man eine Lösung von Salz und Zucker in die
Gefäße und läßt sie dort liegen; schließlich zertheilt man
das Thier und macht die Stücke lufttrocken[1]).

Aelter ist die Methode des Einsalzens und nachherigen
Räucherns. Der Holländer Pökel hat es bei den Härings=
Fischern eingeführt und seinen Namen verewigt. Uebrigens
hat schon Herr Tobias, Sohn, seinen Fisch eingesalzen[2]).

Wasser, Extraktivstoffe und phosphorsaure Salze gehen
massenhaft in die Salzlacke, Kochsalz dringt ins Fleisch, die Hitze
macht es lufttrocken, und das Kreosot des Rauches balsamirt
es ein, damit es nicht fault. Schwer verdaulich durch Mumi=
ficirung der Faser, hart, arm am ganzen „Fleisch=Extrakt“,
ersetzt es frisches Fleisch nur unvollkommen[3]).

Auf einsamen Gehöften und abgelegenen Dörfern genießen
wohlhabende Bauernfamilien oft halbe Jahre lang kein an=
deres als geräuchertes Fleisch und gedeihen schlecht dabei.
Die Jungen kommen wegen Bleichsucht und die Alten sogar
mit Skorbut in ärztliche Behandlung. Norwegen macht diese
Erfahrung im Großen.

---

[1]) Haurowiz, Militärsanitätswesen der Vereinigten Staaten, Stutt=
gart, 1866, pag. 40.

[2]) Buch Tobiae, VI. 6.

[3]) Der Verlust an Eiweißstoffen beträgt 7—13 $\%$ und der Verlust an
Phosphorsäure 34—54 $\%$.

Das Schweinefleisch ist durch seinen größeren Fettgehalt vor dem Auslaugen besser geschützt, bleibt zarter und eignet sich weit besser zu Pökelfleisch. Die sogenannte Schnellräucherung besteht in mehrmaliger Bestreichung mit ¼ Holzessiglösung und ist in einem Tage vollendet.

Bacillen sind in Sporenform und sonst keimfähig ziemlich reichlich in Würsten, z. B. in 1 Gramm Gothaer Wurst $5\frac{1}{2}$ Millionen[1]). Insbesondere gehen die Tuberkelbacillen durch das Einsalzen und Räuchern nicht zu Grunde. Sie bleiben keimfähig[2]).

Die Mischung von Fleisch und Fett mit Zucker und Gewürz, welche kanadische Pelzjäger mitnehmen, ist als Pemmikan bekannt und sprichwörtlich; Frankreich, England und Deutschland haben ähnliche Mischungen, auch solche, die noch Weizenmehl oder Zwieback enthalten, vielfach versucht; diese Fleischbiskuits konnten sich aber nicht behaupten, ebensowenig wie die sehr gehaltreichen, aber nicht angenehm schmeckenden Fleischpulver. Das schwere Problem, ein nahrhaftes, schmackhaftes und dauerhaftes Präparat zugleich zu liefern, schien die Erbswurst, eine Mischung von gehacktem Fleische, Speck und Erbsenmehl, glücklich gelöst zu haben. Der deutsch-französische Krieg gab reichlich Gelegenheit zur Erprobung. Bei längerem Gebrauch hat aber die Erbswurst auch den Hungrigsten angeekelt; die einzigen Präparate, die sich auf die Dauer bewährten, waren: kondensirte Milch und Liebig'scher Fleischextrakt.

Die Wurst zeigt eine alt-herkömmliche und sehr vielgestaltige Art der Fleischkonservirung, ist dauerhaft und bequem für den Esser, dem sie überall mundgerecht ist, — aber auch für den Fabrikanten, dem sie Alles verwerthet, was er ihr anvertraut. Würste sind, wie Wechselbriefe, nur dann zuverlässig, wenn man über ihre Herkunft beruhigt ist.

Das älteste und vollständigste Fleischgericht ist der Braten; seine Oberfläche ist wohlschmeckend und wohlriechend durch die Röstungsprodukte des Eiweißes, und undurchdringlich gemacht durch die Beträufelung mit Fett, sein Gewebe

---

[1]) Lehmann, Methoden der prakt. Hygieine, pag. 312.
[2]) Forster, Teutsche Medic. Wochenschrift 1890, pag. 444.

ist deshalb saftig, auch mürbe durch Essigsäure, die sich in der Hitze im Fleisch entwickelt, das Eiweiß nur locker geronnen und deshalb leicht verdaulich. Ausgetrockneter Braten aber grenzt an hartgesottene Eier, an Pökelfleisch und an Leder.

Bei normaler Lebensweise beziehen wir ⅓ bis ½ unserer Eiweißstoffe in Form von Fleisch.

Man hat sich niemals vorgestellt, Käse oder Butter oder Zucker sei Milch, sondern sie stets als Milchtheile, als einzelne Extrakte behandelt; dagegen hat man lange geglaubt, der ausgepreßte oder ausgekochte Fleischsaft oder die Abkochung mit gesalzenem Wasser: die Fleischbrühe, sei ein vollständiger Auszug aller Fleischwerthe. Hippel sagt: „Wer die Suppe hat, hat das ganze Fleisch" und Aehnliches sagte die öffentliche Meinung, „soweit die deutsche Zunge klingt". Diese Illusion dürfte nun überwunden sein.

Beim Kochen gerinnt das Muskeleiweiß und geht nicht in die Brühe, die phosphorsauren Salze und Extraktivstoffe aber treten reichlich aus, das Fett schwimmt obenauf. Man hat den Rückstand, das gesottene Fleisch, lange für geringwerthig und unverdaulich gehalten, bis Hermann's Untersuchungen demselben, in Uebereinstimmung und zum Troste vieler Kocher und Esser, den Ruf der Verdaulichkeit wieder errungen[1]). Jedenfalls müssen sich Fleisch und Suppe gegenseitig ergänzen. Klare (abgeschöpfte) Fleischbrühe enthält gar keine Nährstoffe mehr außer den — allerdings wichtigen — phosphorsauren Salzen und dann die Extraktivstoffe: Inosit, Inosin, Kreatin und Kreatinin und Milchsäure, welchen wir den Wohlgeschmack und die angenehm belebende Wirkung der Fleischbrühe verdanken; es sind Zersetzungsprodukte des Eiweißes, die wenig verdaut durch unsern Körper wandern und unsere Nerven reizen, ähnlich dem Koffeïn, Opium und Nikotin[2]). Fleischbrühe regt an, macht auch Appetit — aber nährt nicht, ja ihr reicher Gehalt an phosphorsaurem Kali bewirkt sogar eine Beschleunigung des Stoffverbrauches. Wenn man von zwei gleich kräftigen Hunden den einen bloß mit

---

[1]) Prof. Hermann, „Verdauung und Ernährung", Zürich, 1869.
[2]) Letheby, on food. London, 1872. II. Ed., pag. 176.

Brunnenwasser, den andern mit Wasser und starker Fleisch=
brühe nährt, so stirbt dieser früher am Hungertode als der
erstere[1]).

Diese Frage hat ihre sehr ernste Seite am Krankenbette,
und man sieht nicht ganz selten einen Typhuskranken, der
nach drei bis vier Wochen weniger am Fieber als an der
Entkräftung stirbt, während und weil ihm die treubesorgte
Familie emsig die kräftigste Fleischbrühe (beef-tea) eingeflößt
hatte. Bleichsüchtige und Genesende aller Art genießen starke
Fleischbrühe und wundern sich über ihre Schwäche, und
Tausende wähnen im Fleisch=Extrakt die ganze Kraft des
Fleisches in ihre Speise und in ihren Magen zu legen und
haben keine Ahnung davon, daß das fett= und eiweißlose
Fleisch=Extrakt, gleich der frischen Fleischbrühe, wohl ein un=
schätzbares Genußmittel, aber in keiner Weise ein Nahrungs=
mittel ist, noch sein soll. Der Name des genialen Chemikers
darf uns nicht zum Glauben verleiten, weil „Liebig" auf dem
Töpfchen stehe, hätten wir nicht mehr weiter nachzudenken.
Die Aechtheit des Präparats ist verbürgt, aber nicht seine
Universalität, und die Hoffnungen auf eine Verbesserung der
Volksernährung durch das Fleisch=Extrakt haben sich bisher in
keiner Weise erfüllt.

Weit vielseitiger ist das alte Liebig'sche Fleisch=Extrakt,
das durch Ansetzen von Fleisch mit kaltem, etwas salzsäure=
haltigem Wasser bereitet wird; der Gehalt an Eiweiß, Salzen
und Extraktivstoffen ist unbestreitbar, ebenso aber auch der
widrige Geschmack und das unappetitliche Aussehen.

Die Eier enthalten, als Keime künftiger Thiere, alle
wesentlichen Bestandtheile des Thierleibes und bilden eine der
reichhaltigsten und vollständigsten Nährstoff=Mischungen; sie
gleichen dem gemästeten Ochsenfleische, dem reifen fetten Käse
und dem frischen Speck, sind aber salzreicher und verdaulicher
als diese ihre Gleichwerthe — leider auch gebrechlicher und
zerbrechlicher, bisher weder ganz noch in einzelnen Präparaten
gut aufzubewahren und zu verschicken. Wir sehen hier ab vom
Rogen des Härings und dem des Störs (Kaviar) und halten
uns ans Hühnerei. „Ein Ei ist so nahrhaft wie ein halbes

---

[1]) Versuche von Kemmerich.

Pfund Fleisch" sagt ein altes, höchst unrichtiges Sprichwort. Wir wissen jetzt, daß erst 12—14 Hühnereier dem Nährwerth von einem Pfund Ochsenfleisch gleichkommen[1]). Ein Hühnerei hat durchschnittlich 6 Gramm Schale, 18 Gramm Dotter und 36 Gramm Eiweiß. Das ganze Ei hält etwa 13 % Eiweiß, 11 % Fett, 1 % Salze, darunter besonders reichlich die phosphorsauren, und 75 % Wasser.

Der Dotter hat 16 % Eiweiß (das Weiße 11 %), Fett 30 % (das Weiße 3 %), Salze 1 % (das Weiße 0,5 %), dabei 20 mal mehr Eisen und 30 mal mehr Phosphorsäure. Der Eidotter ist weit fetter als Speck und wird nur vom Knochenmark (96 % Fett) übertroffen; Phosphorsäure ist nur im Käse noch reichlicher vorhanden, und das Eisen in keinem der gewöhnlichen Nahrungsmittel so reichlich. Wie man mit Speck und Brod oder mit Käse und Brod lange Zeit leben und arbeiten kann, so reicht man auch mit Eigelb und Zucker oder mit Ei und Brod für lange Zeit aus. Neben seinem Nährwerth zeichnet sich das Ei durch seine leichte Verdaulichkeit aus. Da der Magen alles Eiweiß zur Gerinnung bringt (wie den Käse der Milch), so ist das rohe Ei oft lästig und das hartgesottene immer unverdaulich, dagegen das richtig „weich gesottene" Ei die zuträglichste Form. Wo es sich darum handelt, einer schwachen Ernährung aufzuhelfen, dem bleichsüchtigen Blute Eisen, Eiweiß und Salze zu geben, reizbare Nerven mit phosphorhaltigem Fett zu unterstützen oder die Körpergewebe durch Fette zu sparen, da leisten Eier oftmals mehr als Eisen und Leberthran, als China und Wein; aber Eier mit Verstand und Konsequenz gegessen, täglich einige, durch Monate und Jahre. Beharrlichkeit ist das mächtigste aller Heilmittel.

Als Nachtessen für Schüler sind Eier entschieden schädlich und haben die üblen Wirkungen des Weines.

Enteneier sind nicht nur größer, sondern auch wasserärmer und gehaltreicher als Hühnereier, und Enten liefern bei gleichem Futter eine größere Anzahl als die besten Hühner.

Der chinesische Feinschmecker hat sein eigenes Verfahren,

---

[1]) Ein Ei = 37 Gramm Fleisch, 165 Gr. Milch oder 20 Gr. Magerkäse, Uffelmann, pag. 210.

die Eier schön faul zu machen; er liebt den Dotter grün, das Weiße geronnen und stark von Schwefelwasserstoff duftend[1]).

Während die Milch unter ihrem Nährwerth bezahlt wird, gelten die Eier mehr als ihren Werth. Es ist eine alltägliche und betrübender Erfahrung, daß arme und ärmliche Landleute ihre Hühnereier verkaufen und dafür Cichorien und Kaffee anschaffen, also ein leicht gewonnenes, werthvolles Nahrungsmittel gedankenlos an eine Täuschung tauschen. Man findet in jedem guten Lande Thierschutzvereine, aber kaum je Vereine, die sich des geplagtesten Geschöpfes, des Mitmenschen, annehmen, wo er nicht bloß aus Noth, sondern auch aus Mißverständniß darbt und durch Generationen kränkelt.

Im Haushalte des Körpers ist starke magere Fleischbrühe eine strenge Fastenspeise, bei der man selbst verhungern kann. Eier aber sind ein kräftiges, üppiges, jedoch nicht wohlfeiles Mahl.

Mehlstoffe.

Brod ist der sprichwörtliche Name alles dessen, was wir als Nahrung suchen und schätzen, das Wahrzeichen und der unerläßliche Begründer und Begleiter aller Kultur. Die Volksrede eines Indianerhäuptlings bezeichnet den Standpunkt am besten. „Seht ihr nicht, daß die Weißen von Körnern, wir aber von Fleisch leben? daß das Fleisch mehr als 30 Monate braucht, um heranzuwachsen, und oft selten ist? daß jedes jener wunderbaren Körner, die sie in die Erde streuen, ihnen mehr als hundertfältig zurückgiebt? daß das Fleisch, wovon wir leben, vier Beine hat zum Entfliehen, wir aber nur zwei besitzen, um es zu haschen? daß die Körner da, wo die weißen Männer sie hinsäen, bleiben und wachsen? daß der Winter für uns die Zeit der mühsamsten Jagden, ihnen eine Zeit der Ruhe ist? Darum haben sie so viele Kinder und leben länger als wir. Ich sage also Jedem, der mich hören will: in Kurzem wird das Geschlecht der kleinen Kornsäer das Geschlecht der Fleischesser vertilgt haben, insofern diese Jäger sich nicht entschließen zu säen.“[2])

---

[1]) Letheby, on food, pag. 225.
[2]) Ranke, Physiologie, pag. 130.

Der Weizen und seine zahlreichen Spielarten enthalten Eiweißstoffe, Stärkemehl, Fett und Salze in vortheilhaftester Mischung und in äußerst dauerhafter Form.

Die Zusammensetzung unserer wesentlichsten pflanzlichen Nahrungsmittel ist übersichtlich folgende[1]):

Es enthalten:	Eiweiß	Stärkemehl	Fett	Salze	Wasser
Kartoffel .	1.— 1,32	24.—23,77	0,1.—0,15	1.—1,02	75.—72,7
Reis . . .	5.— 7,06	84.—84,77	0,7.—0,75	0,5.—0,60	9.—12,20
Mais . . .	8.— 7,91	73.—73,19	5.—4,83	1.—1,28	12.—12,01
Weizen . .	13.—15,53	70.—69,61	2.—1,85	2.—1,99	13.—12,99
Bohnen . .	13.—23,25	57.—56,90	2.—1,98	2.—2,24	14.—13,67

Die Hülle des Weizenkornes ist die Kleie; sie beträgt 2% des Gewichtes und ist ein kieselsäurehaltiges, hartes, Mühlsteine abnutzendes, für den Menschen- und Thiermagen ganz unangreifbares Gewebe. Hart an diesen Hüllen, und leider schwer davon zu trennen, liegen Zellen, die Eiweiß (Kleber) und Cerealin, einen die Stärkemehlverdauung wesentlich fördernden Stoff enthalten, und gegen die Mitte des Kornes zu häufen sich fast ausschließlich Zellen voll Stärkemehlkörperchen; diese liefern das weißeste aber auch kleberärmste Mehl; je mehr man von der Oberfläche des Weizenkornes daranläßt, desto kleberhaltiger und länger, desto vielseitiger nährend und — unverdaulicher wird das Mehl. Auch der Weizen ist, wie der Wein, sehr abhängig von seinem Ursprung. Der kleine harte russische Weizen ist bedeutend eiweißreicher als der weiche aus Norddeutschland und Nordfrankreich.

Eine gute Kunstmühle liefert etwa 12 Procent und eine Patriarchenmühle 25 Procent Kleie, also ein Gemisch, welches außer den Hüllen auch noch die meisten Kleber- und viele Stärkemehlzellen enthält und bei der Viehfütterung ausgenutzt wird.

Das Ideal der Müllerei ist die Abschälung der bloßen Hülle mit Beibehaltung des Klebers und Herstellung eines ganzen Kornmehles und eines honigduftenden braunen Brodes, das nicht bloß reichhaltiger, sondern auch viel verdaulicher ist als das weiße. Aus gleichen Gründen ist jedes gute Schwarzbrod an sich sehr nahrhaft und verdaulich; aber die angeborene Neigung des Klebers, feucht zu werden und zu

---

[1]) Gorup Besanez, Lehrb. d. physiol. Chemie. 2. Aufl. pag. 758, 759.

säuern, schmälert seinen verdienten Ruhm, und wo vollends
Kleie im Brode bleibt, wird dieses zugleich mechanisch und
chemisch schwierig.

Man hat es als große Errungenschaft gepriesen, das
nahrhafte Kleienbrod zu bereiten; aber das Mehr von Kleber
wiegt die schwere Verdaulichkeit lange nicht auf. Kleienbrod,
Grahambrod, ist ein gutes Stuhlmittel und zeitweise an-
zuwenden, aber als regelmäßige Speise hat man es bei den
Armeen längst wieder abgeschafft, weil es feucht wird, Magen
und Darm verderbt, selbst schlimme Diarrhöen verschuldet[1]).

Poggiale hat wiederholt dieselbe Kleie durch 4—5 verschiedene Thiere passiren lassen und gefunden, daß sich nicht die
Hälfte aufgelöst und nutzbar gemacht hatte. Damit ist die Zumuthung, Kleie zu essen, wenigstens für den Menschen beseitigt[2]).

Als Eiweißstoff ist es der Kleber, der gleich dem Käse
in sauer werdender Milch, zu allererst sich zersetzt, wenn Wasser
und Luft zutritt, und darauf den übrigen Stoffen den Anstoß
giebt, in ihre Zersetzungsreihen einzugehen. Mehl mit Wasser
und faulendem Kleber nennen wir Hebel, Sauerteig; wird
er mit frischem Mehl gemischt, mit Wasser und Luft hinein-
geknetet und warm gestellt, so reißt er einen Theil des gesammten Klebers mit in Zersetzung, ebenso das Stärkemehl,
welches theilweise zu Dextrin und zu Zucker wird; dieser
Zucker zerfällt, wie bei der Weingährung, in Alkohol und
Kohlensäure, die zu entweichen strebt und dabei den Teig
in Form von Blasen aufhebt: „der Teig geht"; läßt man
ihn gehen, so zersetzen sich schließlich aller Kleber und alle
Stärke bis auf die letzten Gährungs- und Fäulnißprodukte,
und von Nährstoffen bleibt keine Spur mehr. Soweit läßt
man es nun nicht kommen, sondern unterbricht die Gährung
zu einer Zeit, in der noch möglichst viel Kleber und Stärkemehl
unzersetzt vorhanden ist, indem man den zu Broden geformten
Teig einer Temperatur von beiläufig 160—250° C. aussetzt,
ihn bäckt. Die Kohlensäure treibt das Brod auf und macht
es locker, der Alkohol verdunstet und ist für jede aufmerksame
Nase wahrnehmbar. Die Oberfläche des Brodes wird in der

---

[1]) Parkes u. Kirchner, a. a. O. pag. 73.
[2]) Letheby, on food, pag. 9.

Hitze braun, von Röstungsprodukten angenehm duftend, ähnlich
dem Braten oder den Kaffeebohnen. Oft wendet man anstatt
des Sauerteiges Hefe an, welche in ganz gleicher Weise und
durch Vermittelung desselben Gährungspilzes wirkt, wie beim
Bier.

Weil bei der Sauerteiganwendung fast 20 Proc. des
Mehles zur Gährung verbraucht werden, so hat man vielfach
die Kohlensäureentwickelung durch Einkneten von doppelt-
kohlensaurem Natron und Salzsäure bewerkstelligt. Dieses
von Liebig angegebene Verfahren braucht immer noch lange
Zeit, um die Gewohnheit der Bäcker zu überwinden, hat sich
aber glänzend bewährt und bürgert sich an manchem Orte
ein. Der Zuckerbäcker verwendet bekanntlich kohlensaures Ammoniak (Hirschhornsalz), das sich in der Ofenhitze vollständig
verflüchtet und den Teig auftreibt.

Da das Weizenkorn schon 13 Procent Wasser hält und
der Müller dann noch einiges dazu thun mußte, und der
Bäcker ohne Wasser gar nicht arbeiten kann, so kommt das
Brod auf einen durchschnittlichen Wassergehalt von 20—40
Procent. Will man es für Schiffe und Armeen haltbar machen,
so wird es mit weniger Wasser bereitet und stärker gebacken,
auch zweimal, daher Zwieback; um es weniger hygroskopisch
zu machen, bleibt es ungesalzen.

Nach v. Bira enthält:

	Eiweiß	Stärke	Fett	Salze	Wasser	Cellulose
Weißbrod in Bern	9,39	76,90	0,30	1,5	13,33	1,0
Weißbrod in Nürnberg . .	6,54	50,35	0,90	—	42,20[1]	—
Weiß-Zwieback in Hamburg	9,40	78,42	0,73	—	11,42	—

Was bei der Brodbereitung an Nährstoffen verloren geht,
das gewinnen wir durch die leichtere Löslichkeit des Uebrig-
gebliebenen. Gutes Brod ist verdaulicher als Mehlklöße und
Makkaroni; werden diese aber wirklich bewältigt, so sind sie
nahrhafter. Wer gute Verdauung und Arbeit im Freien hat,
thut besser, das kleberreichere Schwarzbrod (insofern es keine
Kleie mehr enthält) zu essen; wer im Zimmer sitzt und
schlechter verdaut, kommt weiter mit Weißbrod. Schon die
alten Römer hatten 6—7 verschiedene Arten von Brod.

---

[1] Das Weißbrod aller Länder zeigt eine ähnliche Zusammensetzung.

Gerſtenmehl wird im Norden Europas, und ebenſo von 90 Procent aller engliſchen Feldarbeiter regelmäßig genoſſen; es hat kaum halb ſo viel Eiweißſtoffe als Weizen und läßt ſich nur mit dieſem gemiſcht zu Brod verarbeiten.

Hafer iſt an Stärkemehl und Eiweißſtoffen vollkommen ſo reich als Weizen und übertrifft ihn an Fettgehalt bedeutend, aber er geht beim Backen nicht auf und wird deshalb beſſer zu Suppen und Schleim verwendet. Vor etwa 200 Jahren war dieſer auch ein beliebtes Getränk, das von den vornehmſten Londoner Kaffeehäuſern fleißig ausgeboten wurde. In Norwegen wird einzügiges Hafermehl mit Kartoffeln gemiſcht, in der Pfanne gebacken und als Fladbrod vom geſammten Landvolke täglich genoſſen. In Schottland und in Nordamerika ißt Reich und Arm ſein Porridge, einen dicken, duftenden Brei aus grobem Hafermehl, zu welchem Milch genoſſen wird. Einſt aß man ſolches „Hafermus‟ auch in der Schweiz; jetzt wird's leider verachtet.

Der gewöhnliche Fehler der Hafergrütze, mulderig (muffig) zu riechen und ſauer zu ſein, iſt eine Folge zu ſtarker Anfeuchtung. Der Müller verkauft Waſſer anſtatt Haferkern.

Weit einſeitiger, ärmer an Kleber und Fett iſt der Roggen; dafür iſt er der treueſte Freund des Menſchen, der auch noch im Hochgebirge und an den Grenzen der Polarzone um das Daſein ringt. Der Norden von Europa: Rußland, ſelbſt Deutſchland und Holland verwenden ihn reichlich zu Brod, das bekanntlich „ſchwarz‟, ſchwer und zuweilen ſäuerlich ausfällt.

Giftiges Mehl liefert bei allen Körnerfrüchten, beſonders bei Roggen und Weizen, ein Pilz, das Mutterkorn, das in ſchlechten Jahren und auf naſſem Boden maſſenhaft vorkommt und das Mehl grau, das Brod violett färbt. Im Mittelalter und noch im vorigen Jahrhundert haben alle Länder unſeres Kontinentes wiederholte, mörderiſche Epidemien von Mehlvergiftung durchgemacht. Heutzutage iſt die Prüfung leicht — wenn man ſie handhaben will. In einer Miſchung von 6 Weingeiſt und 1 Chloroform ſinkt das Mehl und ſchwimmt das Mutterkorn.

Der Mais, urſprünglich wild wachſend in Mexiko, iſt durch ganz Amerika reichlich verbreitet, wurde frühe nach

Afrika, Asien und ganz besonders in alle Mittelmeerländer herübergenommen und hat sich allenthalben bewährt. Da wo er, wie in der Schweiz, der Kartoffel Konkurrenz macht, erweist er sich als ein socialer Fortschritt und erzielt ganz andere Recken als der blasse Reis und die arme Kartoffel. Er hat so viel Stärkemehl wie Weizen, $2/3$ von dessen Eiweißstoffen, fast so viele Salze und mehr als den doppelten Fettgehalt. Bei seinen hohen Vorzügen zeigt der Mais aber auch Härten seines Charakters; wer ihn nicht von Jugend auf gewöhnt ist und besonders, wer ihn nicht lange kocht, findet ihn oft schwerverdaulich; auch hat er einen eigenthümlich süßlich-herben Beigeschmack und ist von vielen, die ihn bei theuren Zeiten angenommen, wieder verlassen worden. Seine Eiweißstoffe sind kurzfadig und das Brod deshalb schwer, wenn nicht Weizenmehl beigemengt wird; dagegen sind die Abkochungen mit Wasser und mit Milch sehr beliebt, und mit Käse oder etwas Fleisch verbunden eine reichhaltige Nahrung: Polenta u. s. w.

Er läßt sich nicht viele klimatische Unbill gefallen und geht nicht weiter als der Weinstock, zieht fetten Boden dem magern vor, ist dann aber eine dankbare Kulturpflanze und liefert eines der besten und dabei billigsten Nahrungsmittel, das von tausend Armen noch nicht gebührend anerkannt ist.

Reis, so alt wie die Menschheit, hat auch überall denselben Namen: Oruz, Oryza, Riz, Reis; arabisch, griechisch, lateinisch, französisch und deutsch derselbe Laut. Im ganzen Morgenlande fast ausschließlich und in unsern südlichen Ländern vorzugsweise erbaut, ernährt er über 400 Millionen Menschen; in der kalten gemäßigten Zone erscheint er bloß noch als Aushilfe und im Norden als Luxus. Er hat mehr als den dreifachen Stärkemehlgehalt, und den fünffachen Eiweißgehalt der Kartoffel. Seine Eiweißstoffe und Salze bleiben aber dennoch hinter denen von Weizen und Mais weit zurück, und Fett hat er viel weniger als Mais und Hafer; er bedarf des Zusatzes von Fett und Fleisch oder Käse, oder wenigstens von Milch. Zu Brod backen läßt er sich nicht, außer mit Weizenmehl gemischt: das Verfahren der Pariser Weißbrodbäcker.

Hirse, Sorghum, ist ägyptische, algerische und indische Speise, von der chemischen Beschaffenheit des Reises, und unserer Eßlehre fast nur als Vogelfutter bekannt.

Die Kartoffel ist vor allem nicht von Franz Drake aus Amerika gebracht worden, sondern dieser brachte die spanische Batate[1]), eine sehr wärmebedürftige und nirgends im Großen gebaute Pflanze. Die richtige Kartoffel hat sehr lange um ihre Anerkennung gerungen. Sir Walter Raleigh brachte sie von einer verfehlten Expedition nach Virginien 1586 mit nach Hause. Die Früchte waren schlecht und die im Aerger herausgerissenen Knollen noch nicht schmackhaft, weil übel präparirt; 1597 wurde des Gewächses noch kaum im Kräuterbuche erwähnt: 1663 empfahl man die Kartoffel als Aushilfsmittel in Hungerzeiten, und noch 1708 wurde sie von einem englischen Botaniker nur als „nützliches Schweinefutter" aufgeführt. Erst der Hunger und die Noth, die bekannten Eltern des Talentes, führten die Kartoffel, langsam aber fest, bei allen Völkern ein. Sie enthält und verlangt Kalisalze, ist aber sonst gegenüber Boden und Klima sehr anspruchslos und das wohlfeilste Nahrungsmittel, welches es in unserer Zone überhaupt giebt; sie enthält 73 Procent Wasser, gegen 24 Procent Stärkemehl, von Fett kaum Spuren, und nur etwa 1 Procent Eiweiß. Diese Armuth an Eiweiß bewahrt sie in hohem Grade vor Fäulniß, macht sie dauerhaft, leicht aufzubewahren und zu transportiren — schon eine große Empfehlung für das Winterhalbjahr, für Seereisen und für Armeeverpflegung, wo sie sich überdies den Ruhm eines skobutverhütenden Mittels in hohem Grade erworben hat; sie ist auch leicht zum Genusse zuzubereiten, in Krieg und Frieden für alle Beeilten bequem; sie ist leichtverdaulich und erregt, gleich dem Brode, niemals Ueberdruß. Wer bloß von Kartoffel leben will, bedarf aber ungeheurer Mengen, noch viel größerer als der Reisesser, und ein gehöriger Irländer soll, so versichert uns Letheby, seine 10½ Pfund im Tage verzehren[2]).

---

[1]) Convolvulus Batatus.
[2]) Letheby, on food, pag. 25.

Es ist unrichtig, die Kartoffel ein schlechtes Nahrungs=
mittel zu nennen; sie wird erst schlecht, wenn sie eine ganze
Nahrung vorstellen soll, d. h. wenn sie ohne Fett und Eiweiß=
stoffe genossen wird.

Mandeln und Wallnüsse sind äußerst reich an Eiweiß
und Fett, reihen sich den Hülsenfrüchten an; die Kastanien
gehören in die Gruppe zu Reis und Kartoffeln; Buchweizen
und Hafer entsprechen am ehesten dem Weizen und dem Mais.

Man kann leben mit Schwarzbrod und Wasser, und mit
Weißbrod nebst einem Eiweißstoff und Wasser; gut und zu=
träglich läßt sich leben mit Brodstoffen, Fett und Wasser,
ganz so wie man mit fettem Käse, Stärkemehl und Wasser,
oder mit Eiern und Zucker, oder mit fettem Fleisch und Wasser
leben könnte, und es kommt nur noch auf die Verdaulichkeit
und die Abwechslung dieser Speisen an; dagegen kann man
geradezu nicht bestehen mit zwei andern Nahrungsmitteln, die
im Völkerleben eine große Bedeutung haben, an und für sich
werthvoll, aber sehr einseitig gemischt sind: Reis und Kar=
toffeln.

Ist's möglich, die fehlenden Eiweißstoffe und das fehlende
Fett zu ergänzen, so fehlt zur richtigen Ernährung nichts mehr.
Der Italiener genießt Käse, der Indier Bohnen, Hirse und
Buttermilch zum Reis, der Ostasiate Schweinefleisch und
Fisch, und unsere Kartoffelesser suchen wenigstens nach Fleisch
und Käse, allzuoft ohne Plan und ohne Erfolg. In viehzucht=
treibenden Ländern war von jeher die freundliche Zugabe
zur Kartoffel die reichlich genossene Milch; jetzt aber wird diese
vielfach als Käse ausgeführt, und die Spitzen der Gesellschaft
haben nicht Zeit, nachzusehen, wie ihre breite Basis baufällig
wird, skrophulös, tuberkulös, ordonnanzwidrig klein und schief
und bleich. Die Generationen müssen noch gründlicher ver=
kümmern, ehe sie ihre Lage begreifen! Die Kartoffel ist der
Fanatiker unter den Nahrungsmitteln; der tiefe Sinn und
Werth wird durch die Einseitigkeit zum Unsinn. Kartoffel
als Zugemüse ist ein Segen, Kartoffel als ausschließliche
Nahrung ist ein diätetisches und damit auch ein sociales
Unglück.

Arrowroot ist das Mehl aus sehr verschiedenen Wurzeln

Brasiliens und Ostindiens; theilweise gekocht und bis zur
Sprengung der Stärkemehlkörner gedörrt, heißt es Tapioka.

Sago, chemisch ebenfalls Stärkemehl, ist aus dem Marke
der Sagopalme, gewöhnlicher aus Kartoffeln gewonnen. Alle
diese Stärkemehlarten zeigen verschiedene mikroskopische An=
ordnung und ungleiche Verdaulichkeit; alle sind Nährstoffe,
keine aber Nahrungsmittel.

An diese Stoffe schließt sich naturgemäß der Zucker an.
Er geht fast ausschließlich aus Stärkemehl hervor, in den
süßen Vegetabilien wie in den Fabriken und Laboratorien,
hier mittels Hefepilzen oder mittels verdünnter Säuren. Die
erste Umsetzungsstufe ist bekanntlich Dextrin, und aus diesem
wird dann Zucker.

Wer fertigen Zucker ißt, muß ihn nicht erst aus Stärke=
mehl darstellen und hat dem Magen eine (bei Verdauungs=
störungen sogar schwierige) Arbeit abgenommen; daher auch
das instinktive Bedürfniß der Wilden, der Armen und der
Kinder nach Süßem. Für den Plantage=Neger ist die Melasse
und für den Araber sein Säckchen Datteln eine werthvolle
Nahrung, und für Alle ist der Zucker (wohl zu unterscheiden
von „Zuckerzeug") ein wirkliches Nährmittel und kein bloßes
Genußmittel. Wer eine Speise zuckert, hat sie für den Magen
noch saurer gemacht, weil dieser den Zucker in Milchsäure
umsetzt. Da der Zucker weit über seinen Nährwerth bezahlt
wird, ist er für Arme eine Verschwendung.

Die Alten bezogen ihren Zucker bekanntlich als Honig,
spät erst lieferte ihn der Saft des Zuckerrohrs, und seit der
napoleonischen Kontinentalsperre haben wir gelernt, ihn
massenhaft aus Runkelrüben darzustellen. Welche bedeutende
Stelle er in der Ernährung der Völker einnimmt, entnehmen
wir am besten aus den vorhandenen Verbrauchsberechnungen.
Es verbrauchen im Jahre: England und Amerika 1,142,000
Tonnen oder 41 Pfund für jeden Einwohner; Frankreich,
Spanien, Italien und die Schweiz etwa 506,000 Tonnen oder
12 Pfund; Deutschland, Oesterreich und Holland etwa 262,000
Tonnen oder 7 Pfund, und Rußland, Polen Türkei etwa
125,000 Tonnen oder 3 Pfund[1]).

---

[1]) Letheby, on food, pag. 30.

Die Gesammtproduktion eines Jahres, z. B. 1886, gestaltet sich folgendermaßen:

Europa:	Rübenzucker	27,130,000	Metercentner
Asien:	Rohrzucker	5,100,000	„
Afrika	„	2,140,000	„
Amerika	„	15,180,000	„
Australien	„	870,000	„
	zusammen	50,410,000	Metercentner.

Der Hutzucker enthält noch 4—10 Procent Wasser, der ungereinigte Zucker, Sirup, Melasse, etwa 23 Procent. Sehr zuckerreich und in den Tropen als Kohlehydrate genügend, sind bekanntlich Datteln und Feigen; in geringerem Maße getrocknete Trauben.

Der Honig enthält Fruchtzucker, Traubenzucker, Rohrzucker, Mannit, auch etwas Milchsäure, Ameisensäure und Apfelsäure, schließlich Schleim, etwas Wachs und wohlriechende ätherische Oele, auch zur Seltenheit Gifte aus verschiedenen Blumen. Früh und Abends ein Theelöffel ächten Bienenhonigs vermindert bei Kindern die Empfänglichkeit für kontagiöse Halskrankheiten. Sind sie da, nützt Honig nichts.

Die Hülsenfrüchte gehören zu den merkwürdigsten Erscheinungen im Haushalte des Menschen. Ueber sehr viele Klimate der gemäßigten und warmen Zone in zahllosen Spielarten verbreitet und seit unvordenklichen Zeiten gegessen, begleiten sie das ehrwürdige Weizenkorn durch alle Kulturstufen und bieten dem Instinkte manches naturwüchsigen Volkes ihre Schätze dar, welche die Wissenschaft erst seit kurzen Jahren auszurechnen und auszunutzen versteht.

Bohnenmehl enthält 23 Procent Eiweißstoffe, Rindfleisch bloß 17—20, dabei fast 3 Procent Fett, gewöhnliches ungemästetes Fleisch nur 4 Procent, endlich 47 Procent Kohlehydrate (Stärkemehl), die in der Fleischnahrung fast gar nicht vertreten sind. Es wird damit begreiflich, wenn Darwin erzählt, daß chilenische Arbeiter bei Bohnengerichten besser bestanden, als bei Fleischnahrung und, zu dieser genöthigt, an Leistungsfähigkeit verloren; wir lernen verstehen, warum unsere germanischen Altvordern, ja noch unsere Urgroßväter so regelmäßig ihr Bohnengericht aßen, und wir begreifen

schwer, warum eine so reiche Nahrung seit Jahrzehnten bei
allen Völkern verdrängt und fast vergessen werden konnte.
Leicht aufzubewahren sind die ganzen Bohnen, aber schwer
zu kochen; die eiweißhaltige Oberfläche muß zuvor in kaltem,
kalkarmem — weichem — Wasser lange aufgeweicht werden.
Das Bohnenmehl aber und was daraus bereitet ist, wird
feucht, mulberig, sauer und schlecht. Während Reis und
Kartoffeln Eiweißzusätze verlangen, muß den Bohnen ein
Kohlehydrat beigegeben werden: Kartoffel, Reis; noch besser,
weil die Verdauung mehr unterstützend, ist hier Fett.

Der Araber, den man so oft bloß von Datteln leben läßt,
hält — seit Esau's Zeiten! — ängstlich auf seine Bohnen, und
der Hindu ißt Linsen zum Reis, wenn er arbeiten soll.

In England, wo Hafer, Roggen und Weizen von altersher
gebaut wurden, kamen die Bohnen spät in Gebrauch, und noch
die Königin Elisabeth aß Bohnen als kostbaren Leckerbissen[1]).

Ist die auch bei wenig Zusätzen schmackhafte Bohnen-
speise genossen, so verlangt sie eine stärkere Verdauung als
Mais, Weizen und Fleisch, und stellt den durch erschlaffende
Getränke und faden Cichorien-Kaffee verkommenen Magen
und die durch alkoholische Getränke in Verwirrung gebrachte
Verdauung auf eine härtere Probe; insbesondere erscheint
der reiche Schwefelgehalt des Legumins als unfreundliche,
blähende Beigabe. Dennoch sind die Vorzüge der Bohnen-
nahrung unendlich größer als ihre Nachtheile, und es wäre eine
gute Staatsverfassung oder einen siegreichen Feldzug werth,
wenn man die entnervte Faser ganzer europäischer Volksschichten mit dieser stärkern Speise strammer machen könnte.

Seit Jahren erfreuen wir uns sehr schmackhafter und
leicht verdaulicher Bohnenmehle, deren vorzüglichstes: Maggi, in zahlreichen Variationen, ursprünglich für Arme bestimmt, einstweilen von den Wohlhabenden massenhaft genossen wird. Die Cichorie und der Branntwein haben den
Instinkt verderbt.

Linsenmehl mit Kakao und allerlei Gewürzen, phantasie-
voll gemischt und verkauft und genossen, ist die bekannte
Revalenta.

---

[1]) Letheby, on food, pag. 20.

Obst und Gemüse.

Wenn Kinder eine Diätetik schrieben, würden sie gewiß mit dem Obst anfangen und zuletzt vom Kraut sprechen, und wenn ernsthafte Männer und Frauen über ihre Speisezettel nachdenken, so kommen sie bald zur Einsicht, daß auch hier zwischen Neigung und Verständniß eine große Kluft besteht, und daß wir noch nicht nachrechnen können, warum eine wohlgenährte Schiffsmannschaft oder Armee ohne grüne Gemüse und ohne Obst allmählich die Eßlust verliert und schließlich selbst krank, skorbutisch wird. Viele Baumfrüchte sind eigentliche Nahrungsmittel, wie Mandeln, Wallnüsse und Kastanien; die Milch und die Kerne der Kokosnüsse liefern eine förmliche Mahlzeit; der Zucker der Datteln und Feigen kann dem Südländer, der wenig Wärmeverlust zu decken hat, lange Zeit fast vollständig genügen (ganz nie!), aber der gesammte Reichthum unseres Nachtisches: Beeren, Steinobst, Aepfel, Birnen und Weintrauben, bietet sehr wenig Eiweiß, nur mäßig viel Zucker und etwas Cellulose und Gummi, aber immer Salze und Pflanzensäuren verschiedener Art; diese sind erfrischend für den Mund, ein angenehmer Reiz für die Verdauung und „kühlend" für die Blutmischung; alle setzen sich zu Kohlensäure um und gehen als solche, an Salzbasen gebunden, durch die Nieren ab. Fastenspeisen sind Obst und Beeren jedenfalls, Pause machend in die Füllung und Ueberfüllung des Blutes mit Nährstoffen, die Nerven oftmals beruhigend, die Muskeln erschlaffend, bei ausschließlichem Genusse aber den Menschen zur Thatenlosigkeit eines Waldbruders herabstimmend.

Obstarten enthalten:

	Eiweiß	Zucker	Freie Säure	Salze	Wasser
Erdbeeren	0,52	5,09	1,36	0,75	87,4
Kirschen	0,81	11,72	1,02	0,65	77,7
Pfirsiche	0,31	6,18	1,04	0,76	78,6
Aepfel	0,39	7,90	0,69	0,36	82,1
Birnen	0,23	8,70	0,03	0,35	83,2
Trauben	0,74	14,31	0,75	0,61	80,2

Gemüse enthalten:

	Eiweiß	Zucker	Stärke	Fett	Salze	Wasser
Gelbe Rüben . . .	1,3	6,1	8,4	0,2	1,0	83,0
Weiße Rüben . .	1,2	2,1	5,1	—	0,6	91,0
Pastinak	1,1	5,8	9,6	0,5	1,0	82,0

	Eiweiß	Zucker	Stärke	Fett	Salze	Waſſer
Blumenkohl . . .	2,3	5,3	—	0,9	0,8	90,1
Kohlrabi	2,4	10,3	—	—	1,08	85,9
Weißkohl	2,0	7,5	—	—	5,1	87,0[1]

Dazu kommen noch wechſelnde Mengen zarten oder holzigen Zellſtoffes.

Die Wurzelgemüſe gehören faſt ausnahmslos zur Klaſſe der ſtärkemehl= und zuckerhaltigen Nahrungsmittel; Kraut und Kohl enthalten wenig Zucker, viel Salze, Gummi und Pflanzenſäuren, und allen ſind außerdem noch flüchtige Säuren und ätheriſche Oele beigemiſcht, welche den jeder Gattung eigenthümlichen Wohlgeſchmack bedingen. Der reiche Salzgehalt der grünen Gemüſe liefert die unerläßliche Ergänzung zu aller ſalzarmen Nahrung, zumal zum — ausgelaugten — Pökelfleiſche. (Zugabe von Sauerkraut, Salat ꝛc.)

7. Gewürze.

Die Gewürze ſind kein bloßer menſchlicher Luxus; auch beim Thiere ſind Naſe und Gaumen zu Wächtern über die Nahrung geſetzt, und was wir Würze nennen ſoll theils, dieſen ſchmeichelnd, den Appetit anregen, theils den Magen reizen, damit er reichliche Verdauungsſäfte abſondere und den Darm, daß er ſich raſcher bewege. „Würzen“ heißt etwas reizend machen: Rechnungen, Reden oder Mahlzeiten.

Eſſig, der Sohn Alkohols, iſt als ſolcher ein Genuß= mittel, zugleich aber auch noch einigermaßen Nahrungsmittel, weil er in der Körpermaſchine zu Kohlenſäure und Waſſer verbrannt wird; er iſt ein Hilfsmittel für die Küche, weil er die Zellgewebshüllen der Fleiſchfaſer auflöſt und dieſe dadurch verdaulicher macht, und endlich iſt er eine ſehr ſchätzbare Konſervirungsflüſſigkeit für pflanzliche und thieriſche Gewebe. Ein reiner Eſſig, aus edlem Wein oder aus Kornbranntwein (Eſſigſprit) bereitet, iſt faſt jedem Magen zuträglich; die ſaure unſaubere Brühe aber, welche ſo oft als Eſſig verkauft wird, ſchadet immer.

Sind ſaure Dinge überhaupt dem Magen ſchädlich? Man behandelt ſo oft alle Säuren als gleichwerthig, was ſie gar nicht ſind. Ohne Salzſäure, am leichteſten im Kochſalz ein=

---

[1] Forſter, Ernährung, pag. 115.

geführt, giebt es gar keine ordentliche Verdauung. Auch ein schwacher Magen verträgt sehr gut Essigsäure, Milchsäure, oft noch Citronensäure; viel schwieriger wird Weinsäure und Apfelsäure, schlimm ist sehr oft: Buttersäure und Ameisensäure. (Hefengebäcke, Butterteig, sehr altes Sauerkraut.)

Die Gewürze im engeren Sinne wirken durch scharfe ätherische Oele, die sie theils fertig gebildet, theils in der Anlage enthalten.

Oft sind auch fette Oele, oft krystallisirbare Alkaloïde dabei. Was die Leber nicht umgesetzt, das scheiden die Nieren aus und werden dabei oft heftig gereizt; ja bei starken indischen Gewürzen, wie auch bei unsern Zwiebeln, selbst bei Meerrettig und Kresse, kann es bis zur Nierenblutung kommen. Senf ist sehr oft ein Magenverderber.

Wie der Wein Durst stillt und Durst macht, so heilen und machen die Gewürze den Magenkatarrh in langweiligem Wechsel. Es sind deshalb meistens die schwächeren Gewürze besser als die starken.

England ist bekanntlich die Heimath der starken Würzen und des Magenkatarrhes. Der Spleen kommt weniger vom schweren Nebel als von dem Curry, dem Ingwer und Pfeffer, ohne welchen Viele gar nicht essen, und ferner von den zahllosen Patentmedicinen und blauen Quecksilberpillen, welche den Schaden der Gewürze wieder gut machen sollen. Das Ende ist: Darmkatarrh, eine bekannte häufige Ursache für Melancholie.

Die Botanik kennt viele große Familien, die sich vorzugsweise dem duftenden Dienste der Würzung widmen: Petersilie, Kümmel, Fenchel, Anis, Koriander, Thymian, Majoran, Salbei, Melisse und Minze; die gezwiebelten gewähren den Safran und allen möglichen Lauch 2c. Knoblauch war bei den alten Aegyptern und im Hause Israel sehr geschätzt[1]), bei den Römern als Würze für Sklaven und Soldaten behandelt. Der Safran war in Hellas und Rom viel gebraucht; der Pfeffer, mit verschiedenen anderen Gewürzen aus Ostindien herbeigeführt,

---

[1]) „Wir gedenken der Fische, die wir in Aegypten umsonst aßen, der Kürbisse, des Lauch, der Zwiebeln und des Knoblauch.“ IV. Moses, 11, 5.

empfahl sich durch Neuheit und Kraft. Das kaiserliche Rom bezog jährlich für etwa 6 Millionen Franken Gewürze aus Indien. Das Mittelalter verlor viele alte Weisheit, aber wenige Gewürze, und nach dem Aufleben der Wissenschaften, der Seefahrt und des Handels erreichte der Verbrauch auch von Gewürzen eine uns jetzt unverständliche Höhe.

Seit Karl dem Großen kamen die Gewürze über den Gotthard nach Deutschland, später die Donau herauf. Venedig, die Fugger, die Hansa bereicherten sich im Gewürzhandel.

Heutzutage würzen die Armen, die Schwelger und die Tropenbewohner am meisten; die Armen mit wohlfeilem Pfeffer, um ihre sade Nahrung genießbar zu machen und ihren verkommenen Magen zur Absonderung reichlicher Verdauungssäfte zu reizen. Die Schwelger stacheln mit Gewürzen den Appetit ins Ungemessene auf und hetzen den gedrückten Magen zu rascherer Arbeit; sie verzehren Alles, am liebsten Mischungen verschiedener Gewürze, in Persien mit viel Vergnügen auch Asa foetida.

Muskatnuß und Gewürznelken rechnet man zu den milderen, Pfeffer, Ingwer und Chiches[1]) zu den heftigeren Gewürzen; Zimmet und Vanille gehören mehr der Konditorei an als der Küche und werden für Frauen nicht selten gefährlich.

In den Tropen, wo das Klima den Appetit mindert und die Verdauung schwächt, scheint die Anregung durch feurige Gewürze dringender geboten; man irrt überhaupt wenig, wenn man behauptet, daß in jeder Zone die dort wachsenden Gewürze die zuträglichsten seien.

8. Abwechslung und Zubereitung der Nahrung.

Die Ernährungsfrage wäre ein schönes chemisches Rechnungs-Exempel, wenn der Mensch eine Retorte wäre, aber sie wird endlos verwickelt durch die unabsehbare Verschlingung der Stoffe und Kräfte im Organismus. Wo hundert Instrumente, miteinander klingend, die Melodie des Lebens darstellen, da ist es schwer, jede einzelne Violine durchzuhören und genau zu verfolgen; wir bemerken sie erst dann, wenn sie falsch spielt.

---

[1]) Latwerge aus dem Samen von Dolichos Soja.

Nährstoffe und Nahrungsmittel enthalten noch manches Räthsel, und die Verdauungskräfte jedes einzelnen Menschen sind vollends unberechenbar. Man kann lange Zeit leben und arbeiten mit zu vieler und mit zu wenig Nahrung, mit einseitigen oder vielseitigen Speisen, in einem Grade, daß man in manchem Falle an aller Berechnung und allem Kostmaß irre werden könnte; im Ganzen aber findet sich das Gesetz wieder in seiner Majestät — und Unbestechlichkeit.

Es ist charakteristisch für das Thier, unmittelbar zu leben und die Gaben der Natur in größter Einförmigkeit und ohne weitere Umstände zu genießen; beim Menschen ist das naturgemäße Leben, das „ad naturam vivere", wie Horaz es gepriesen, ein ganz verwickeltes Geschäft, und es ist Erfahrungssache, daß sehr einförmige, wenn auch richtige Nahrung selbst die Gesundesten unbehaglich und krank macht.

Das Sprechen ist die erste rein menschliche Eigenschaft und das Kochen die erste rein menschliche That, der vollgültige Ausweis auch für den tiefstehenden Wilden. Prometheus, der das Feuer vom Himmel auf die Erde herabgeholt und durch dasselbe die Menschen unabhängig gemacht habe, ist auch ein Mythus voll buchstäblicher Wahrheit.

Wer richtig kocht, lebt länger und lebt besser als wer vorzugsweise rohe Nahrungsmittel genießt. Die ganze Schöpfung ist voller Keime. Wer nicht mit roher Kuhmilch Tuberkelbacillen, nicht mit rohem Rindfleische Tuberkelbacillen oder Bandwurm, nicht mit rohem Schweinefleisch Bandwurm oder Trichinen, und wer nicht mit dem, wie man sagt: gewaschenen Salate ausnahmsweise auch Spulwurmeier in sich aufnehmen will, der esse nur ganz gar gekochte und frisch bereitete Speisen. Darin besteht auch der einzige Schutz gegen die Trichinen, die selbst bei den amtlichen Untersuchungen oft genug durchschlüpfen, und darin endlich eine sehr gute Vorsichtsmaßregel während Typhus= und Cholera=Epidemien.

Das Kochen hat ferner den Zweck, durch Wärme die Gewebe zu zerreißen und sie für die Verdauungssäfte angreifbarer zu machen, ferner die Nahrungsstoffe „aufzuschließen", die ersten chemischen Umsetzungen einzuleiten und so dem Magen einen Theil seiner Arbeit abzunehmen; ferner zerstört es außer allen thierischen Keimen und allen Bacillen auch viele schädliche Stoffwechselprodukte derselben, und endlich bildet das Kochen und Braten eine Reihe von neuen Umsetzungs= produkten, die durch ihren Geruch und ihren Geschmack die Eßluft reizen.

Der Mensch muß mit seiner Nahrung wechseln, auch wenn sie ganz genüglich, und richtig gemischt ist; das Einerlei macht geradezu Ekel: langsam bei den Vegetabilien, beim Brod nie, bei Fleischspeisen bälder.

Pflanzenstoffe, die ihre Salze nicht verlieren sollen, wie Kartoffeln, Spargeln u. s. w., müssen in salzhaltigem, solche, welche man ausziehen will, wie Gerste, Hafer 2c., in weichem Wasser gekocht werden. Man setzt kalt an und erhitzt langsam, was man auskochen will; was aber kräftig und schmackhaft bleiben soll, wie gesottenes Fleisch oder besonders Braten, muß die größte Hitze gleich anfangs haben, damit die oberflächliche Eiweißgerinnung den Inhalt des Stückes schütze. Zu lange gekochtes Fleisch wird stets unverdaulicher; das Zellgewebe wird ein sulziger Leim, die Fleischfaser aber wird unauf= löslich. Die alten mosaischen Vorschriften, wie auf dem Altar gebraten werden soll, „daß es einen süßen Geruch vor dem Herrn habe" — und auch den Priestern und Leviten wohl schmecke, bestehen die Kritik der Chemie glänzend.

Ein naher Weg zum Herzen geht durch den Magen, und mancher Idealist läßt sich darüber ertappen, daß er findet, es sei der nächste. Eine wohlfeile und einfache Speise, sorg= fältig zubereitet und reinlich dargeboten, erfreut den Menschen mehr als ein zusammengeschmiertes Gastmahl. Für den Reichen ist die Kochkunst ein edler Luxus, eine Feindin der Excesse und der Schlemmerei; für den Mittelstand und für den Armen ist sie in ökonomischer, gesundheitlicher und sitt= licher Beziehung eine Lebensfrage. Je ungeschickter und un= schmackhafter das Essen zu Hause, um so einladender wird das Trinken im Wirthshaus. Der schwerste Fluch kurirt schlechte Familienväter nie, aber manche bessert ein gutes Gericht, im Frieden aufgetischt. Unsere Zeit versündigt sich an den Armen, indem sie sich um deren Ernährung zu wenig küm= mert, sie ihre Speisen weder kennen, noch nützlich auswählen, noch schmackhaft kochen lehrt. Der feinfühlende Feldherr ist überall dem grausamen Staatsmann mit gutem Beispiele vorangegangen. Wann wird dieser sich um die Verpflegung seiner Truppen sorgfältiger bemühen? Im ganzen bürgerlichen Leben treffen wir fast nur einzelne Weise unter den Großindustriellen, und einzelne kleine Vereine, welche den Werth des Menschen in seiner Ernährung hoch genug anschlagen, um diese zu verbessern.

Während die wissenschaftlichen Arbeiten der hygieinischen Schule von München einen ganzen Reichthum von Thatsachen bieten, die ihrer Verwerthung harren, hat von Seite der Praxis und für „höhere Töchter" das Kochbuch von Wiel einem schreienden Bedürfnisse abgeholfen. Das Buch muß aber nicht nur gelobt, sondern auch studirt werden![1]

9. Das Kostmaß.

„Gieb uns heute unser tägliches Brod", schreit die hungrige Menschheit aller Enden, hier andächtig, dort gottlos, hier mit dem Arbeitszeug, dort mit der Schnapsflasche, hier mit dem Dolche, dort mit dem Kurszettel in der Hand. Die große Familie führt sich bei ihrer Speisung ziemlich ungezogen auf. Der eine nennt Mangel, was der andere Ueberfluß heißt. Das richtige Sättigungsrecht ist ein Vorrecht der Thiere, und die Zufriedenheit ein Glück des Weisen, der aber oft zu kurz kommt.

Wie vieler Nahrung bedarf denn eigentlich der Mensch? Die Frage ist unrichtig gestellt; es giebt keinen abstrakten Menschen, und man kann nur fragen, welcher Nahrung er unter verschiedenen einzeln zu betrachtenden Bedingungen bedürfe? Die Frage ist richtig gestellt, denn alle individuellen Schwankungen bewegen sich in bestimmten und bekannten Grenzen.

Ein Mann von 64 Kilo Gewicht, der nichts arbeitet und sich z. B. in Pettenkofer's Respirationskammer „interviewen" läßt, giebt in 24 Stunden von sich: Wasserdampf 1500 Gramm, Wasser durch die Nieren 1500, Kohlensäure 900,

---

[1] Wiel, Diätetisches Kochbuch für Gesunde und Kranke. Freiburg i. B.

Harnstoff 30, Salze 30. Dabei entwickelte er 3000 Wärme=
einheiten[1]).

Wenn man Nahrung und Stoffumsatz nach dem Verbren=
nungswerthe berechnet, so ergeben sich für 24 Stunden fol=
gende Wärmeeinheiten (Kalorien):

Bei einem schwächlichen Schneider von 52,5 Kilo und
bei vollständigster Ruhe: 1568[2]); bei einem Londoner Näh=
mädchen 1593[3]), bei einer Tagelöhnerin von 60,8 Kilo[4]), die
dann bald tuberkulös wurde: 1831, und bei Handwebern von
1666 bis 4200 Kalorien[2]).

Diesen Verdauungsprodukten entsprechen: Eiweißstoffe
130 Gramm, Fett 100, Kohlehydrate 380, Wasser 300. Un=
verdauliches: Einnahmen und Ausgaben gleichstehend. Läßt
man denselben Mann an einer Maschine (Ergostat) eine meß=
bare, mittelgroße oder große mechanische Arbeit verrichten,
so liefert er an Kohlensäure 1300—1500 Gramm, Harnstoff 30.
Er hatte also zu verlangen: Eiweißstoffe 130 Gramm, Fett 100,
wie oben, aber Kohlehydrate 500—640 Gramm.

Die Einnahmen und Ausgaben der Kohlehydrate haben
sich bei der Arbeit verändert; sie würden sich noch mehr
ändern, wenn im Versuchsraume eine sehr niedere Temperatur
herrschte. Um seine Wärme zu behaupten, müßte der Mann
erheblich mehr Kohlehydrate, dazu auch Fett verzehren, und
entsprechend mehr Kohlensäure ausathmen.

Man hat solche Versuche tausendfach und mit allen mög=
lichen Vorsichtsmaßregeln an Menschen und Thieren ange=
stellt. Umgekehrt hat man auch die Leute genommen, wie sie
sind, und für ganze Gruppen, hier für Gefangene, dort für
Feldarbeiter oder Soldaten, oder Bauernknechte, genau ge=
wogen, was sie bei gewöhnlicher Lebensweise und Arbeit
essen und trinken, ohne dabei leichter oder schwerer zu
werden. So ist man zu Mittelzahlen gekommen, die darauf
hinauslaufen, daß ein kräftig arbeitender Erwachsener täglich
haben sollte: Eiweiß 130 Gramm, Fett 88 und Kohlehydrate

---

[1]) Große Kalorien = 1º C. auf 1 Liter Wasser.
[2]) C. v. Rechenberg, Ernährung der Handweber in Zittau. Leipzig,
1890 (nach Pettenkofer u. Voit).
[3]) Nach Playfair.
[4]) Forster in Voit: Kost in öffentl. Anstalten, 1877, pag. 211.

390 (außerdem Wasser 2945); oder, ganz abstrakt genommen: 18 Gramm Stickstoff und 328 Kohlenstoff.

Die letztern 18 Gramm Stickstoff und 328 Gramm Kohlenstoff können repräsentirt sein durch[1]):

18 g Stickstoff:		328 g Kohlenstoff:	
Käse	272 g	Speck	450 g
Erbsen	520 „	Mais	801 „
Mageres Fleisch	538 „	Weizenmehl	824 „
Weizenmehl	796 „	Reis	896 „
Eier (18 Stück	905 „	Erbsen	919 „
Mais	989 „	Käse	1160 „
Schwarzbrod	1430 „	Schwarzbrod	1346 „
Reis	1868 „	Eier (43 Stück)	2231 „
Milch	2905 „	Mageres Fleisch	2620 „
Kartoffeln	4575 „	Kartoffeln	3124 „
Speck	4796 „	Milch	4652 „
Weißkohl	7625 „	Weißkohl	9318 „
Weiße Rüben	8714 „	Weiße Rüben	10650 „
Bier	17000 „	Bier	13160 „

1300—1400 Gramm Schwarzbrod wären also etwa eine Normalration. Der mittlere Brodkonsum für Deutschland (Kinder mitgerechnet) beträgt pro Individuum und Tag 509 Gramm, d. h. 27,5 Procent der Gesammtnahrung, und die darin enthaltenen Kohlehydrate 65 Procent der Gesammt=kohlehydratzufuhr (Engel).

Bei Ruhe oder mäßiger Arbeit genügen: Eiweiß 118 und Fett 56 Gramm, und sind nöthig: Kohlehydrate 500 Gramm. Ja es geht auch mit noch weniger. Wo Fett und Kohlehydrate reichlich geboten werden, da kann das Eiweiß lange Zeit auf tägliche 40—60 Gramm herabgesetzt sein, ohne die Arbeitsfähigkeit zu beeinträchtigen[2]). Dennoch wird die Konstitution geschwächt und für Krankheiten empfänglicher, zumal für bacilläre[3]). Eine sehr eiweißarme Kost verkürzt das Leben und wird nicht einmal von Hunden bleibend ertragen[4]).

Als gewöhnliche Grenzwerthe bezeichnen wir das Kostmaß einer armen Familie, wie es Böhm sehr eingehend ausge=rechnet und welches für 1 Person und 1 Tag enthält: Eiweiß

---

1) Nach Voit in Hermann's Physiologie, 1900, pag. 241 ff.

2) Hirschfeld, Pflüger's Archiv, Bd. 41, pag. 533.

3) cf. XVI. Volkskrankheiten. 3.

4) Munk: Ueber die Folgen fortgesetzter eiweißarmer Nahrung, und Rosenstein: Hygiein. Rundschau, 1891, pag. 524 u. 525.

64 Gramm, Fett 25, Kohlehydrate 366[1]), und dem gegenüber das tägliche Kostmaß eines Brauknechtes, nach Liebig: Eiweiß 170 Gramm, Fett 70, Kohlehydrate 609[2]).

In die Sprache des täglichen Lebens übersetzt, unter Berücksichtigung des Wassergehaltes unserer Nahrungsmittel und der bei allen stattfindenden Mischung von Nährstoffen, erhalten obige Kostmaße folgende Ausdrücke:

Gramm	Nahrungsmittel	Eiweiß	Fett	Kohlehydrate	Darin:	
					Stickstoff	Kohlenstoff
200	Fleisch (ohne Knochen) .	43,6	—	—	6,8	25,0
22	Fett im Fleische . . .	—	22	—	—	16,8
53	Butter, Schmalz 2c. . .	—	53	—	—	40,3
86,4	Eiweiß und					
450	Stärkemehl in . . . . }	86,4	—	450	13,2	245,9
	Milch, Brod, Kartoffeln . }					
		130	75	450	20	328[3])

Die Tagesportion für Soldaten beträgt:

Im Friedensverhältniß:

Brod: 750 Gramm;   Fleisch: 320 Gramm   Gemüse: 200 Gramm;

Im Feldverhältniß:

Brod	750 Gramm		Salz	20	Gramm
Frisches Fleisch .	375	„	Kaffee (geröstet) .	15	„
Gemüse: Bohnen, }	200	„	Zucker	20	„ [3])
Reis, Gerste 2c . }					

„Ihr habt gut von Ernährung predigen, verschafft aber den Armen auch das Geld, Euch zu gehorchen!" Mit dieser stehenden Phrase wird die Gesundheitspflege gewöhnlich abgefertigt. Dennoch leiden auch die Armen weniger am Geldmangel als am Gedankenmangel und am Mangel wohlwollender Erziehung.

Sehen wir uns einen ärmlichen Speisezettel näher an: Voit verlangt für eine arbeitende Frauensperson täglich: Eiweiß 96 Gramm, Fett 48 und Kohlehydrate 400.

Es verzehrten 3 Büglerinnen und Ausschneiderinnen in 1 Woche:

Gramm	Nahrungsmittel	Franken	Eiweiß	Fett	Kohlehydrate
21000	Milch	4.20	840	735	1008
7500	Kernenbrod . . .	2.64	600	37,5	3900
250	Kaffee	0.70	—	—	—

---

[1]) Böhm, Varrentrapp's Vierteljahrsschrift, I, pag. 376.
[2]) Forster, Nahrungsmittel, pag. 124.
[3]) Schweizerische Armeeverwaltung, Reglement, 1886.

Gramm	Nahrungsmittel	Franken	Eiweiß	Fett	Kohlehydrate
	Cichorien	0.20	—	—	—
1000	Weizenmehl . . .	0.66	100	10	758
500	Makkaroni . . .	0.40	45	2,5	382,5
500	Geſottene Butter .	1.50	—	500	—
250	Rindfleiſch . . .	0.40	50	19	—
3000	Kartoffeln . . .	0.40	60	—	621
	Zuſammen .	11.10	1695	1304	6669,5

Hieraus ergiebt ſich

für 1 Tag und 1 Perſon: **0.52,9**   80,7   62,1   317,6

Das überſchüſſige Fett (62,1 — 48 = 14,1), nach dem Wirkungswerthe $^7/_4$ auf Kohlehydrate berechnet, ergiebt doch nur:

     —   80,7   48   342,3

ſomit zu wenig . . . . —   15   —   57,7

Bei einem Budget von 80,6 Ct. fiel die thatſächlich geführte Verpflegung ſchon beſſer aus.

Es verzehrten 2 Ausſchneiderinnen für je 1 Woche:

Gramm	Nahrungsmittel	Franken	Eiweiß	Fett	Kohlehydrate
5000	Brod	2.—	400	25	2600
14000	Milch	2.80	560	490	672
3000	Kartoffeln . . .	0.42	60	—	621
1500	Rindfleiſch . . .	2.40	300	115,5	—
500	Makkaroni . . .	0.40	45	2,5	382,5
250	Weizenmehl . . .	0.25	25	2,5	189,5
250	Geſottene Butter .	0.80	—	250	—
125	Friſche Butter . .	0.38	—	106	—
500	Gebrannter Kaffee .	1.50	—	—	—
	Cichorien	0.20	—	—	—
77	Kochſalz	0.01	—	—	—
100	Eſſig	0.03	—	—	—
20	Oel	0.10	—	—	—
		11.29	1390	1011,5	4465,0
1 Perſon täglich		0.80,6	99,3	72,3	318,9

Das überſchüſſige Fett (62,1 — 48 = 14,1), nach dem Wirkungswerthe $^7/_4$ auf Kohlehydrate berechnet giebt 318,9 + 42,5 = 361,4 Kohlehydrate anſtatt 400 Gramm. Da mit wenigen Kartoffeln das Fehlende erſetzt werden kann, iſt dieſer zweite Speiſezettel (das erfolgreiche Recept des betreffenden Hausarztes) als ein leidlich richtiger zu betrachten[1]). Beherzigenswerth iſt folgende Zuſammenſtellung von Schaffer:

---

[1]) Dr. Ambühl, Kantons-Chemiker, St. Gallen: Schriftliches Gutachten, 1883.

Um die von Voit verlangte Tagesportion zu erhalten, kann man nehmen: zum Preise von 51 Ct.:

200 Gramm Käse, halbfett	500 Gramm Milch, ganze
500 „ Brod, halbweiß	800 „ Kartoffeln

oder aber: zum Preise von 118 Ct.:

500 Gramm Ochsenfleisch	300 Gramm Gemüse
300 „ Brod	200 „ Makkaroni
50 Gramm Butter.[1]	

Es ist eine fast ausnahmslose Regel, daß arme Leute schlechtere und minderwerthige Speisen kaufen, als sie für ganz gleiches Geld bekommen könnten. Diese Rechnungsfehler wiederholen sich in jedem Lande täglich hunderttausendmal, vermindern die Arbeitskraft, verbittern das Gemüth, ver= kürzen das Leben und verschlechtern die Rasse. Wehe dem Arzte, der hier bloß Medikamente oder, mit unabsichtlichem Hohn, „bessere Speisen" verordnet. Er muß sich hinsetzen und mit seinem Klienten das Nahrungs=Budget genau ausrechnen. Manche sind so freundlich, darauf einzugehen. Einfältige sol= len wenigstens auf ihre eigene Rechnung umkommen. Es fehlt selbst bei sehr Gebildeten und Wohlwollenden oft das Ver= ständniß für die Menge der Nahrung, deren der Mensch bedarf, ebenso auch für die Form, in der er sie verdauen kann und genießen mag. So kann es denn vorkommen, daß Suppen= anstalten, die man bei Nothständen errichtet, gar nicht gehörig anerkannt und bald wieder verlassen werden.

Letheby giebt uns eine Sammlung vielgebrauchter Re= cepte englischer Volksküchensuppen, wie man sie nicht machen soll; z. B. für 100 Portionen 7 Pfund Ochsenfleisch und 1 Pfund wohl zerschlagener Knochen, 3 Pfund Erbsen, 3 Pfund Gerste, 3½ Pfund gelbe und ebensoviele weiße Rüben, 7 Pfund Kohl mit Salz und Pfeffer nach Bedürfniß u. s. w.

In der epochemachenden Arbeit von Voit: „Untersuchung der Kost in öffentlichen Anstalten"[2] sind viele Vorschläge für Suppen zusammengestellt, welche entweder bloß die Mit= tagskost oder aber die ganze Tagesnahrung darbieten sollen. Es sind keine Recepte zum Abschreiben, aber lehrreiche, ja

---

[1] Schaffer, Nährgehalte und Preise, Bern, 1889.
[2] München, Oldenbourg, 1877.

unentbehrliche Anleitungen für gemeinnützige Männer und besonders auch für gemeinnützige Frauen, die in solchen Fragen viel zu wenig beigezogen werden[1]).

Daß Wohlhabende essen, was ihnen schmeckt, daß sie auch durchschnittlich mehr essen, als eben nöthig und deswegen allerlei Mängel ihrer Ernährung wieder gut machen, weiß jedermann; auch da ersetzt der Geldbeutel die Aufklärung. Aber darum handelt es sich bei der Volksgesundheitspflege nicht, sondern der Nationalökonom und der Arzt stellen die Frage: Welche Nahrungsmittel sind so wohlfeil, daß sie weniger kosten als sie eigentlich werth sind; welche erscheinen als eben recht; und welche werden weit über ihrem wahren Werth verkauft? Man nennt das den **Nährgeldwerth** und nimmt als Einheit für die Eiweißstoffe: reines Ochsenfleisch, für die Fette: Schweineschmalz, und für die Kohlehydrate: gute Speisekartoffeln.

Zählen wir z. B. bei Milch die vorhandenen Procente an Eiweiß, an Fett und an Kohlehydraten (hier Zucker), und vergleichen den Kaufpreis mit demjenigen von ebensovielen Gewichtstheilen Fleisch, Schmalz und Kartoffel (alles lufttrocken!), so erhalten wir den Nährgeldwerth der Milch.

Vergleichen wir unsere gewöhnlichsten Nahrungsmittel nach ihrer chemischen Zusammensetzung und Leistung und nach ihrem Marktpreise, so ergiebt sich: daß wir die Nährstoffe in den animalischen Nahrungsmitteln 4—5 mal theurer zahlen als in den vegetabilischen, auch wenn wir die verschiedene Verdaulichkeit gehörig in Anschlag bringen. Der Geschmack des Menschen steht da unter einem Naturgesetz, das wir noch nicht kennen.

Wir finden ferner, daß unter allen unsern pflanzlichen Nahrungsmitteln die Kartoffeln, Bohnen und Körnerfrüchte, unter den thierischen ein gut gemästetes Schaffleisch und fettes Ochsenfleisch die preiswürdigsten, Pferdefleisch sogar sehr wohlfeil, und endlich, daß die Milch und deren Präparate

---

[1]) Dr. Häne: Wie ernährt man sich am besten und billigsten? II. Aufl., Rorschach 1890, enthält wissenschaftlich richtige, vorzugsweise vegetarianische, sehr wohlfeile und — thatsächlich versuchte und gut befundene Speisezettel.

die vortheilhaftesten, unter ihrem wirklichen Preise erhält=
lichen sind[1]).

Vortheilhafte Nahrungsmittel.

Nahrungsmittel	Nähr=geldwerth	Markt=preis	Nahrungsmittel	Nähr=geldwerth	Markt=preis
Kuhmilch, ganze	33	15	Niere	105	100
Abgerahmte Milch	25	10	Herz	114	60
Käse, fetter	227	190	Blutwurst	100	60
„ magerer	221	90	Pferdefleisch	136	50
Kartoffel	7	6	Stockfisch	470	138
Weizenmehl, mittelfein	33	30	Schellfisch	130	80
Bohnen u. Erbsen	43	40	Häring, eingemacht	146	105
Lunge	80	40	Schweineschmalz	199	180
Leber	130	50	Fettes Schaffleisch	161	148

Preiswürdige Nahrungsmittel.

Nahrungsmittel	Nähr=geldwerth	Markt=preis	Nahrungsmittel	Nähr=geldwerth	Markt=preis
Schweinefleisch, fett	162	165	Weizenmehl	30	36
Ochsenfleisch, fett	156	165	Hafergrütze	48	36

Theure Nahrungsmittel.

Nahrungsmittel	Nähr=geldwerth	Markt=preis	Nahrungsmittel	Nähr=geldwerth	Markt=preis
Mageres Rindfleisch	126	168	Frankfurter Würstchen	152	260[3])
Kalbfleisch, fett	128	185	Hühnerei	100	200
Lachs	93	500	Butter	172	220
Austern	33	2760	Reis	29	60
Hase	142	221	Gries	32	60
Huhn	130	242	Nudeln	30	110
Büchsenfleisch	200	240[2])	Weißbrod	22	48
Geräucherte Zunge	209	267	Einzugbrod	20	36
Schinken, geräuchert	218	300	Englische Biskuits	31	400
Möhren	4	33	Gartenerbsen, grüne und Schnittbohnen	3	44
Kohlrüben	3	7	Blumenkohl	5	320
Rettig	4	30	Rosenkohl	8	80
Kohlrabi	6	12	Weißkraut	4	10
Spargel	4	150	Spinat	5	22
Zucker	24	100	Wallnüsse	50	156
Birnen	18	140	Kakao	46	190
Trauben	19	200	Chokolade	50	215[4])

Ebenso anschaulich ist folgende Berechnung[5]):

Für einen Franken erhält man im Kleinverkaufe fol=
gende Mengen von Nährstoffen:

---

[1]) Krämer, Blätter für Gesundheitspflege, Zürich, 1876, pag. 89.
[2]) Hierher gehören Corned beef von Nordamerika und Australien.
[3]) Würste, Bratwurst, Schübling, die meiste Charcuterie.
[4]) König, Chemie der menschl. Nahrungs= und Genußmittel, I,
pag. 223, III. Aufl., pag. 1066.
[5]) Miescher-Rüsch, Volksernährung, Basel, 1882.

	Preis p. Kilo Fr.Ct.	Verdauliches Eiweiß[1]	Fett	Stärke ob. Zucker auf Fettwerth reduc. (4/7)
Ochsenfleisch, fett[2] .	1.40	116	133	—
Rindfleisch, II. Qual.[2]	1.20	129	64	—
" mager[2] .	—.90	178	16	—
Schweinefleisch, fett[2]	1.80	63	166	—
Eier	12 à 80 Ct.	93	74	—
Stockfisch[3]	—.80	ca. 650	4	—
Kuhmilch	—.20	198	125	120
Käse, fett	1.60	198	185	

Für einen Franken erhält man im Kleinverkaufe ferner folgende Mengen von Nährstoffen:

	Preis p. Kilo Fr.Ct.	Verdauliches Eiweiß	Fett	Stärke ob. Zucker auf Fettwerth reduc. (4/7)
Käse, halbfett	1.30	215	83	—
" mager (norbb.) .	—.77	524	33	—
Amerikanischer Kobfisch	1.—	192	—	—
Mittel von Erbsen u. weißen Bohnen . .	—.44	429	—	694
Weizenmehl, feines . .	—.70	133	—	572
" ordinär .	—.50	242	—	713
Maisgries	—.34	273	141	1123
Reis	—.40	155	—	1092
Kartoffeln	—.08,4	145	—	1405
Gelbe Rüben	—.11	55	—	457
Weißkraut	—.30	52	—	93
Dürre Birnen . . .	—.60	26	—	560
Brod (Mittelqual.) . .	—.36	174	—	746

Schließlich noch eine Hauptfrage: die ungleiche Ausnützung der, um gleiches Geld gekauften oder aus gleich vielen und gleichartigen Nährwertheinheiten zusammengesetzten Nahrungsmittel. Auch hierüber sind viele und sorgfältige Untersuchungen angestellt worden.

Ausnützung verschiedener Nahrungsmittel.

Nach mehrtägigem ausschließlichen Gebrauche gingen von 100 Theilen Trockensubstanz unverdaut wieder weg, bei:

Weißbrod	3,7	Eier	5,2
Reis	4,1	Gemischte Kost	5,5
Makkaroni	4,3	Milch allein	7,8
Fleisch	4,7	"	9,4
Spätzle	4,9	Milch mit Käse	6,0

---

[1] Nach Münchner Versuchen über Verdaulichkeit berechnet.
[2] $1/5$ Zugewicht. Die Preise von Ochsen- und Rindfleisch sind seit 1882 um 20% gestiegen.
[3] $1/5$ Knochen.

Butter, Speck	6,7	Wirsing	14,9
Erbsen	9,1	Grüne Bohnen	15,0
„	14,5	Schwarzbrod	15,0
Kartoffel	9,4	Gelbe Rüben	20,7[1]

Diese Tabelle macht vorsichtig und rechtfertigt manche instinktive „Thorheiten". „Der Mensch lebt nicht von dem, was er ißt, sondern von dem, was er verdaut."

10. Hunger.

Was geschieht nun, wenn der Mensch zu wenig Nahrung bekommt, beim Hunger? „Er zehrt zuerst und vorherrschend von seinem Glycogenvorrathe, darauf von dem Fette. Mit dem Eiweiß geht er sehr sparsam um. Daß davon wenig zersetzt wird, erkennt man an der geringen Harnstoffmenge, welche anfangs sinkt und dann fast konstant bleibt. Erst nach längerer Zeit, je nach der Größe des Fettvorrathes in der 4. bis 6. Woche, tritt plötzlich eine rapide Steigerung der Harnstoffausscheidung ein. Dieses ist der Moment, wo der Fettvorrath verbraucht ist und der Mensch anfängt, ausschließlich von seinen Eiweißstoffen zu zehren. Jetzt geht er rasch zu Grunde"[2]. Nach Voit wird bei längerem Hunger innerhalb 24 Stunden nur 1% vom überhaupt vorhandenen Eiweiß des Körpers zerstört[3]. Daß das Fett und die Muskulatur beim Hunger schwinden, ist eine altbekannte, bei vielen Kranken täglich zu beobachtende Thatsache.

Viel häufiger als ein Verhungern, welches unmittelbar zum Tode führt, ist das Verhungern bei einer an Masse, aber nicht an Gehalt genügenden Nahrung, z. B. bloß Kartoffel= kost mit etwas sogenanntem Kaffee. Da zieht sich die Sache durch viele Jahre hin. Oft erscheint der Körper gerundet und leidlich genährt, aber er ist nur wasserreicher, ohne deswegen im mindesten „wassersüchtig" zu sein. Der Mangel an Ei= weißstoffen, welche die Organe ernähren und leistungsfähig halten sollten, führt dann schließlich zur Schwäche, zur Hin=

---

[1] Forster, Ernährung, Leipzig, 1882, pag. 115.

[2] Bunge, a. a. O., pag. 352, Beobachtungen an Thieren.

Die einfältigen Vorstellungen der Hungerkünstler haben wissenschaftlich brauchbare Resultate nicht ergeben.

[3] Forster, Ernährung, pag. 28.

sälligkeit, bei der jeder größere Anstoß genügt, den Tod zu bringen. Die Armen haben, auf ganze Bevölkerungen berechnet, die zweifache Sterblichkeitsziffer der Wohlhabenden, bei Epidemien noch mehr. Der Schmutz verdoppelt die Angriffspunkte; die ungenügliche Ernährung halbirt die Widerstandskraft. Aber auch die Armen hungern sehr oft aus Mißverständniß, weil sie gar nicht dazu erzogen sind, über ihr Leibesleben nachzudenken und mit ihrer Ernährung und Gesundheit zu rechnen. Der Bauer nährt seine Stallkühe in der Regel viel richtiger als seine Kinder, die besonders bei der Milchsiederei und der Käseindustrie auf die schändlichste Weise vernachläſſigt werden; der Industrielle bedient oft seine Maschinen sorgfältiger als seinen eigenen Leib, und bei so manchen kleinen und großen Herren wird die Fütterung der Hunde und der Pferde besser überwacht als die Ernährung der Familie, die der Laune, der Mode, dem Zufall preisgegeben wird. Ungenügende Ernährung „kommt auch in den besten Familien vor", bei Gelehrten und bei Ungebildeten. Am verhängnißvollsten wird sie im Kindesalter. Der Körper muß sich aufbauen, und wenn man ihm kein gutes Material bietet, baut er mit schlechtem. Kaum ist dann das Wachsthum beendet, so fangen, wie bei vielen neuen Gebäuden, die Reparaturen an.

Der Körper des Kindes ist eiweißreicher, als der des Erwachsenen, und der Rath, Kindern wenig Fleisch zu geben, ist ein Unglück — insofern man nicht die Gleichwerthe: Eier und Milch, reichlich verabreicht. Auch der Umsatz der Kohlehydrate ist im kindlichen Organismus stärker. Auf 10 Kilogramm Gewicht berechnet, gestaltet sich die Kohlensäureausscheidung folgendermaßen:

Beim Säugling	9,0 Gramm
Kind von 3— 7 Jahren . . .	11,7 „
„ „ 9—13 „ . . .	8,9 „
Mann in Ruhe	5,5 „
„ „ Arbeit	6,1 „ [1]

Ein zahlenmäßiger Beweis, daß das Kind auch mit Fett und mit Kohlehydraten versorgt werden muß, wenn es nicht darben und zur Krankheit erzogen werden soll.

---

[1] Forster, Ernährung, pag. 76.

Ein französischer Schriftsteller sagt, die Hälfte der Menschen sterbe am Mittagessen und die andere Hälfte am Nachtessen. Der gute Mann weist sich damit als üppiger Pariser
aus und scheint wenig Augen und Sinn für die Leiden und
Freuden der Völker gehabt zu haben, sonst hätte er wohl gefunden, daß die größere Hälfte der Menschheit am Nahrungsmangel und der weitaus kleinere Theil am Ueberflusse krankt
und stirbt.

Die Thiere reiben sich gegenseitig auf, oder erliegen
(durch Aussterben der Arten) im Kampfe ums Dasein, wenn
sie nicht genug Nahrung finden. Der Mensch mit seinem
„Schein des Himmelslichts" kämpft sehr lange gegen den
Mangel und hält ihn durch Generationen aus.

Gar nicht genährt sind in Friedenszeiten und in
Kulturländern nur einzelne Wenige, im Orient aber — so
etwa unter der väterlichen Fürsorge des Schah von Persien —
sterben die Menschen auch zu Tausenden den regelrechten
Hungertod, wenn die Reisernte oder sonst ein Lebensbedürfniß
nicht wohl gerathen ist. Auch in Europa haben die Hunger-
jahre von 1816 und 1817 Krankheiten veranlaßt, die hinter verheerenden Epidemien des Mittelalters nicht zurückblieben.

Die gewöhnliche Form des Hungers ist schlechte und
sehr einseitige Nahrung, welche nur die wohlfeileren
Stärkemehlstoffe, nicht aber das kostspieligere Fett und Eiweiß
zu liefern vermag, ja oft sich auf bloße Reizmittel beschränkt:
Reis und Kartoffeln, Kaffee und Branntwein bilden die
Hungerdiät von Millionen Menschen. Als eigenthümliche
Ausnahme kommt im Kriege zuweilen auch das Verhungern
bei reichlicher Fleischnahrung und gänzlichem Mangel an
Mehlstoffen und Gemüsen vor: die Todesform ist da gewöhnlich Darmkatarrh. Seefahrer, die in früheren Zeiten fast ausschließlich auf Mehlstoffe und Pökelfleisch angewiesen waren,
fielen in ähnlicher Weise dem Skorbut zur Beute. In Krieg
und Frieden verzögert und verhüllt der Darbende seinen
Untergang mit geistigen Getränken; ihr reichlicher Gebrauch
ist für den Wohlverpflegten ein Laster, für Schlechtgenährte
aber ein Unglück, eine bewußtlos betriebene Maßregel der
Verzweiflung.

Die Gefangenenkost war früher meistens eine Hunger=
kost und führte, neben dem Mangel an Bewegung und frischer
Luft, bekanntermaßen zur Lungenschwindsucht, die als Akkli=
matisations=Krankheit des Zuchthauses den meisten droht, die
lange zu verbleiben haben[1]).

Die Armen= und Waisenanstalten sind in den letzten
Jahrzehnten bedeutend besser geworden, und wenn ihre Be=
wohner nicht genügend und richtig genährt sind, ist es die
Schuld der Behörden und nicht der Gemeinden. Dagegen sitzt
der Hunger am Tischlein der Armen, die sich noch nicht öffent=
lich unterstützen lassen, der unbeschäftigten Tagelöhner, der
schlechtbezahlten Arbeiter, und ganz besonders da, wo der
Familienvater dem Wirthshausleben verfallen ist. Da ist
sehr oft die Familie nach dem Tode ihres sogenannten Er=
nährers besser daran als vorher, besser genährt, gewaschen
und gekleidet.

Man nennt das Verhungern bei einem mit bloßen Kar=
toffeln angefüllten Magen Inanition, der Engländer nennt
es Starvation, und wer oft mit Armen zu thun hatte, kennt
viele Schattirungen dieses langsamen und nicht ungerächten
Todes: blasse schwammige Bettler oder magere hohläugige
Proletarier, Menschen, die bei Typhus, Cholera und Ruhr,
bei berechtigten wie bei unsinnigen Revolutionen im Vorder=
treffen stehen und massenhaft fallen. Schlechtbezahlte Industrie=
arbeiter, verschuldete Bäuerlein, untergeordnete Beamte und
gemaßregelte Schullehrer bilden den Kern dieser Armee des
socialen Elendes, und Schaaren abgearbeiteter, muthwillig=
ausgemergelter Familienmütter folgen ihnen nach. Wie auf
einem Auswandererschiffe treffen bei diesen Märtyrern un=
serer Volkswirthschaft die edelsten Seelen und die gemeinsten
Taugenichtse zusammen.

Wo ein paar Generationen unter solchen Verhältnissen
lebten, schlägt jedes Temperament schließlich ins Phlegma
oder ins Nervöse um, Lungentuberkulose und Skropheln nisten
sich ein; der einzelne Sprosse entwickelt oft eine kurzdauernde

---

[1]) Reclam, Deutsche Vierteljahrsschrift für Gesundheitspflege 1,
pag. 376, Speiseetat der Gefangenen=Anstalten. — Biermer, Korrespondenz=
blatt für Schweizerärzte 1882, pag. 243.

Lebendigkeit und ist durchaus nicht kinderlos; großer Aus=
dauer ist er nie fähig. Schlaffheit ist das Wahrzeichen der
Bettler=Aristokratie. Das Wiegenkind des Bettlers bekommt
eingeweichtes Brod mit Wasser, das Bauernkind kleberarmen
Weißmehlbrei mit Milch, das vornehme Stammhalterchen
vollends nur Tapioka, Arrowroot oder Reismehl, auch Salep,
dessen Gumischleim gänzlich unverdaulich ist, und alle diese
Kinder erkranken und sterben an der Einseitigkeit ihrer Stärke=
mehlnahrung. Es ist unglaublich, welche werthlosen und ein=
seitigen Nahrungsmittel in aller Herren Ländern den armen
Kindern in den Mund gesteckt werden, nur um den Gebrauch
der Milch zu verhüten.

An Zuckerwerk und Leckereien aller Art gehen in Städten
und noch mehr auf dem Lande Tausende unnöthigerweise und
vorzeitig verloren.

Ist das Kind mit oder ohne Tuberkulose aus dem diäte=
tischen Fegfeuer des Säuglingsalters lebendig entwischt, so
bedrohen oftmals „der Mutterliebe zarte Sorgen seines Le=
bens gold'nen Morgen" von verschiedenen Seiten. Da sagen
Viele, man soll dem Kinde bloß Früchte, Gemüse und Kuchen
geben, ja kein Fleisch, selbst wenig Milch, „weil sie verschleime",
und man kann dann, neben den blühenden Eltern, weiße
schwammige Kinder sehen, matt nach Leib und Seele und
gegenüber der Unbill des Lebens widerstandloser als andere.
Kinder werden überall mißhandelt: hier büßen sie die Ar=
muth, dort die Grillen ihrer Eltern; nicht einmal im Reich=
thum sind sie vor dem Verhungern und vor dem Erfrieren
sicher. Auch der ganz gemeine Geiz kommt hier viel öfter
vor, als man vermuthet, zumal auf dem Lande. Eine zahl=
reiche Familie wird in schändlichster „Einfachheit" aufgezogen,
wächst blaß empor, fleißig und brav. Kaum aber hat das
selbständige Leben angefangen, stirbt ein Geschwister nach
dem andern dahin, vorzugsweise an Schwindsucht, nebenbei
aber auch an allen möglichen Zufälligkeiten, welche Gutge=
nährten nichts anhaben.

„Der Mensch muß hinaus ins feindliche Leben", und es
wäre ihm oft gut, wenn er gleich anfangs schon etwas vom
„Erlisten und Erraffen" verstünde — nämlich in der Lehr=

zeit. Tausende kecke, rothwangige Knaben und noch mehr
blühende, lebenslustige Mädchen werden in die Lehre gegeben,
„bei braven Leuten wohl versorgt" und kehren nach ein paar
Jahren ausgemergelt zurück, bleichsüchtig, schwindsüchtig, blut=
los und muthlos; sie wissen, wie viel rascher und weniger
sie gegessen haben als der Meister und die Meisterin nebst
den lieben Kindern, aber dennoch haben sie meistens keine
Ahnung davon, daß ein Verbrechen an ihnen begangen worden
ist, daß sie durch Geiz in kühler Weise um ihre Gesundheit,
oft genug um ihr Leben gebracht worden sind, und daß man
ihre jungen Kräfte auf die schamloseste Weise ausgebeutet. Es
giebt so viele Schutzvereine für Singvögel; warum giebt es
keine für Lehrlinge und Lehrtöchter? Man eifert gegen
Waisenhäuser, weil sie bei Sorglosigkeit zu Kasernen werden,
und rühmt die „Einzelversorgung bei braven Familien", ohne
genügend nachzuschauen, wie sie als Stiefkinder und Prügel=
knaben behandelt und auf Fieberdiät gesetzt werden, und ist
ungemein erstaunt, wenn die Hungrigen zu Näschern und
diese später zu Dieben geworden.

Nicht besser geht es in einzelnen Pensionaten, wohlfeilen
oder sehr theuren, hochfrommen oder freigeistigen; da wird
zu selten, dort zu schnell, dort zu wenig und mancherorts
nichts Rechtes gegessen; eingemachte Früchte statt Fleisch und
Brod, Thee mit Redensarten anstatt Milch und tüchtiger
Suppe. Man läßt dabei die Zöglinge selten mager werden,
sondern sie täuschen durch aufgedunsene Fülle, überraschen
aber zuweilen durch unnöthig gereiztes oder widerwärtig
schläfriges Wesen und melden sich bald genug beim Arzte.
Erst die genaue Nachfrage nach dem wann? was? und wieviel?
der Nahrung und Pflege giebt Aufschluß über das Räthsel der
welken Rosen, die alle Pharaone Aegyptens auswendig gelernt,
aber keine Ahnung von dem leiblichen und geistigen Haushalte
des Menschenleibes bekommen haben.

Gar nicht selten fallen junge Töchter der gebildeten
Stände dem Wahne anheim, sie wären Lilien und müßten
bloß vom Morgenthau leben, das Essen sei eine pöbelhafte
Schwachheit, und jedenfalls gewöhnliche Hausmannskost zu
vermeiden. Man lernt oft staunen, mit wie weniger und wie

faber Nahrung solche ideale Geschöpfe sich zu sehr realen und unglücklichen Patientinnen heranbilden. Wie junge Männer oft ganz unmerklich ins Trinken hineingerathen, so verlernen junge Mädchen oft ganz unmerklich das Essen. Da darf der Arzt, ganz wie bei Armen, sich nie verleiten lassen, Medikamente und Kuren zu verordnen, ehe er die Speise- und Lebensordnung einläßlich und ganz kennen gelernt hat.

Im reiferen Lebensalter kommt das Verhungern aus Mißverständniß seltener bei Männern vor, als bei Frauen, weil diese das diätetische wie das kirchliche Sektirerthum mit weit mehr Gluth und Beharrlichkeit betreiben, und durch die Welt weniger abgezogen und belehrt werden.

Stubensitzer, Bücherwürmer und alte Sünder aller Art haben oft ganz abenteuerliche Speisezettel und verkümmern nicht selten durch einseitige Ernährung.

Wer in öffentlichen Krankenhäusern die Jammergestalten von Kindern sieht, und ferner die ausgemergelten Erwachsenen, die oft schon mit 40—50 Jahren ins Greisenthum verfallen, und das alles in Gegenden, die nicht arm, und in Zeiten, die nicht als Mißjahre bezeichnet werden können, den ergreifen Trauer und Zorn, „der Menschheit ganzer Jammer faßt ihn an", wie nach einer Schlacht, wenn er die zuckenden blutenden Klumpen auseinander liest, die sogenannten Mitbrüder in Christo.

11. Schwelgerei.

Nebenan wird geschwelgt. Der Mensch hat es von jeher so getrieben, im Alterthum noch unbarmherziger als jetzt, und bei den heidnischen Völkern noch üppiger als bei den mosaisch-christlichen.

Die Nahrungsaufnahme ist nie zu groß, so lange sie gänzlich verdaut wird und einer geleisteten Arbeit entspricht. Wenn der bärenjagende Polarbewohner im Tage 5000 Gramm Fett verzehrt, so ist das noch keine Schwelgerei, wohl aber schwelgt der Stammgast mit dem zehnten Theile solcher Fettnahrung. Zum richtigen Schwelgen gehört der Müßiggang. Die Ruhe, am gemeinen Wirthshaustische wie an der lukullischen Tafel oder im Harem, ist die erste Bedingung zur Mästung der

Menschen. In Kohlehydraten, mit Kartoffeln, Brod und Spätzle, wird selten geschwelgt, nur die Haremsdamen werden mit reichlichem Reis- und Haferschleim und Honig gemästet. Dagegen schwelgt man mit Fett, das nicht mehr verbrennt, und dann nicht nur unter der glänzenden gerundeten Haut, sondern auch in den innern Organen abgelagert wird, hier eine richtige Fettleber nach dem Straßburger Gänserecept zu stande bringt, dort ein Fettherz mit unendlicher Beklemmung. Am meisten wird geschwelgt mit Eiweißstoffen, Fleisch und Eiern in allen möglichen Präparaten, auf dem Lande wie in der Großstadt, und eine der gewöhnlichsten Folgen ist die Gicht. „Sie ist eine Krankheit der Herren, und wer von ihr geheilt sein will, muß ein Knecht werden", sagte Sydenham in London, der etwas davon verstand.

Man kann allerdings oft genug ein Fettherz oder die Gicht bekommen, ohne je geschwelgt zu haben, aber selten schwelgen, ohne in diese Krankheit zu verfallen. Daß auch die Gehirnfunktionen des Schwelgers leiden, wird meistens Nebensache. Bloß in Nahrung schwelgen übrigens nur Wenige. Das Uebel bekommt Leben und Schwung erst durch den Alkohol.

Auch den Zuvielesser führt das eiserne Naturgesetz zum frühzeitigen Tode, gönnt ihm aber einigen angenehmen Verzug in den Sprechstunden der Aerzte, an allerlei Kurorten und im Lehnstuhle. Man hört oft die Behauptung, daß fast alle Wohlhabenden zu viel essen, daß kein Vielesser geboren, aber erzogen werde, daß es also wesentlich auf Gewöhnung und Abrede ankomme. Ein arabisches Sprichwort sagt: Gott habe Jedem bei der Geburt ein bestimmtes Maß von Speisen und Getränken zugetheilt: wer nur wenig genieße, zehre lange daran, wer aber viel verbrauche, sei frühe zu Ende damit.

Es ist sehr die Frage, ob der ekelhafte Gebrauch der kaiserlichen Römer, nach üppigen Mahlzeiten sich die Pfauenfeder in den Schlund zu stecken[1]), nicht noch weniger ungesund gewesen, als die heutige Sitte, den übervollen Magen mit Eis und Sekt zu beschwichtigen.

Die alten Römer haben bekanntlich Hunderttausende für

---

[1]) „Edunt ut vomant, vomunt ut edant." Seneca.

einzelne Mahlzeiten von wenigen Gedecken verſchwendet und je nach Rang und Vermögen ſo furchtbar geſchwelgt, daß wir ſie nicht einmal mehr begreifen. Das Mittelalter hat etwas weniger, aber auch noch Bedeutendes geleiſtet, und die Neuzeit erhebt ſich, in Peking wie in London und Newyork, allmählich wieder auf jene Kulturſtufe, von welcher Letheby ſagt, ſie ſei nur in Preis und Geſchmack, aber gar nicht in ihrer Zweck= mäßigkeit von den ungeheuren Fütterungen der Polarbe= wohner verſchieden.

Die tiefe Störung des geſammten Gehirn= und Nerven= lebens iſt beim Schwelger ſelbſtverſtändlich; ob er fett oder mager, rothglühend oder fahl ausſehe, faſt immer leidet er an Unluſt zur Arbeit und an widerwärtiger nervöſer Ver= ſtimmung. Bene moratus venter magna pars libertatis: „Rich= tige Verdauung iſt ein Hauptſtück der menſchlichen Freiheit,“ ſagt Seneca. Die ülbe Laune der Schwelger hat ſchon ſo viel Unheil geſtiftet als der Zorn der Hungrigen: jene ſind oft mächtig, dieſe bloß zahlreich.

12. Klimatiſches.

Die Ernährung des Menſchen iſt in den verſchiedenen Klimaten mehr der Form als dem Inhalte nach verſchieden, ausgenommen, daß in der Polarzone ſehr viel größere Mengen von Heizmaterial: Fett eingeführt werden. Ein richtiger Yakute verſchlingt, wenn es zu machen iſt, 7—8 Kilo Thran und Fleiſch im Tage, und auch der reiſende Fremdling verlangt dort bald wenigſtens ſehr viel mehr Fett, als er zu Hauſe bewältigen könnte.

Der Tropenbewohner korrigirt ſich ſein Klima dadurch, daß er wenig Fette und dafür nur die halb ſo ſtark heizenden Kohlehydrate: Zucker= und Mehlſtoffe, genießt, ganz beſonders aber dadurch, daß er die Muskelarbeit — die ja vieles Glykogen verbrennt und viele Wärme entwickelt — ſehr ſorgfältig meidet. Der Neger iſt faul aus Inſtinkt, d. h. aus phyſio= logiſchen Gründen. Auch der hungrigſte und fleißigſte euro= päiſche Anſiedler wird in den Tropen träge; er lebt nicht einmal lange, und ſeine Nachkommen ſterben bald ganz aus.

Zu Madras konſumiren Brahminen, Chineſen und Ma=

laien täglich ihre 112—116 Gramm Eiweiß, meistens in Form von Buttermilch. Die niederländischen und englischen Soldaten und Seeleute verbrauchen im indischen Ocean genau dieselbe Nahrung wie im atlantischen oder in der Nordsee. Die Ostasiaten sind überhaupt namhafte Esser. Die Reiseberichte aus dem fernen Osten berichtigen auch hierin manche alt hergebrachte Meinungen.

13. Essenszeiten und Essensweisen.

Hippel sagt: „Das beste Mittel gut zu verdauen, ist einen Armen zu speisen. Wirf alle Deine Magentropfen zum Fenster hinaus und gebrauche dieses Mittel." Das heißt wohl: Hilf Andern, dann wird Dir selber auch geholfen. Da das Essen eine wirkliche Lebensfrage ist, wird es von der gesammten animalen Natur mit großer Aufmerksamkeit gehandhabt; nicht bloß sind die Thiere unserer Menagerien bei der Fütterung am charaktervollsten, sondern auch der Mensch offenbart sein Temperament und seine Bildung häufig genug in seiner Art und Weise zu essen, und feiert seine Lebensepochen, Freude und Trauer und Andacht, mit Mahlzeiten. Man muß Verwahrloste oder Blödsinnige sehen, wie sie ihre Nahrung einstecken und hinabwürgen, um inne zu werden, was menschliches Essen bedeutet.

Wilde und Arme essen, wenn sie können, und eine der ersten Kulturarbeiten ist die Festsetzung bestimmter Essenszeiten. Die Nahrung muß in gehörigen Zwischenräumen gegeben werden, wenn die Verdauung geordnet vor sich gehen soll. Jeder chemische Vorgang muß, wenn man das gewünschte Resultat haben will, möglichst rein ablaufen.

Wer arbeitet, thut gut, sein Frühstück nicht zu kärglich, am Mittag etwas an die Gabel und gegen Abend seine Hauptmahlzeit zu nehmen, um zwischen der Verdauung und der Nachtruhe noch diejenigen Geschäfte abzumachen, die mit Muße und ohne Kraftanstrengung gethan sein dürfen. Gleich nach dem Aufstehen hat noch kein Kulturvolk seine Hauptmahlzeit gehalten, weil im Schlafe wenig Nährstoffe verbraucht werden. Die alten Römer hielten ihre Hauptmahlzeit: Coena, um die IX Stunde, nach unserer Zeit um 3 Uhr Nachmittags.

So blieb es auch im Mittelalter. Um 9 Uhr Vormittags nahm man das Prandium, jetzt Colazione, Lunch. Dieses Essen wurde allmählich auf den Mittag, und die Hauptmahlzeit auf den Abend verschoben, wo sie, wenigstens in den Großstädten, jetzt noch beibehalten ist. Der lange Vormittag bekam ein erstes Frühstück, zur Entnüchterung: Déjeuner, Breakfast, das „Morgenbrod" der alten Deutschen und Schweizer: eine Mehl= suppe oder Hafermus, Porridge der Amerikaner. Auf dem Lande und in kleinen Städten wurde das Prandium zur Hauptmahlzeit, im Mittelalter um 10, jetzt um 12 Uhr: Mittagessen. Bei angestrengter Muskelarbeit sind nahrhafte Zwischenmahlzeiten unerläßlich, die beliebten „Trünke" aber gesundheitsschädlich.

Schwache und Alte thun oft gut, nach Tische zu schlafen, aber kurz muß der Schlaf sein, $\frac{1}{4}$—$\frac{1}{2}$ Stunde, wenn er nicht schaden, die Verdauung verlangsamen und den Kopf wüste machen soll. Es ist oft ganz gut, zum Essen zu trinken, damit die Speisen sich leichter lösen und extrahiren lassen, aber immer übel, viel zu trinken, weil dabei die Verdauungssäfte allzusehr verdünnt werden.

Das beste Getränk ist Wasser; es bewahrt den Geschmack rein und empfindlich und löst am besten. Es ist ein schlimmer Irrthum, Genesenden und Schwachen zu allem Essen Wein zu geben; sie verdauen sehr oft besser ohne solchen.

Ganz kleine Gaben Wein befördern oft die Absonderung des Magensaftes und die gesammte Verdauung, größere Gaben verlangsamen sie immer, und ganz große heben sie für manche Stunden vollständig auf.

Schnell und schlecht gekaut zu essen, auch dabei noch zu arbeiten, ist eine Rücksichtslosigkeit, die man sich in der Füt= terung eines Pferdes nicht erlauben dürfte, welche aber manche kluge Geschäftsleute via Karlsbad, Tarasp und Vichy in den Himmel führt.

Heiß zu essen und Eis zu essen ist fast immer schädlich. Die starken Temperaturunterschiede verderben die Zähne, den Schlund und den Magen und ziehen in allen drei Stationen sehr oft unheilbare Leiden herbei.

Es giebt aber außer dem Essen zum Leben auch ein Essen zu bestimmtem Zwecke. Bei Thieren längst geübt, beim

Menschen erst in neuerer Zeit versucht, kann die Speisewahl durch chemische Grundsätze so geleitet werden, daß das Endergebniß eine vorwiegende Entwicklung der Muskeln und des Blutes, oder aber Fettbildung ist.

Fett macht sich mit Ruhe des Leibes und der Seele, mit behaglicher Wärme, die wenig Kohlehydrate verlangt und doch keinen Schweiß verursacht, mit Genuß von kleinen Mengen Eiweißstoffes und vielen Stärkemehles und Fettes, und zu alledem mit dem reichlichen Gebrauch von sogenannten Sparmitteln, Wein, Bier oder eines anderen der zahlreichen Alkoholpräparate.

Da das Fettsein oft beschwerlich und durch Verfettung wichtiger Organe auch gefährlich werden kann, kommt das Bedürfniß, den Menschen mager zu machen, öfter vor. Leute, die in jungen Jahren sehr fett werden, sind selten ausdauernd zur Arbeit, besonders aber in kranken Tagen sehr hinfällig. Die alten Römer nährten ihre Gladiatoren, bei denen sie wie heutzutage die Besitzer englischer Rennpferde, wenig Fett, aber gute Knochen und Muskeln verlangten, in ähnlicher Weise, wie jetzt Banting und Genossen ihre Klienten, für welche, es verdient bemerkt zu werden, eine uralte Vorschrift des Hippokrates wieder in Anwendung gekommen ist.

Zuerst wird überhaupt wenig Nahrung gereicht, bis ein sanftes Fasten den Anstoß zur rückgängigen Bewegung des Stoffansatzes gegeben; dann werden vorzugsweise mageres Fleisch und Eier, auch die wenig nahrhaften Obstsorten gereicht und zur Deckung der Wärmestrahlung und der Athmungsverbrennung weniger Stärkemehlstoffe und Fette gestattet, als nöthig wären; das Körperfett muß den verursachten Ausfall decken und thut es meistens in sehr korrekter Weise, ohne daß die ganze Konstitution erschüttert, die Gesundheit untergraben und der Erfolg mit Nachlaß der Kur verscherzt würde. Reichlicher Aufenthalt in freier Luft und fleißige Bewegung sind Grundbedingungen des Erfolges. Die Banting-Diät kann den Ansatz von Fett vermindern; ausgiebige Verbrennung des Fettes aber ist nur durch tüchtige und tägliche Muskelarbeit möglich. „Haben Sie jemals fette Bauernknechte gesehen, auch wenn sie noch so viele Mehlklöße essen?" fragt Bunge mit Recht. Zum Fettwerden gehört ein Bischen Ruhe.

Das wichtigste Moment zur Erzielung einer Fettabnahme ist die möglichst große Reduktion der flüssigen Nahrungsmittel und vor allem der alkoholischen Getränke. Wem daran gelegen ist, magerer zu werden, der soll Wein und Bier meiden, während der Mahlzeiten gar keine oder sehr wenig Flüssigkeit zu sich nehmen, Suppen, Thee, Kaffee 2c. nur in kleiner Quantität genießen — dann braucht er keineswegs zu hungern oder mit der Nahrung zu kargen, um sein Ziel zu erreichen.

Ein junges, aufgedunsenes Kneipgenie verliert bei einem Banting mit tüchtigem Laufen und Steigen in der ersten Woche leicht ein paar Kilogramm, viel rascher und sicherer aber durch totale Alkoholabstinenz und Einschränkung der Flüssigkeitszufuhr überhaupt.

Doch ist nicht zu verschweigen, daß bei einer sehr raschen Schmelzung des Körperfettes zuweilen auch das Fett der Nerven und des Gehirns ergriffen wird und ernste Störungen eintreten können. „Unschuldig“ ist kein Mittel und keine Methode!

Die Aerzte kennen auch eine Reihe einseitiger und absichtlich gehandhabter Nährweisen zu bestimmten Zwecken; und wir verdanken Bunge und ebenso Sée eine ganze diätetische Apotheke zur Behandlung verschiedener Krankheiten[1]).

Noch eine Frage: Soll der Mensch bloß von Fleisch oder bloß von Pflanzenkost leben oder von Beidem? Der Vegetarianismus oder die Lehre, daß wir ausschließlich von Pflanzenkost leben können und sollen, ist ein, schon seines hohen Alterthums wegen merkwürdiges diätetisches Experiment, von religiöser, philosophischer und naturwissenschaftlicher Seite bearbeitet, vom Völkerleben im Großen, von der Wissenschaft im Einzelnen gelöst, und von der immergrünen Liebhaberei der Leute, originell zu sein, redlich ausgebeutet.

Der Mensch steht nach seinem Gebisse und seinen Verdauungsapparaten so genau in der Mitte zwischen dem fleischfressenden Raubthiere und dem friedlicheren Pflanzenfresser, daß große Anatomen, wie Cuvier und Hyrtl, noch zu keiner anerkannten und endgültigen Einreihung gekommen

---

[1]) Bunge, Lehrbuch der physiol. Chemie, Leipzig, 1894.
Sée, Stoffwechsel u. Ernährung. Uebersetzt v. Salomon. Leipzig, 1888.

sind. Er, den Linné höflich Homo sapiens nennt, wird von Oken kurzweg als „Allerleifresser" bezeichnet. Cuvier beobachtete, in Uebereinstimmung mit andern Naturforschern, daß höherstehende Affen sowohl Pflanzen= als Fleisch=Nahrung aufsuchen. Die Geschichte sagt, daß der Mensch zu allererst Jäger und Nomade, dann Hirte gewesen und erst später Acker= bauer und Kulturmensch geworden sei; die Anthropologie hat ihn sogar in bringendem Verdacht der Menschenfresserei, wie solche gegenwärtig noch von den „Naturvölkern" Central= Afrikas und Australiens und mancher Südseeinsel ganz regel= mäßig verübt wird und auch bei den alten Mexikanern, neben ihrer idyllischen Schwärmerei für Blumen, vorkam. In der Knochenhöhle von Chauvaux (bei Namur) fand Spring viele zur Markentnahme gespaltene menschliche Röhrenknochen als Zeichen, daß in vorgeschichtlichen Zeiten die Menschenfresserei sehr verbreitet gewesen. Der heilige Hieronymus fand in Gallien eine Völkerschaft, die selbst beim Besitze von Vieh= heerden dennoch Menschenfleisch als Leckerbissen verzehrte[1]), und die Engländer entdeckten noch vor 40 Jahren auf den an eßbaren Früchten sowie an Schweinen überreichen Fidschi= Inseln Menschenfresserei aus reiner Genußsucht. Jetzt ist sie überwunden.

Pflanzenspeise macht milde, weise und alt, sagt Pytha= goras der Eleate, 584 v. Chr., und lehren seine idealistischen Schüler bis heute; die Herzenshärte und Rohheit, die wilden Begierden und Unthaten der Menschen sind Folge der thierischen und verthierenden Nahrung! Der Geograph dagegen sagt: die strengen niedern Hindu=Kasten sind gleich unsern ländlichen und großstädtischen Proletariern ein träges und verschmitztes Volk, sentimental und grausam, unter sexu= ellen Verirrungen massenhaft vorkommen und bei Krieg und Seuchen hinfällig wie die Mücken; es sei kein Wunder, daß eine Handvoll fleischessender Engländer ganze Kontinente be= herrsche. Jedenfalls hat auch die bekannte indische Sipahis= Revolution der fünfziger Jahre ebensowenig den sanften Charakter der Pflanzenesser bewiesen, als es die bluttriefenden Opferfeste der Brahmanen und die fanatischen Wittwenver= brennungen thun. John Bull behauptet, seine Noth=Vege=

---

[1]) v. Baer, Anthropol. Zeitschrift, IV. Band.

tarianer in Irland zeichnen sich weder durch milde Sitten, noch durch Fleiß aus, und die Erfahrungen auf dem europäischen Kontinente haben uns nur zu oft bestätigt, daß die Volkshaufen bei Kartoffeln und Kaffee nichts weniger als sanft gestimmt werden.

Es ist jedoch nicht zu vergessen, daß überall nur von vorwiegender Pflanzenkost und nirgends von der Ausschließlichkeit die Rede ist, welche unsere Couleur-Vegetarianer als ihre Stärke betrachten.

Als Fleischesser, die keine Pflanzenstoffe und kein Salz verzehren und bei welchen die Kohlehydrate ausschließlich durch Fette repräsentirt werden, sind zu nennen: die Ost-Finnen, Kamtschadalen (Abkömmlinge der Russen), die Tudas im ostindischen Gebirge, die Kirgisen, die Beduinen Arabiens, die Buschmänner in Südafrika, die Bewohner der Pampas und die wenigen noch vorhandenen nomadisirenden Indianer. Zur Zeit der Entdeckung Amerikas gehörten alle dazu, ausgenommen die Stämme am untern Mississippi, die Ackerbau trieben und Salz genossen. Die Neger Afrika's sind Ackerbauer, und die 240 Millionen Inder sind es ebenfalls; diese sollen, wie behauptet worden, nur von Pflanzennahrung leben, schon wegen der Seelenwanderung und nach Buddha's Religionsgesetz. Dessen ungeachtet ist das Verlangen nach Fleisch mächtiger gewesen als die Religion, und sie essen Fleisch, wo sie es bekommen, alles Mögliche, am liebsten Lamm- und Schweinefleisch. Kurz, „die Ansicht, daß die Hindus die Fleischnahrung meiden, ist ein weit verbreiteter Irrthum."[1] Ganz so verhält es sich bei den 400 Millionen Chinesen. „Selbst die paradiesischen Völker der Südsee, denen die schönsten Früchte in den Mund hangen, während ihre Inseln arm sind an wohlschmeckender animalischer Nahrung, haben ein so mächtiges Verlangen nach Fleisch, daß sie Katzen, Hunde, Vamphre, Spinnen, Holzlarven, rohe Fische, ja sogar Ratten bei lebendigem Leibe verzehren."[2] Kurz, der Mensch ißt nur dann kein Fleisch, wenn er es nicht bekommen kann, und aus-

---

[1] Bunge, Vegetarianismus, 1885, pag. 16.
[2] Bunge Vegetarianismus, pag. 14, nach Zimmermann: Australien, und Waiz: Anthropologie der Naturvölker.

schließliche Pflanzenesser aus Grundsatz sind große Selten=
heiten.

Darum sind wir auch durchaus keine Vegetabilianer, son=
dern Vegetarianer, und das ist abgeleitet von vegetus: lebhaft,
munter lebend. So wird geantwortet, und dabei tüchtig Milch
getrunken und Eierspeise gegessen, die chemisch und physio=
logisch dem Fleische gleichsteht.

Die Fabel hat dennoch ihren tiefen Sinn. Für viele,
die sich mit allzu nahrhafter und allzu koncentrirter Speise
ihre Verdauung verdorben, ist die zellstofffreie und verdünnte
Vegetarianerküche eine gute Kur, und ebenso ist für sehr viele
schuldige und unschuldige Opfer unseres Kulturlebens dieses
System eine wahre Wohlthat. Bunge sagt sehr schön: „Der
Vegetarianer begeistert sich plötzlich für die Idee, „naturgemäß“
zu leben. Er schafft nun Alles ab, was irgend im Verdachte
steht, naturwidrig zu sein: nicht nur die Fleischnahrung, son=
dern vor allem auch alle narkotischen Genußmittel: den
Tabak, den Kaffee, den Alkohol; alles Diniren und Soupiren
hört auf; alle Versuchung zur Unmäßigkeit fällt weg. Er,
der bisher ein Stubenhocker gewesen, wird plötzlich ein fana=
tischer Spaziergänger; er kann nie genug frische Luft haben;
er ändert womöglich noch die Kleidung — und wenn er nun
nach alledem sich wohler fühlt, dann soll das Fleisch an allem
früheren Unbehagen schuld gewesen sein“[1]).

„Der Mensch fängt erst beim Baron an“, sagte Windisch=
grätz anno 1848; und wer Bunge's wohlverdiente Lobrede
liest, bekommt den Eindruck, der Vegetarianer fange erst bei
der höheren „Bourgeoisie“ an. Wir stehen aber vor der un=
gelösten Aufgabe, die billigere und bei richtiger Auswahl
sehr leistungsfähige, wenn auch niemals vollständig genügende
Pflanzenspeise den großen Bevölkerungsklassen zugänglich und
mundgerecht zu machen, die mit und ohne Verschulden ein
beklagenswerthes Dasein führen.

Nicht nur „Raum für Alle hat die Erde“, sondern auch
Nahrung für Alle; aber bei deren Vertheilung herrscht noch
das uralte Raubthier, und wir warten gläubig auf die Einsicht
und auf das Wohlwollen kommender Geschlechter.

<hr>

[1]) Bunge, Vegetarianismus, pag. 18.

IV. Genußmittel.

„Der Mensch ist viel zu edler Natur,
Um vom Genuß allein leben zu können."
Hilty.[1]

1. Die Illusion.

Wer ist glücklich? „Wer am wenigsten bedarf", sagt Diogenes. Ihm antwortet Sallet spottend: „Wie behaglich liegt der Ochse dort im Grase, Geh, leg' Dich neben ihn!"

Wer ist glücklich? Wer am meisten besitzt, sagt die Welt und rennt athemlos dem Besitze des Geldes, der Ehre und der Sinnengenüsse nach. Abgesehen davon, daß der zu Tode Gehetzte sein Ziel oft nicht mehr erreicht, liegt in diesem „Lebensglück" selber ein zerstörendes Element, so daß man gewohnt ist, denjenigen als „abgelebt" anzusehen, welcher „das Leben reichlich genossen" hat.

Das Glück hat kein äußeres Merkmal. Der Mensch ist nur glücklich in der Idee; nicht diejenigen Güter sind sein, die er erobert oder gar ererbt, sondern nur die, welche er beherrscht: das Leben ist um so genußreicher, je mehr Genußmittel es beherrscht!

Der innere Zwiespalt in der Natur des Menschen, der sich mit der gegebenen Lage und Stimmung nicht begnügt und doch zu schwach oder zu träge ist, sie anders zu gestalten, hat von jeher zu dem Kunstgriffe geführt, eine Stimmung durch Gehirnreizung zu machen.

Die Erde ist öde und kahl; der Mensch setzt sich eine grüne Brille auf und hat nun so zu sagen Frühling; die „Sonne des Glückes" strahlt nicht an seinem Himmel: er illuminirt sein inneres Auge, und unterdessen ist Alles hell und glänzend; ihn ärgert, daß er an Leib und Seele hinkt;

---

[1] C. Hilty, Polit. Jahrb. d. schweiz. Eidgenossenschaft, 1889, pag. 98.

er betäubt sich und kann nun fliegen, nicht bloß gehen. Das Irresein beruht auf unwillkürlichen, lange anhaltenden Gehirnreizungen, deren Produkte nach außen verlegt und als Bilder angeschaut, als Worte vernommen werden; die Genußmittel erzeugen willkürliche und vorübergehende Gehirnreize, deren Folgen nur ausnahmsweise neue Bilder, aber regelmäßig Form= und Farbeveränderung der vorhandenen Bilder sind. Irresein und Genußmittel verändern das Subjekt wirklich und damit das Objekt scheinbar.

Die Genußmittel theilen mit manchem Kultus die Eigenschaft, das Gehirn zu betäuben, die Stimmung zu färben und das Leben zu verschönern, ohne es im Mindesten zu verbessern.

Wirklichen Lebensgenuß gewährt einzig und allein die Arbeit, scheinbaren Genuß, ohne Arbeit, gewähren viele Gehirnreizmittel, jedes in seiner Art, und deshalb ist man dazu gekommen, eine Anzahl von Gehirngiften Genußmittel zu nennen, im Gegensatze zu den Speisen, welche, in ganz anderer Bedeutung des Wortes, ja auch „genossen" werden.

„Der Drang nach Wahrheit und die Lust am Trug", beides liegt in der Menschennatur; darum haben alle Völker der Erde Bedürfniß und Mittel, sich umzustimmen und zu betäuben: giftige Pilze im höchsten Norden, dann Branntwein, Wein, Aepfelwein, Milchwein (Kumys), Palmwein, Thee, Kaffee, Tabak, Opium, Hanf, Koka und so weiter durch alle Zonen; alle leisten diesen sonderbaren Dienst, der im Leben der Thierwelt nichts Aehnliches hat; fast alle, mit Ausnahme des Alkohols wirken durch stickstoffhaltige, sehr zusammengesetzte Verbindungen, sogenannte Pflanzen=Alkaloide, die wir in aufsteigender Reihe als Theïn, Kaffeïn, Chinin, Morphium, Kokaïn, Nikotin und Strychnin bezeichnen; sie gehen in das Blut, durchwandern den gesammten Körper und treten wieder aus, ohne sich vollständig zersetzt zu haben; sie übernehmen in keiner Weise die Leistungen eines Nahrungsmittels und sind nur in bestimmten, ganz kleinen Gaben fähig, das Gehirn auf eine dem Leben förderliche Art anzuregen; in großen wirken sie sämmtlich als Gifte; endlich sind auch alle bis auf einen gewissen, oft sehr hohen Grad der Einbürgerung fähig und können, trotzdem sie ihre Wirkungen nie einstellen,

durch Angewöhnung erträglich werden. Die grundsätzliche
Verurtheilung der Genußmittel ist ein Irrthum. Was der
Mensch zu allen Zeiten und in allen Zonen gethan hat, und
noch thut, das ist wenigstens kein Zufall.

Letheby sagt: 500 Millionen Menschen trinken Thee,
2 Millionen den Aufguß von Kaffeeblättern und 10 Millionen
(Südamerikaner) den Aufguß von Maté (Guarana); 140 Mil=
lionen trinken Kaffee, 50 Millionen Kakao und etwa 60 Mil=
lionen verschlingen Cichorien und andere Kaffee=Surrogate.
400 Millionen Menschen essen oder rauchen Opium, 300 Mil=
lionen indischen Hanf (Haschisch), und Tabak raucht fast die
ganze Erde[1]).

2. Wein.

Der Wein ist durch Religion und Sitte der ehrwürdige
Repräsentant der Genußmittel, wie das Brod das geheiligte
Vorbild der Nahrung. Er ist reizend, wie man ihn auch be=
trachte. Mit dem Glanze des Goldes und des Purpurs blickt
er uns aus dem vollen Becher an; flüchtige Oele und Essig=
äther verleihen ihm specifische, nach Ort und Jahrgang unter=
scheidbare Wohlgerüche. Der Gehalt an Traubenzucker macht
ihn süß, ein kleines Maß von Weinsäure und Apfelsäure und
oft auch ein kleiner Gehalt von Kohlensäure reizt Zunge und
Schlund. Unter allen diesen wandelbaren Tugenden ruht als
stätige und vorherrschende Kraft der Alkohol, und seine Menge
bedingt schließlich die Wirkung des Weines.

Die Zusammensetzung verschiedener Weine ist, schematisch
gehalten, folgende:

Alkohol 5 bis 25 Proc. (Raumprocente), Extrakte 1 bis
2, Zucker 0,2 bis 12 Proc., Weinsäure 0,2 bis 0,7 Proc.,
Wasser 75 bis 90 Proc., Apfelsäure in unbestimmter Menge;
sie findet sich in den unreifen Trauben und ersetzt in geringen
Weinen die Weinsäure. Gerbsäure findet sich spärlich auch in
den weißen, reichlich in den rothen Weinen. Traubensäure ist
ein seltener und schwankender Bestandtheil.

Als Zersetzungs=Produkte, durch die Gährung entstanden,
kennen wir:

---

[1]) Letheby, on food, pag. 90.

Essigsäure, hervorgegangen aus Alkohol, von 0,02 bis auf 0,2 Proc., und Bernsteinsäure, abstammend von Apfelsäure. Die Kohlensäure ist sehr reichlich vorhanden im Most und unvergohrenen Wein, der dadurch und weil der neugeborene Weingeist[1] der wirksamste ist, so leicht berauscht. Ein Durchschnittsmaß ist schwer anzugeben.

Der Farbstoff, der in reinem Zustande „schwarzblau wie Bleistift" von Mulder dargestellt wurde, stammt von der Schale der Traubenbeeren, und ist weder in Wasser noch reinem Weingeist, sondern nur in Alkohol löslich, der Wasser und organische Säuren, besonders Weinsteinsäure, enthält. (Auf dieser Eigenthümlichkeit beruht eine leicht zu handhabende Prüfung auf fremdartige Färbemittel des Weines!)

Oenanthsäureäther und Weinäther sind in sehr kleinen Mengen, etwa $^1/_{400}$ Proc., vorhanden, genügen aber, Weingläsern oder dem Athem der Weintrinker den eigenthümlichen Geruch zu verleihen.

Essigäther und ähnliche Verbindungen (Buttersäure- und Baldriansäure-Aether), in kaum meßbaren Mengen vorhanden, liefern „die Blume" des Weines (Bouquet).

Die alten Römer gossen Wein über Veilchen oder Rosen, wie wir ihn über Waldmeister schütten, um die Blume zu vermehren.

Eiweiß findet sich, trotz des Alkohols und der Gerbsäure, dennoch in kleinen Mengen und wird gerne Träger unerwünschter Fäulniß- und Gährungsprocesse beim „Umschlagen". Die Traubenkerne halten fettes Oel, von dem auch Spuren in den Wein übertreten.

Die unorganischen Salze sind äußerst bedeutungsvoll und betragen fast 2 Gramm auf 1 Liter. Die Hälfte sind Kalisalze, dann kommen Magnesia- und erst in kleineren Mengen Kalksalze, Natron, Kieselerde und etwas Eisen. Die unorganischen Säuren sind vorzugsweise Phosphorsäure, dann Schwefelsäure und Salzsäure.

Die Analysen einzelner Weinsorten sind, auch für dasselbe Land, je nach Standort, Jahrgang und Behandlung unendlich verschieden und gehören Fachschriften zu.[2]

---

[1] In statu nascendi, sagt der Kunstausdruck.
[2] König, Chemie der Nahrungs- und Genußmittel.

Die geringsten Naturweine zeigen ungefähr 5, die stärksten 18 Proc. Alkohol. Höher kann der aus dem Zucker stam-
mende Gehalt nicht steigen, weil da die Lebensthätigkeit der
Hefe aufhört. Weine mit 20, 22 und mehr Procenten sind mit
Spiritus versetzt.[1]

Während der Feinschmecker seine einzelnen Weinsorten
stets sorgfältig unterscheidet und der gemeine Mann den
großen Säuregehalt seines Getränkes auch gehörig zu Herzen
nimmt, beschäftigte sich der Diätetiker bisher fast ausschließlich mit dem Alkoholgehalte des Weines, und erst in neuerer
Zeit wurde es bei den Untersuchungen über die Fleischbrühe
klar, wie ganz alte Weine, die viel Geist verloren, aber ihren
Gehalt an Salzen bewahrt haben, noch belebend wirken. Die
Kalisalze schlagen sich nur theilweise als Weinstein zu Boden,
der größere Theil bleibt gelöst, geht rasch ins Blut, vermehrt
dort die Sauerstoff=Aufnahme und Kohlensäure=Abgabe der
Blutzellen, erregt das Herz zu kräftigen Zusammenziehungen
und fördert den gesammten Stoffwechsel — ganz wie Fleischbrühe — in einer Art, die als Wohlbehagen empfunden wird.

Die Verfahren von Chaptal, von Pétiot und von Gall,
die Säure des Weines zu mindern und den Alkoholgehalt zu
erhöhen, sind geistreiche Fälschungen, und werden vom
deutschen Reichsgericht auch als solche behandelt.[2] Das in
vielen Ländern schwungvoll betriebene Gipsen (Bestreuen der
eingekelterten Weintrauben mit Gipspulver) kann vollends
eine gesundheitsschädliche Fälschung werden. Der Wein wird
dabei milde, schön und reif, aber anstatt des weinsauren Kali
enthält er dann schwefelsaures Kali, das die Verdauung erheblich beschädigt. Ein Gehalt von 1—2 Gramm auf 1 Liter
ist die höchste geduldete Menge.

Die phosphorsauren Salze und die Säuren, der Gerbstoff
und der Zucker, sind Geschmackssache in gesunden Tagen und
fallen erst in kranken in ernsthafte Erwägung; im großen
Ganzen hat es die Nationalökonomie und Moral, Chemie,
Diätetik und praktische Medicin mit dem Alkohol zu thun,
wenn sie den Wein studirt.

---

[1] Ambühl, Lebensmittelpolizei, St. Gallen, 1883, pag. 137.
[2] Eulenberg, Vierteljahrsschrift für gerichtl. Medicin, 1889, IV.

Der Alkohol ist ein Abkömmling des Zuckers, besteht aus Kohlenstoff, Wasserstoff und Sauerstoff; er hat die Fähigkeit, sich mit Wasser in allen möglichen Verhältnissen zu mischen, geht leicht durch die Gefäße des Magens ins Blut, kreist mit demselben durch alle Gewebe und Organe und wirkt auf jedes.

Das nächste Objekt sind die Blutkörperchen selber; sie werden vorübergehend ganz sachte gelähmt; der Gasaustausch wird verlangsamt, damit der ganze Stoffverbrauch beschränkt, und der Alkohol wird auf ganz gleichem Wege, wie auch Kaffee, Chinin und Opium, ein Sparmittel.[1]

Kleine Gaben Alkohol werden vom Sauerstoffe des Blutes vollständig zersetzt (oxydirt), die Endprodukte treten als Kohlensäure und Wasserdampf wieder aus dem Körper, und der Alkohol hat insoweit, ähnlich wie Zucker, Stärkemehl oder Fett, auch als Nahrungsmittel gedient, und darin unterscheidet er sich in sehr bedeutsamer Weise von allen andern Genuß= mitteln: alle sind Sparmittel, alle anfangs fremd und dann allmählich in großen Gaben und durch lange Zeiten ertragen, alle giftig, am giftigsten der Alkohol.

Die Form ist wichtiger als die Sache, die Quantität wich= tiger als die Qualität, das zeigt sich augenfällig auch bei der Wirkung des Alkohols. Dieselbe ist noch sehr streitig. Kleine Dosen scheinen durch Reizung der sekretorischen Drüsen des Magens die Verdauung zu heben (Jaquet); ihr Nutzen beim ermüdeten Muskel scheint erwiesen durch die Versuche von Sahli=Frey. Nach der Mehrzahl der Angaben vermindern kleine Gaben die Stickstoff= und Kohlensäure=Ausscheidung, während große beide steigern,[2] so daß die Ansicht Binz's, die temperaturherabsetzende Wirkung großer Alkoholdosen be= ruhe auf direkter Verminderung des Stoffumsatzes, fraglich geworden ist. — Jedenfalls kommt die lähmende Wirkung bei kleineren Mengen gar nicht, oder wenigstens anfänglich nicht zur Geltung; im Gegentheil: der Muskel empfindet

---

[1] Daß der Alkohol dadurch einen gewissen Nährwert besitzt, be= stätigt neuerdings auch Tigerstedt (Stockholm), Internat. Monatsschrift zur Bekämpfung der Trinksitten, 1900, Heft 7.

[2] Hermann, Physiologie, 1900, pag. 231.

den stärkeren Nervenreiz und zieht sich kräftiger zusammen, selbst wenn er ruhebedürftig gewesen, die Gehirngefäße füllen sich stärker mit Blut und das Organ des Geistes arbeitet vorübergehend rascher — aber nicht genauer.

Deshalb ist der Wein der bevorzugte Genosse der Fröhlichen und der alte Freund der Dichter. Horaz schon sagte:

> „Kein Lied wird lange Zeit gesungen,
> Das ein Wassertrinker schrieb.[1]

Das Lob des Weines vernehmen wir immer von den Poeten, sehr selten aber von den Männern der Wissenschaft. Der Alkohol erregt die Phantasie und den Willen, anfänglich auch die Urtheilskraft, jedoch diese nicht lange; sie wird bald überstimmt, ihre Wenn und Aber verstummen; Rücksichten werden bei Seite geschoben und Schranken überschritten; der beredte Zecher verbindet seine Ideen gewandter und zeigt deren mehr als sonst, ohne daß er in der That mehr hätte, und manches Verborgene wird offenbar. Und dennoch führt diese „Wahrheit im Wein" zu vielen unrichtigen Urtheilen. Wer einen Tiger im Hause hat, ihn aber gewissenhaft im Käfig hält, höchstens beim Glase Wein einmal zeigt, der ist nicht zu tadeln und wird erst strafbar, wenn er das Thier losläßt. Zwischen der Stimmung und der That steht die Moral. Der Wein kann die natürliche Anlage offenbaren, aber nicht den sittlichen Gehalt. Hippel sagt: „Jeder kluge Mann spricht, wenn er ein Glas getrunken, und jeder Narr verstummt oder spricht Unausstehliches." Im Wein liegt Wahrheit, aber nicht „die Wahrheit". Der Wein erfreut nur dann das Herz des Menschen, wenn dieser einen Keim der Freude, einen guten Gedanken oder Gesellschafter findet; der Wein steigert überhaupt nur die herrschende Stimmung; man kann sich fröhlich, aber auch traurig und zornig trinken.

> „Aus dem Feuerquell des Weines,
> Aus dem Zaubergrund des Bechers
> Sprudelt Gift — und süße Labung,
> Sprudelt Schönes — und Gemeines:
> Nach dem eignen Werth des Zechers,
> Nach des Trinkenden Begabung."[2]

---

[1] Nulla placere diu nec vivere carmina possunt, quæ scribuntur aquæ potoribus, Epist. I. XIX.

[2] Bodenstedt, Mirza Schaffy.

Tausendmal im Leben muß der Muskel arbeiten, auch wenn er eigentlich ermüdet ist, muß das Gehirn erregt sein, auch wenn es lieber schlafen möchte; der Wilde kann sich gehen lassen, der Kulturmensch muß im Frieden und im Krieg seine Stimmung kommandiren können: dazu hilft ihm kein Reiz= mittel so rasch und bequem wie der Alkohol; er ist Reiz= mittel und Gift zugleich, er ist jeden Tag und bei jedem An= lasse, in jedem Klima und jedem Berufe eingebürgert.

Aber der Helfer läßt sich bezahlen; er setzt die Lebens= anwartschaft aller seiner Freunde herab. Vieles, was der Gicht aufgeschrieben wird, hat der Alkohol verschuldet.

Ist des Alkohols zuviel, um rasch und ganz verdaut (verbrannt) zu werden, so wandert das Uebrige in Substanz durch den Körper: Millionen Blutzellen werden gelähmt, dienstunfähig und das Blut (Plasma) wird fetthaltiger als normal. Diese Neigung zur Fettbildung ist eine stehende und verhängnißvolle Wirkung des Giftes und wiederholt sich überall, wo es hingelangt. Das Fett des Gehirns und der Nerven entartet; oft leiden zuerst die Sinnesorgane, es treten langsam aber stätig Gesichts= und Gehörstörungen ein, nicht selten selbst Alkoholblindheit oder Alkoholtaubheit; die Mus= kelfaser verfettet, ihre Kraft nimmt ab, die Bewegungen werden zitternd, besonders aber wird die Leistungsfähigkeit des Herzens heruntergesetzt. Nicht selten sammelt sich im Unterhautzellgewebe das Fett massenhaft an und ist auch auf dem Leichentische als gelbes schmieriges „Säuferfett“ ohne weitere Nachfrage kenntlich.

Die zweite Reihe der Alkoholvergiftungen bilden die Rei= zungszustände. Spritzt man einen Tropfen Wein ins Auge, so brennt es bekanntlich; hat man lange Zeit Milchdiät und Krankensuppen genossen, so brennt er auch auf der Zunge und im Halse; starke Getränke erregen ein Wärmegefühl durch den ganzen Schlund bis hinab in den Magen; wird dieser häufig und reichlich mit Wein ausgewaschen, so schwillt seine Schleim= haut, wird dick und dicht anstatt zart, blauschwarz anstatt röthlichgrau; zäher fadenziehender Schleim in beständiger saurer Gährung überzieht seine Wände, die nur noch spärliche Verdauungssäfte zu liefern vermögen; Ekel, Brechreiz und

Durst, höchstens das Verlangen nach reizenden und gesalzenen Dingen ersetzt den gesunden Appetit.

Da die Leber der Ort ist, wo die Mehrzahl unzukömmlicher Dinge verwandelt oder abgeschieden wird, so erfährt auch sie die reizenden Alkoholwirkungen in hohem Maße; Zellgewebsneubildungen ziehen mit den Gefäßen in die Tiefe und schießen um jedes Leberläppchen auf bis zur förmlichen Leberanschwellung, dann bis zur langsamen Schrumpfung und Zusammenschnürung der Gallenwege und Blutgefäße („Trinkerleber“ der Engländer); endlich bis zur Wassersucht und zum unabwendbaren Tode. — Es kann kaum zum Troste gereichen, daß nicht alle Trinker solchem Schicksale verfallen, weder Magenentzündung noch Leberleiden davon tragen, sondern erst in den Nieren dieselben Reizungen durch Alkoholausscheidung, Neubildungen und Schrumpfungen durchmachen, dafür aber einer etwas kürzeren und unbequemeren allgemeinen Wassersucht unterliegen müssen.

Auch nierenkrank werden nicht alle Jünger des Bacchus; in manchen Ländern leiden viele am Blasenstein, in anderen Gegenden, die auch saure Weine keltern, gar nicht; dagegen leiden unter allen Himmelsstrichen, wo scharf getrunken wird, Tausende an den Wirkungen, welche das alkoholisch vergiftete Blut auf das Gehirn übt. Die Gefäße werden brüchig durch Fettentartung oder Kalkablagerung und reißen bei Gelegenheit: der „gute Mann“ liegt vom Schlage gerührt, gelähmt oder todt. Die inneren Gehirnhäute, sonst durchsichtig und zart, werden bei Trinkern trübe und dick; damit ändert sich die ganze Ernährung des Gehirns in eingreifendster Weise. Der Mensch, der heute so biedermännisch und prahlhansig dazu einherschwankt, gleich bereit mit irgend einem Fremdling gefühlvoll zu weinen, oder daheim seine schlafenden Kinder aus dem Bette zu reißen und zu prügeln, dieser Mensch war einst ein Mann, bei Kasse, bei Kraft und bei Ehre, jetzt ist's ein Patient, für den schließlich nur noch das Irrenhaus zu sorgen vermag. Alle Formen des Irreseins, besonders aber Blödsinn und Selbstmord, werden sehr oft durch die Alkoholvergiftung des Gehirns herbeigeführt.

Was alle möglichen anderen Krankheitsursachen Trauriges

zuwege bringen, das kann der Alkohol allein auch thun! Wie
sehr vieles Irresein, so geht auch dieses vom Gefühle aus, es
wird schwankend, Ueberschwenglichkeit wechselt mit Rohheit,
schließlich gewinnt diese die Oberhand. Die Verstandeskräfte
halten länger aus, aber der ausführende Wille erlahmt auffallend frühe, und offenen Auges, rettungslos wankt der
Gewohnheitstrinker dem Abgrunde zu. Tausend Kranke genesen, der Trinker ist, sich selber überlassen, immer unheilbar.
Ueber der Thüre des Bacchus steht das Wort aus Dante's
„Hölle": „Wer hier hineingeht, lasse alle Hoffnung draußen!"[1]

Für den Säufer giebt's eine einzige Rettung: „Das blaue
Kreuz"; vollständige Enthaltsamkeit. Extrem gegen Extrem!
Alle halben Maßregeln sind nutzlos. Bis in einem Trinker-
gehirn alle Alkoholschäden ausgeheilt sind, braucht es Jahre,
nicht selten auch gesetzliche Nachhilfe. Die gepriesene „per-
sönliche Freiheit" ist hier eine Ironie, ein Patent zum Unter-
gange; nur geschlossene Trinkelheilstätten haben noch Erfolge.
Es ist wahrlich kein bloßer Zufall, daß in den vordersten
Reihen der Abstinenz=Lehrer die Irrenärzte und die Straf-
haus=Direktoren stehen. Die Abstinenz hat aber auch große
Bedeutung als eine Methode der Vorbeugung und als ein
Kampfmittel gegen die Trinksitten, denen überall Tausende
zum Opfer fallen. Je mehr — auch Mäßige — zu ihrer
Fahne sich bekennen, desto größer wird der Erfolg sein.

In den Wirthshäusern geht viel Geld und Gesundheit,
aber noch weit mehr Zeit und Familienleben verloren. Nimm
dem Volke die Hälfte seiner Wirthshäuser und Du kannst
die Hälfte seiner Irrenhäuser und Spitäler, ja drei Viertheile
seiner Gefängnisse schließen!

Die fürchterlichsten Sünder sind auch hier die anständigen;
niemals voll getrunken, aber täglich angetrunken, sind sie
wie Dampfkessel, die man auf alle ihre Atmosphären geheizt

---

[1] Es war von jeher so!

Sed quia mente minus validus quam corpore toto,
Nil audire velim nil discere, quod levet ægrum;
Fidis offendar medicis, irascar amicis.
Quæ nocuere, sequar; fugiam quæ profore credam.

Hor. Epist. I, 8.

hat, zitternd unter der Spannung und jeden Augenblick des Anstoßes gewärtig, der die Explosion veranlaßt.

Dieser runde glänzende rothwangige Mann ist nervös wie ein bleichsüchtiges Mädchen, schlaflos, verstimmt und in glänzenden Verhältnissen gelangweilt und unglücklich; eine kleine Krankheit oder Verletzung bringt ihn ins Grab.

Was Seuchen und Hunger nicht tödten, das bringen die Wirthe um; wer dem blutigen Mars und auch dem „Meer ohne Balken" entronnen, den erwürgt Bacchus langsam, unter feierlich schallendem Jubelgesang, und den begräbt die Reue, die stumme Todtengräberin menschlichen Glückes, die an keine Auferstehung glaubt.

Beim Gewohnheitstrinker kommt der Anstoß zum Tode sehr oft von der Lunge aus. Wer Wein getrunken und sich den Mund auch wohl ausgespült hat, dessen Athem riecht dennoch lange; die ätherischen Oele und überschüssiger Alkohol gehen durch die Lungen weg, jedoch nicht ohne sie erheblich zu reizen.[1]) Wo Anlage zu Lungenschwindsucht besteht, da wird sie mächtig gefördert durch Alkoholmißbrauch, oft genug schon durch bescheidenen Gebrauch, und auch sonst werden dabei die Luftröhren Sitz endlosen Blutandranges und schwerer Katarrhe. Der Alkohol macht die Fetten fetter, und die Mageren noch magerer. Eigentlicher Säuferwahnsinn bricht am öftesten bei Lungenentzündungen los; diese sind es auch, welche den jugendlichen vollsaftigen Trinker mit wenig Umständen und in wenigen Tagen aus seinen „gemüthlichen" Kreisen abrufen, den Angehörigen zum Jammer — und Niemandem zur Lehre! Tausende sind eitel darauf, daß sie wenig trinken, am meisten die Säufer; ihr Laster darf ihnen Niemand ungestraft vorhalten.

Nach Reison war in England die Sterblichkeit der Trinker fünfmal größer als die der mäßigen Leute. Von Branntweintrinkern starben jährlich 60 von Tausend, von Biertrinkern 46 und am meisten von denen, welche Bier und Branntwein tranken: 62 per Mille.[2])

---

[1]) Aufs Neue bestätigt durch Untersuchungen von Ed. Smith u. A. cf. Letheby l. c., pag. 92.

[2]) Kirchner, a. a. O., pag. 141.

Gestützt auf diese Erfahrungen gewähren die Lebensver=
sicherungs=Gesellschaften den abstinenten Versicherten bedeu=
tende Prämienreduktion gegenüber den Nichtabstinenten, und
auch die Unfallversicherungen machen sich in gleicher Weise
die Thatsache zu Nutze, daß ein erschreckend großer Procentsatz
der Unfälle dem Alkohol zu verdanken ist.

Viele Trinker sind Märthrer ihrer Abstammung und
ihres Schicksals; aber auch viele, die sich dafür ausgeben, sind
durch Selbstverschuldung ins Elend gerathen. Sie waren einst
wohlhabend oder fanden doch ihr reichliches Auskommen, und
sind dann bei Bier und Wein dem Wirthshausleben, schließ=
lich der Armuth und dem Branntwein verfallen.

Gott Bacchus zerstampft den Garten des Gemüthes und
taumelt gelegentlich ins Zuchthaus; Frau Venus dagegen
verhängt die Fenster des Verstandes und weiß einen nahen
Fußweg ins Spital; beide haben am Ufer des Styx einen
ruhigen Landsitz, wohin sie ihre Verehrer fleißig einladen.

„Er ist tief und stille — Und schauerlich sein Rand —
Und deckt mit schwarzer Hülle — Ein unbekanntes Land,"
singt Salis.

Die eigentliche akute Alkoholvergiftung bietet das Bild
der Lähmung nach allen Seiten: der Körper ist kühl und mit
klebrigem Schweiße bedeckt, das Gesicht roth und gedunsen
durch Blutgefäßerschlaffung, die Pupille ist weit, antwortet
nicht mehr auf Lichtunterschiede, und das Auge rollt sich nicht
nach ein= und aufwärts wie beim richtigen Schlafe. Die
Athemzüge gehen langsam und schnarchend, die Pulse werden
fast unfühlbar, Lähmung beschlägt die Gliedmaßen, und selbst
die Schließapparate versagen. Während beim langsamen
Trinken der fortschreitende Rausch alle Stationen des Irre=
seins mit einer zum Schulgebrauche dienlichen Deutlichkeit
zeigt, tritt bei der plötzlichen Vergiftung das Schlußstadium,
der tiefe Blödsinn, sofort auf, und es versinkt das Opfer in
wenigen Stunden in allgemeine Lähmung und in Todesnacht.

Wer soll denn überhaupt noch Wein trinken?

Wer richtig gegessen hat, der mag ein Glas Wein trinken,
wer nur ungenügend essen konnte oder wollte, dem hilft der
Wein für einige Zeit, allmählich aber richtet er ihn zu Grunde.

Man kann vorhandene Kräfte damit antreiben, ungenügliche aber erschöpfen. Wer sein edles Roß wohl gefüttert hat, der mag ihm die Peitsche geben, wer aber bloß mit der Peitsche fahren will, wird nicht weit kommen. Der Wein ist Peitsche, nicht Hafer, ist Reizmittel, nicht Nahrung.

Damit stecken wir mitten in der alltäglichen Frage: stärkt der Wein? Schon Paulus sagt: „Wer schwach ist, der trinke Wein,"[1] und alle Welt spricht es gewissenhafter nach, als manches Andere, was er auch gesagt hat, und ist höchlich erstaunt, wenn oft, trotz allen Weines, die Schwäche zunimmt.

Die Antwort möchte am besten so lauten:

Wer verwundet gewesen ist, viel Blut verschüttet hat und lange lag, dabei aber einen guten Appetit und eine kräftige Verdauung wieder erlangt hat, der trinke Wein, er fördert seine Genesung. Wer vom Typhus oder einer ähnlichen erschöpfenden Krankheit aufsteht, trinke ruhig Wein, insofern dieser die Eßlust nicht beschränkt.

„Wer alt ist, trinke Wein," denn, „Wein ist die Milch des Alters" lehrt schon die salernitanische Schule. Leider ist das nur mit großer Einschränkung wahr. Die vom Weine getrösteten Greise sind nicht zahlreicher als die geschädigten. Mancher alte Griesgram, der sogar von seinem sogenannten Glücke gelangweilt ist und sich mit Widerwillen zu Tische setzt, bekommt den Hunger und Humor seiner Jugend wieder, wenn er sich zur Abstinenz entschließt.

Der zarten sanguinischen Kindheit und der brausenden thatendurstigen Jugend bekommt der Wein übel und schwächt die Konstitution durch Ueberreizung.[2] „Es ist ein Krebsschaden unserer Zeit, daß man Kindern Wein und Bier bei Tische verabreicht," sagte Nothnagel unter dem Beifall des deutschen ärztlichen Kongresses. Daß die alkoholischen Getränke — auch in geringster Dosis — für Kinder ein Gift sind und daß regelmäßige Verabreichung geistiger Getränke an Unerwachsene eine unverantwortliche und bleibende Schädigung ihrer körperlichen und geistigen Gesundheit bedeutet,

---

[1] I. Timoth. 5, 23.
[2] „On n'arrose pas les fleurs avec du vin." J. J. Rousseau.

ist eine Thatsache, auf welche Kinderärzte (Demme, Hürlimann u. A.) längst hingewiesen.

Am allerschlimmsten wirkt der Frühtrunk und die jungen Helden, welche nur Braten und Wein frühstücken, sind früher alt an Leib und Seele, bälder gichtbrüchig und wassersüchtig als alle anderen.

Der Frühschoppen macht durstig und fidel, nachlässig und arm; er ist der eleganteste und sicherste Weg zum Verderben.

Wer, ohne eben krank zu sein, an träger Verdauung leidet, thut am besten, zu seiner Mahlzeit gar keinen Wein zu trinken, sondern, wenn es durchaus sein muß, 1—2 Stunden später. Der Wein verlangsamt und stört die Magenverdauung. Weinsuppen, für Genesende empfohlen, sind in jeder Beziehung so widersinnig als möglich. Wiel sagt auch in seinem berühmten Kochbuche: „Wein giebt bekanntlich keine Kraft, nur Muth, er regt auf. Die durch das Kochen geistlos gewordene Speise schädigt die Ernährung."

Wer schwachen bleichsüchtigen Mädchen, erschöpften Familienmüttern, blassen und hustenden Geschäftsleuten so ohne weiteres Wein verordnet, wie es die theilnehmende Welt täglich thut, der macht schlechte Geschäfte; die Bleichsüchtige wird kränker, der Abgearbeitete nervöser und der Brustkranke ärgerlicher und hustender. Am unverantwortlichsten aber ist die so beliebte, gedankenlose Verabreichung von Malaga, Tokayer 2c. an „schwächliche" und verdauungsgestörte Säuglinge und kleine Kinder. Mit dem Wein darf man nicht einmal auf der Rednerbühne spielen, geschweige am Krankenbette!

Für den gesunden Erwachsenen aber mag der Satz gelten: Wer mäßig Wein (alkoholische Getränke überhaupt) trinkt, thut gut, wer gar keinen trinkt, thut besser.

3. Branntwein.

Der Wein ist eine sociale Macht für die Nationalökonomie wie für die Moral, Länder werden durch ihn blühend und reich, Völkerschaften im Laufe der Zeiten geändert, nicht immer verschlechtert. Weder die 682 Millionen Bekenner des Konfucius und des Buddha, noch die 220 Millionen Gläubigen des Mahomed sind bei ihrer Weise, den Wein zu meiden, weit

vorwärts gekommen, und die Kulturvölker Europas und Ame=
rikas kämen weit weniger rückwärts, wenn sie ihren Alkohol
nur in Form des Weines, und sehr viel mäßiger genießen
könnten. Leider ist das Bedürfniß nach Wein viel größer ge=
worden als die Produktion wirklich guter Sorten, und stehen
diese daher überall in Preisen, die für Arme unerschwinglich
sind. Man hat sich daher mit einem „Wein" begnügt, der
keine „angenehme Säure" noch erregende phosphorsaure
Salze, weder Zucker noch Essigäther enthält, sondern nur
Alkohol und Wasser, man brannte (destillirte) diesen Wein
aus Zuckerrohr=Rückständen (Rum), aus dem Stärkezucker der
Kartoffeln und des Korns (Fruchtbranntwein) und aus den
Rückständen (Träbern und Hefen) des Weines. Cognac wird
aus wirklichem Weine gebrannt, Arak aus Reis mit Palmen=
saft. Alle diese Mischungen enthalten 40—50, Rum 75 Proc.
Alkohol, erstere oft auch giftige Fuselöle.

Der größere Alkoholgehalt und die Einseitigkeit der Mi=
schung unterscheidet die gebrannten Wasser chemisch, und ihre
Wohlfeilheit unterscheidet sie ökonomisch vom Wein. Von
ihnen gilt vorzugsweise Alles, was von den Alkoholwirkungen
zu sagen und zu klagen ist. Der ungeheure, jährlich steigende
Alkoholverbrauch mit dem Untergange von Familien und dem
Niedergange ganzer Volksschichten hat genau mit der Zeit
begonnen, da die Destillation auch Nahrungsmittel in Gifte
zu verwandeln anfing, mit dem Kartoffel= und Kornbrannt=
wein. Die Wohlfeilheit und Verbreitung dieses entnervenden
Giftes ist eine Landeskalamität, hinter der Kriege, Handels=
krisen und Cholera wie Kleinigkeiten weit zurückstehen —
sobald man mit längeren Zeiträumen rechnet. Einstmals auf
das kühle Klima beschränkt, hat der Branntwein seine Herr=
schaft nun auch auf die Tropen ausgedehnt, und sich als das
ausgiebigste Mittel erwiesen, mit welchem Christen ihre
schwarzen Brüder auszurotten pflegen, wie sie früher die
rothen Indianer ausgerottet.

Wenn bei uns Wohlgenährte anfangen Branntwein zu
trinken, so ist's eine Schande und ein gesundheitliches Ver=
brechen, welches die Natur nicht ungestraft läßt. Es ist schlimm,
wenn Branntwein thyrannisches Luxusgetränk werden kann, wie

gegenwärtig der Absynth (Extrait d'Absinthe) in Frankreich, der Aether und das kölnische Wasser in England[1]), oder wie der Cognac bei vielen wohlanständigen Frauen, die ihn als Heilmittel für jede Kleinigkeit gebrauchen, und schließlich so wenig wieder davon loskommen, wie ihre amerikanischen Schwestern vom Chloral. Es ist eine große Gefahr, wenn sich der Magenbitter in irgend einer Präparation auch bei Männern einbürgert, die nicht stark genug sind, sich der schmutzigen Zudringlichkeit des Schnapsfabrikanten zu er=wehren, und doch zu vornehm, sich mit dem gemeinen Gläschen des armen Mannes umzubringen: sie werden schließlich doch Alkoholisten. Wenn aber Leute, die mit und ohne Verschulden arm geworden sind, sich mit einem wohlfeilen Glase Brannt=wein die Schnellkraft geben, welche sie von der theueren Nah=rung nicht zu erlangen vermögen, so ist's ein Unglück, zuerst für den Armen, dann für seine Familie, und schließlich das größte für den Staat. Der ausgemergelte und im Brannt=wein vollends zu Grunde gegangene Proletarier läßt sich begraben, aber der Staat muß die Folgen jedes einzelnen und des tausendfältig aufgehäuften Familienunglückes immerdar tragen. Bei dem instinktiven, jedenfalls unbewußten Drängen der Völker nach den großen Städten entstehen dort unnöthig viele Nothstände; Tausende erwerben bei Fleiß und Geschick=lichkeit nicht ihren Lebensunterhalt, andere Tausende ver=brauchen den Erwerb für ihren kleinen Luxus und unsinniges Vergnügen; diesen lassen Hunger und Armuth nur noch die Auswahl zwischen dem Tod und dem Branntwein. Das Elend des ländlichen Proletariates ist vielleicht nicht kleiner und nicht unverschuldeter, aber weniger gehäuft und weniger augenfällig. Die moralischen Verheerungen, die der Brannt=wein unter ganzen Bevölkerungsklassen, in ganzen Stadt=quartieren und weiten Ländern anrichtet, sind das Endergeb=niß fauler socialer Zustände ganz verschiedener Art. Es giebt manche Regierungen, die über den Branntweinverbrauch jam=mern, aber aus fiskalischen Gründen die Brennereien unter=stützen, die durch Versäumniß aller Fürsorge um gute Nah=

---

[1]) Ueber die Gewohnheit des Aethertrinkens.
E. Hart, Brit. medic. Journal, 18. Oct. 1890.

rungsmittel und Getränke, durch Vernachlässigung aller Waisenpflege und Wirthshauspolizei Bettler und Gesindel förmlich heranziehen und dann ganz naiv erstaunen, wenn ihre Armenhäuser und Strafanstalten immer zu klein sind! Man behandelt den Bürger so oft mit Ironie anstatt mit Liebe und meint, ein Staat, wenn er nur seine ausgesprochene Konfession besitze, könnte dann der praktischen Moral entbehren. Moral und Gesundheitspflege sind unzertrennlich wie Seele und Leib!

Mr. Everett, der Minister des Auswärtigen in Washington, berichtet, daß in der Union in den Jahren von 1860 bis 1870 der Konsum von Spirituosen gegen 300,000 Menschenleben vernichtet und mehr als 100,000 Kinder in die Armenhäuser gebracht habe. In Berlin waren unter den im Jahre 1871 erledigten Strafsachen 70 Procent dem Branntwein zuzuschreiben. In England berichten Richter und Polizeibeamte, daß 75—80 Procent aller Verbrechen „durch die Trunksucht geschehen". In Paris wurde 1868 festgestellt, daß 80 Procent der verarmten Arbeiterfamilien durch die Trunksucht des Familienoberhauptes zu Grunde gerichtet waren. Die Irrenärzte der Vereinigten Staaten Nord-Amerikas, sowie diejenigen von England, Frankreich, Deutschland, Schweden und der Schweiz erklären, daß 20—40 Procente der männlichen Irrsinnigen ihr Schicksal dem Alkohol verdanken.[1] Tarnowsky's sehr sorgfältige Untersuchungen ergaben auch, daß bei 83 Procent der Prostituirten die Eltern Alkoholisten gewesen. Die physische und moralische Entartung der Familien ist die furchtbarste und von unserer ganzen Socialpolitik viel zu wenig gewürdigte Wirkung des Alkoholismus.[2] Durst (krankhafte Trunkfälligkeit), Nervenschwäche, Epilepsie oder Blödsinn ist das Erbtheil, welches der Trinker seinen Nachkommen hinterläßt, die, wie bei Syphilis, „der Väter Missethat büßen bis ins dritte und vierte Geschlecht". Wer kennt nicht das Wort des Sokrates, der von einem Blödsinnigen sagte, er büße den Rausch seines Vaters!

----

[1] Bunge, Vegetarianismus, pag. 26, Berlin, 1885. — Bär, Alkoholismus, Berlin, 1878. — Hitzig, Ziele und Zwecke der Psychiatrie, Zürich, 1876.

[2] Tarnowsky Prostitution und Abolition, Hamburg, 1890, pag. 134.

Die Beobachtungen über die Entartung der Trinkernach=
kommenschaft sind zahlreiche und enthüllen entsetzliches Elend.
Legrain fand unter den erwachsenen Nachkommen von 50
Trinkerfamilien 44,4% Geisteskranke und 63% Trinker. —
Die genaueste vergleichende Beobachtungsreihe stammt von
dem verstorbenen Kinderarzt Prof. Demme in Bern, welcher
während 12 Jahren die Schicksale von 10 notorischen Trinker=
familien und 10 nachweislich mäßigen Familien des Hand=
werkerstandes verfolgte. Von den 57 Kindern der Trinker=
reihe zeigten nur 17,5% normale Anlage und Entwicklung,
wenigstens während der Jugendjahre, während dies in der
Mäßigkeitsreihe (61 Kinder) bei 81,9% der Fall war. Ferner
starben von den erstern in den ersten Lebensmonaten 43,8%
(bei den Mäßigen 8,2%), waren Idioten 10,5% (0), Epi=
leptiker 8,7% (0), zeigten angeborene Mißbildungen 8,7%
(2—3,3%), Zwergwuchs 8,7% (0) ꝛc.[1]

Man hat auch die Diätetik der Getränke zuerst im Kriege
gepflegt und sich gefragt: soll der Soldat Wein und Brannt=
wein erhalten oder nicht? Die Antwort lautet genau so, wie
für den Bürger und Arbeitsmann: möglichst gute Ernährung
und möglichst wenige geistige Getränke. Als raschwirkendes,
leicht herzustellendes Reizmittel ist Kaffee bei allen Armeen
eingeführt, Thee bei den Russen, ferner Fleischextrakt, wenn
es zu machen ist, Wein, und nur im Nothfalle Branntwein.
Daß dieser für große Strapazen entnervt und gänzlich un=
tauglich macht, darüber sind alle Militärs einig. Die Geschichte
des amerikanischen Bürgerkrieges hat uns erschütternde Bei=
spiele vom Zustande der Zügellosigkeit, Rohheit und Hinfällig=
keit derjenigen Armeen geliefert, welche Branntwein genossen,
und in augenfälligster Weise auf demselben Kriegsschauplatz
gezeigt, wie viel ausdauernder und besser die Armeen gewesen,
die unter Enthaltsamkeit lebten.[2]

Als General Grant im Mai 1865 eine Armee von über
200,000 Mann bei Washington gelagert hatte, ließ er alle
Weinschenken und Branntweinläden im ganzen Distrikte von
Kolumbia schließen. Manche Niederlagen der Franzosen und

---

[1] Dr. Bezzola: Alkohol und Vererbung, Chur, 1900.
[2] „Times", November 23, 1862.

viele Gräuel der Kommune von 1871 wurden mitverschuldet von der Unmäßigkeit und von der Unordnung, die ihr immer folgt, und es war eine der glänzendsten Leistungen der deutschen Heerführung, daß sie immer das Essen zu besorgen und das Trinken zu beherrschen wußte.

So wenig es Zufall ist, daß mehr arme Leute Branntwein trinken als Wohlhabende, so wenig ist es Zufall, daß die Dänen mehr trinken als die Spanier. Ein kaltes und dabei feuchtes Klima, das dem Körper viel Wärme entzieht, verleitet leicht zu Reizmitteln. Dennoch ist auch im Norden das Maß des Branntweinverbrauches weit über das Bedürfniß und ein öffentliches Unglück, gegen welches die Gesetzgebung von Norwegen und Schweden seit Jahren und mit großem Erfolge ankämpft.

Bei Reisen in strenger Kälte hat sich der Alkohol auch nicht einmal den Ruf vorübergehender Hilfe bewahrt und die Nordpolfahrer haben ihn grundsätzlich verbannt.

Das 10. deutsche Armeekorps hatte 1866 unter Waffen 27,859 Mann; eine Abtheilung bekam Branntwein und hatte 2,17 Procent Kranke, die andere Abtheilung hatte keinen Branntwein und 1,27 Procent Kranke[1]).

J. Hall sagt auf Grund seiner großen Erfahrung im Kaffern- und Krimkriege: „Die gesundeste Armee, in der ich je gedient, hatte keinen Tropfen von Spirituosen, dabei im Kaffernlande, ohne Zelte und Schutz, bei Nässe und Mühsal selten über 1 Procent Kranke"[2]). Dr. Hayes, der zwei Nordpolexpeditionen mitgemacht und im nordamerikanischen Bürgerkriege bei der Bundesarmee gedient hat, warnt eindringlich vor allen Spirituosen; ebenso warnen John Ray und Kane, die bekannten Nordpolfahrer, und daß Nansen und Johannsen aus den Mühsalen und Schwierigkeiten ihrer Polarreise gesund hervorgingen, haben sie nicht zum kleinsten Theil der Alkohol-Abstinenz zu verdanken.

Ein Gesetz vom Jahre 1862 verbietet den Gebrauch des Branntweins auf allen Kriegsschiffen der Vereinigten Staaten

---

[1]) Kirchner a. a. O., pag. 141.
[2]) Kirchner a. a. O., pag. 141.

und beschränkt die andern geistigen Getränke auf die Fälle
ärztlicher Verordnung[1]).

Ein schweizerischer Reisender schreibt aus Kasan, Januar
1891: „Ich wundere mich ob den Fuhrleuten, welche zu
Hunderten den Frachtverkehr hierher und von hier aus besorgen, wie sie bei einer Kälte von 30° bis 35°C. Tag und
Nacht auf den Beinen sein können und, um von Station zu
Station zu gelangen, stets mehrere Stunden ununterbrochen
unterwegs sein müssen. Meistentheils sind diese Fuhrleute
Tataren, die, mit höchst seltenen Ausnahmen, strikte nach
dem Koran leben und keine geistigen Getränke genießen.
Diesem Umstande ist auch meines Erachtens ihre Ausdauer,
ihre körperliche Rüstigkeit und ihre große Willenskraft zuzuschreiben.“

Es erfroren bekanntlich Karl XII. auf einem kurzen Zuge
nach Gladitsch 3000—4000 Mann, die sich mit Branntwein
gegen die Kälte „gestärkt“ hatten. Seit langem ist dem russischen Soldaten bei Wintermärschen der Wutki strengstens
untersagt; Thee soll er trinken, auch Kwas, ein leichtes Bier
mit Pfefferminze gemischt. Leichte Weine, Apfelweine und
Bier haben sich überall besser bewährt als starke Getränke,
Kaffee und Thee besser als Spirituosen. Die welterobernden
Legionen des alten Rom tranken bekanntlich Wasser mit
Weinessig gesäuert, und noch im siebenjährigen Kriege führte
Friedrich der Große solchen als wasserverbesserndes Mittel
mit[2]).

Auch bei unsern Ansiedlern in fernen Zonen hat sich der
Alkohol schlecht bewährt. In den Tropen Asiens wie Amerikas
behaupten sich die Kaufleute romanischer Rasse, Italiener
und Spanier, weitaus besser als die Germanen: Schweizer,
Holländer, Deutsche und Engländer, die sehr oft nicht nur
so viel Wein konsumiren wie zu Hause, sondern sogar mitten
im Wohlstand und Reichthum ins Branntweintrinken verfallen: Rum, Cognac, Genever, Brandy und Whisky, allerdings mit Wasser, aber täglich sehr oft. Dabei werden sie
widerstandslos gegen klimatische Schädlichkeiten und Epide-

---

[1]) Haurowitz, Militärsanitätswesen, pag. 137.
[2]) Kirchner, a. a. O., pag. 154.

mien und haben die sehr hohe Mortalität der Trinker. Was im kühlen Klima Mäßigkeit war, ist hier Exceß. Leichter Wein oder leichtes Bier, und auch darin größte Mäßigkeit, vor allem aber Thee und wieder Thee ist nöthig, um den Jammer so vieler Eltern zu verhüten, und ebenso um die Hoffnungen so vieler Söhne zu erfüllen, die in fernen Zonen als Pioniere europäischer Industrie und Gesittung arbeiten.

Verhältnißmäßig am unschädlichsten ist der chemisch reine Alkohol in gehöriger Verdünnung. Je mehr „Blume", desto schlimmer wird er, und den Gipfel seiner Giftigkeit erreicht der Branntwein, wenn er ätherische Oele aufgelöst enthält, sei es Fuselöl, oder aber Anis-, Wermuth-, Absinthöl. Die Liköre sind alle schlimm, am meisten der Absinth.

4. Bier.

Wie der Wein, so hat auch das Bier seine diätetische und historische Berechtigung. Schon die alten Aegypter, Griechen und Römer kannten es, aber gebrauchten es wenig; dagegen ist es das sprichwörtliche und klassische Getränk unserer germanischen Altvorderen.[1]) Es wirkt zunächst durch seinen Alkohol, leider auch durch verschiedene andere berauschende Zusätze, dann kommen die Salze in Betracht, wie beim Wein; eigenthümlich aber ist hier der Gehalt an Hopfenbitter, das die Magenverdauung angenehm anregt, der Zucker und das Dextrin, welches die Mischung „nahrhaft" erscheinen läßt, immerhin nur insoweit, daß, nach Liebig's bekanntem Ausspruche, ein kleines Schnittchen Brod mehr Nährstoffe enthalte, als eine ganze Maß Bier, und endlich ist des Kohlensäuregehaltes zu gedenken, der beim Bier wie bei gährendem Wein den Gaumen reizt und die Berauschung fördert. Leider enthält auch manches ganz ehrliche Bier oft noch schwebende Hefezellen, die sich leicht vermehren und es im Fasse oder noch im Magen sauer machen und Verdauungsstörungen veranlassen oder vergrößern.

Reisefähig waren ehemals nur sehr starke Biere, heut-

---

[1]) Dioskorides unterschied schwächeres ζύϑος und stärkeres κοῦρμι. Moleschott, Dietätik, pag. 449. — Aristoteles und Xenophon sprechen von der berauschenden Kraft des „Gerstenweins".

zutage kann jedes gute Bier durch das „Pasteurisiren“, Er=
hitzen der verschlossenen Flaschen auf 60°, d. h. bis zur Er=
tödtung der Gährungspilze, befähigt werden, die Linie zu
passiren.

Das Bier ist überall ein achtbarer Konkurrent des Weines,
aber leider kein Ersatz für den Branntwein, wie man es
einst gepriesen. Es verleitet gar zu leicht zum massenhaften
Trinken und führt dann zu dummem Wirthshausleben, Armuth
und zum Schnaps. Chemisch betrachtet, hat das Bier ungefähr
folgende Physiognomie: Eiweiß 0,5 bis 0,8; Extrakt 5 bis 7;
Alkohol 3 bis 5; Kohlensäure 0,19 bis 0,27; Säure 0,15
bis 0,40; Salze 0,21 bis 0,41 Proc.[1]) Englische Biere ent=
halten 7 bis 10 Proc. Alkohol, manche deutsche und schweize=
rische, gesunder aber weniger haltbar, unter 4 Proc.

Selbstverständlich wird die Unmäßigkeit auch beim Biere
verhängnißvoll, und der tapfere Trinker geht an Herz= und
Nierenkrankheiten in den sogenannten Jahren seiner Vollkraft
unrettbar zu Grunde. Belege hierfür liefert besonders Mün=
chen, wo jährlich pro Kopf volle 565 Liter konsumirt werden
(während in Ganz=Deutschland nur 88 Liter) und wo der
zehnte Mann auf dem Obduktionstische ein Bierherz und
Biernieren zeigt.

5. Apfelwein.

Aehnlich verhält sich der Apfelwein (Cider, in der Ostschweiz
Most genannt), der sich einer weit geringeren geographischen
Verbreitung, aber treuer Verehrer erfreut. Seine Zusammen=
setzung ist nach König beiläufig folgende:

Alkohol 5—7, Zucker 11, Apfelsäure 0,9, Wasser 81 Proc.
Während richtiger Wein Kalisalze enthält, führt der Apfelwein
vorwiegend Kalksalze, und diese verrathen ihn auch oft genug
im „Malaga“ und andern beliebten Fabrikaten.[2])

Er ist vorzugsweise das Getränk der Bauern und Hand=
arbeiter vieler Länder und entwickelt die Tugenden eines
leichten weißen Weines: mäßige Alkoholreizung des Gehirns,

---

[1]) Uffelmann, Hygieine, 1890, pag. 241.
[2]) Jahrbuch für Pharmac. Vorwerk, XXXVI, pag. 314.

angenehme Erfrischung des Geschmackes und mehr oder we=
niger starke Ansäuerung des Mageninhaltes.

Daß auch der Obstwein nicht zu den indifferenten Ge=
tränken gehört, sondern je nach der konsumirten Menge auch
die schweren Alkoholschädigungen im Gefolge haben kann,
beweist die Statistik der Trinkerheilanstalten. In den Jahres=
berichten von Ellikon (Zürich) figuriren stets einige Alko=
holiker, die ausschließliche „Mosttrinker" gewesen sind.

6. Kaffee.

Der Alkohol steht zwischen Nahrungsmittel und Gift,
diesem näher; Kaffee und Thee aber sind unzweideutige, wenn
auch durch Wohlgeruch und Geschmack bestens empfohlene
Gifte.

Der Kaffee, wildwachsend in Abessinien, frühe verbreitet
nach Arabien, dann (nach 200—300 Jahren erst) übertragen
nach Java und vor etwa 170 Jahren in die übrigen hollän=
dischen Kolonien, von da verpflanzt auf die Antillen und in
die tropische Zone von Südamerika, ist der jüngste Tyrann
unserer Gesellschaft. Im Reformationszeitalter war sein Ge=
brauch noch fast ganz auf Arabien beschränkt, von da gelangte
er über Aegypten nach Konstantinopel, wo unter Soliman dem
Großen 1555 die erste Kaffeeschenke eröffnet und zum Stell=
dichein der Gelehrten erhoben wurde. Etwa 100 Jahre später
kam der Kaffee in Italien und England auf; dort brachte
das Jahr 1652 die erste Zeitung und den ersten schwarzen
Kaffee dazu; so entsprang der Vieles treibende und Vieles
verschlingende Strom des europäischen Kaffeehauslebens; er
erreichte Paris zu Ende des 17. und Deutschland zu Anfang
des 18. Jahrhunderts. Noch zu unserer Großväter Zeiten
Luxus= und Sonntagsgetränk der Deutschen, Schweizer und
Schweden, verbreitete der Kaffee sich bald über alle Länder
mit jener unwiderstehlichen Macht, welche die Völker nur
dem Unverstandenen einräumen. Trieb, Instinkt und Nach=
ahmung, nicht aber selbstbewußte Erkenntniß kauft und ver=
schlingt die vielen Millionen Centner Kaffee, Thee und Tabak,
für die Europa fast den vierten Theil seines Geldes, seiner
Zeit und Arbeit, also seines Lebens hergiebt.

Zwei Kaffeebohnen zusammen bilden den Kern einer kirschenähnlichen Beere, die an den Zweigen eines mittelgroßen Bäumchens sehr ungleichzeitig reift. Die Weichtheile werden abgequetscht, die Bohnen gewaschen, getrocknet, zuweilen auch gefärbt und dann versandt. Außer der Farbe klebt auch vielerlei Schmutz an denselben; die Sortirung bildet an allen Stapelplätzen das Gnadenbrod alter, kranker und sonst unappetitlicher Leute, und der Konsument wäscht seinen Kaffee nicht ohne Grund.

Die Kaffeebohnen enthalten nach den Angaben der Chemiker: Kaffeegerbsaures Kaffeïnkali 3,5—5, freies Kaffeïn 0,8, Legumin 10, Fett 10, Zucker 15, Salze 6, ätherische Oele 0,003 Procent.

Durch die Röstung werden sie leichter (um 15—25 Proc.), ihr kaffeegerbsaures Kaffeïnkali wird locker und veranlaßt bedeutende Schwellung, verschiedene Röstungsprodukte mischen sich mit dem flüchtigen Oele und Fettgehalte der Bohnen und tragen wesentlich dazu bei, das Präparat reizend für den Geschmack und erregend für das Herz zu machen. Gebrannter Kaffee enthält durchschnittlich 1,24 Proc. Kaffeïn[1]) und liefert bei mehrmaligen Aufgüssen bis auf 40 Proc. löslicher Theile, bei einmaligem Aufgusse bloß 20—30 Proc. Weiche Wasser ziehen viel mehr aus als harte. Die meisten Kulturvölker benutzen nur den klaren Aufguß des gemahlenen Kaffees, der Türke trinkt das fein zerriebene Pulver mit.

Auf den Magen wirkt der Kaffee ähnlich dem Weingeiste: kleine Mengen regen die Verdauung an, größere verlangsamen und unterbrechen sie. In das Blut aufgenommen, hat der Kaffee den Stoffwechsel vor 30 Jahren verlangsamt, heutzutage beschleunigt er ihn; d. h.: die Akten sind noch nicht geschlossen und jedenfalls treten bei den gewohnten und zulässigen Mengen diese Wirkungen ganz zurück hinter den noch unverstandenen Wirkungen auf das Gehirn und auf die Nerven. Das Herz pulsirt rascher und stärker, bei großen Kaffeegaben schwankend; Kaffeevergiftung tödtet durch Herzlähmung, ähnlich wie bei Chinin, Veratrin und Digitalin; die höheren Sinnesnerven werden meistens krankhaft erregt,

---

[1]) König, III. Aufl., pag. 1002.

Funkensehen und Ohrensausen treten ein. Die Träger der Geistesthätigkeiten werden schon bei mittleren Kaffeegaben blutreicher und damit ihre Leistungen kräftiger und der Schlaf verscheucht. Die Tasse Kaffee nach Tische korrigirt die Gehirnschwäche, welche vom Zuströmen des Blutes nach den Eingeweiden herkommt und in der sprichwörtlichen Faulheit der Gesättigten ihren Ausdruck findet. Kaffeeübermaß verderbt den Magen und macht den Kopf wüste, aber er raubt niemals die Besinnung; bei öfterer Wiederholung leidet die Verdauung erheblich, wird das Gehirn überreizt und der Charakter launenhaft, aber niemals entstehen die entzündlichen Reizungen und Zellgewebswucherungen, niemals Willenslähmung, Irresein oder Selbstmord, wie es beim Alkohol täglich der Fall ist.

Die diätetische Wirkung auf die geistigen Thätigkeiten ist wesentlich anders beim Wein. Der Kaffee regt die Phantasie auch an, aber stätiger und nicht mit Zurückdrängung des Urtheilsvermögens, sondern eher mit Steigerung desselben; die Sinneseindrücke werden schärfer und es entsteht, wie Moleschott sich treffend ausdrückt, ein gewisser Drang zur Produktivität, ein Treiben der Gedanken und Vorstellungen, eine Beweglichkeit und eine Gluth in den Wünschen und Idealen, die aber mehr das Vorhandene gestaltet, als Neues schafft.

So wird es uns verständlich, warum wir nicht nur Morgens nach dem Erwachen mit dem Reizmittel des Kaffees unser Gehirnleben rasch in Gang bringen und nach dem Essen es antreiben, sondern wir begreifen es auch, warum ein Magen, der mit faden kraftlosen Speisen gefüllt, ein Gehirn, das von dünnem Blute durchströmt wird, kurz, warum ein Bettler auch Kaffee verlangt und sich glücklich fühlt, wenn er „Kräftigung" findet, ohne dabei eine moralische Niederlage zu wagen, wie beim Alkoholgebrauch.

Während der schlechtere Theil der Armuth im Branntwein zu Grunde geht, stirbt der schwächere und bessere Theil derselben am Kaffee und seinen Surrogaten, den gerösteten und gemahlenen Cichorien, Runkelrüben und Eicheln, Gerste, Malz 2c. Diese Stoffe enthalten ein wenig Stärkemehl, Dex=

trin, Zucker und Salze, ja der sogenannte Kaffee-Extrakt ist
größtentheils Karamel (gerösteter Zucker-Rückstand), könnten
also etwas zur wirklichen Ernährung beitragen, wenn sie
nicht auch oft genug den Schimmel und die Produkte fauliger
Gährung aus den Fabriken mitbrächten und nicht eine Firma
die andere an schöner Verpackung und billigem Material über-
böte. Bekannt ist die Geschichte einer Niederländer-Fabrik,
die eine Prämie von tausend Gulden für den Nachweis einer
Fälschung anbot, während unter dem bedruckten Umschlage
außer Cichorienpulver auch viele gemeine Torferde war!
Schwarz in Gent hat im ärztlichen Journal von Brüssel
ein genaues chemisches und mikroskopisches Verfahren ange-
geben, um die so häufigen Torfzusätze in Cichorien nachzuweisen.

Der Nährwerth von einem Pfund Reps-, Mohn- oder
Sesamöl ist durchschnittlich zehnmal größer als der von einem
Pfund bester Cichorie, und doch kostet diese annähernd halb
so viel als Oel! Die Kaffeesurrogate sind ein diätetisches und
nationalökonomisches Unglück, liefern anstatt Nährstoffen ein
förmliches Spülwasser für Millionen von Frauen und Kindern,
die um ein gleiches Geld auch Milch oder eine Mehlsuppe bald
mit Fett, bald mit ein wenig Käse oder Bohnen, immer mit
weit größerem Nährwerthe haben könnten, wenn man es der
Mühe werth erachtete, diese diätetische Lotterie wahrzunehmen,
die mit ihren Nieten ganze Völker aussaugt, um mit den
Treffern wenige Producenten zu bereichern.[1])

Bettlerkaffee und Branntwein sind die Schlüssel, welche
jedes Armenhaus und Zuchthaus öffnen, sind Instrumente,
mit denen die Regierenden den Ast absägen, auf dem sie sitzen.

7. Thee.

Der Thee ist ein geborener Chinese und naher Verwandter
der Kamellien unserer Treibhäuser. China exportirt gegenwärtig jährlich über 133 Millionen Kilogramm, Japan 16
Millionen, Britisch Indien 43 Millionen.

---

[1]) Im Großherzogthum Baden ist vorgeschrieben, daß keine Cichorie
mehr als 8 Procent Gesammtasche und höchstens 2 Procent Sand enthalten
darf. **König,** III. Aufl., pag. 1006.

Die Blätter werden schwarz durch Dörrung oder bleiben grün (werden auch grün gefärbt!) bei der Trocknung und sind in diesen beiden Farben und zahllosen Unterarten überall eingebürgert.

Unsere ersten Reisenden des Mittelalters fanden den Thee= gebrauch in China, in der Tatarei und in Persien vor. Der Theebau in Ostindien, Brasilien und den Vereinigten Staaten Nord=Amerikas ist erst seit Ende des vorigen Jahrhunderts im Gange, aber stätig wachsend. Etwa um 1630 singen die Holländer an, Thee zu trinken, und sie bezogen ihn erst seit 1705 unmittelbar aus China. Beide Völker sammt ihren Ab= kömmlingen und Kolonien sind diesem Getränke treu ge= blieben, und auch die Russen haben sich ihnen beigesellt.

Ein Aufguß von Theeblättern liefert 18—40, meistens etwa 30 Proc.[1]) Auszug, und dieser enthält, Theïn 1—2 Proc.[2]), Eiweiß 2,6, Dextrin 9,7, Gerbsäure 15,0, Extrakte 40,0, ätheri= sches Oel 0,7 und Salze 5 Proc. Theeblätter, die schon ein= mal ausgezogen worden, liefern viel weniger Asche! Schwarzer Thee enthält nicht weniger Theïn als grüner. Das ätherische Oel entweicht erst, wenn das Eiweiß gerinnt, weswegen man die Blätter mit kochendem Wasser angießt; es verdampft aber und zersetzt sich beim Kochen, weshalb man dieses grundsätzlich vermeidet. Auf den Magen und das Herz wirkt der Thee weit milder als der Kaffee, weil die Röstungsprodukte fehlen; er ist deshalb Vielen zugänglich und wohlthätig, welche die Ge= fäßaufregung von Kaffee zu fürchten haben, auch manchem schwachen Magen zuträglicher und wegen des Gerbsäurege= haltes empfehlenswerther als Kaffee; auf Blut und Nerven wirkt er gleichartig: anregend, betäubend oder vergiftend, je nach der Menge und der Angewöhnung; die Gehirnreizung und geistige Erregung ist dabei eine gemessene, ruhige. Die Gedanken fließen lebhafter, das Urtheil wird fertiger und schärfer, aber unter keinen Umständen getrübt durch über= sluthende Gefühle, wie beim Wein. Thee macht munter und verscheucht den Schlaf, soll deshalb nicht am späten Abend

---

[1]) König, a. a. O., pag. 192.
[2]) Brassel u. Waage, Jahresbericht der St. Gallischen Naturwissen= schaftlichen Gesellschaft 1887, **pag. 175.**

genossen werden. Man kann sich wie in Wein, so auch in Kaffee oder Thee antrinken, aber in wie verschiedener Weise! Der Wein macht Toaste, der Kaffee Kritiken und der Thee spielt Schach.

Der Kulturmensch ist ohne diese Stoffe kaum denkbar. Des Morgens sollen sie ihn munter machen und des Abends wach erhalten, sie sollen seine Gespräche in Fluß bringen und seine Studien unterstützen, indem sie seine Erinnerungen aus den Nebeln der Vergessenheit näher rücken, die Sinnesorgane zu genauerer Wahrnehmung reizen, die Phantasie zu Verbindungen und Trennungen anregen und die Verstandesoperationen schärfen. In einzelnen großen Gaben wirken sie bekanntlich alle betäubend, und auch Kaffee und Thee können im Uebermaß genossen, schwere Betäubung, Zittern und langanhaltende Nervenleiden hervorrufen.

8. Chokolade.

Man nennt in dieser Gruppe auch die Chokolade, weil sie ein Alkaloid: Theobromin, enthält, das dem Kaffeïn und Theïn ähnlich zusammengesetzt ist. „Chokolatl", das Lieblingsgetränk der alten Mexikaner, ist vom Mexikanischen Meerbusen von Kolumbus selber mit nach Hause gebracht worden und ein volles Jahrhundert früher in allgemeinen Gebrauch gekommen, als Kaffee und Thee; fest eingebürgert in Spanien und Italien, reichlich benützt von aller Welt, selbst in die Armeeverpflegung eingeführt.

Der Kakaobaum gehört in die Familie der Malven, seine gurkenähnlichen Früchte enthalten hartschalige Bohnen, die geröstet und gemahlen werden und ihrer Zusammensetzung nach ebensowohl zu den Genußmitteln als zu den werthvolleren Nahrungsmitteln gezählt werden können; sie enthalten: Eiweiß 17, Stärkemehl 11, Dextrin 7, Fett 53, Farbstoff 2, Zellstoff 0,9, Theobromin, ähnlich dem Kaffeïn und dem Theïn: 1,7 Procent. Da nach Gorup-Besanez dieses Alkaloid nicht als solches passirt, sondern in Harnstoff umgesetzt wird, so kommt auch ihm noch ein Nährwerth zu.[1] Eiweiß, Fett und Stärke vermögen die Ausgaben des Körpers allseitig

---

[1] Gorup-Besanez, Physiolog. Chemie.

zu decken, und der Nervenreiz des Alkaloides nimmt keineswegs die maßgebende Stelle ein, wie bei Kaffee und Thee.
Man kann von bloßer Chokolade lange Zeit leben, während
man bei bloßem Kaffee und Thee am Hunger und an nervöser
Ueberreizung aus Schwäche zu Grunde geht. Bei manchen
Sorten, z. B. bei dem leicht löslichen Kakao van Houten,
kommt ein Zusatz von Pottasche in Betracht, der schädlich auf
das Herz einwirken kann.

Bekanntlich ist der entfettete Kakao weniger (einseitiger)
nährend, aber verdaulicher, und die gewöhnliche Chokolade
eine Mischung von Kakao mit Zucker und Gewürzen. Der
Marktpreis ist 6 bis 7 mal höher als der Nährwerth und deshalb die Chokolade keine vortheilhafte Nahrung für Arme.

9. Tabak.

Der Tabak ist dasjenige Genußmittel, welches uns mitten
in die Widersprüche der menschlichen Natur hineinführt: sein
Geruch ist zweifelhaft, sein Geschmack entschieden schlecht, und
seine Wirkung auf den Körper so peinlich als möglich, bis
einmal Angewöhnung eingetreten; dessen ungeachtet hat ihn
der Naturmensch, auf den man sich so gerne beruft, entdeckt
und eingeführt; dennoch erfreut und tröstet er die Halbbar-
baren im östlichen Asien wie die Kulturvölker der ganzen
Erde, Arme und Reiche; er ist bei uns ein Lebensgefährte des
Menschen und begleitet ihn von der Schulbank bis zum
Sorgenstuhle des Alters.

Und doch ist seine Familie übel beläumdet: Stechapfel und
Tollkirsche sind seine nächsten Verwandten, und ihn selber
zählt man zu den scharfen narkotischen Giften, d. h. er reizt
und betäubt. So lange er so gütig ist, dieses nur im milden
Grade zu thun, ist er ein anregender Gesellschafter; er treibt
das Gehirn zu rascherem Denken und beruhigt es wieder, er
würzt Freude und Trübsal, Studien und Gesellschaft seiner
Verehrer; er zieht in Sturm und Wetter mit einer Wolken-
säule und mit einer Feuersäule hart vor uns her wie vor
dem Hause Israel, duftet uns ein freundliches Rauchopfer
in die Nase, zaubert uns auf öder Wanderung die Heimath
vor, verscheucht den Hunger, den Durst und den Schlaf;

in der kalten, gefahrvollen Beiwacht erfreut er den geplagten Soldaten mit Bildern des Behagens und der Ruhe und begleitet ihn schließlich zum Siegen oder Sterben auf das Schlachtfeld; kurz, als eines der zugänglichsten, unschuldigsten und anregendsten Genußmittel, als Hungervertreiber und Gedankenbesänftiger, als Spielzeug für erwachsene Kinder und als souveräner Modeartikel ist er der Freund des Bürgers und der Segen vieler Staatskassen. Man berechnet den jährlichen Tabakverbrauch der ganzen Erde auf wenigstens 500 Millionen Kilogramm. Im Jahre 1880 producirten die Vereinigten Staaten Nord-Amerikas 214 Millionen Kilogramm, Java 16, Ungarn 66, Frankreich 15, Deutschland 50, Schweiz 1, Belgien 3, Italien 6, Griechenland 3, Rußland 47 Millionen.[1]

Der spanische Gesandte Nicot brachte das edle Kraut nach Hause (1650), von da verbreitete es sich langsam überall hin, so daß man jetzt in Familien, Gesellschaften und Eisenbahnwagen die Orte, wo es nicht herrscht, förmlich aufsuchen muß.

Anfänglich haben Regierungen das Rauchen bestraft, Papst Urban VIII. hat es sogar „bei Verlust der Seligkeit" verboten; nachträglich aber haben die Regenten selber „Tabakskollegien" gegründet und es hat der Tabak die schlimme Meinung von Buckle bestätigt, daß die Gesetze stets viel weniger leisten, als sie behaupten.[2]

Die Tabaksblätter sind weniger nach Pflanzenspecies, als nach Himmelsstrichen, Standorten und technischer Behandlung verschieden und enthalten außer Zellstoff, Blattgrün, Harzen, Dextrin, Zucker und Salzen auch noch eine große Reihe giftiger Stoffe, deren bekanntester das Nikotin ist. Bei der kunstgerechten Zubereitung der Tabaksblätter wird ein großer Theil dieser Gifte entweder durch Gährung zerstört oder durch die Beizen ausgezogen, weshalb die ungegohrenen Tabake als äußerst betäubend berüchtigt sind. Bei den präparirten Tabaken kommt das Blatt selber und dann sein Rauch

---

[1] Brassel, Tabak, Jahresbericht der Naturwissenschaftl. Gesellschaft St. Gallen, 1888, pag. 411.
[2] Buckle, the history of civilisation in England, Leipzig, Vol. 1, pag. 260.

in Frage. Eulenburg und Vöhl haben in den alkalischen
und sauren Auszügen der Tabaksblätter eine ölartige Sub=
stanz von dem betäubenden Geruche des Tabaksaftes gefunden,
die ein Gemisch verschiedener sauerstofffreier und stickstoff=
haltiger Alkaloide enthält, die bei verschiedenen Temperaturen
überdestilliren; deren wichtigste, das Pyridin und das Ni=
kotin, letzteres zu $\frac{1}{2}$ bis 5 Proc. im Rauchtabake (zu 0,4 im
Schnupftabake) enthalten, machen schon in sehr kleinen
Mengen Pupillenerweiterung, Athmungsnoth, tumultuarisches
Herzklopfen, Starrkrampf und tödten durch Lähmung des
Herzens; sie zersetzen sich beim Rauchen beinahe vollständig,
aber nie gänzlich, in Kohle und Ammoniak.

Der Tabakrauch enthält Kohlensäure, Chan=Wasserstoff,
Schwefelchan, Essigsäure, Ameisensäure, Metaceton, Butter=
säure, Baldriansäure, Karbolsäure und Kreosot, Sauerstoff,
Stickstoff, Kohlenoxyd und Kohlenwasserstoff und dazu die
Dämpfe der oben aufgezählten Pyridin=Reihe, nebst Kohle.

Es ist anschaulich, warum die türkische Wasserpfeife, bei
der die Rauchblasen in Wasser gewaschen werden (wie in den
Fabriken das Leuchtgas), ein sehr unschädliches Vergnügen
gewährt. Unsere schärfsten Tabaksorten sind die Elsässer und
Pfälzer Tabake, Grandson, Bahia, Virginia und Brissago,
vor allem die italienischen Regie=Cigarren, in der Schweiz
„Sargnägel" geheißen, dann, obschon in anderer Weise, Ma=
nilas; die Habanas und deren Nachahmungen enthalten we=
niger Nikotin, Pyridin 2c. „Giftfreier Tabak" ist Kaffee ohne
Bohnen, Wein ohne Alkohol, ein vollständiger Widerspruch.

Nach König und Ambühl enthielten Havanna=Cigarren
an Nikotin 0,62 Procent, Havanna=Cigaretten 1,89, Ham=
burger Brasilia 1,85, Manila 1,47, Kentucky 1,34, Rhein=
bayer 1,48, Italienische 3,4 bis 4,6 Procent.[1]

Bekanntlich ist die Tabakwirkung sehr verschieden je nach
der Angewöhnung.

Der hoffnungsvolle Raucherlehrling geräth in einen mehr
lehrreichen als angenehmen Zustand: er hustet nicht, sondern
wird fröhlich, dann bald duselig, dann überläuft es ihn heiß,

---

[1] König, Chemie der Nahrungs= und Genußmittel, III. Aufl., 1889,
pag. 1030. — Ambühl, Analysen von 1891.

zur Abwechslung auch kühl, besonders vom Rücken her; Hände und Füße werden unsicher, bald auch die Gedanken, ein Bischen tiefinnerliches Weh im Magen und eine Ahnung des Todes — mit sehr prosaischem Ausgang, das ist Alles. Das Stück wird ausgepfiffen, aber wieder gegeben.

Die Wirkung des Tabakes auf den Darm ist sehr regelmäßig; bald leistet das Morgenpfeifchen den Dienst eines vortrefflichen eröffnenden Mittels; bald ist der Tabak der Störenfried der Verdauung. Es geht mit dem Mundspeichel — auch ohne alles förmliche Schlucken — eine meßbare Menge des (im Speichel leicht löslichen) Nikotin in den Magen, aber sehr wenig Pyridin mit dem Rauche in die Lungen. Das letzte Restchen der Cigarre ist am gifthaltigsten. Wer aber recht hartnäckige, jeder Diät und jedem Medikamente trotzbietende Darmkatarrhe, peinliche Diarrhöen und langsame Pyridinvergiftung studiren will, der wende sich an diejenigen Cigaretten-Raucher, welche, gut orientalisch, den Rauch zu verschlucken pflegen.

Der Tabak ist den Magenkranken gefährlicher als den Lungenkranken; Reichen kann man oft mit mildern Sorten helfen, Armen muß man ihren einzig möglichen „starken Tabak" leider meistens gänzlich verbieten.

Auch Anfälle von Herzklopfen und aussetzendem Herzschlage kommen bei sonst gesunden Rauchern zuweilen als Tabaksvergiftung vor und lassen sich durch Enthaltsamkeit oder Wahl eines schwächern Krautes wieder beseitigen. Bei unmäßigem Rauchen starker Tabake entwickelt sich das von den Engländern so genannte „Tabaksherz" mit schwerer Beklemmung.

Der Tabakrauch reizt mechanisch durch seinen Kohlengehalt und chemisch durch seine Gase, in der Bindehaut des Auges wie in der Schleimhaut der Luftröhre. Der Rauch plagt den Brustkranken weit mehr als der Tabak, und der Aufenthalt im rauchigen Zimmer wird ihm sehr viel schädlicher als die Cigarre, die er im Freien raucht.

Ländliche Sängervereine haben eine stehende Liebhaberei, ihre Stimmen zu Grunde zu richten, indem sie abwechselnd rauchen und singen.

Wie in geschlossenen Zimmern, so ist auch bei sehr angestrengter Muskelarbeit das Rauchen schädlich; bei den tiefen Einathmungen wird der Rauch bis in die feinsten Luftröhrenästchen hineingezogen, veranlaßt dort Katarrhe mit allen ihren Folgen und legt den Grund zu einer großen Hinfälligkeit, bei der schon leichtere Brustkrankheiten gefährlich werden.

Wer ein Festgelage ungestraft mitmachen will, der rauche nicht dabei. Der Tabak verstärkt die Wirkung, ganz besonders aber die Nachwirkung des Alkohols.

Jolly sagt in seiner bekannten Arbeit über den Tabak, daß die progressive Paralyse da am häufigsten sei, wo man den nikotinhaltigsten Tabak rauche, in Frankreich, Deutschland und Amerika, und da am seltensten, wo sehr nikotinarme Tabake verbraucht werden, wie in Ungarn und der Türkei.

Dazu mag allerdings die behagliche und träge Lebensführung der Türken noch etwas mehr beitragen. Jolly rechnet für jeden rauchenden Franzosen 8 Kilogramm Tabak, also 50 bis 60 Gramm Nikotin im Jahre, und wenn wir auch diesen Absatz gebührend mindern, so bleibt noch viel Gift für Jeden übrig.

Nicht nur der mit dem Trunke verbundene Tabaksgenuß, sondern auch der Tabaksmißbrauch Nüchterner und Mäßiger kann gehirnkrank machen, obschon viel langsamer und viel seltener.

Graefe hat uns eine Form von Blindheit und Triquet eine unheilbare Form der Taubheit als Folge der sogenannten Tabakvergiftung kennen gelehrt, deren größere Hälfte aber meistens die Alkoholvergiftung ist. Diese kommt viel häufiger allein vor.

Weniger angefochten ist der Schnupftabak, die hof- und kirchenfähige Form des edlen Krautes; er reizt die nervenreiche Nasenschleimhaut und erregt — auch durch seinen Ammoniakgehalt — mittelbar das Gehirn, wo er oft Gedanken fördern soll, die sich empören würden, „nicht ohne Phosphor" entstanden zu sein. Dabei aber mag nicht verschwiegen werden, daß man ihn in Bleifolien verpackt, von denen schon mehrmals Bleivergiftungen veranlaßt worden sind. Ebenso ist zu beherzigen, daß die menschliche Nase zwar mehr oder

weniger senkrecht steht, die Nasenhöhle aber horizontal ver=
läuft und gegen den Gaumen die größeren Oeffnungen hat;
durch diese gleitet der Schnupftabak mit dem nie fehlenden
Schleim in Hals und Magen hinab und würzt regelmäßig
die Mahlzeit des Schnupfers. Die Hälfte alles geschnupften
Tabaks wandert in den Magen.

Ueber die bei Matrosen und Amerikanern beliebte, bei
uns noch nicht zu Ehren gekommene Methode des Tabak=
kauens mag aus vielen Gründen der Stab gebrochen werden.
Abgesehen von der Unsauberkeit dieses Vergnügens ist er=
wiesen, daß die Zähne schwarz, das Zahnfleisch entzündet und
die Speichelverluste empfindlich werden und meistens zu auf=
fallender Abmagerung führen, daß ferner unverhältnißmäßig
viel Tabaksaft in den Magen gelangt, die Verdauung stört
und die Blutmasse verderbt, ja lebensgefährlich werden müßte,
wenn nicht Gewohnheit gegen das scharfe Gift abgestumpft
hätte, das, im Aufgusse schon in kleinen Gaben tödtlich wir=
kend, alle Körpergewebe durchdringt, der chemischen Analyse
und dem Geruchssinne nachweisbar.

Alles zusammengenommen, müssen wir den Tabak den=
noch als ein moralisch unanfechtbares Genußmittel betrachten.
Tausende und aber Tausende haben ihre Familien auf die
Gasse getrunken, keiner hat sich arm geraucht; Tausende haben
ihren Verstand und ihr Pflichtgefühl im Alkohol verloren und
dabei Niederlagen, Fallimente oder Verbrechen verschuldet,
keiner hat das mit dem Tabak gethan. Dieser vergiftet im
schlimmsten Falle das Individuum, aber nicht die Familie
und den Beruf; er ist keine Gefahr für die bürgerliche Ge=
sellschaft.

10. Haschisch.

Der Hanf=Extrakt, Haschisch der Indier, aus den Blättern
unseres Hanfes gewonnen, der, gleich unserm Mohn, im heißen
Klima viel mehr narkotische Verbindungen bildet und auf=
speichert als bei uns, hat seine ganz eigenthümlichen Wir=
kungen: eine kurze Zeit der Aufregung und rasch eintretende,
äußerst farben= und figurenreiche Delirien, bis zur Raserei,

aber immer ohne Verlust des Bewußtseins, im Gegensatze zum Opium und Alkohol.

Die Angewöhnung, der Frohndienst, soll nicht so groß sein wie beim Opium. In Khiwa, wo der Weingenuß vom Staate schwer bestraft wird, ist der Opiumgenuß und ein Hanspräparat „Beng“ sehr verbreitet; in neuerer Zeit auch Milchwein: „Kumys“, wie uns Vambéry erzählt. Schon in Aegypten werden Haschisch-Zeltchen häufig genossen.

11. Opium.

Wie bei uns der Alkohol, so besorgt in China das Opium den Zeitvertreib, das Vergnügen, die süße Betäubung, sowie die Zerrüttung des Gehirns und des Familienlebens ganzer Bevölkerungsschichten. Armand erklärt zwar in der Gazette médicale von 1865, daß in China die üblen Folgen des Opium-rauchens nicht häufiger noch schlimmer seien, als bei uns die Folgen des Alkoholmißbrauches, sondern im Gegentheile mäßiger auftreten. Ebenso berichtet der englische Gesandte Pottinger und der spanische Arzt Sinibaldo de Mas, daß der Alkohol in Indien und England ganz andere Ver-wüstungen anrichte, als das Opium in China. Bei uns sind die Wenigen, die bei irgend einer Krankheit Opium ein-genommen und mit dessen Gebrauche nicht mehr aufgehört haben, ferner die, welche das Opiumrauchen aus fernen Landen mitgebracht, bald gezählt, und ebenso die verschlissenen Trin-ker, welche der nachlassenden Alkoholwirkung mit Laudanum nachhelfen; und dennoch haben wir Opiumesser in aller Form und mit allem Ungemach in erschreckender Anzahl.

Die ersten und beklagenswerthesten sind die kleinen Kinder, deren Geschrei man einst mit Theriak stillte und jetzt mit Mohnkapselnthee beschwichtigt, und die, wenn sie nicht an hochgegriffenen Gaben unter Zuckungen und Schlafsucht wegsterben, oft für lebenslänglich an den Folgen der künst-lichen Gehirnreizung leiden und nervös oder dumm werden.

Ebenso verhängnißvoll ist der, besonders unter den Wohl-habenden und Gebildeten — zumal bei Frauen — furchtbar überhandnehmende Mißbrauch der Pravaz'schen Injektions-spritze. Zu Zeiten der Noth und der Schmerzen haben sie sich auf ärztliche Verordnung Morphiumeinspritzungen machen lassen und sind dann nicht mehr davon losgekommen. Schmerzen und Leere im Kopfe, Schwindel, Schlaflosigkeit und gemüthliche Verstimmung, Gliederschmerzen und alle erdenklichen Uebel plagen die Armen, bis sie wieder ihre Einspritzung gehabt haben. Nüchterne und hochstehende Männer geben sich mit einer Morphiuminjektion die Stimmung, die sie zu einem wichtigen Geschäfte nöthig haben, und alle sind gezwungen, in wenigen Jahren zu Wiederholungen und Gaben zu greifen, welche Gesunde rasch tödten müßten, diese armen Leibeigenen des Opiums aber langsam und sicher zu Grunde richten. Aehnlich wie beim Alkoholmißbrauch, wird auch hier die Widerstandsfähigkeit des Körpers herabgesetzt, und er wird zur sichern Beute des ersten besten Krankheitsfalles.

Man beruft sich so oft und so leichtfertig auf die Wenigen, die bei Alkohol und Opium steinalt geworden sind, und denkt nicht an die ungeheure Zahl der Verwundeten und Todten, der Wassersüchtigen, Schwindsüchtigen und Irrsinnigen, der Verarmten und Kriminalisirten, welche die Wahlstatt der Genußmittel bedecken!

Alkohol, Tabak und Opium bestätigen in auffallender Weise die Widerstandskraft des lebendigen Organismus gegen Substanzen, die ihn zerstören, den Sieg der Quantität über die Qualität, der Methode und Form über das Wesen der Dinge. Alles ist Gift, je nach der Art, wie es angewendet wird.

12. Verbrauch der wichtigsten Genußmittel

auf den Kopf der Bevölkerung und jährlich[1]).

Land.	Lit. reinen Alkohols.	Liter 45 % Branntweins.	Kilogr. Kaffee.	Kilogr. Thee.	Kilogr. Kakao.
Italien	0,9	2,0	0,49	—	—
Norwegen	1,7	3,8	3,72	0,040	0,053
Finnland	2,2	4,9	—	—	—
England	2,7	6,0	0,41	2,126	0,155
Oesterreich-Ungarn	3,5	7,7	0,91	0,011	0,010
Frankreich	3,8	8,1	1,73	0,013	0,312
Schweden	3,9	8,7	2,79	0,013	0,022

[1]) Veröffentlichungen des deutschen Reichsgesundheitsamtes.

Land.	Lit. reinen Alkohols.	Liter 45 % Branntweins.	Kilogr. Kaffee.	Kilogr. Thee.	Kilogr. Kakao.
Deutschland	4,1	9,1	2,31	0,031	0,312
Schweiz	3,16	6,32[1])	3,25	0,044	0,285
Rußland (europ). . .	4,2	9,3	0,09	0,17	—
Belgien	4,7	10,4	4,48	—	—
Niederlande	4,7	10,4	9,18	0,477	—
Dänemark	8,9	19,8	2,72	0,183	0,122

Die einzige, aber absolute Großmacht unter den Genuß=
mitteln ist der Alkohol, ein Lucifer, im Himmel geboren, in
der Hölle zu Hause. Dem Priester, dem Arzte und dem
Staatsmanne raunt er höhnisch ins Ohr:

> „Du bist noch nicht der Mann,
> Den Teufel festzuhalten![2])

----

[1]) Bundesräthl. Bericht über die Alkoholverwaltung pro 1891,
pag. 135, Branntwein zu 50 % Alkohol, 1890 und 1891. Abnahme durch
das Alkoholmonopol. Früher waren es 4,6 Alkoh. und 10,2 Branntwein.

[2]) Goethe, Faust.

V. Schlaf.

1. Einschlafen.

„Welche Wohlthat, der Schlaf! Er entrückt uns unseren Sorgen und versetzt uns aus den Stürmen der Wirklichkeit in ein Paradies der Ruhe, und wenn wir unsere Leiden wiederfinden, so hat er uns zum Kampfe mit ihnen gestärkt" (v. Moltke). Der Schlaf, die Schattenseite des Lebens, ist zugleich eine Lichtseite unseres Daseins; Philosophen und Dichter wissen uns weit mehr von ihm zu melden als die Naturforscher, aber alle kommen darin überein, daß sie ihn als den großen Regulator des Lebens ansehen. Wie ein aufgezogenes Uhrwerk wirkungslos rasch abrollt und sich abnützt, wenn die in der Feder aufgespeicherte Kraft nicht durch Hemmungsapparate gleichmäßig vertheilt und damit auch gespart wird, so muß der Menschenleib vorschnell zu Grunde gehen, wenn in die Verbrennung durch den Sauerstoff, in den Umsatz der Gewebe, in das Spiel der Nervenströme, die aus den Ganglienzellen in die Röhren millionenfach hinüber- und herüberziehen, nicht der Schlaf verlangsamend und beruhigend eingreift.

Aber so wenig ein Pendel ohne Uhrwerk etwas leistet, so wenig taugt der Schlaf ohne die Triebfeder der Arbeit. Es giebt ein einziges Mittel, gut zu schlafen: es ist die Bewegung und die chemische Umsetzung der verschiedenen Organe und Systeme des Leibes, Muskelarbeit und Gehirnarbeit im richtigen Maße, bei genügender Nahrung und in reiner Luft.

Zuerst werden die Muskeln schlaffer, die Glieder schwer und ungelenk, der Kopf sinkt ruckweise nach vorn und erhebt sich wieder; durch Nachlassen der normalen Spannung werden die Gesichtszüge weicher und verwischt, das Auge weniger prall, matter, der Schließmuskel überwiegt den Aufheber des Lides; die Gedanken werden langsamer, die Gefühle stumpfer und die letzte Willensäußerung ist das Aufsuchen eines behaglichen Lagers, auf dem der Körper sich widerspruchslos den Gesetzen der Schwere hingiebt. Nun werden, bald schneller, bald langsamer, „die klammernden Organe" zurückgezogen, die den Geist an die Welt gefesselt; die Sinnesthätigkeiten erlöschen in gleicher Reihenfolge wie bei Chloroformbetäubung oder beim Sterben. Das Auge schließt sich, später rollt sich der Stern sogar nach auf- und einwärts unter das knöcherne Dach; Geschmack und Geruch verschwinden, das Gehör und das Hautgefühl bleiben am längsten munter, und ein Geräusch, Hitze und Kälte, Druck vom Lager und allerlei Gründe stacheln sie leicht auf; endlich schweigen auch sie. Das nach vielen Vorbereitungen eintretende Einschlafen ist dennoch schließlich ein plötzliches.

Kaum sind die Sinne verstummt und haben aufgehört, ihre Eindrücke an das Gehirn zu berichten, so stellt auch dieses zum großen Theile seine Wirksamkeit ein: „Verschlossen ist das Aug', verhangen — Das Ohr in tiefer Schlafesruh', — Nun ist die Seele fortgegangen, — Sie schloß des Hauses Pforten zu"[1]); man muß stark ansprechen, wenn sie bald wieder zurückkehren und Bescheid geben soll. Das Ohr kann von Wagengerassel und Donnerschlägen sagen, sie nimmt es nicht an; die Haut kann Kälte oder Hitze melden, es ist ihr lange gleichgültig; der Empfindungsnerv eines Fußes kann, durch einen Nadelstich getroffen, eiligst berichten, sie überläßt es dem Rückenmarke, die Sache auf dem Verwaltungswege zu behandeln und die betreffenden Beinmuskeln zu einer ausweichenden Bewegung anzutreiben.

Wer tief schläft, hat in den Strom Lethe untergetaucht; verklungen ist das Spiel der Sinne, vergessen Lust und Leid, Liebe und Haß, die Erinnerung verwischt, ein Bestandtheil

---

[1]) Lenau, Savonarola (Novizen).

des perſönlichen Bewußtſeins nach dem andern iſt verſchwun=
den, kurz, auch bei dem unverſehrten Beſtande aller Organe
iſt dennoch das geiſtige Ich verloren gegangen, und ganz naiv
nennt Homer den Schlaf den „Bruder des Todes“.

Unterdeſſen geht alles ſeinen ruhigen Gang, was nicht
Menſch heißt: der Athem zieht, aber langſamer; die Pulſe
ſchlagen, aber ruhiger, das Blut kreiſt ſeine gewohnten Bahnen
und vermittelt allerwärts den Umſatz vorhandener Stoffe; die
Magen= und Darmverdauung wird nicht unterbrochen, aber
verzögert, und die Ausſcheidungen ſind regelmäßig; die
Körperwärme, der Geſammtausdruck des Lebens, wird zwar
merklich heruntergeſetzt, aber wunderbar erhalten; nach dieſer
Seite iſt der Schlaf kein Bruder des Todes.

Der erſte Schlaf iſt der tiefſte und ſeine Dauer hängt
von der vorangegangenen Ermüdung ab. Später taucht dann
allmählich das Bewußtſein wieder auf und nimmt Sinnes=
eindrücke von außen und innen, ſowie die Zuſtände mancher
Leibesorgane wahr. Aber der Kritiker ſchläft noch, während
die Phantaſie, welche die ſinnlichen Eindrücke mit den ab=
ſtrakten Gedanken zu verbinden pflegt, ſchon aufwacht und
die erhaltenen Nerven=Botſchaften auf eigene Rechnung ver=
arbeitet; bald ſind es bloß farbloſe Bilder, korrekt oder ver=
zerrt, bald ſind es farbenreiche Geſtalten, vom Gefühl er=
wärmt und vom Willen bewegt, d. h. der Traum kann ruhig
und beſchaulich oder auch leidenſchaftlich thätig und mit
Sprechen, Singen und Gehen verbunden ſein; immer aber
ziehen ſeine luſtigen Gebilde die Straße entlang, welche die
reifen Gedanken zu wandeln pflegen, und deshalb ſteckt im
Traum, wie in der Lüge, meiſtens ein Körnchen Wahrheit,
und darum konnte Erdmann ſagen, „ſeinen Traum er=
zählen, ſtreife nahe ans Beichten“[1]).

Das träumende Gehirn iſt ein Kaleidoſkop, in welchem
allerlei zufällige Vorſtellungen, und Scherben von ſolchen,
geſetzmäßig geſpiegelt und zu den wunderlichſten Figuren
zuſammengerüttelt werden, denen alle Wahrheit abgeht.

Der gewöhnlichſte und immer wiederkehrende Inhalt der
Träume iſt die phantaſtiſche Auslegung des Gefühls von Ge=

---

[1]) Erdmann, Briefe über Pſychologie.

hemmtsein und Blöße: laufen sollen und nicht können, im bloßen Hemde auf der Straße sein 2c. Sehr oft wird, wie die Muskelunthätigkeit, so auch die Unthätigkeit der Organe des höheren Denkens gefühlt und zu ängstlichen Phantasiebildern verarbeitet, zu Fehlern und Dummheiten, die man gemacht, zu Sorgen und Gefahren, die auftauchen, bis das volle Bewußtsein sein Halt! über die Wogen ruft.[1])

Gesunde träumen vorzugsweise Widerwärtiges, Plattes und dabei Groteskes, unverständig und unverständlich Uebertriebenes; die himmlischen Visionen und Träume voll Entzücken sind meistens Zeichen großer Schwäche, grenzen an die farbenreichen Delirien und an die Glückseligkeit der paralytischen Geisteskranken[1]).

Wie das Einschlafen mit einer gewissen Langsamkeit und stufenweise eingeleitet wird, so auch das Erwachen, wenn nicht ein „Generalmarsch" der Sinnesorgane die Sache abkürzt, und wer aus einem zahmen Morgentraum „zu sich kommt", der kann empfinden, wie eine Erinnerung und ein Gedanke nach dem andern anschließt und die auseinandergefallenen Theile der Persönlichkeit sich zum Ganzen wieder vereinen. Wer erwacht, hat sich selber wiedergefunden. Gesunde finden sich aufgelegt und munter; wer müde erwacht, steht im Verdacht, krank zu sein; eine sehr kurze, aber ganz schulgerechte melancholische Verstimmung kommt übrigens vor dem vollständigen Erwachen auch bei vielen Gesunden vor.

Die stärksten Eindrücke des vorigen Tages erregen auch die ersten Empfindungen des Morgens und es giebt deshalb für viele Unglückliche nichts Schrecklicheres, als das Erwachen.

2. Die organischen Vorgänge.

Den Schlaf zu schildern ist leicht, ihn zu erklären ist schwer. „Allbekannt ist die Sache, der Grund ist verborgen"[3]), sagt schon Ovid. Kein Leibesorgan arbeitet beständig; das Herz und die Athmungsmuskeln haben ihre Ruhepausen zwi-

---

[1]) „Quos ego!" Virgil.
[2]) Vergleiche Gudden, Corresp.-Bl. für Schweiz. Aerzte, 1872, pag. 74.
[3]) Res est notissima, causa latet.

schen jeder Funktion, die Organe des Denkens, die Sinnes=
organe und die willkürlichen Muskeln arbeiten und ruhen
in längeren Perioden, die aber zusammengerechnet nicht größer
sind als alle Ruhepausen des Herzens und der Athmung. Die
Chemie hat nachgewiesen, daß der arbeitende Muskel sein
eigenes Gewebe abnutzt und in seinem Blut= und Lymph=
gehalte Milchsäure, saures phosphorsaures Kali und Kohlen=
säure ausscheidet[1]); diese werden vom frischen kreisenden Blute,
das alkalisch reagirt, aufgenommen und entfernt; wird aber
die Bildung der ermüdenden Stoffe größer als ihre Neutrali=
sirung, so entsteht das Gefühl der Ermüdung und endlich der
vorübergehenden Lähmung, und zur Wiederherstellung der
normalen Verhältnisse ist nöthig, daß bei ungehemmtem Blut=
laufe die Bildung der ermüdenden Stoffe, also die Arbeit,
eingestellt und Ruhe gegeben werde. Höchst wahrscheinlich,
aber erst noch nur theilweise nachgewiesen ist, daß es sich
auch bei der Nerven= und Gehirnarbeit ebenso verhält und
daß die Ruhestellung des Organs wesentlich für die Ent=
fernung jener Zersetzungsprodukte und zur Aufspeicherung
eines neuen Sauerstoffvorrathes benutzt wird. Dieses Laden
des Akkumulators und Ausschalten des Großhirnregisters aus
dem Spiele des Organismus heißen wir Schlafen.

Man kann selbst höheren Thieren, wie Tauben, deren
Schlafen und Wachen sich deutlich unterscheiden, das Groß=
hirn wegnehmen, ohne sie zu tödten, und versetzt sie so für
Monate und Jahre in einen Zustand, der sich in gar nichts
von ihrem natürlichen Schlafe unterscheidet; sie nehmen Fut=
ter, insofern man es ihnen in den Mund steckt, sehen, und
reagiren gegen Hindernisse — genau wie Schlafwandler.[2])
Neugeborene Kinder sind einige Tage lang schlafend, auch
wenn sie wachen, und lernen nur ganz allmählich ihre Sin=
nesorgane und ihr Gehirn gebrauchen. Chloroformirte zeigen
uns sehr anschaulich die fortschreitende Gehirnhemmung; über=
schreitet diese das Großhirn und beschlägt sie auch das ver=
längerte Mark, so stehen nicht nur Sinne und Verstand still,

---

[1]) Hermann, Lehrbuch der Physiologie. Berlin 1900, pag. 311.
[2]) Ranke, Physiologie des Menschen, pag. 740.

sondern auch Athmung und Herz (allen Betheiligten!). Bis
an diese äußere Grenze geht der Chloroformirte — und der
Schläfer; jener kehrt meistens, dieser fast immer wieder
zurück.[1])

Das Gehirn ist blutärmer im Schlafe, und diese Thatsache
fällt ins Gewicht, wenn man bedenkt, daß es zwar bloß etwa
den 40.—45. Theil des Körpergewichts ausmacht, aber dennoch
fast ein Fünftel des gesammten Blutes enthält, und daß mithin
auch kleine Füllungsunterschiede großen Blutmengen entsprechen. Zahlreiche Messungen, die bei Säuglingen, unter
üblicher Vorsicht, und jeweilen gleich lange nach der Nahrungszufuhr, an der großen Fontanelle vorgenommen wurden,
haben ergeben, daß die Mitte derselben während des Schlafes
stets 0,5—2 Millimeter tiefer steht, als beim Wachen. Der
Physiologe Panum hat jungen Thieren Glasplättchen in
das Schädeldach eingesetzt und durch viele Wochen beobachtet,
wie unzählige Gefäße der weichen Hirnhaut, die während
des Schlafes unsichtbar geblieben waren, sich mit dem Erwachen rasch füllten und die Hirnrinde sich beträchtlich
röthete.[2]) Die schönen Versuche von Kußmaul und Tenner
lehren uns, daß eine Reihe krankhafter Erscheinungen, die
man ehedem als Zeichen der Blutfülle des Gehirns und des
Gehirndruckes aufgefaßt, sich durch Unterbindung der Pulsadern des Halses bei Thieren sofort künstlich herstellen lassen,
am regelmäßigsten die Schlafsucht (Coma), und die Erfahrung
am Krankenbette hat längst angefangen, die Blutleere des
Gehirns als eine häufige, wichtige und sehr oft mit Schlafsucht einhergehende Erscheinung aufzufassen. Es ist vom gewaltigsten aller schlafmachenden Mittel, vom Chloroform,
nachgewiesen, daß während seiner vollen Wirkung das Gehirn
viel blasser und blutleerer wird. Der amerikanische Arzt
Carter beobachtete diese Erscheinung unmittelbar bei einem

---

[1]) Im nordamerikanischen Kriege wurde in 120,000 Fällen chloro-
formirt, und davon 8 Mal mit unglücklichem Erfolge. Edin. Med. Journ.
Nov. 1870. — Deutsche, französische und englische Statistiker rechnen
1 Todesfall auf 10,000 bis 12,000 Chloroformirte. — Kappeler, Anaesthe-
tika, Stuttgart, 1880, pag. 124.

[2]) Vergleiche auch Durham, Physiologie des Schlafes. — Schmidt's
Jahrbücher 1861, Nr. 4, pag. 13.

Manne, dem eine Granate ein Stück Schädeldach sammt harter Hirnhaut weggerissen.

Wir kennen allerdings die Ursache dieser Blutleere des Gehirns, welche Schlaf macht, nicht genau, auch ist sie, dem äußerst großen Blutreichthum und dem unendlich komplicirten Bau des Gehirns entsprechend, keine einfache Erscheinung, sondern das Ergebniß verschiedener mechanischer und chemischer Vorgänge.

Wie die Schalen einer Wage steigen und sinken, so suchen sich Reiz und Gegenreiz im Organismus das Gleichgewicht zu halten und dürfen es, so lange die Erscheinung des Lebens währt, niemals finden; die Blutleere des Gehirns, die den Schlaf bezeichnet und bedingt, kann deshalb auf vielfache Weise zu Stande kommen.

Unmittelbare Blutleere mit Schlafsucht bewirkt die mechanische Abschneidung des Blutzuflusses (Kußmaul's Unterbindungen). Mittelbare Blutleere, durch Ableitung des Blutes vom Kopfe, beobachten wir nach reichlicher Mahlzeit; es strömt unverhältnißmäßig viel Blut nach den weitläufigen Verdauungsorganen und wird mehr als gewöhnlich in den großen Blutbehältern des Unterleibes angehäuft. Wie die täglich wiederkehrende, durch Wachen und durch Arbeit bedingte, sogar unter der Herrschaft des freien Willens stehende Blutleere und Schläfrigkeit zu Stande kommen, ist noch unbekannt.

Die physikalische Auffassung des Lebens hat auch noch eine dritte, höchst merkwürdige und für die Diätetik wichtige Thatsache zu Tage gefördert, die nämlich, daß der Mensch von seinem gesammten täglichen Sauerstoffbedarf sehr viel mehr während des Schlafens einnimmt, als im Wachen[1] (durchschnittlich $^2/_3 : ^1/_3$). Diese Sauerstoffmenge wird an die Blutzellen gebunden und aufgespeichert; den langsameren Pulsen und Athemzügen entspricht eine etwas verminderte Kohlensäureausscheidung, und die Körperwärme, die z. B. nach dem Essen etwas steigt, bleibt im Schlafe nicht nur nicht gleich, sondern sinkt um $^1/_2$—1 Grad. Eine mäßig warme Bedeckung ist daher unbedingt nöthig, wenn nicht Schaden entstehen soll;

Ranke, Physiologie, pag. 367.

Thiere kauern sich zusammen, um die wärmestrahlende Ober=
fläche zu verkleinern, ziehen sich in Winkel und Höhlen zurück,
um nicht vom Luftzug abgekühlt zu werden, und der Mensch
hat sich von jeher Betten zurecht gemacht. Weil zu warme
Betten vielfach schaden, den Unterleib erregen, die Nerven
schwächen und die Haut erschlaffen, hat man oft den Fehler
begangen, junge Leute allzuwenig zu bedecken und sie einen
Wärmeverlust bestreiten zu lassen, der oft in Verbindung mit
ungenügender, einseitiger Nahrung zu krankhaften Zuständen
führt.

3. Diätetik des Schlafes.

Zu lange Ruhe schadet erfahrungsgemäß so stark, ja mehr
noch, als übermäßige Arbeit. Im Muskel häufen sich die
Zersetzungsprodukte, die „ermüdenden Stoffe", langsam wieder
an, und es fehlt die Kraft des Blutstromes, sie auszuwaschen;
allmählich geht die Muskelfaser in Fett über und verliert
ihre Zusammenziehungskraft vollständig. Gleiches geschieht
dem müßigen Nerv: er verfällt in reizbare Schwäche, er
arbeitet träge und verfettet schließlich; auch den Nervenzellen
des Gehirns droht durch absichtliche oder aufgedrungene Un=
thätigkeit dasselbe Schicksal. Nach Erblindung schrumpfen die
Centraltheile des Sehnerven im Gehirn, und nicht gebrauchte
Gehirnpartien bleiben überhaupt in ihrer Entwicklung zurück,
wie Gudden durch zahlreiche, schlagende Experimente er=
wiesen hat.[1]) Allzuvieles und zu langes Schlafen macht daher
ganz folgerichtig und erfahrungsgemäß mißgestimmt, geistes=
träge, schließlich blödsinnig.[2]) „Es ist überhaupt wunderlich
genug, sich ein langes Leben zu wünschen, um es größtentheils
zu verschlafen", sagt Kant.[3])

So verhängnißvoll wie ein viel zu reichlicher Schlaf,
wird auch die Schlaflosigkeit; wo sie allein auftritt oder zu
anderen Leiden hinzukommt, führt sie zu tiefer Schwäche und
zur Zerrüttung; sie ist ein äußerst häufiger Anfang zum Irresein
und zu andern schweren Nervenleiden, und im Wiederein=

---

[1]) Archiv für Psychiatrie und Nervenkrankheiten. II. Bd., pag. 3.
[2]) Jedler, Handbuch der Diätetik, Berlin, 1850, pag. 84.
[3]) Kant, Macht des Gemüthes.

treten eines richtigen Schlafes begrüßen wir in sehr vielen Fällen den Anfang der Genesung.

Frauen, die Kranke, und Mütter, die ihre kleinen Kinder pflegen, verlieren oft den Schlaf für lange Jahre und werden dadurch schwerer geschädigt als durch eine große Krankheit. Es ist eine wesentliche Aufgabe der Aerzte und der Angehörigen, diesen hochachtbaren Eifer rechtzeitig zu zügeln.

Schlaflos werden Kranke durch Schmerzen, Bangigkeiten, heftige Reize, die von irgend einem Organe ausgehend das Gehirn nicht zur Ruhe kommen lassen. Wir treffen hier auf das merkwürdige Gesetz, daß der Muskel im Maße seiner Ermüdung schwerer erregbar und träge, der ermüdete Nerv dagegen lange Zeit leitender und erregbarer wird. Die Muskelfaser läßt frühzeitig nach, wenn sie überfordert wird, die Nervenzelle aber sehr spät, sie „stirbt, aber ergiebt sich nicht", d. h. sie wird eher gelähmt, todt, als daß sie auf empfangene Reize nicht mehr anspreche. Das Geheul einer benachbarten Kneipe, eine Trommel und eine Sturmglocke, ebenso ein körperlicher Schmerz, aber auch jede heftige Gemüthserregung und Geistesarbeit kann das Reizmittel sein, welches das Gehirn nicht zur Ruhe kommen läßt; Kummer und Freude legen uns schlaflos. Erst im Zustande der äußersten Ermüdung und der tiefsten Erschöpfung, die den Tod droht, senkt sich der Schlaf auch auf das abgehetzte und bis zur Ekstase erregte Gehirn: der Schlaf des Schlachtfeldes. So schließen ehemals auch — nicht chloroformirte — Kinder auf dem Operationstische ein. Unter gewöhnlichen Verhältnissen sind manche zu schwach, um zu schlafen und müssen mit Nahrung und Getränk, mit Sonnenschein und Ruhe zum Schlafen wieder erzogen werden.

Die Schlaflosigkeit der Fiebernden hat ihren Grund wohl zunächst in der Temperaturerhöhung des Blutes.

Ein gutes Mittel, einzuschlafen, ist bekanntlich folgendes: Man lege sich behaglich und endgültig hin, athme langsam und tief, zähle in Gedanken, beim Einathmen: 1, beim Ausathmen: 2; und so fort. Die Arbeit scheint unendlich, ist aber oft recht kurz. Wer sich gewöhnt, mit geschlossenem Munde zu schlafen, beugt manchem Halsweh u. s. w. vor.

Auch am Tage, bei der Arbeit, besonders aber unterwegs und bei rauher Jahreszeit, ist die alte Indianerregel: „den Mund schließen!" äußerst werthvoll. Die richtig angewandte Nase ist ein Respirator, der alle bisherigen Erfindungen weit übertrifft.

So unerbittlich die Natur in der Forderung des Schlafes ist, so nachsichtig zeigt sie sich in Ansehung der Zeit und theilweise selbst des Maßes; die Gewohnheit kann auch hier nicht selten zur anderen Natur werden. Es ist begreiflich, daß der Schlaf, welcher mit der Nacht, mit der äußeren Ruhe im Natur- und Kulturleben der Menschen zusammenfällt, leichter eintritt und wohlthuender ist, als der Schlaf am Tage und das Wachen bei Nacht, abgesehen von den beruflichen und gesundheitlichen Uebelständen, die mit dieser Umkehrung verbunden sind; es ist gewiß, daß es oft schadet, mit vollem Magen zu Bette zu gehen und dem Darmkanale die größte Leistung dann zuzumuthen, wenn er eben am langsamsten arbeitet, und eben so sicher ist endlich, daß „Eines sich nicht schickt für Alle", daß es Leute giebt, die geistige Arbeit besser am frühen Morgen, andere, die sie besser Abends vollbringen; nur für den Wanderer und Muskelarbeiter scheint es immer richtig, daß „Morgenstunde Gold im Munde" habe. Das Maß des Schlafes ist wie das Kostmaß, individuell, aber nur innerhalb gewisser Schranken beweglich. Während Kinder viel, 12—16 Stunden, schlafen müssen und Alte nur allzuoft wenig schlafen können (etwa 4—5 Stunden), ist das annähernde Mittel für jüngere Leute meistens 9, und für Gereifte wenigstens 7 bis 8 Stunden.[1] Wer viel arbeitet, bedarf längeren Schlafes, als wer wenig thut, der Nervöse und der Choleriker bedarf mehr als der Sanguiniker und der Phlegmatiker, dieser aber kann's von Hause aus am besten. Der ruhende Muskel erholt sich rascher als der Nerv, weshalb Handarbeiter mit kürzerem Schlafe auskommen als Gehirnarbeiter. Nichts schadet jungen Leuten mehr, als wenn man ihnen das gebührende Maß von Schlaf verkürzt, und nichts reibt Armeen

---

[1] Axel Key, Stockholm, verlangt für jüngere Schulkinder 10—11 Stunden, für ältere mindestens 8—9 Stunden als unerläßlich. Varrentrapp, Vierteljahrsschraft 1890, pag. 225.

sicherer auf, als Nachtmärsche und anhaltende Schlaflosigkeit. Hunger, Durst oder Schlafmangel machen den Menschen meistens wahnsinnig, ehe sie ihn vollends tödten.

Wie wohlfeil verkauft der Mensch nicht den Schlaf, um welchen schnöden Gewinn, um welche gute und mittelmäßige Gesellschaft, um welche nöthige und unnöthige Literatur! Dem gelehrten Bücherwurm giebt Fonssagrives den freundlichen Rath, er möge ja rechtzeitig zu Bette gehen, denn er werde doch nicht so berühmt, daß es sich der Mühe lohnte, sich dafür zu Grunde zu richten! Allen aber, die für sich, für Familien oder andere anvertraute Menschenleben zu sorgen haben, ruft der Arzt mit dem Dichter zu:

> „Was sie dem Schlaf an Stunden stahlen,
> Das treibt für ihn sein Bruder ein,
> Das müssen sie dem Tod bezahlen,
> So bleibt es bei der Sippschaft fein."[1]

Allen giebt Hippel die eindringliche Lehre: „Wer sich mit dem Schlafe überwirft, zieht immer den Kürzeren!"

---

[1] Lenau, Savonarola.

VI. Kleider.

1. Warum bekleidet sich der Mensch?

Es giebt wohl nichts, worüber man so viel spricht und so
wenig nachdenkt, wofür man so viel bezahlt und verhältniß=
mäßig so wenig hat, wobei man so eitel auf eine freie Aus=
wahl und so sehr Kettensklave der Gesammtheit ist, wie eben
die Kleider.

Kleider bezeichnen Leute. Die Toga des alten Römers,
die wilde Tracht des wallensteinischen Reiters, die Perrücken
aus der unterhöhlten Zeit Ludwigs XIV., der Cylinder des
ergrimmten „dritten Standes", der fortan die moderne Welt
zu erobern und allen Ständen und Klassen seine Uniform
anzuziehen bestimmt war: das sind alles Zufälligkeiten im
Entstehen, aber gesetzmäßige Erscheinungen in ihrem Ver=
laufe; kurz, die Kleidermoden sind Pantomimen des Zeit=
geistes.

Im hohen Norden, dessen Pioniere die Pelzjäger sind,
in den gemäßigten Zonen, wo der Flachs und die Seide
Träger des Kulturlebens werden, im heißen Süden, wo die
Baumwolle eine nationalökonomische Macht entwickelt, wie
wir keine zweite kennen, überall bilden die Bekleidungsstoffe
einen Großtheil des Gewichtes, welches das Uhrwerk unse=
res Weltverkehrs im Gange erhält: Handel, Industrie und
Landbau.

Und welch großen Antheil nimmt nicht die Bekleidung am sogenannten Glücke der Individuen, nicht bloß vieler Reicher, sondern auch Armer, die oft besser thäten, nahrhaftere Liebhabereien zu pflegen!

Treten wir der Sache näher. Warum bekleidet sich der Mensch? Die Frage ist nicht so einfältig, wie sie scheint. Vor allem und zuerst bekleidet er sich zum Zwecke der Symbolik, um zu zeigen, wer er ist, wie groß, wie tapfer und wie schön. Der Südseeinsulaner, der Neudeutsche von Kamerun und alle seine landeinwärts wohnenden feindlichen Brüder, sie tragen bunte Lappen, glänzende Federn und Schmuck, wenn auch sonst nichts anderes. Und bei den Hochgebildeten unseres Kontinentes hat der soldatische Federhut, der Korps-Wichs, die Uniform, ebenso sehr den Zweck zu schmücken, als zu bekleiden, ja der rein dekorative Theil des Kleides bildet eine große und anerkannte Stütze des Korpsgeistes selber.

Der zweite Grund, warum der Mensch sich bekleidet, ist die Sittlichkeit. Sein Kleid bezeichnet den ersten Fortschritt des Wilden, wenn er kultivirt wird, und den letzten Rückschritt des Kulturmenschen, wenn er wieder wild wird. Die paradiesische Unschuld der ersten Kindheit bekleidet sich gar nicht, die Wohlanständigkeit bekleidet sich ganz, und die Unanständigkeit halb.

Der dritte Grund, sich zu kleiden, in der gemäßigten und in der kalten Zone weitaus der vorwiegendste, ist die Wärmeregulirung. Da hat das unbewußte Denken, der Instinkt von jeher Großartiges geleistet, und es wäre keine undankbare Aufgabe, gerade unser bekanntes und gewohntes Kleid in die einzelnen Gedanken zu zertrennen, die es enthält.

2. Wärmeökonomie.

Wärme ist gleichbedeutend mit Leben, Kälte mit Tod. Die Natur hat mit großem Aufwande von Mitteln dafür gesorgt, daß unser Körper seine täglich nöthige Betriebswärme entwickle. Ein Theil unserer Nahrungsmittel wird ohne weiteres zu einer stufenweisen, frakturirten Verbrennung verwendet; ein anderer Theil setzt seine Spannkraft erst in Bewegung um, die aber schließlich auch wieder als Wärme

ausklingt. Die Arbeit des menschlichen Herzens allein ent=
spricht in 24 Stunden einer Leistung von 30,000 Kilo=
grammetern[1]). So entwickelt unser Körper in je 24 Stun=
den 3 Millionen Wärmeeinheiten, d. h. kleine Kalorien, deren
jede derjenigen Wärme entspricht, welche 1 Gramm Wasser
um 1° C. zu erhöhen vermag. Diese große Wärmemenge ist
nun zunächst dazu bestimmt, die mit der Genauigkeit des
besten Chronometers arbeitenden Organe des Körpers auf
einer Temperatur zu erhalten, die in allen Klimaten, bei
60° Wärme wie bei 60° Kälte, ganz genau 37,5° C. beträgt
und nur sehr vorübergehend bei Krankheiten auf 27° fallen
oder auf 43° steigen kann, in beiden Fällen mit größter
Todesgefahr. Die tägliche Wärmemenge ist also annähernd
gegeben, ebenso ist die geforderte Organwärme bekannt; es
hängt also Alles davon ab, wie viel von der entwickelten
Wärme verloren geht und wie viel für den Betrieb der
Leibesorgane übrig bleibt. Es muß, wenn die Körperwärme
die gleiche bleiben soll, eine der täglichen Neubildung ent=
sprechende Menge wieder ausgegeben werden. Von dieser,
also ebenfalls zu 3 Millionen Kalorien veranschlagten Aus=
gabe vermitteln die Lungen 20 Procent und die Haut un=
gefähr 80 Procent, und das auf folgenden Wegen: durch Strah=
lung, durch Leitung und durch Verdunstung.

Bei der Strahlung verhält sich der Mensch wie ein ge=
heizter Ofen, der seine Wärme nach allen Seiten gleichmäßig
und radial ausströmt, und der bekannteste Anlaß, diese Aus=
strömung recht unangenehm zu empfinden, ist der Aufent=
halt in einem stark erkalteten, rasch erwärmten Zimmer,
in welchem wir bei 15 Grad Lufttemperatur frieren, „weil
die Wände Kälte ausstrahlen“, das heißt: weil sie uns viel
strahlende Wärme entziehen. Der bekannteste Anlaß da=
gegen, von der Unterdrückung dieser Ausstrahlung zu leiden,
ist ein dichtes Menschengedränge, wo Jeder Wärme aus=
strahlt, liefert und Keiner abnimmt.

Die Abkühlung durch Leitung wird uns am deutlichsten
in einem kalten Bade. Die Wärmewellen unseres Leibes

---

[1]) Ein Kilogrammeter ist gleich der Kraft, welche nöthig ist, ein Kilo=
gramm einen Meter hoch zu heben.

stürzen sich mit großer Schnelligkeit in das anliegende Wasser,
daß nach kurzer Zeit der zu unserem Behagen nöthige Vor=
rath erschöpft ist und wir frieren. In ähnlicher Weise, aber
viel langsamer, wirkt auch das kalte Luftbad und die kalte
Luft überhaupt.

Die Verdunstung wird von der Temperatur und der
relativen Feuchtigkeit der Luft bestimmt; sie kann $^1/_3$ bis
$^1/_2$ der gesammten Wärmeproduction entfernen: an heißen
Sommertagen, oder auch gar nichts: im Dampfbade.

Wir geben unsere Wärme zum kleineren Theile durch
Strahlung, zum größeren Theile durch Leitung ab. Die
Abgabe durch Verdunstung entspricht dem Klima; in großer
Kälte beträgt sie fast nichts, bei großer Hitze besorgt sie den
lebensrettenden Theil der Wärmeregulirung. Ein trocken=
heißes Klima ist der Schweißbildung und =Verdunstung gün=
stig und deshalb erträglich; ein feucht=heißes Klima ver=
hält sich umgekehrt und wird deshalb nicht bloß unangenehm,
sondern auch sehr ungesund.

Kinder, die im Verhältniß zu ihrem Gewichte mehr Ober=
fläche haben als Erwachsene, geben auch entsprechend mehr
Wärme ab und erfrieren leichter. Sie haben allerdings ein
kräftiges Schutzmittel in ihrer noch sehr lebhaften Haut=
thätigkeit. Schwächliche und Alle, deren Haut durch Ver=
weichlichung oder durch Alter welk geworden, frieren am
meisten und erfrieren am bäldesten. Die größten Schwäch=
linge sind bekanntlich die Trinker, weshalb sie auch am
leichtesten erfrieren.

Um nun gerade so viel Wärme abzugeben, als zu einem
behaglichen Dasein nöthig wäre, müßte der unbekleidete Mensch
das ganze Jahr in einer gleichmäßigen Temperatur von 27°
bis 28° C. leben. Damit wäre er auf sehr wenige Theile
der Erde angewiesen. Da er weiter strebt, muß er suchen,
sich ein ertragbares Klima, eine die Haut umgebende, ruhende
Luftschicht von beiläufig 27° zu schaffen. Luft ist der schlech=
teste Wärmeleiter und entzieht deshalb dem Leibe weniger
Wärme als jeder andere uns bekannte Stoff.

Denken wir uns nun, man umgäbe den warmen
Menschenleib mit einer lose anliegenden Kupferhülle, etwa

wie einen Festpokal mit seinem Futterale, so hätten wir
die verlangte, wenig leitende Luftschicht, die warm halten
könnte, wenn nicht das Kupferblech ein ganz ausgezeichneter
Wärmeleiter wäre, der die von ihm umschlossene Luft ener=
gisch abkühlte. Wir würden in dieser ableitenden Hülle er=
frieren.

3. Luftgehalt des Kleides.

Es ist also mit der Herstellung einer ruhigen Luftschicht
nicht gethan, und man muß weiter dafür sorgen, daß die
Decken, die sie umschließen und festhalten, ebenfalls schlechte
Wärmeleiter sind. Sie sind das in dem Maße, als sie selber
wieder Luft enthalten. Diese Decken sind bekanntlich die
Gewebe, die allen Kleidungsstücken zu Grunde liegen und
die weniger durch die Natur ihrer Faser, als vielmehr durch
ihren größeren oder geringeren Luftgehalt wirken.

Ist unsere Haut z. B. ihre 27° warm und die Luft im
Freien 20° kalt, so wird bei dem gewaltigen Unterschiede von
47° der unbekleidete Körper eine sehr rasche und bald todt=
bringende Abkühlung erfahren. Die Wärme stürzt förmlich
davon. Die erste Hemmung dieses verhängnißvollen Wärme=
verlustes ist die ruhende Luftschicht zwischen Haut und Hemd,
die zweite Hemmung liegt im Gewebe des Hemdes selber, die
dritte in der ruhenden Luftschicht zwischen diesem und dem
Unterkleide, und so geht es weiter. Die zwischen zwei Kleidern
liegende Luft wirkt genau so, wie die Luft zwischen unsern
Doppelfenstern und leitet langsamer als irgend ein Gewebe.
Wir wissen in der That, daß mehrere leichte Hüllen über=
einander viel wärmer halten, als eine gleichschwere einfache
Hülle aus demselben Stoffe. „Je weiter wir vom Leibe
bis zum Mantel kommen, um so kühler wird die einge=
schlossene Luft; wir haben die unangenehme Ausgleichung
der Temperaturunterschiede von unserer Haut weg in unsere
Kleider hineinverlegt," wie Pettenkofer sehr treffend sagt,
dessen grundlegenden Arbeiten wir die ganze, gegenwärtig
jedem Gebildeten geläufige Auffassung des Kleiderschutzes,
die Physik der Bekleidung verdanken. Ohne alle solche Be=
trachtungen weiß der Mensch in der That schon lange, daß

ein sehr poröser Wollenhandschuh viel wärmer hält, als der
äußerst dichte Glanzlederhandschuh, eine wollene Jacke wär=
mer als eine seidene, ein haariger oder aufgekratzter Stoff
wärmer als ein satinirter. Pelze sind als mehr oder weniger
dicke Tücher zu betrachten und halten warm im Verhältniß,
als ihre Haare lang sind, nicht nur im Verhältniß zur Dichtig=
keit derselben. Der Winterpelz der Thiere hat nicht mehr,
sondern nur längere Haare als der Sommerpelz. Ganz gleich
verhalten sich die Federn. Wenn wir durch das glatt=
gestrichene und wohlgeschmierte Gefieder einer eben aus dem
Eiswasser kommenden Ente bis auf die Haut des Thieres
hineinlangen, finden wir diese immer schön warm. Wir
besitzen eine Reihe genauer Untersuchungsergebnisse über das
Maß, in welchem unsere verschiedenen Bekleidungsstoffe die
Abkühlung vermitteln. Rumford und später Krieger haben
gezeigt, daß ein — unter sinnreichen Schutzmaßregeln gegen
Beobachtungsfehler — mit gleichen Gewichtsmengen um=
wickelter Warmwassercylinder zu gleich starker Abkühlung
gebrauchte: in Seidenzeug 3, in Baumwollenstoff und in
Leinwand 5, in Waschleder 10—12, in Flanell 14, in Wollen=
tüchern 12—26, in Doppeltüchern 15—31, in loser Watte 56,
dagegen in zusammengedrückter Watte 28 Zeiteinheiten.

Die Aufnahme der strahlenden Sonnenwärme hängt vom
Luftgehalt der Gewebe und sodann von deren Farbe ab. Nach
Pettenkofers Versuchen nimmt dieselbe Fläche desselben
Stoffes gut zweimal soviel Wärmestrahlen auf, wenn sie
schwarz, als wenn sie weiß ist. Von allen Farben am wenig=
sten nimmt hellgelb auf: nankinggelb. Ebenso geht die Ab=
gabe der Wärme am raschesten vor sich von einer schwarzen
und glatten Fläche. Schwachbekleidete Tropenbewohner
müssen dunkelfarbig sein, um bestehen zu können.

Nun genügt aber die Herstellung der warmhaltenden
Luftschichten allein auch nicht; es ist nöthig, sie festzuhalten.
Warme Luft ist leichter als kalte und sucht deshalb beständig
nach oben zu entweichen. Der nachfolgende Ersatz muß dann
wieder vom Körper erwärmt werden. Wir können diesen
zwischen Leib und Kleidung aufsteigenden Luftstrom, dessen
Vorhandensein Pettenkofer mit empfindlichen Anemometern

sicher nachgewiesen hat, nicht bannen, wohl aber verlang=
samen, indem wir seine Ausflußöffnungen am Halse und an
den Aermeln möglichst gut verstopfen. Unsere Kragen und
Pulswärmer haben genau dieselbe Bedeutung, wie die Stroh=
bündel in vielen Kellerfenstern und wie die Thüren, mit
denen wir die Dachböden abschließen.

Ist der äußere Luftzug, der Druck des Windes stark, wie
z. B. bei Schneestürmen im Hochgebirge, so wird die erwärmte
Luft aus Reisedecke, Mantel und Kleid, sowie die ruhende
Luftschicht am Leibe mechanisch weggeschoben, wenn nicht die
äußerste Hülle durch eine Eiskruste, lieber aber durch die Leder=
schicht eines guten Pelzes geschützt ist. Diese Verbindung
des rein mechanischen Schutzes mit den Luft und Wärme
aufspeichernden Eigenschaften macht den Pelz zur Lebens=
bedingung der Polarbewohner, die wohlweislich die behaarte
lufthaltende Seite nach innen und das Leder nach außen
tragen.

„Ein transportables Klima" wollen wir mit unseren
Kleidern herstellen; deswegen kommt, wie beim festen geogra=
phischen Klima, außer der Wärme und dem Winde auch
die Feuchtigkeit mit in Betracht. Wenn der menschliche
Körper in einer Mitteltemperatur von etwa 27° lebt, scheidet
er durch seine Haut beständig Wasser ab, das sofort ver=
dunstet und nur bei größerer Menge als Schweiß liegen
bleibt. Diese Wasserabgabe beträgt bei Ruhe in 24 Stunden
durchschnittlich 1000 Gramm. Verdunstet der Schweiß rasch,
so wird der Wärmeverlust als große Unannehmlichkeit em=
pfunden, die oft genug Erkrankung nach sich zieht; je
schwerer diese wird, um so dringender ist das Bedürfniß,
die Haut mit Stoffen zu belegen, die das Wasser langsam
aufnehmen und langsam wieder abgeben, d. h. sehr hygro=
skopisch sind. Wie das lufthaltende Wollenkleid die Tem=
peraturunterschiede nur allmählich ausgleicht, so soll das
hygroskopische Kleid die Feuchtigkeitsunterschiede langsam
ausgleichen und die rasche Abkühlung durch Wasserver=
dunstung ebenfalls wieder von der Haut weg in die Um=
hüllung verlegen. Bei dieser Aufgabe ist außer der Porosität,
dem Luftgehalt der Gewebe, auch die Faser derselben von
Bedeutung.

4. Kleiderstoffe und Formen.

Die Flachsfaser ist stielrund, mit einem kleinen Kanal in der Mitte und glatt; sie nimmt Wasser sehr rasch auf und giebt es schnell wieder ab.

Die Baumwollfaser ist lang, dünnwandig, fällt beim Trocknen zusammen und bildet ein Band mit verdickten Rändern; sie füllt sich weniger schnell mit Wasser, giebt es langsamer ab und erkältet deshalb weniger.

Die Seidenfaser ist stielrund, glatt und ohne Höhlung, oft mit einem schmalen Rande eiweißartiger Substanz; sie ist etwas hygroskopischer als Baumwolle.

Die Wollenfaser ist die dickste, schuppig, nimmt Wasser langsam auf, giebt es langsam wieder ab und ist vor allem am schwierigsten ganz luftleer zu machen. Der kanadische Biberjäger, der sich ganz in Wasser eintauchen und lange Winternächte in eisiger Kälte ausharren muß, kleidet sich in schwere Wollenstoffe;[1] der in Schweiß gebadete Ingenieur in den Tropen trägt sein Wollenhemd als beste Waffe gegen die todtbringende Erkältung, und in unserer ganzen „Zone der veränderlichen Niederschläge" hat die Erfahrung von Jahrhunderten das wollene Unterkleid eingebürgert.

Der Mensch hat anfänglich genommen, was er gerade vorfand; die kalte Zone gab ihm Pelze, die gemäßigte Schafwolle und die heiße Leinwand und Baumwolle; bald aber hat er sich von seiner Umgebung unabhängiger gemacht. Die ur-uralten Pfahlbauer trugen außer ihren Thierfellen auch schon Leinwandgewebe; die ägyptischen Mumien sind in feine Leinwandbinden eingewickelt. Die mosaischen Bücher erwähnen häufig der feinen Gewebe aus Leinwand, wahrscheinlich auch aus Baumwolle (Byssus) und aus Seide. Aaron hatte einen Seidenrock. Die alten Griechen und Römer benutzten außer der Leinwand ebenfalls die Seide zu Kleidern und wogen sie mit Gold auf. Die Verwendung von Baumwolle scheint in den warmen Zonen Asiens und Amerikas seit unvordenklichen Zeiten gebräuchlich zu sein.

---

[1] Girtanner, „Geschichtliches und Naturgeschichtliches über den Biber," Jahresbericht der Naturwissenschaftlichen Gesellschaft, St. Gallen, 1885.

Das Kleid der alten Griechen war ursprünglich ein vier=
eckiges Wollentuch, ähnlich unseren Reisedecken; es wurde um
den Leib geschlagen, seitlich mittels Stecknadeln geschlossen
und an den Schultern von vorn nach hinten heraufgezogen
und mit Spangen gehalten. Das war sehr malerisch, wie wir
in allen Bilderbüchern und Museen sehen, aber nicht be=
sonders bequem zur Arbeit, die ja überhaupt gering geschätzt
und den Sklaven überlassen wurde. Diese kamen selten über
das Lendentuch hinaus und hatten auch in Hinsicht auf
Kleidung kein sehr „menschenwürdiges Dasein". Später ent=
stand das Chiton, ein Hemd von Wolle oder Flachs, das noch
keine Aermel hatte und bis auf die Knöchel reichte. Darüber
kam dann das althergebrachte Wollentuch, der Mantel: Hima=
tion. Die Römer haben auch die Kleider der Griechen kopirt.
Das Untergewand war die Tunika, das Obergewand die
Toga, die in der reichen üppigen Kaiserzeit ebenfalls üppig
wurde, bis auf 4 Meter lang und $4^1/_2$ Meter breit, mit
dem Aufwand großer Toilettenkünste recht malerisch um den
Leib geschlagen, über die Schultern geworfen, in Falten
gelegt, und mit kostbaren Spangen festgehalten. Die
Arbeiterbevölkerung war ebenfalls noch auf ein Badekostüm
angewiesen, zu welchem bei rauher Jahreszeit ein wollenes
Oberkleid hinzukam. In diesem Kleide hat auch der große
Cato seinen Kohl gebaut.[1])

Mit der römischen Herrschaft verbreitete sich über alle
Kulturländer der Erde auch die römische Kleidertracht, ohne
die selbst der beste Christ seine Apostel und Heiligen heut=
zutage gar nicht wieder erkennen würde.

Zu jenen Zeiten bekleidete sich der Germane noch vor=
zugsweise mit Fellen,[2]) und erst später wurde die Wolle
vom Leder getrennt und jedes besonders getragen.

Aber ebenso alt ist auch der Gebrauch der Leinwand.
Die kimbrischen Priesterinnen, die ein Jahrhundert v. Chr.
kriegsgefangene Römer abschlachteten, trugen lange, weiße
Linnengewänder, welche um die Brust mit einem ehernen
Gürtel gehalten wurden. Die gewöhnliche Tracht des Volkes

---

[1]) Joh. Pet. Frank, IX, pag. 90, System der Medicin=Polizei.
[2]) Cæsar, de bello gallico, IV.

aber war durch Jahrhunderte der wollene Leibrock und dar=
über ein leichter oder schwerer Pelz. Dieser wollene oder
leinene Leibrock bildet auch heute noch das wesentliche Klei=
dungsstück des russischen, rumänischen und galizischen Bauers,
dem er Rock und Hemd zugleich ist. Die Theilung dieses
Gewandes in Jacke und Beinkleid kam im mittleren Europa
erst im 14. Jahrhundert auf. So lange der Leibrock herrschte,
hatte jedes Bein sein eigenes, von dem des anderen unab=
hängiges Kleid, und daher kommt der Ausdruck: Beinkleider,
oder ein Paar Hosen, für ein jetzt einheitliches Gewandstück.
Solche getrennte Beinkleider trugen schon die uralten Baby=
lonier und Perser, auch die Gallier zur Römerzeit.

Unser ganzes Mittelalter stak in Wolle, soweit es nicht
Luxusgewänder betraf, ohne deswegen die „fröhliche und
gleichmäßige Seelenstimmung" zu genießen, die nach Jäger
zu den Segnungen des Wollenregimes gehört. Der gewöhn=
lichste Segen war vielmehr eine große Unreinlichkeit, da
die Wollenkleider kostspielig und durch häufiges Waschen der
Verderbniß ausgesetzt waren, und es ist mehr als wahr=
scheinlich, daß die Einführung weißer Leibwäsche, die den
Schmutz weniger verbirgt und leichter wieder abgiebt, als
es die Wolle thut, wesentlich dazu beigetragen hat, daß die
Hautkrankheiten viel seltener geworden sind, als sie damals
gewesen. Die häufigen, fast in jedem Dorfe fleißig benutzten
warmen Bäder waren nicht einmal genügend, die Schädlich=
keit der beständigen Wollenbekleidung gut zu machen. Gegen=
wärtig baden wir leider viel weniger als unsere Vorfahren,
aber wir schicken, wie Liebig sagt, wenigstens „unsere Leib=
wäsche für uns ins Bad".

Daß die Wolle, vom lockern bis zum dichten, vom feinsten
bis zum dicksten Gewebe in allen Klimaten das passendste
Unterkleid liefert, ist gar nicht zu bestreiten und ebensowenig,
daß in kalten Klimaten auch die Oberkleider von Wolle sein
müssen. Dagegen ist nicht zu vergessen, daß eine dichte Ein=
hüllung in Wolle die temperaturausgleichende Thätigkeit der
Haut allzusehr außer Uebung setzt und daher verweichlicht.
Die Jägerianer strengster Observanz sind öfter beim Arzte,
als nach ihrem Programme schicklich erscheint. Und was

soll die große Menge des Volkes mit einer Leibwäsche anfangen, die sehr viel mehr kostet und beim Reinigen sich verfilzt und sehr viel mehr abnützt, als die gebräuchliche Baumwolle? Eine ungebührlich lange Fortbenutzung mit einer Unreinlichkeit, die ebenso abstoßend, wie gesundheitsschädlich wird, ist die nächste Folge davon; vollends aber die Versicherung, daß das Alles zum Systeme gehöre und recht nützlich sei, ist eine Verirrung. Börner sagt allerdings: „Man darf nicht vergessen, daß ein neues Rettungs- und Universal-Heilmittel für die leidende Menschheit nur dann Erfolg zu haben pflegt, wenn es einseitig, noch mehr, wenn es ein wenig absurd ist.“

Das beste wollene Unterkleid ist das Netz, oder ein Gewebe mit großen Lücken (à jour), weil es sich beim Waschen nicht verfilzt und immer ein System warmhaltender Luftzellen darstellt.

Von der Zeit des klassischen Alterthums bis heute hat sich die Lebensweise der Frauen etwas weniger geändert, als die Arbeit und Stellung des Mannes, und dem entsprechend ist auch die Frauenkleidung in ihren Grundzügen dieselbe geblieben. Die Männerkleidung hat wenige, aber durchgreifende Aenderungen erfahren, die Frauenkleidung zahllose aber nebensächliche. Viele Gelehrte, Historiker und Aesthetiker haben von jeher sehr ernsthafte Werke über die „Philosophie der Mode“ geschrieben: Geschichten menschlicher Strebungen und unmenschlicher Irrungen. Moden: „Eilende Wolken, Segler der Lüfte, Wer mit euch wanderte, mit euch schiffte“, der könnte ein brillantes Feuerwerk der Kulturgeschichte abbrennen; wer aber wie der Arzt zur Zunft der Realisten gehört, ist außer Stande, in allen einzelnen Moden das Pulsiren des Weltgeistes zu spüren, und er gesteht erröthend: „Ich sehe nur, wie sich die Menschen plagen. Der kleine Gott der Welt bleibt stets von gleichem Schlag, Und ist so wunderlich als wie am ersten Tag“. Neben jedem wohlverdienten Lobe der Mode steht ein ebenso verdienter Tadel. Der Aesthetiker ruft mit Rousseau: „Alles verdirbt unter den Händen der Menschen“. Der Geschichtsforscher aber tröstet uns schließlich, daß wir jetzt im Ganzen

doch besser leben und besser gekleidet seien, als unsere Ur=
väter, so daß wir zufrieden sind, „wie wir's zuletzt so herr=
lich weit gebracht, ja bis an die Sterne weit".[1]

Es ist eine Schattenseite unserer Kleider, daß sie leicht
verbrennen können. Das Kinderkostüm und die Ballrobe
brennen, am meisten die baumwollenen Gewändchen der
Arbeiterinnen. Diese Unglücksfälle sind häufiger, als man
es sich denkt, und es wird kaum einen älteren Arzt geben,
der nicht eine Anzahl jämmerlicher Verbrennungen in Er=
innerung hätte, meistens von Kindern und von Mägden. Ver=
brennbar ist schließlich jedes Gewebe, am wenigsten Wolle,
dann Seide, sehr leicht Baumwolle und am allerleichtesten
Leinwand. Die Gefahr hängt wesentlich davon ab, wie leicht
es zu entflammen ist: angeht. Die Nicht=Entflammbarkeit
läßt sich durch verschiedene, nicht kostspielige, nicht giftige
und nicht schwierige Verfahren erzielen, deren gewöhnlichstes
die Durchtränkung mit einer Lösung von wolframsaurem
Natron oder mit Ammonium=Phosphat ist, die man gegebenen
Falles gleich mit der Stärke verwenden kann. Eines der
besten Feuerschutzmittel ist das phosphorsaure Ammoniak mit
Salmiak; es greift auch die Gewebe am wenigsten an
(Rubner). So hergerichtete Stoffe können die längste Zeit
in unmittelbarer Nähe des Feuers bleiben, ohne anzugehen,
und wenn sie schließlich ergriffen werden, verglimmen sie
so langsam, daß man noch reichlich Zeit hat, dem Ver=
brennungstode zu entrinnen. „Verbrennen ist ein garstiger
Tod", sagt Recha in „Nathan dem Weisen", aber er ist
dennoch nicht garstig genug, uns zur Vorsicht zu treiben.
Wer wird auch imprägniren!

Ein ganz anderer kleiner Fehler unserer Kleidung ist es,
daß sie naß werden, Leinwand sehr bald, Baumwolle nicht
viel später, Seide braucht dazu etwas länger und am längsten
braucht die Wolle, dann aber ist sie gründlich naß und schwer.

---

[1] Größere wissenschaftliche Arbeiten über Kleidermoden haben wir von
Emanuel Hermann, von Jakob Falke, vom Aesthetiker Fr. Vischer
und von Kleinwächter, abgesehen von zahlreichen Werken über Kostüme
und Trachten. — Grütter sagt, vom socialen Standpunkte: „Mancher,
der drei Frauen ernähren könnte, fürchtet sich eine zu kleiden — und
bleibt ledig."

Wir werden erkältet zuerst durch die Wärmeleitung und dann durch die Verdunstung des Wassers und sind darauf angewiesen, durch kräftige Muskelarbeit, strammes Marschiren wenigstens diejenige Wärme zu entwickeln, welche nöthig ist, diese Verluste zu decken. Kann man das aber nicht, wie der Soldat im Bivouak oder auf Schildwache, oder wie der verregnete Tourist im mühsam erreichten Fuhrwerke, dann ist die Erkältung keine Phrase mehr.

Man schützt sich am leichtesten durch einen guten Gummimantel, der bekanntlich gar nichts durchläßt! Diese Tugend ist aber auch sein Laster; er läßt den Schweiß, der sich unter der wärmenden Hülle reichlich bildet, so wenig hinaus als den Regen hinein, und die Gefahr der Erkältung ist schließlich nicht viel geringer, bei lebhafter Bewegung sogar erheblich größer. Dennoch droht der Macintosh wieder Mode zu werden. Möchten die wasserdicht gemachten Gewebe ihn verdrängen! Er hat seinen sehr beschränkten Wirkungskreis, paßt für Kutscher bei kürzeren Fahrten, selten für Touristen, fast niemals für Soldaten. Für diese hat man sich nun sehr angestrengt, ein Verfahren zu finden, das Tücher wasserdicht machte, ohne deren Porosität aufzuheben, nebenbei auch, ohne die Farbe und das Gewebe zu beschädigen. Alle europäischen Armeeverwaltungen machen Versuche, noch keine ist jedoch zu so befriedigenden Resultaten gelangt, daß man die nöthigen Summen an ein Verfahren im Großen gewagt hätte. Tränkt man einen starken Mantel mit einer Lösung von essigsaurer Thonerde, die man scharf eintrocknen läßt, so nimmt er nachher in einem mehrstündigen Regen anstatt 4 Kilogramm Wasser nur noch 1 Kilo auf und bleibt porös; von Durchdringen ist gar keine Rede, auch behält der Stoff seine Farbe und Geschmeidigkeit vollständig: schlimm ist nur, daß er das Imprägnationsmittel nicht unbedingt festhält, sondern daß dieses gelegentlich wieder ersetzt werden muß. Aehnlich geht es mit allen andern bisher bekannten Imprägnationen, auch mit den durch Fabrikgeheimniß und Patente ausgeschmückten; kurz, es ist hier noch Gelegenheit für einen strebsamen jungen Mann, berühmt oder reich zu werden.

Kleider können auch vergiftet sein. Bekannt sind arsenikhaltige Hutfutter und Glacéhandschuhe, die Ekzeme machen, korallenroth gefärbte Hemdenflanelle und Strümpfe, welche Hautentzündungen und Knötchenausschläge hervorrufen, und die außer Mode gekommenen, mit Arsenikfarben behandelten Ballkleiderstoffe (Tarlatans), die recht schwere Vergiftungen, zumal bei den Verarbeiterinnen eigentliches Siechthum verschuldeten. Diese Schädigungen kann nur die öffentliche Gesundheitspolizei verhüten, so lange nämlich, als die Gerichte den biedern Fabrikanten und den unschuldigen Verkäufer nicht freisprechen. Wer geschickt vertheidigt wird, muß sich auf unserem Kontinente nur wegen Gesundheitsschädigung selten bestrafen lassen. Wäre eine ökonomische oder fiskalische Schädigung vorhanden, wie bei Wein- und Bierfälschungen, dann allein geht's anders. Ebenso wenig strafbar erscheint die furchtbarste Wirkung, welche Kleider überhaupt haben können, die Verschleppung und Uebertragung tödtlicher Krankheiten. Bei den Pocken ist es ganz gewöhnlich, daß sie durch verschickte, verschenkte oder gestohlene Kleider an weit entfernte Orte verpflanzt werden und große Epidemien verursachen können; ebenso groß ist die Gefahr der Uebertragung bei Flecktyphus und bei der in unseren Landen neuerdings bekannt gewordenen Beulenpest; auch Tuberkulose, Cholera, Diphtherie, Puerperalfieber und Wundinfektionskrankheiten können durch Wäsche und Verbandstücke übertragen werden. Alle derartigen Gefahren finden sich koncentrirt in den Hadern. Der Lumpenhandel ist das gesundheitsgefährlichste aller Gewerbe. Will man Kleider oder Hadern desinficiren, so kann es sich nur um wenigstens einstündiges Auskochen oder um Anwendung des strömenden, nicht hochgespannten Dampfes handeln.

5. Kleidungsstücke.

Und nun die einzelnen Kleidungsstücke! Das schöne, stolze Haupt des Menschen trägt noch seine natürliche Bekleidung und bedarf keines besonderen Schutzes. Das klassische Alterthum kannte den Metallhut für die „männermordende Feldschlacht", die berühmte phrygische Mütze, den kegelförmigen

Hut für längeren Aufenthalt im Freien; gewöhnlich aber blieb der Kopf unbedeckt. Zum zeitweisen Schutze gegen Sonne und Regen ist der Hut in allen Zonen eingebürgert und berechtigt, insofern als er breitrandig ist. Alles andere gehört in das Gebiet des Schmuckes, die Pelzmütze gehört sogar in das Gebiet der ganz unnöthigen Bescheidenheit: denn der Spiritus gefriert ja nicht! Indianer und Europäer, anmuthige Frauen und grimmige Krieger benutzen die Kopfbedeckung meistens nur, um ihre Würde symbolisch zu verkünden.

Turban, Fes und Hauskäppchen sind bewährte Mittel zur Beförderung eines Kahlkopfes.

Schwieriger wird die Frage der Halsbinde. Wer in einer heißen Atmosphäre lebt und um jede Kühlung froh sein muß, lasse sein Kleid oben offen, damit die vom Leibe aufströmende warme Luft leicht entweiche; wer dagegen seine Wärme sparen will, muß den großen Abzugskanal verschließen. Darum ist es unrichtig, Kindern warme Kleidchen anzuziehen und diese dann um den Hals weit offen zu lassen. Das ernste gründliche Geschlecht der Männer besorgt diesen Abschluß mit großer Sorgfalt durch die engen Hemdkragen und durch fest anliegende Halsbinden. Wer wirklich elegant ist, schnürt seinen Hals so gut ein, daß die vielen großen und oberflächlich liegenden Gefäße, die das Blut vom Kopfe zurückführen, ein wenig zusammengedrückt werden, wodurch dann Bangigkeiten, Kongestionen zum Kopfe, Funkensehen und Schwindel entstehen, oft auch hartnäckiges Kopfweh, was den besten Heilquellen trotzt, nicht selten auch gemüthliche Verstimmung und ächter unbewußter Hartmannscher Weltschmerz. Das Würgband um den Hals ist eine sehr verbreitete Krankheit, die das Landvolk und die Arbeiterbevölkerung nicht weniger heimsucht als die Städter, und sehr schwer zu heilen ist. Es ist geradezu dumm von einem Arzte, so interessante Leiden auf eine so einfältige Ursache zurückzuführen, und jener Wiener Hausbesitzer hat es nicht einmal dem weltberühmten Hebra verziehen, daß er ihm in solchem Falle nichts zu sagen wußte, als: „Lassen's Sich halt a weiter's Kravat'l machen!"

Nun käme ein anderes Würgband zur Sprache, das wie der Dſchaggernath in Indien große Verehrung genießt, obſchon es Viele erdrückt hat: das Korſet. Die größten Anatomen und Aerzte aller Zeiten haben gegen dasſelbe geeifert: Portal, Hunter und Heiſter; Ambroſius Paré, Winslow und Van Swieten; Tiedemann, Walker und Hyrtl; der klaſſiſche Hygieiniker Joh. Peter Frank, die alten Schweizer: Haller, Zimmermann und Tiſſot, haben ſchwere Buß- und Strafpredigten dagegen gehalten, und Lady Knightley hat eine weitverbreitete geiſtreiche[1]) Satyre dagegen geſchrieben: alle, ohne den mindeſten Erfolg zu erreichen, weshalb es vielleicht zu entſchuldigen iſt, wenn wir hier die Sache von ihrer rein naturwiſſenſchaftlichen Seite auffaſſen und ſie inſoweit rechtfertigen. Das Korſet iſt ſchon deswegen berechtigt, weil es alt iſt. Die Frauen des klaſſiſchen Griechenlands hatten bereits „Thorax", „Stethodesmon", kurze breite Haltbinden um den Oberkörper; die Römerinnen trugen ihre „Caſtula", eine Art feſter Jacke, und dieſe wanderte mit den römiſchen Heeren auch in die eroberten Länder. Spanien war es vorbehalten, außer den hiſtoriſch gewordenen Folterwerkzeugen, der „ſpaniſchen Jungfrau", den „ſpaniſchen Stiefeln" u. ſ. w. auch das richtige Korſet mit Schienen und Schnüreinrichtung zu erfinden. Politik und Religion, ebenſo das für beide ſchlagende Herz wurden in eine möglichſt feſte Form gebracht, die gegen den Gürtel ſpitz zulaufen mußte, um die Herrlichkeit des weit aufgebauſchten Rockes zur Geltung zu bringen. Und ſeither iſt es ſo geblieben. Throne ſind errichtet und geſtürzt worden, Induſtrie und Handel, Wiſſenſchaft und ſoziales Leben haben gewaltige Revolutionen durchgemacht — der Herzkäfer von Korſet aber hat ſich behauptet und iſt ſchon deshalb ſehr beachtenswerth. Die Frage, ob eine Juno ſchöner ſei oder eine Weſpe? iſt Geſchmacksſache und deshalb undiskutirbar; den erzproſaiſchen Naturforſcher intereſſirt nur die Frage der mechaniſchen Wirkung. Dieſe iſt dieſelbe wie bei den Halsbinden und Strumpfbändern: ein ringförmiger, auf die Unter-

---

[1]) On dress, its fetters, frivolities and follies, by Lady Knightley, Ladies sanitary association.

lage allſeitig wirkender Druck. Anfänglich kommt er ſehr
gelinde und bietet das Gefühl eines angenehmen Haltes. All=
mählich muß der Druck verſtärkt werden, um angenehm zu
bleiben, ganz ſo wie beim Rauchen und beim Trinken immer
ſtärkere Sorten nöthig werden, um den gewohnten Genuß zu
gewähren. Daher kommt es, daß die intelligente und ge=
bildete Frau ſo gut wie die ungebildete Magd, ganz unbewußt
und inſoweit unverſchuldet unter die Gewalt ſehr ſtarker
Druckwirkungen gerathen kann, ohne es zu fühlen und zu
glauben. Der Chirurg kennt dieſe Wirkungen ſehr gut, ſie
ſchwächen zunächſt die untenliegende Muskulatur. Ein Bein,
welches aus dem Gipsverbande kommt — der viel loſer
liegen muß als ein Korſet — iſt dünner und für eine Zeitlang
ſchwach geworden. So kommt es, daß das Korſet, anſtatt die
Haltung zu verbeſſern, ſie ganz gründlich verderbt, indem
es die Rücken= und Bruſtmuskulatur theilweiſe außer Thätig=
keit ſetzt. Einen ſchwachen Arm legt Niemand in einen
Schienenverband, ſondern man übt, bewegt, maſſirt ihn; den
ſchwachen Rücken aber packen wir ein, anſtatt ihn zu waſchen,
zu reiben und turnen zu laſſen; wir machen ihn vollends
lahm.

Ein ebenſo verhängnißvoller Irrthum iſt der Gerade=
halter, den man Kindern anlegt. So wenig als Münchhauſen
ſich ſelber an ſeinem eigenen Zopf aus dem Sumpfe zu ziehen
vermochte, ſo wenig vermag der an der Bruſt ſitzende Gerade=
halter die Bruſt aufzuheben. Keine Maſchine kann wirken,
wenn der Ausgangspunkt und der Angriffspunkt ihrer Kraft
an derſelben Stelle liegen. Das Kind ſcheint gerade, iſt aber
krumm und mißhandelt von einer betrogenen Mutter, deren
gute Abſichten beſſerer Rathgeber werth geweſen wären.
Maskirung, ſubjektives Sehen, Phantaſie: des Menſchen Ver=
hängniß!

Die zweite Wirkung iſt die Hemmung der Athmungs=
bewegungen. Kinder und Greiſe, überhaupt ſchwächliche Leute,
denen man wegen Knochenbrüchen einen Bruſtverband anlegt,
werden ſofort ernſthaft krank, wenn der Druck nicht ſorgfältig
bemeſſen wurde. Wenn man mit dem Spirometer die Luft=
menge mißt, die eingeathmet und wieder ausgeathmet wer=

den kann, so ergiebt sich, daß bei geschlossenem Korset 20 bis 34 Proc. Luft weniger eingeathmet werden als bei offenem. Bei der gewöhnlichen Athmung wird nun überhaupt weniger Luft umgesetzt als bei Spirometerversuchen, denen das Bergsteigen und das Turnen gleichzustellen ist, und es fällt der Unterschied für jeden Athemzug entsprechend kleiner aus, unter 10 Proc. aber fällt er niemals. Ein mittelgroßer Erwachsener athmet jede Minute 16 Mal; jede Einathmung ist im Mittel auf 500 Kubikcentimeter Luft anzuschlagen. Wir haben also in einer Stunde $60 \times 16 \times 500$ Gramm $= 480{,}000$ Gramm, in 12 Stunden (wir rechnen nur die Korsetzeit) 5,760,000 Gramm. Von diesen gehen wenigstens 10 Proc. durch mechanische Hemmung verloren, also 576,000 Gr. Luft oder der Werth von 1152 Athemzügen. Das kann schon ordentlich blutleer machen, sowie auch die eingeengten Lungen zur Tuberkulose vorbereiten, und zum Wenigsten die Jugendfrische und Schönheit gründlich verderben. „Das Korset ruinirt den Teint.“

Wie wir die Leistung eines Ofens in ganz gleichem Maße herabsetzen können, ob wir ihm die Luftzufuhr abschneiden, oder ob wir das Brennmaterial vermindern, so setzen wir die Leistung des Menschenleibes in ganz gleicher Weise herab, ob wir ihm Nahrungsmittel oder ob wir ihm Luft entziehen.

Folgende Tabelle giebt die Zahlen von Spirometermessungen an 26 Kranken, die wegen schwerer Bleichsucht, hartnäckigen Magenleiden, wegen Husten und Schwindsuchtverdacht, oder auch wegen hochgradiger Nervosität in Behandlung kamen. Die ersten 3 Kolonnen sind der Konstitution gewidmet, und es ist bezeichnend, daß nur in zwei Fällen ein Brustumfang, gleich $\frac{1}{2}$ Körperhöhe, vorgefunden wurde[1]). Die IV. Kolonne zeigt das Maß der möglichst starken Einathmung und Ausathmung bei geschlossenem, die V. bei geöffnetem Korset, und die VI. die Breite des nach dem Oeffnen klaffenden Raumes, um welchen die Kleider zu enge waren.

Alter	Höhe	Brustumfang	Luftkonsum: Kubikcentim.		Klaffend: Centimeter
			mit Korset	ohne Korset	
I	II	III	IV	V	VI
I 26	154	60	1500	2000	4
II 20	171	49	1500	2000	5

[1]) Die Stiefelabsätze, 3—5 Centimeter, sind überall abgerechnet.

| Alter | Höhe | Brustumfang | Luftkonsum: Kubikcentim. | | Klaffend: Centimeter |
| | | | mit Korset | ohne Korset | |
I	II	III	IV	V	VI
III 12	146	57	1000	1150	2
IV 29	157	79	2000	2700	6
V 15	150	66	1510	1880	5
VI 20	160	70	2100	2600	6
VII 18	163	68	1800	2600	7
VIII 29	159	73	1800	2500	4
IX 20	160	77	2000	2600	5
X 28	159	75	1500	2100	3
XI 14	169	76	2500	3100	4
XII 25	149	75	1500	2200	6
XIII 25	147	72	2000	2500	4
XIV 19	160	76	3000	3500	4
XV 19	153	68	1600	2400	4
XVI 19	159	74	2000	2500	5
XVII 19	160	70	2500	3000	4
XVIII 25	153	68	1600	2500	4
XIX 24	160	76	2300	2800	4
XX 42	158	77	2000	2800	7
XXI 35	160	71	1500	2400	4
XXII 18	158	71	1500	2400	5
XXIII 25	157	70	1800	2600	8
XXIV 24	159	74	1600	2400	8
XXV 17	163	73	1700	2500	8
XXVI 21	159	66	1800	2400	5
			47610	64130	

Also Korset zu Nichtkorset verhält sich wie 47,610 : 64,130 = 100 : 134,67.

Die dritte Wirkung ist der mechanische Druck auf den Inhalt der Körperhöhlen, der nach zahlreichen Messungen zwischen 2 und 20 Kilo schwankt. Es sei ausdrücklich bemerkt, daß es sich dabei immer nur um eingehakte, und niemals um geschnürte Korsets handelt. Die Einhakung wird immer und unwillkürlich bei tiefer Ausathmung vorgenommen, und diese Ausathmungsstellung des Brustkastens wird dann mechanisch festgehalten, so weit als möglich. In Davos ist es feststehender Gebrauch bei vielen Patientinnen, daß sie weitere Kleider anziehen, ehe sie zum Arzte gehen, um sich Vorwürfe zu ersparen; den Schaden wollen sie ja gerne haben. Der Mechaniker weiß, daß ein Druck, der auf Flüssigkeiten ausgeübt wird, nach allen Seiten zugleich wirkt und nicht bloß in der Richtung des Druckes. Auf dieser Thatsache beruht die mächtige Wirkung der hydraulischen Presse. Der

Inhalt unserer Leibeshöhlen besteht nun aus Organen, die wenigstens 75 Procent Wasser enthalten und als eine Gallerte zu betrachten sind, die sich annähernd gleich verhält wie eine Flüssigkeit. Die 2 bis 30 Kilos[1]), welche auf den Gürtel drücken, wirken ganz bedeutend stärker durch die Stätigkeit des Druckes und bringen es zu Stande, daß das ganze Gebäude der Rippen so verschoben und die Leber so eingeschnitten wird, daß ein großer Theil ihres rechten Lappens nur durch eine dünne Bandmasse mit ihr zusammenhängt. Wir können an der Leiche einer alten Matrone die Wirkungen des vielleicht vor 30 Jahren abgelegten Korsets noch so deutlich wahrnehmen, als wäre es immer getragen worden. Gallensteinbildung — beim weiblichen Geschlechte ungleich häufiger als beim männlichen — ist wohl meistens durch das Korset verschuldet. In neuerer Zeit ist die Verschiebung der Leber, des Magens und der Gedärme, ebenso die Wanderniere, als Folge des Korsets unter dem Namen der Glénard'schen Krankheit bekannt und bestätigt worden. Die aufsteigende Wirkung des Druckes verursacht Blutstauungen im Herzen und in den Lungen, oft auch im Gehirn; der absteigende Druck trifft weniger fest angeheftete Organe und macht außer den Stauungen auch noch zahlreiche Verschiebungen und Knickungen: kurz, die Irrenärzte, die Augenärzte, die Specialisten für Lungen- und Herzkrankheiten, die Magenheilkünstler und vor allem die Gynäkologen belegen das gedankenlose Modestück mit ihrem Fluche. Es ist schön von ihnen, aber unartig; sie verdanken beim Landvolke wie in den Städten einen großen Theil ihrer Praxis dieser herrlichen spanischen Maschine. Am Scheidewege zwischen gesund sein und schlank sein entscheiden sich die Meisten für letzteres. Der Mephistopheles schreibt ein Recept, der Menschenfreund schimpft: beides nützt nichts.

Das Korset ist eine Darwin'sche Maschine, die im Kampf ums Dasein die Klugen leben läßt, die Einfältigen aber um-

---

[1]) Druck von 20—30 Kilos wurden sehr oft in Amerika beobachtet, wo viele Damen gar keine Korsets tragen, die andern aber desto schärfere. Wer hat nicht schon diese todtbleichen luftschnappenden Wespen-Ladies bewundert!

bringt, langsam und sicher, auch sehr viel öfter, als man meint.

Ganz abgesehen von allen Strapazen einer Familien=mutter, hat das weibliche Geschlecht in allen Kulturländern weit mehr Kranke als das männliche, trotzdem dieses weniger vernünftig lebt. Die Kleidung ist gewiß nicht die einzige Ursache dieser größeren Krankheitsziffer, aber sie ist eine, und nicht die kleinste.

Ehrgeizig, wie die Männer sind, wollen diese außer ihren engen Hemdkragen auch noch ihre besonderen Würgbänder haben und finden sie im Ceinturon. Bei den französischen Soldaten, wo der Lederriemen um die Hüfte zuerst aufkam, ist dieser längst wieder abgeschafft, bei allerlei jungen Männern aber ist er noch stark im Gebrauch und ein Magen=verderber ersten Ranges.

Den letzten Anlaß zum Würgen benutzt das Strumpf=band. Sein Alter ist nicht bekannt, seine Leistung nicht un=ersetzlich, und sein Schaden, gegenüber dem höhergestellten Missethäter, unerheblich; dennoch kann es die Entwicklung von bösen Fußgeschwüren und von Krampfadern, an deren Berstung ab und zu Jemand stirbt, mächtig fördern.

Weitaus wichtiger sind die Fußbekleidungen, und es ist bezeichnend, daß alle Kulturvölker sich sehr viel früher um den Hufbeschlag ihrer Pferde, als um ihre eigene menschen=würdige Beschuhung kümmerten.

Den ersten Anstoß zum Fortschritt gab auch hier der Krieg, dann kam der Sport, dann das Gewerbe und endlich auch das alltägliche Leben. Der Urschuh ist bekanntlich die Sandale. Die alten Römer trugen aber schon Pantoffeln und Schuhe, auf deren Ausschmückung sie großes Geld an=wandten. Durch viele Jahrhunderte hat fast nur der Ge=schmack, die Mode die Form der Schuhe bestimmt, und es ist ein Verdienst der neueren Wissenschaft, den Bau des mensch=lichen Fußes studirt und den Schuh dem Fuße angepaßt zu haben.

Barfuß zu gehen, ist gar nicht ungesund, wenn es den größten Theil des Jahres und nicht bloß vorübergehend in einer Naturheilanstalt geschieht, nur ist es nicht besonders reinlich und verlangt, wie bei den Sandalen, die orientalische Aufmerksamkeit, dem eingetretenen Gast sofort die Füße zu waschen. Dagegen ist es sehr schädlich, in nasser Fußbekleidung zu stecken. Pettenkofer hat nachgewiesen, daß wir, um ein Paar nasse Strümpfe an den Füßen zu trocknen, so viel Wärme bedürfen, als nöthig wäre, $\frac{1}{4}$ Kilo Eis zu schmelzen. Dieser Aufwand von Wärme wird in der vom Herzen weit entfernten Region doppelt schwer empfunden. Es bleibt nur die Wahl, trockene Fußbekleidung zu haben oder gar keine.

Wer Kindern, Fabrikleuten und Schreibern, die mit nassen Füßen zu ihrer Arbeit kommen, im Winter Filzschuhe bereit hält, erweist ihnen eine wahre Wohlthat, und es ist eines der vielen Verdienste von Guillaume, diese in manchen Schulen eingeführt zu haben.

Für die Sohle ist das Rindsleder unbestritten und Holz nur aus Gründen der Ersparniß oder bei Nässe gebräuchlich. Die Sohle soll nicht nur nach dem Fuße geschnitten und breit genug für alle fünf Zehen, sondern auch gegen die Höhlung des Fußes weich und nachgiebig sein und hinten mit einem breiten niedern, sogenannten englischen Absatze abschließen. Der Schöpfer hat gemeint, ein Menschenkind soll auf einer dicken, breiten Ferse stehen, und wenn es gehen will, diese erheben und sein Körpergewicht auf die Ballen der großen und der kleinen Zehe wälzen; der Schuster aber findet, das sei dumm; auf dem weichen Hohlfuße müsse man stehen, dorthin gehören die spitzen, hohen, vorgeschobenen Absätzlein, und auf den Zehen müsse man gehen. Ein Gehen ist's eigentlich nicht mehr, sondern ein Trippeln, aber sehr schön. Schließlich behält der Schöpfer Recht, jedoch sehr oft erst, nachdem der elegante Schuh verschiedene Zerrungen (Distorsionen) des Fußgelenkes mit so und so viel Bettarrest und einiger ärztlicher Behandlung veranlaßt hat. Man bekommt in Folge unrichtiger Absätze weit mehr Mägde und Arbeiterinnen in Behandlung als Damen. Nicht nur der Sinn, sondern auch der Unsinn ist streng demokratisch.

Der Obertheil der Schuhe kann Wolle, Leinwand oder Seide sein, so lange er trocken bleibt. In guten und bösen

Tagen brauchbar ist nur ein weiches, geschmeidiges, im Bedürfnißfalle der Einölung zugängliches Leder.

Während die Mißbildungen durch Korsets meistens nur den Aerzten bekannt werden, sind großartige Mißbildungen der Füße, Uebereinanderliegen und Ausrenkungen der Zehen mit nachfolgenden Druckgeschwüren für Jedermann wahrnehmbar und ungemein häufig. Schmerzhafte Schwielen und Leichdorne (Hühneraugen) kommen bei Barfüßern nicht vor und verschwinden beim Kulturmenschen, wenn er das Unglück hat, lange bettlägerig zu werden; sie sind immer „Kunstprodukte". Es ist ein Verdienst des Züricher Anatomen Hermann von Meyer, die richtige Gestalt der Schuhe bekannt gegeben und wenigstens für Soldaten, Alpenklubisten und andere unabhängige Männer eingeführt zu haben. Daß die hohe Eleganz sich von ihren engen Schuhen, eingewachsenen Nägeln, entzündeten Gelenken und zeitweisen Schmerzen freiwillig trennen sollte, wäre zu viel verlangt, und der rationelle Schuhmacher muß sich mitsammt der gewissenhaften Schneiderin wohl in Acht nehmen, nicht alle Kunden zu verlieren.

Sehr oft sind auch die Strümpfe (Königin Elisabeth von England soll den Gebrauch der gestrickten eingeführt haben) an der Zehenzusammenpressung Schuld, und es sind gegenwärtig von England aus Strümpfe in Gebrauch gekommen, welche für die große Zehe einen besonderen Finger und für die übrigen Zehen einen schiefen Schluß, anstatt eines spitzen haben, eine uralte japanische Mode, die oft recht wohlthätig ist.

Es liegt in der Natur der Faser, daß Wolle das beste Material für Strümpfe ist, dann kommt Seide, dann Baumwolle und zu allerletzt die Leinwand.

Die hier so kurz berührte Fußbekleidungsfrage ist ein sehr interessantes und weitläufiges Kapitel der angewandten Anatomie und zeigt uns, wie auch die Kleiderfrage überhaupt, den regelmäßigen Gang der menschlichen Kultur. Zuerst kommt der Instinkt und die rohe Erfahrung; diese erreicht Resultate, an denen lange Generationen sich erfreuen, bleibt aber stehen und erschöpft sich in zahllosen unwesentlichen Aenderungen, wie die Oellampe der alten Griechen und

Römer, und wie Gellerts berühmter Hut, der so oder anders aufgekrempt doch immer derselbe blieb. Dann kommt die Wissenschaft, bringt neue Thatsachen und Hilfsmittel, und von diesen aus geht die neubelebte Erfahrung ihren ferneren Weg. Die großen Entdeckungen der Physik und Mechanik haben den Welthandel und mit den Entdeckungen der Chemie unsere Industrie geschaffen und umgestaltet; die Erfahrungen über die hygieinischen Lebensbedingungen des Menschen wirken mit als sociale Gährungserreger, und so arbeitet die Wissenschaft langsam und mittelbar, aber stätig, wie die bewegliche Atmosphäre an der starren Erdrinde, an der ganzen Gestalt unseres täglichen Lebens. Im einsamsten Bergdorfe finden wir nicht nur Petroleum aus Amerika und Weizen aus Ausstralien, sondern auch Kleidungsstoffe aus Aegypten und Westindien, und die ärmste Bauersfrau oder Fabrikarbeiterin hängt in ihrem Erwerbe davon ab, was in den fernsten Ländern Mode und Bedürfniß ist, und davon, was irgend ein atlantisches Kabel hinüber-herüber geblitzt hat.

Auch die Kleiderfrage läßt uns fühlen, wie sehr wir Glieder in der großen menschlichen Gesellschaft, und wie fest wir in dieselbe eingefügt sind. Wir sind zum Nachahmen geschaffen und zum Mitmachen gezwungen, und Vieles, was uns als lose Willkür, als Mode und Zufall erscheint, ist schließlich eiserne Nothwendigkeit, deren Druck wir fühlen, deren Gesetz uns aber noch so unbekannt ist, wie das Entwicklungsgesetz in der Weltgeschichte.

Wir können weder Sprachen noch Kleidertrachten, nicht einmal ein einzelnes Kleidungsstück, willkürlich erfinden oder abschaffen, sondern wir können nur an deren Ausbildung und Umbildung arbeiten, soweit unsere wissenschaftliche Erkenntniß reicht, und sie mit Ueberlegung handhaben. Darin müssen die Gebildeten mit gutem Beispiele vorangehen; das ist auch eine ihrer socialen Aufgaben. Diese rastlose geistige Arbeit allein macht das Leben gesund und schön, Gedankenlosigkeit ist das giftige Nessos-Gewand, welches selbst den Herkules umbringt. Ueberlegung ist unser einziger Schutzmantel und unser Ehrenkleid.

VII. Die Wohnung.

Ein wesentliches Merkmal des Menschen gegenüber der angewachsenen Pflanze und dem geographisch eingegrenzten Thiere, ist die Fähigkeit, den Kampf ums Dasein unter allen Bedingungen, die der Erdball bietet, führen zu können. Eines der mächtigsten Vertheidigungsmittel des Menschen ist seine Wohnung: ein Schild gegen die Unbill des Klimas, ein Schutz für seine Arbeit, eine Grundlage seines Familienlebens, auch schon deswegen eine Bedingung des Wohlbefindens, weil er daselbst wenigstens den Dritttheil seiner Zeit zubringt. Der Mensch macht die Wohnung und giebt ihr das Gepräge seines Geistes; die Wohnung aber macht auch den Menschen, beeinflußt seine Gesundheit und seine Moral, ist ein Theil seines Schicksals. Deshalb hat sich die Gesundheitspflege aller Jahrtausende, und wo sie überhaupt zur Geltung kam, ernsthaft mit der Wohnung beschäftigt, und es ist ein ehrenvoller Charakterzug unserer Zeit, daß sie auch die gesundheitliche und die sociale Bedeutung der Wohnung zu würdigen anfängt.

So wenig es die Aufgabe der Hygieine ist, zu untersuchen, auf welchem Wege ein Glücklicher, dem Alles zur Verfügung steht, ein recht hohes Alter erreichen könnte, so wenig handelt es sich darum, festzustellen, wie das Ideal einer menschlichen Wohnung in verschiedenen Klimaten aussehen müsse. Die Hygieine liegt im Kampfe gegen die Noth, die nicht richtig bauen kann, gegen die Habsucht, die nicht richtig bauen will, und gegen eine Aesthetik, die ihre Bauten als Selbstzweck betrachtet und mehr mit gemalten und mit ausgehauenen Menschen rechnet, als mit den lebenden — von welchen sie lebt.

Wir sprechen hier grundsätzlich nicht von der Fellhütte der Eskimos, noch von den Bambusbauten der Südsee=insulaner, sondern nur von den Häusern aus der „Zone der veränderlichen Niederschläge", die unsere Welt bedeutet.

Wir finden bei den alten Römern Wohnungen, die auch nach unseren Begriffen sehr schön und zweckmäßig waren. Aber „der Mensch fing erst beim Baron an", und die Massen=quartiere, sowie die Behausungen der kleinen Leute, soweit wir sie jetzt noch kennen, erregen unsere Bewunderung gar nicht. Im Mittelalter haben sowohl die Araber, als die roma=nischen und die germanischen Völker ihrer Baukunst engbe=grenzte Aufgaben gestellt: Tempel, Burgen und Paläste; und auch in unserer Zeit sind es noch vorwiegend die großen öffentlichen Gebäude, die nach allen Regeln der Kunst und Wissenschaft aufgeführt werden, also auch den Anforderungen der Gesundheitspflege entsprechen: die fürstlichen Paläste und die Gerichtshöfe, die Schulen, vom städtischen Schulhause bis zum Universitätsgebäude, mit allen vielgestaltigen Ein=richtungen für Museen und Laboratorien, die Spitäler und die Kasernen, die Geschäftshäuser und die Gasthöfe, und end=lich alle die herrlichen Villen derer, die zu allen Zeiten und in allen Zonen gut und gesund gewohnt haben. Die Baukunst für die große Menge des Volkes ist eine neue sociale Frage und noch in ihren Anfängen. „Die Wohnungsfrage muß nach unten eine Grenze haben, jenseits welcher das Reich der Armenpflege beginnt." Von dieser sprechen wir hier eben=falls nicht, sondern halten uns an die gemäßigte Zone des Mittelstandes; sie gestattet keine Trägheit und giebt Aussicht auf Erfolg; sie schützt vor Größenwahn wie vor Verzweiflung und kennt eine Gesundheitslehre, die keine Ironie wird. Die kleinen und kleinsten Wohnungen der großen Städte sind sprichwörtlich schlecht, aber auch die kleinen Städtchen und die Dörfer weisen ebenso viele Schädlichkeiten und Ungeheuer=lichkeiten auf, die sofort hervortreten, wenn man die Sterb=lichkeitsziffern und die Todesursachen betrachtet, welche die schönen Redensarten vom „gesunden Landleben" so grausam widerlegen. Alles, was man vorzugsweise den schlechten Wohnungsverhältnissen zuschreibt: Tuberkulose und Fleck=

typhus, Unterleibstyphus und ansteckende Hautkrankheiten, kommt auf dem Lande so massenhaft vor wie in den Städten, bloß verzettelt und weniger auffällig.

Kurz: der Mensch baut sich Häuser zu allen möglichen Zwecken, Gesundheit ausgenommen, und es erscheint als eine große unerhörte Neuigkeit, wenn der alte Römer Vitruvius verlangt, der Baumeister soll auch die Philosophen (Natur=forscher) studirt haben und selbst der Heilkunst nicht fremd sein.[1]

Zerlegen wir die Wohnungsfrage in ihre einzelnen Theile, so kommen wir zu folgenden Betrachtungen:

1. Der Baugrund: fest und trocken; diese beiden Eigen=schaften bezeichnen alles, was für den Architekten in Frage kommt — wenn man ihm überhaupt zu wählen erlaubt. Für den Arzt, das heißt eigentlich für den Bewohner, der auf seinem Grunde leben oder sterben will, kommt es wesentlich darauf an, daß der Baugrund frei von organischem Schmutze und auch so beschaffen sei, daß dieser sich nicht so leicht ein=nistet. Es giebt Felsengrund mit Rissen und Spalten voll Unrath; es giebt kompaktes Gestein, das leicht verwittert und feuchtet. Sand=, Kies= und Thongründe können gesund oder ungesund sein; entscheidend ist nur die Gesammtheit der Eigenschaften. Als ausnahmslos schlecht ist der Baugrund zu betrachten, der durch Auffüllung mit Straßenabraum und Kehricht entstanden.

Der englische Gesundheitsingenieur Rawlinson geht einen Schritt weiter und sagt uns: „Wenn wir eine stolze Stadt vom Boden abheben könnten wie ein Spielzeug, und damit die Gruben, Kanäle und den von Schmutz und Abfall=stoffen durchtränkten Boden bloßlegten, wir würden uns ent=setzen über die Zumuthung, hier unser Haus zu bauen, ehe und bevor der Boden gründlich und nachweisbar gereinigt wäre." Oft ist dieser Boden eine seichte, feuchte Mulde und der verborgene Sammelplatz aller Schmutzwasser der Um=gegend, hochgradig abhängig vom steigenden und sinkenden Grundwasser und allen Zersetzungen, die dieses hemmt oder fördert; kurz, schon diese Auswahl ist schwierig. Auf reinem

---

[1] Vitruvius, de Architectura, lib. I. 3. 7. 10.

und gleichmäßig festem Grunde zu bauen, ist ein seltenes Glück, und es bleibt nichts übrig, als wenigstens einen möglichst reinen Baugrund auszuwählen und ihn durch richtige Kanalisation und Drainirung so trocken zu legen, daß das Grundwasser noch ½ Meter unter der Kellersohle bleibt. Daß der Baugrund gut bleibe und nicht zu einer gesundheitsschädlichen Düngerstätte werde, dafür hat der Betrieb zu sorgen.

Wenn man ein großes Gebäude auf weichem, wasserdurchtränktem Boden errichten muß, dann treibt man lange dicke Pfähle, ganze Baumstämme in den Grund, die durch viele Jahrhunderte frisch und tragfähig bleiben, wie wir es in Venedig oder in Amsterdam sehen. Handelt es sich nur um kleinere Gebäude, dann schüttet man einen Hügel aus Erde oder Sand auf, und bildet so einen leidlich festen, gesundheitlich sehr empfehlenswerthen Baugrund, wie es z. B. in den ostindischen Niederungen oder auf den flachen Nordseeinseln gebräuchlich ist.

2. Die Lage des Hauses wird ganz selbstverständlich so gehalten, daß es seinem Zwecke möglichst ausgiebig diene, sei es Gasthof oder Schulhaus, oder soll es einen Kramladen aufnehmen; aber allzu oft vergißt man dabei die Forderung, sich auch der Luft und des Lichtes in vollem Maße zu versichern. Wie im alten Prag und in italienischen Städten Paläste in Sackgassen und Winkeln stehen, so stehen auch heute wieder sehr stattliche Häuser, selbst in kleinen Orten, im ewigen Schatten und in übelriechenden Gäßchen. Es ist zu verstehen, daß die Städte des Südens hohe Häuser und enge Straßen haben, um sich der Sonnenhitze zu erwehren; sie müssen jedoch auch den unsäglichen Schmutz und die hohe Todesziffer mit in den Kauf nehmen; aber daß wir in unserm kühlen Klima, wo der Mensch besonders in dem dunklen Winterhalbjahre nach Sonnenlicht lechzt, uns ohne Noth und ohne Nutzen in ein enges Gäßchen einquartiren, ist ein Unrecht. Bei Neuanlage oder Wiederaufbau von Straßen muß daran festgehalten werden, daß die Straße zwischen Häusern, auch zwischen Hintergebäuden, so breit sei, wie die Häuser hoch, damit das direkte Sonnenlicht auch in den kürzesten

Tagen noch die Erdgeschosse erreiche und, wie der gebräuchliche
Ausdruck lautet, der Einfallswinkel des Lichtes nicht unter
45° betrage. Es ist gut, wenn die Front eines Hauses gegen
Mittag gewendet ist, insofern alle Wohn= und Schlafräume
auch nach dieser Seite gelegt werden können. Gut ist's auch,
wenn die Achse des Hauses von Norden nach Süden geht,
weil dann beide Seiten Sonne bekommen und keine besonders
heiß oder kalt ausfällt. Bei dieser vielgerühmten, „meridio=
nalen Stellung" scheint die auf= und niedergehende Sonne
fast horizontal durch das Gemach, während die hochstehende
Mittagssonne nur einen Theil des Bodens bescheint. Selbst=
verständlich paßt diese Weisheit nur für größere Säle. Privat=
häuser thun besser, ihre Wohnräume nach Süden und die
Hilfsgemächer nach Norden zu legen.

Schlimm ist's, wenn der ganze Bauplatz nur eine Front
nach Norden gestattet und von allen andern Seiten die Nach=
barn vor der Sonne stehen. Da kann das selbst im sonnigen
Italien gebräuchliche Sprichwort wahr werden: „Wo die
Sonne nicht hineingeht, da geht der Arzt hinein." Am aller=
schlimmsten aber ist's, wenn einer das Antlitz seines Hauses
ganz wohl gegen die Sonne stellen könnte, und dennoch, einem
Sträßchen oder einem Wirthshause zu liebe, alle seine Wohn=
räume auf die Schattenseite legt, an die Sonne dagegen die
Küche und den Abtritt.

Was ist überhaupt Vorderseite? Die Seite, wo die Augen
liegen, wo Licht und Leben hineinkommt; dahin hat die Natur
auch den Mund verlegt, dahin die Arme und die Beine aus=
greifen lassen. Es war der Baukunst vorbehalten, den Rücken
als Gesicht zu behandeln. „Jedes glückliche Geschöpf kehrt
freudig sich zum Lichte", und wer dieses entbehrt, wird früher
oder später immer unglücklich.

Zum Anschauungsunterricht über schöne und gesunde
Lage studire man übrigens die Orte, wo im Mittelalter die
Kirche ihre Klöster und der Staat seine Galgen hingestellt hat.

Wenn es zu machen ist, vermeidet man es, sein Haus
quer vor den Wind zu stellen und läßt diesen lieber von der
Seite herankommen, um gegen Schlagregen und Kälte besser
geschützt zu sein. Immer aber ist es besser, zu viel Wind
zu haben, als in einem dumpfen Winkel zu wohnen.

3. Wasserversorgung und Kanalisation, wenn auch in einfachster Form, darf nirgends fehlen. Es ist nicht gleichgültig, ob man Wasser genug oder spärlich bekomme, denn die Reinlichkeit des ganzen Haushaltes wird dadurch bedingt; ebenso ist es nicht ganz einerlei, ob es gutes Quellwasser sei oder jauchehaltiges Drainirwasser; davon hängt es gelegentlich ab, ob man eine Hausepidemie von Typhus, mit oder ohne Leichenfeierlichkeiten, durchzumachen habe.

Ebenso wichtig ist die Entwässerung und Reinhaltung des Baugrundes, welcher — aus den Augen, aus dem Sinn — in aller Stille in das Schicksal des ahnungslosen Hausbewohners eingreift. In Städten ist außer der Drainirung auch die Kanalisation zur Ableitung aller Auswurfsstoffe und Schmutzwässer unerläßlich; bei ländlichen Verhältnissen wäre sie oft noch viel leichter und nutzbringender. Daß es auch da sehr gefährlich ist, einen unterirdischen Sumpf von Jauche anzulegen, beweisen die Sterblichkeitstabellen, besonders für Typhus. Das alte schmutzige London hatte eine jährliche Todesziffer von 44°/₀₀, das jetzige, ungeheuer viel größere, aber gute kanalisirte London hat 22°/₀₀. Dieselbe Erscheinung aber wiederholt sich in allen Städten und Dörfern, die sich aus dem Schmutze erhoben, sich auf einen rein gemachten und rein erhaltenen Boden gesetzt und sich mit gutem Trinkwasser versorgt haben.

4. Nun könnte das Bauen losgehen, und es entsteht die Frage nach der Größe des Wohnhauses. Sie ist verschieden, wie die Menschen und die Familien, und dennoch auch wie diese, innerhalb gewisser Grenzen beharrlich, für jede sociale Stellung gleichartig. Da die Städte ursprünglich aus Burgen, Burgfrieden und Festungen hervorgegangen sind, sich ganz allmählich bis an die Vauban'schen Festungswerke ausgedehnt und erst in neuerer Zeit dieselben überschritten und kühn das Weite gesucht haben, ist die Zusammenpferchung der Menschen, die Anlage von Massenwohnungen und Miethkasernen ganz selbstverständlich und zum Merkmal der Stadt geworden; es war eine große Leistung des Neuzeit, die Straßen zu erweitern, zu säubern und zu kanalisiren, die Neubauten zu überwachen und die Entwicklung offener, lose gebauter, in

einzelne Blöcke zerlegter Außenquartiere zu befördern. Auch
hierin leisten die großen Städte mehr als die kleinen, die sich
von der uralten Ueberlieferung des Ameisenhaufens schwer
losmachen und immer noch babylonische Thürme bauen, wo
es Wenigen nützt und Vielen schadet. Alle die großen Häuser
haben dieselben Schwierigkeiten wie die großen Armeen: die
Gefahr wächst mit der Größe; die Reinlichkeit und der gesundheitliche Schutz läßt sich nicht in dem Maße steigern, wie die
Zahl der Hausbewohner. Die Wohnungsdichtigkeit ist meistens
ein Maßstab des Wohlstandes, aber nicht immer, und es ist
deshalb nicht ganz werthlos, zu wissen, daß die jährliche
Todesziffer 24—25⁰/₀₀ betrug in den Häusern von London
und Berlin, die 8—32 Bewohner hatten; dagegen 41—47⁰/₀₀
in Häusern von Petersburg und Wien, die je 52—55 Bewohner zählten.

Die Engländer, zum Theil auch die Amerikaner der Vereinigten Staaten haben sich zuerst und in ausgiebigstem Maße
vom alten Kasernensystem befreit, und man sieht bei ihnen
meilenlange Straßen, die aus lauter kleinen, zu einzelnen
Blocks verbundenen Häusern bestehen, die nur von einer
Familie bewohnt sind, vorn einen Streifen Garten und hinten
einen grünen Platz haben. In diesen hinaus ragt ein für
Küche, Wäscherei und Abtritt bestimmter Anbau, der wie ein
Tornister am Rücken des Hauses hängt und eine ebenso angenehme als gesunde „Trennung der Gewalten" darstellt.
Dieses kleine billige Familienhaus ist das Ideal unserer Zeit;
daß es von den Werkstätten und Schreibstuben entfernt liegt
und zu täglichen Gängen oder Fahrten nöthigt, ist der Gesundheit, und daß es von vielen sogenannten Vergnügungs-
orten entfernt ist, wird dem Wohlstande und der Moral sehr
zuträglich. In Leipzig-Eutritzsch hat Dr. Kuntze eine ganze
Straße mit gesunden Häusern gebaut, die sich bewähren. Es
ist eine Freude zu sehen, wie gegenwärtig überall die ton-
angebenden Reichen kleine Villen statt großer Paläste bauen
und sich ins Grüne hinausflüchten; ebenso erweckt es die
Hochachtung und Dankbarkeit jedes Menschenfreundes, zu
sehen, wie die Gemeinden und freie Vereine, angefeuert durch
das Beispiel vieler Industrieller, sich anstrengen, den Bau

kleiner und sauberer Familienhäuschen zu betreiben. Das „Klein aber mein" von Schindler, ist eine geistvolle That zur Lösung einer brennenden Frage, und ein Anfang zur Wiederherstellung des verfallenden Familienlebens.

Wir haben auf unserem Kontinente bisher fast nur bei Spitälern und Schulhäusern den Gedanken festgehalten, alle Hilfslokale aus dem Innern des Hauses hinauszuschieben und in leicht erreichbarer Weise an dasselbe anzuhängen; es bleibt der Zukunft vorbehalten, auch das einzelne Wohn= und Familienhaus dieser Wohlthat theilhaftig werden zu lassen. „Es ist ja vieles gut und schön bei Euch, — sagt uns sehr oft ein Yankee, — aber Euere Häuser riechen fast alle schlecht, man braucht immer einige Zeit, bis man das nicht mehr bemerkt." Mit dem üblen Geruche sind auch sanitäre Schäd= lichkeiten verbunden, er ist kein unschuldiges Vergnügen. „Wo es übel riecht, da fliehe, du verlierst Geld und Gesundheit", sagt Miß Nightingale.

5. Das Baumaterial ist an und für sich weder gut noch schlecht und steht, gleich der Sprache, im Dienste der Weisheit wie im Dienste der Thorheit, — die Verwendung entscheidet. Wo Wälder zu benützen oder zu verwüsten waren, hat man von jeher mit Holz gebaut, zumal im Ge= birge; dennoch hat das höchste bewohnte Alpenthal unseres Kontinentes, das Engadin, dicke Steinhäuser mit kleinen Fenstern. Jeder Ort benützt den nächstliegenden Baustein: Lava, Kalk, Sandstein, und bei der sehr ungleichen Vertheilung guten Baumateriales in der Erdrinde wird am allermeisten der gebrannte Lehm benützt: der Ziegelstein. In den vorigen Jahrhunderten haben die meisten Städte auch eine Mischung von Holz und Stein, das Fachwerk, den Riegelbau angewendet, und auf dem Lande steht er noch in Ehren; er ist dünnwandig und kalt; soll er, ganz verputzt, einen Steinbau vorstellen, auch äußerst unsolid und reparaturbedürftig; nur bei frei= liegendem und angestrichenem Balkenwerke ist er berechtigt. Holzhäuser, aus dicken Dielen gefügt, mit Schuppenpanzer (Schindelschirm) bekleidet, mit Ziegeln und einem Unterzug von Schindeln bedeckt, womöglich mit Täfer (Tafeln) ausge= baut, sind als trockene, warme und gesunde Wohnungen zu

betrachten, insbesondere sofort beziehbar. Bruchsteine und
Sandsteinblöcke sind bekanntlich viel dichter als Holz, also un=
durchlässiger für Luft und durchlässiger für die Wärme. Nur
dicke Wände sichern eine selbständigere Haustemperatur und
die natürliche, unwillkürliche Lüftung wird meist durch die
mit Mörtel ausgefüllten Zwischenräume vermittelt; diese
sollen einen Dritttheil der Mauermasse betragen. In den
Unionsstaaten baut man schneller und leichter als in Europa,
verwendet aber auf den Mörtel sehr große Sorgfalt.

Es giebt schlechte Mörtel, die gar nie ordentlich aus=
trocknen. Wolffhügel fand in einem über hundert Jahre
alten Hause, in welchem Todesfälle durch Nierenleiden mehr=
mals vorgekommen, im Mörtel 18 Procent freies Wasser,
während in derselben Stadt in einem Neubau nur 11 Procent
vorkamen.[1]) Nach Lehmann ist ein Haus bewohnbar, wenn
die durchschnittliche Feuchtigkeit des Gesammtmörtels (Fein=
mörtel und Steinchen) nicht mehr als 1 Procent beträgt.
Gläßgen (Arch. f. Hyg. IX, S. 252) fordert 1 Procent
des Feinmörtels, was etwa 0,5 Procent Feuchtigkeit des Ge=
sammtmörtels entspricht.

Ziegelbauten gewähren alle Vorzüge des Holzes und des
Steines zugleich: Porosität und Festigkeit. Ganz besonders
leisten die hohlen Ziegel gute Dienste zum Schutze gegen Hitze
und Kälte. Ziegelmauern werden rasch, aber mit Verwendung
von sehr vielem Wasser gebaut. Die 106,000 Ziegelsteine
eines mittelgroßen Hauses bringen 63,600 Liter Wasser mit;
wie bald dieses verdunste, hängt von der Wärme, ganz be=
sonders von der Stärke trockener Windströmungen ab, und
deshalb muß die Beziehbarkeit solcher Neubauten für jede
Gegend besonders bestimmt werden.

Ein unedles spanisches Sprüchwort sagt: „Dein neues
Haus gieb das erste Jahr Deinem Feinde; im zweiten Deinem
Freunde und erst im dritten gehe selbst hinein!" Vielerorts
dürfte der Feind noch länger zur Miethe sitzen.

Pettenkofer hat schon vor 25 Jahren die Welt mit
dem Nachweise überrascht, daß man durch einen fußdicken
Backsteinwürfel hindurch ein Kerzenlicht ausblasen kann, daß

---

[1]) Pettenkofer, Popul. Vorlesungen, III, pag. 69.

überhaupt auch eine dicke Mauer regelmäßig von Luft durch=
strömt wird, je nach Temperatur und Winddruck verschieden.
An der Wand seines aus Ziegelstein gebauten Laboratoriums
von 75 m³ betrug der Luftdurchtritt bei einem Temperatur=
unterschiede von 20° C. zwischen der Zimmer= und der Außen=
luft stündlich 95 m³. Bei einem Unterschiede von nur 4° C.
sank der Luftwechsel auf stündlich 22 m³. Wenn wir bedenken,
daß ein Erwachsener in 24 Stunden 11,500 Liter Luft ver=
braucht, und erwägen, wie viele frische Außenluft bei dem
landesüblichen Lüften eindringt, so müssen wir allerdings
nachsehen, woher denn die allergrößte Zufuhr stamme, und
schließlich dankbar sein, daß unsere Thüren und Fenster sehr
ungenau schließen, und daß auch unsere Wände luftdurch=
lässig sind. Das in den Wänden liegende Wasser, komme es
vom Bauen her oder sei es aus dem feuchten Boden auf=
gestiegen, schließt diesen so schätzenswerthen Luftstrom ab,
wird zur Keimstätte zahlloser Spaltpilze, bindet viele Wärme,
verbraucht einen Theil derselben zur Verdunstung und leitet
den Ueberschuß leicht wieder weiter: so wird das Gemach kalt,
feucht und dumpfig.

Ueber das Maß des Luftwechsels durch Holz und durch
Bruchsteinwände besitzen wir noch keine genauen Angaben;
es ist jedenfalls viel kleiner als bei Backsteinmauern. Der
Verputz beeinträchtigt die Luftdurchlässigkeit, aber nur vor=
übergehend, denn auch die dichteste, die Oelfarbe, verwittert
sehr bald; stärker hemmen die Anstriche im Innern und die
Tapeten.

Man kann sich den Vorgang der natürlichen Lüftung
eines Hauses durch ein Phantasiebild leicht klar machen.
Nehmen wir mit Riesenhand ein gut gebautes, wohlver=
schlossenes Haus, kitten wir es wie einen Bienenkorb auf
eine Platte und tauchen es dann in die Tiefe eines Sees.
Augenblicklich wird es sich füllen, und zu tausend Fugen und
Ritzen dringt das dicke schwere Element herein. Mit gleicher
Schnelligkeit dringt aber unter gewöhnlichen Verhältnissen
auch die Luft durch; sie drückt 770 Mal weniger als Wasser,
ist aber auch im gleichen Verhältnisse dünner.

Man hat, anstatt zu drainiren, die Kellersohle mit Cement

gedichtet und eine Asphaltplatte in die Grundmauern einge=
legt, diese auch mit Asphalt überstrichen und so dem Hause eine
Art Gummischuh angezogen, „doch die Elemente hassen das
Gebild' der Menschenhand", die Belege bersten, und das
Wasser nimmt Besitz vom Hause.

6. Eine schwere Frage sind die horizontalen Scheide=
wände des Hauses, nach oben Böden, nach unten Decken ge=
nannt. Wir überlassen Andern die Beschreibung der Pla=
fonds, der bemalten und der mit mineralischem oder papiere=
nem Gips geschmückten, der festsitzenden und der herabfallen=
den, und sprechen zunächst von den Zwischenböden, die man
gewöhnlich aus kleinen, zwischen die Balken gestemmten Brett=
chen herstellt und zur Dämpfung des Schalles, zur Minderung
der Hellhörigkeit mit Bauschutt bedeckt. Emmerich hat nach=
gewiesen, daß dieser Unrath ist, meist schwefelsaure Salze,
Kalk, Magnesia und Eisen enthält, auch sehr hygroskopisch
ist und so zum Treibbeet einer Unzahl von Pilzen wird, die
bald den Schwamm im Holze, bald einen mulderigen Geruch,
bald Diphtherie oder Tuberkulose verursachen können, über=
haupt alle Gefahren eines sehr alten und sehr schmutzigen
Bodenteppichs entwickeln. Die Bacillen der Tuberkulose und
die Mikrokokken, welche Lungenentzündung machen, sind aus
Zwischenböden wirklich genommen, gezüchtet und durch Unter=
suchung wie durch Thierversuche festgestellt worden. Wir
lernen dabei die nicht selten vorkommenden Hausepidemien
verstehen. Steinkohlenschlacken sind besser empfohlen, aber
dennoch zuweilen mit Fehlern des Schuttes, zumal mit
schwefelsauren, Schwamm im Holze erzeugenden Salzen be=
haftet. Schlackenwolle liefert einen sehr schädlichen Glas=
staub. Der Amerikaner läßt die Bodenfüllungen ganz weg
und legt Dachpappe hin. Gesundheitlich am empfehlens=
werthesten und weitaus am besten schalldämpfend sind harte
Riemen mit Asphaltunterlage.

Als Boden kam ehemals allgemein das Brett von Fichten=
holz zur Verwendung, in der Schweiz mit Sand und Seife
gescheuert, in Deutschland mit Oelfarbe bestrichen und auf=
gewaschen; heutzutage werden auch bei bescheidenen Bauten
Parquetböden verwendet; gut und billig: Buchenholzriemen;

ſehr gut: Eichenriemen, und hochelegant: alle möglichen Hart=
hölzer in Muſtern. Für Spitäler, Schulen und ſolide Privat=
häuſer, beſonders wo man die Hellhörigkeit zu bekämpfen
hat, bewährt ſich am beſten ein Guß von Aſphalt als Unter=
lage für das harte Parquet.

7. Das Dach wird am beſten aus Ziegeln oder Schiefer
mit Unterlage einer Holzverſchalung hergeſtellt. Metalldächer
ſind heiß im Sommer und kalt im Winter, gefährlich für Heu=
ſchober und Ställe, weil ſie nicht abdunſten können, auch ſehr
intereſſant, wenn ſie aus Zinkblech beſtehen, weil dieſes bei
ſeiner Ausdehnung und Zuſammenziehung alle Nägel aus=
reißt und wie lebendig abwärts kriecht. Da die Dachräume
immer ſehr feuergefährlich und ſehr oft nur Ablagerungsorte
für alten Trödel ſind, vermeidet man ſie in neuerer Zeit
öfter und legt ebene Holz=Cementdächer an.

8. Die einzelnen Räume des Hauſes ſollten vor allem
nach dem Gebrauche eingerichtet werden, dann nach dem auf=
zuwendenden Gelde, und endlich ſogar nach der geſundheit=
lichen Zweckmäßigkeit; doch wird dieſer Forderung ſelten
entſprochen. Das Einheitsmaß, das über die Treppen und
Gänge und in alle Zimmer getragen werden ſoll, ohne irgend=
wo anzuſtoßen, noch auch Thüren und Fenſter zu verlegen,
iſt eine Bettſtelle, 2 m lang und 1 m breit, was heißt: das
Einheitsmaß des Hauſes ſoll der Menſch ſein. Ein ordent=
liches Zimmer muß bei 5 m Länge, 3 m Breite und 3 m
Höhe ſeine 45 m³ Raum haben, dann iſt es ſchön für eine
Perſon zum Wohnen oder zum Schlafen; was minder iſt, iſt
eine Konceſſion an's Schickſal. Große Wohnräume ſind der
weiſeſte Luxus. Die Hygieine verlangt als Regel folgen=
den Luftkubus für jeden Bewohner; in Spitälern 30 bis
80 m³, in Wohnräumen 16 bis 20 m³, in Schulſtuben 4 bis
7 m³, in Schlafſtuben für Kinder unter 10 Jahren 5 bis 7 m³,
für Erwachſene 10 bis 16 m³.

Man lernt es leider nicht begreifen, daß und warum
arme Leute ſo häufig Räume benutzen, die als Zimmer viel
zu klein und als Särge etwas zu groß ſind. Die Statiſtik
ſagt uns, daß die Armen nur halb ſo lang leben als die
Wohlhabenden, und die Wohnungsfrage hat auch ihren großen

Antheil daran. Weit schwerer ist es zu begreifen, wie so häufig ganz gescheidte und geschulte Leute ihre engsten und schattigsten Zimmer bewohnen, ja zu Schlafzimmern machen, um die besten Räume für den, mehr oder weniger stilvollen Hausrath zu verwenden. Am allerschwersten aber ist es zu sehen, daß auch rechtschaffene Eltern irgend ein übelriechendes Hintergemach als Kinderzimmer gut genug finden. Wenn man nicht gerade mit der Puppe spielt, legt man sie in den Winkel. Und doch wird kein Geschöpf so ganz von selbst verhängnißvoll, wie eine solche Puppe.

Die größten und besten Zimmer des Hauses müssen immer die Schlaf-, Wohn- und Arbeitszimmer sein. Die Küche soll, nach Büsing, in den obersten Stock verlegt werden, damit sie keinen Rauch und Geruch verbreite. Ein ganz neuer Vorschlag. Der Engländer legt sie — wenn er sie nicht im Anbau hat — ins Kellergeschoß. Gewöhnlich ist sie bei uns auf dem Wohnboden, und gut ist's, wenn sie nach innen wohl abgeschlossen, nach außen gehörig erhellt und nach oben mit einem stark ziehenden Kamin verbunden ist. Waschküchen gehören nie und nimmer in ein Wohnhaus und rächen sich.

9. Die Wasserversorgung im Hause zu haben, ist eine Forderung, der gegenwärtig selbst auf dem Lande häufig genügt wird. Man rechnet für jeden Hausbewohner täglich 150 Liter, und die Qualität besorgt die Behörde. Die Wasserversorgungen haben eine sehr gleichartige Geschichte. Anfangs schreit alle Welt darnach, bei der Eröffnung sinkt die Nachfrage unter alle Erwartung, und einige Jahre später schlägt man sich um das Wasser.

Wer ein Badekabinet erschwingen kann, der soll es nicht unterlassen; aber es sei in der Nähe des Schlafzimmers, mit einem Fenster ins Freie, damit nicht die ganze Umgebung feucht werde. Bäder im Kellergeschoß sind mißlich.

10. Die Gänge hat man die Lungen des Hauses genannt; es wäre aber meistens richtiger, sie den Darm des Hauses zu nennen, schon wegen ihrer Dunkelheit. Es giebt wohl keinen andern Theil des Wohnhauses, in welchem alle Bildung so unverfroren gehöhnt wird, wie hier. Unsere Altvordern haben auch schon schlecht gebaut, wenn es gerade darauf an-

kam, aber in ihren Hausgängen wohnte eine gute Dosis von Wohlwollen, und man durfte sehen, wohin man kam. Sie wußten ganz gut, daß das Licht nicht um die Ecken geht, sondern nur gerade aus; wir haben das vergessen. Die moderne Baukunst thut es auch in bessern Häusern, gar nicht mehr ohne einen dunklen Gang, in welchem man umher=tastet, bis ein Dienstbote den Rathlosen am Aermel führt oder ihm ein Licht ansteckt. Wer übrigens im Lehrpalaste des größten Physikers unserer Zeit am hellen Mittag in dem dunklen Korridor irre gegangen ist, der hat Resignation ge=lernt.

Die Hausgänge sind die großen Kanäle und Behälter, in denen sich die schmutzige Grundluft zunächst ansammelt, und aus denen sie in das Zimmer bringt, zumal wo die Unsitte besteht, dieselben durch die Thüre, anstatt durch die Fenster zu lüften. Besser als die Mahnung: „Die Hausthüre zu!" wäre die dringende Bitte: „Um Gottes Willen, laßt diese Thüre offen!"

Der Keller enthält wesentlich Grundluft, und so gut er auch abgeschlossen sein mag, giebt er diese mit allen ihren Fäulniß=produkten stätig und reichlich ans Haus ab. Nach Forster's schönen Untersuchungen besteht die Hausgangluft zu etwa 15 Proc. aus Kellerluft; die Luft des ersten Stockes enthält davon 5—7 und die des zweiten selbst ohne Windzug und ohne Heizung noch 2—3 Proc., so daß der Bewohner auch hier in seiner Athmungsluft noch stündlich 10—11 Liter Keller=luft zu genießen bekommt.[1]

Die fensterlosen Zwischengemächer, nicht selten auch die Portierwohnungen der Paläste sind vom Standpunkte der Physik und von dem der Gesundheitspflege gleich verabscheu=ungswürdig, und auch die rührende Sorgfalt, mit der die Hausgruben nebst ihren Gemächern wo immer möglich gegen die Sonne gekehrt werden, damit sie sich besser erwärmen und sicherer duften, läßt sich nur dadurch erklären, daß man die Luft für einfach nichts und wieder nichts betrachtet.

11. An den Hausgang schließt sich gewöhnlich das Privatkabinet des Mephistopheles an, das Klofet. Viele und

---

[1] Forster, Zeitschrift für Biologie, XI. Bd., pag. 392.

hohe Preiſe ſind ſchon ertheilt worden für ſtilvolle Façaden und kunſtvolle Gliederungen, aber wir warten noch auf den reichen Wohlthäter, welcher den allerhöchſten Preis ausſetzte für ein geruchloſes Lokal! Es kann nicht Aufgabe einer populären Schrift ſein, in eine Technik zu pfuſchen, die auch dem begabteſten Meiſter faſt unlösbare Aufgaben ſtellt, aber es muß immer wieder geſagt werden, „daß da etwas faul iſt im Staate Dänemark". Die Lüftungsröhren, Verlängerungen der Abfallrohre, die ſelten weit genug über das Dach hinaus reichen, ſind faſt immer viel zu enge, und anſtatt oben offen und allen ſaugenden Windſtrömen zugänglich, ſind ſie meiſtens mit Kaminhütchen verſehen, als wäre die Grubenluft ſo leicht, wie ein warmer emporquellender Rauch. Die Fenſter der Lokale ſind meiſt viel zu klein, ſehr oft übel angebracht und wirken dann rückläufig; Waſſerverſchlüſſe, engliſche Kloſets, ebenſo die beweglichen Tonnen (foſſes mobiles) ſind ſehr ſchön, aber durchaus kein Erſatz für richtige Kanaliſirung und Ventilation. Die Abfallröhren ſind nun, wo immer möglich, aus glaſirtem Thon, aber ſelten ordentlich eingeſenkt; die Kanäle ſind thatſächlich nicht ſo gut abgeſchloſſen, wie die Siphons auf den Plänen; und die Hausgruben, deren es noch ſo viele giebt, reichen nicht ſelten ins Haus hinein, anſtatt reſpektvoll draußen zu bleiben; undicht werden ſie alle, die garantirten Cementgruben nicht ausgenommen. Ganz beſonders fehlt uns noch eine halbwegs leiſtungsfähige Einrichtung für kleine, wohlfeile Häuſer, deren Bewohner doch recht gerne auch an den Fortſchritten moderner Naturwiſſenſchaften theilnehmen möchten. Waſſerkloſets waren übrigens ſchon bei den alten aſiatiſchen Völkern in Gebrauch, dann in Rom; dort beſtanden zur Zeit Diokletians 144 öffentliche Lokale mit Spülung.[1]

12. Die Fenſter ſind die Augen des Hauſes, und wenn Alles recht gethan iſt, auch die Lungen desſelben. Man geht nicht irre, wenn man ſie ſo groß wie nur irgend möglich verlangt; vor allem ſollen ſie bis nahe an die Decke des Zimmers reichen; ihre Fläche betrage nicht unter $\frac{1}{6}$ bis $\frac{1}{5}$ der Bodenfläche. Die Spekulation baut häufig Schießſcharten ſtatt

---

[1] Wolffhügel, a. a. O., pag. 58.

Fenster. In Amerika, England und Holland treffen wir meistens große Schiebfenster, die zum Lüften sehr zweckmäßig sind; auf unserm Kontinent herrscht das Kreuzfenster mit Flügeln vor, deren obere für die anhaltende sanfte Lüftung bestimmt wären, wenn man sie nicht verbarrikadirte. In der guten Jahreszeit genügen sie allein nicht. Wer im Winter seine Fenster ohne nassen Beschlag haben und sich ordentlich schützen will, kann die Vorfenster, Doppelfenster, gar nicht entbehren; sie gehören in Süddeutschland und in der Schweiz zum Komfort auch des bescheidensten Hauses. Leider fehlt denselben fast immer ein oberer Flügel zum Lüften. Daß alle Fenster schlecht schließen, ist ein Glück für die Mensch=heit. Miß Nightingale sagt mit Recht, die Thüren seien zum Schließen, die Fenster zum Oeffnen gemacht, man solle immer durch die Fenster lüften, und niemals nur durch die Thüre. Wo bei einem kleinen oder mittelgroßen Hause künst=liche Lüftung nöthig sei, da habe der Baumeister die Fenster und Thüren nicht am rechten Orte angebracht.

Die Fensterladen werden gegen Sonne und Regen, und durchschnittlich um so leichter gebaut, je rauher das Klima ist, in Italien aus festem Holze, in der Schweiz und im Norden aus leichten Schienen: Zugjalousien (sie heißen ganz richtig nicht Suisses, sondern Persiennes). Diese haben große Vor=züge für den Arbeiter, weil sie sehr oft reparaturbedürftig sind; wer aber hinter ihnen schlafen oder krank liegen soll, weiß ihr endloses Klappern nicht recht zu schätzen; schlimm ist auch, daß diese Laden im aufgezogenen Zustand einen guten Theil der Fensteröffnung verlegen und die Vorposten einer stilvollen Finsterniß sind, die alle besseren Wohnungen erobert und zu schlechteren gemacht hat.

13. Die Zimmerwände, sowie die Decken und Gänge verputzt man mit Kalk und tüncht sie recht oft wieder, was besonders für Schulen und Spitäler, auch zur Desinfektion nach ansteckenden Krankheiten ein ganz bewährtes Verfahren ist; für Wohnräume giebt man der Tünchung einen matten Farbenton; oft auch streicht man die Wände mit Oelfarbe, um sie zu waschen, was aber weit weniger leistet als das Tünchen. Will man es für Sommer und Winter gut haben,

so täfert man die Wohn- und Schlafräume; will man elegant sein oder wohlfeil wegkommen, so tapezirt man. Am besten ist's, die Mauer mit genutheten Brettern (Blindtäfer) zu verkleiden und erst auf diese zu tapeziren. Die kostbaren Tapeten halten ihre Farbstoffe meistens fest gebunden, die wohlfeilen locker, so daß sie bald abstauben und die Luft mit giftigen Metallsalzen verunreinigen, unter welchen diejenigen des Arseniks die populärsten sind. Dabei handelt es sich nicht bloß um das sprichwörtliche Schweinfurter-Grün, sondern es kommen auch viele andere Mischungen, braun, grau und blau vor, die oft recht schwere Arsenikvergiftungen verursachen. Noch viel schlimmer steht es, wenn die Tapete zeitweise feucht wird. Die meisten Regierungen üben regelmäßige Aufsicht über den Verkauf von Tapeten, und die Gefahr ist heutzutage geringer als vor 20 Jahren. Doch ist der Betrug eine Hyder, deren abgeschlagene Köpfe rasch nachwachsen, und die Gesundheitspolizei hat viel zu thun, wenn sie so vigilant sein will wie manche Fabrikanten.

Helle Tapeten sind gut, weil sie für den Schmutz viel empfindlicher sind als die dunkeln; sie sind vielleicht auch schöner, als das Schwarzgrün und Graubraun, das gegenwärtig die Wohnungen selbst des Mittelstandes so trostlos düster und schmierig macht.

14. Während wir das heilige Tageslicht an den Fenstern zurückhalten, durch dunkle Vorhänge absperren und an den Wänden abtödten, haben wir uns dagegen in der künstlichen Beleuchtung unserer Wohnräume wesentlich vervollkommnet und sind, unsern Vorfahren gegenüber, ein sehr lichthungriges Geschlecht geworden. Aber unser Licht ist giftig; die Talg- und Stearinkerzen, das Repsöl, das Steinöl und das Leuchtgas liefern Verbrennungsprodukte, die uns schädigen. Auch leidet das Auge unter dem Reize des roth-gelben Lichtes, und der Kopf des Arbeitenden erhitzt sich bei der strahlenden Wärme der Gasflamme; diese muß wenigstens durch einen bläulichen Uranglascylinder gemildert und hoch über dem Arbeitsfelde angebracht sein. Nicht vergessen seien hier auch die nicht so seltenen Fälle von Vergiftungen durch Leuchtgas, das aus Leitungen entweicht, oft unter dem gefrorenen

Boden wandert und selbst in Häusern auftritt, die gar keine Gasbeleuchtung haben. Es sind Kohlenoxydgasvergiftungen: Kopfweh, Erbrechen, große Schwächezustände, oft ein Trug= bild von Typhus, wie es Pettenkofer, zur heilsamen War= nung für Viele, beschrieben hat.[1]) Auch ein gut gereinigtes Leuchtgas enthält noch 4 bis 7 Proc. Kohlenoxyd,[2]) und auch bei den besten Leitungen gehen regelmäßig 5 bis 10 Proc. unterwegs verloren. Eine mittelgroße Gasflamme verzehrt in der Stunde etwa 130 Liter Leuchtgas, verbraucht dabei soviel Luft, wie 5 Menschen und entwickelt eine Wärme, wie 9 Men= schen (Erismann).

In je 1 Stunde liefern bei einer Leuchtkraft von 100 Kerzen[3]):

Beleuchtungsart.	Kilogramm Wasser	Kohlensäure m³ bei 0°	Kalorien[4])
Elektrisches Bogenlicht	—	—	59—158
„ Glühlicht	—	—	290—536
Leuchtgas, Argand	0,86	0,46	4860
„ Zweilochbrenner	2,14	1,14	12150
Petrol, Rundbrenner	0,37	0,44	3360
Rüböl=Studirlampe	0,85	1,00	6800
Wachs	0,88	1,18	7960
Stearin	1,04	1,30	8949
Talg	1,05	1,45	9700

Das Auersche Gasglühlicht ist mit dem elektrischen Lichte konkurrenzfähig, jedenfalls viel besser als die alte Gasflamme. Es verbraucht bei gleicher Helligkeit halb so viel Leuchtgas, verunreinigt die Luft nicht halb so stark mit Ver= brennungsprodukten und entwickelt 6mal weniger Wärme.

Ein Bunsenbrenner verwandelt die Gasflamme aus einer leuchtenden in eine ausschließlich heizende; diese bringt das Auersche Geflecht ins Glühen und zur Ausstrahlung eines grünlichen Lichtes.

Das beste künstliche Licht ist entschieden das elektrische; bald wird es ein Licht aller Welt sein. Die Vergleichung des Gaslichtes mit dem elektrischen Lichte ergiebt gegen= wärtig nach Pettenkofer folgendes:

---

[1]) Pettenkofer, Luft in Kleidung, Wohnung und Boden. 1872.
[2]) Wagner, Chem. Technol., IX. Aufl. II., pag. 356.
[3]) Urbanitzky, Elektricität, Wien, 1885, pag. 718.
[4]) Große Kalorien, 1 = 1000 Gramm Wasser von 0° auf 1° C.

Die Sehschärfe wird beim Gaslicht herabgesetzt um $1/10$, dagegen gar nicht beim elektrischen Lichte, das in dieser Beziehung selbst das Tageslicht übertreffen kann. Das elektrische Licht erhöht die Wahrnehmung von Roth und Grün, auch von Blau und Gelb erheblich, wäre also für Signale weit besser, wenn nicht, bei gleicher Lichtstärke, das Gaslicht den Nebel besser zu durchdringen vermöchte.

Die Blendung ist stärker beim elektrischen Lichte, weil die Lichtquelle intensiver ist. Matte Gläser korrigiren, aber mit 20 Procent Lichtverlust.

Wärme. Bei gleicher Helligkeit erzeugt das Gaslicht 20 mal mehr Wärme als das elektrische.

Eine Stearinkerze entwickelt beiläufig so viel Wärme wie ein Mensch: in der Stunde 92 Kilo-Kalorien; 17 Kerzen geben also die Wärme von 17 Menschen. Eine Gasflamme von 17 Kerzen giebt die Wärme von 8 Menschen, eine gleich starke Petroleumflamme die Wärme von 7 und ein gleich starkes elektrisches Licht die halbe Wärme von einem Menschen.

Die Luftverderbniß: Verbrauch von Sauerstoff und Ausscheidung von Kohlensäure und von Wasserdampf verhält sich annähernd wie die Wärmeentwicklung, mit dem Unterschiede, daß sie beim Petroleum größer als beim Gas, und bei dem elektrischen Lichte als gar nicht vorhanden erscheint. Schlimm ist das Leuchtgas, wo es mit Chloroform-dünsten zusammentrifft, in Operationssälen. Da entwickelt sich oft eine solche Menge von Chlor und Phosgen-Gas, daß die Augen und Athmungsorgane schwer belästigt werden.

Explosionen durch Leuchtgas entstehen bekanntlich, wenn dieses gerade zu 10—15 Procent in der Luft enthalten ist und entzündet wird. Es kommt diese eben richtige Mischung selten vor, und kündigt sich durch abscheulichen Geruch an.

Vergiftungen durch Leuchtgas, beziehungsweise seine 10 Procent Kohlenoxyd, sind häufig, besonders im Winter, durch Ansaugung aus dem Boden, der unglücklicherweise den üblen Geruch, aber nicht das Kohlenoxyd des Gases zurückhält.

Viel gefährlicher, weil geruchlos, ist das auf beiden Hemi-sphären häufig verwendete Wassergas, das über 30 Pro-cent Kohlenoxyd enthält, und mit Einschaltung eines erglühen-

den Magnesiakammes ein wohlfeiles aber sehr gesundheits-
schädliches Licht liefert. Für Gaskraftmaschinen ist es unersetzlich.

Die gewöhnliche Feuergefährlichkeit der Leitun-
gen ist bisher gleich groß bei Gas wie bei elektrischem Lichte.
Hier sind es die starken, hochgespannten Ströme, welche bei
Fehlern der Leitung die Drähte ins Glühen, und alles Brenn-
bare in Flammen bringen.[1] Todesfälle durch elektrische Ent-
ladungen und Verbrennungen sind verhältnißmäßig nicht
seltener als Todesfälle durch Gasbrände.

Die Zuverlässigkeit ist gegenwärtig noch größer bei
der Gasbeleuchtung als bei der elektrischen, weil die Elektricität sich nicht so bequem produciren und ansammeln läßt,
auch bei der Aufspeicherung in Akkumulatoren immer noch
beinahe ein Viertheil vom Nutzeffekt verloren geht. Das
sind Gründe, weshalb die elektrische Beleuchtung noch oft
den doppelten Preis der Gasbeleuchtung kostet. „Während
sich die beiden großen Industrien der elektrischen und der
Gasbeleuchtung gegenseitig bekämpfen, wachsen und gedeihen
beide immer mehr, und wir Zuschauer, die wir außerhalb
des Treffens stehen, freuen uns, daß es nur immer heller
wird und zahlen gerne die Steuern, welche die kriegführen-
den Parteien uns nothwendig auferlegen."[2]

15. Die Heizung ist eine schwere und auch dankbare
Aufgabe. Wir können uns gegen große Kälte weitaus besser
schützen als gegen große Hitze. Die erste und unbeholfenste
Form ist das offene Feuer, ohne Abzugsrohr. Es giebt wohl
in der ärmsten und einsamsten Gegend selten mehr eine Hütte,
wo der Rauch zum ganzen Dache hinausqualmt; fast nirgends
fehlt das Kamin und wäre es aus Holz, wie in Oberwallis.
Das offene Kaminfeuer gehört bekanntlich zum Komfort
des englischen Hauses und der Salons in der ganzen eleganten Welt. Es genügt, wo der Winter nicht streng und die

---

[1] Für die Lichter dagegen steht die Frage anders. Jede Gasflamme
ist eine Gefahr, elektr. Glühlicht aber ist gefahrlos.

Bei offenen Gasflammen, zumal in großen Räumen, Theatern u. s. w.
ist die Feuergefährlichkeit Regel, bei der elektrischen Beleuchtung Ausnahme.

[2] v. Pettenkofer, Gasbeleuchtung und elektrische Beleuchtung vom
hygieinischen Standpunkte aus. München, Medic. Wochenschr., 1890, Nr. 7 u. 8.

Steinkohle nicht theuer ist; neun Zehntel der Wärme gehen durch das Kamin und heizen die Gegend, das letzte Zehntel strahlt den Menschen an, der sich ihm zuwendet. Die Erwärmung ist mangelhaft und ungleichmäßig, aber die Lüftung des Zimmers ausgezeichnet gut.

Was heißt überhaupt heizen? Erwärmung des Zimmers durch Strahlung, dann durch Leitung vom Ofen, und Bewegung der Zimmerluft, die am Boden herankriecht, am Ofen sich erwärmt und emporsteigt, an der Decke hinzieht und am Fenster sich wieder abkühlt und sinkt, um den Kreislauf zum Ofen abermals anzutreten. Auch die Erwärmung der vom warmen Luftstrome bestrichenen Wände gehört wesentlich zur Heizung. Sind die Wände kalt, wie in einem rasch angeheizten Zimmer, so friert der Mensch auch bei guter Luftwärme, weil er sehr viele Eigenwärme an die Wand abgeben muß.

16. Man kann das Feuer tiefer ins Zimmer hineinnehmen, mit einer eisernen Kapsel bedecken und den Rauch durch ein Rohr ableiten, dann hat man den Kanonenofen, der schnell heizt, gewaltig strahlt und rasch nachläßt, wenn das Feuer auslöscht. Er spart das Brennmaterial, ist immer schlagfertig, heizt die Stube des Arbeiters sofort und für die wenigen Stunden ihrer Benützung, und giebt auch Gelegenheit zum Kochen. Aber dieses füllt den Raum mit Dampf, welcher bei der Abkühlung sich niederschlägt und alles durchfeuchtet. Soll der eiserne Ofen ein Wohn- und Arbeitsgemach versorgen, dann wird er ein wahres Mißgeschick: große Temperatursprünge, ab und zu verbrannter Staub mit widrigem Geruche, ganz besonders oft aber Kohlenoxydausströmung durch schlotternde Fugen oder vom Roste, mit langsam und sicher eintretender Schädigung der Gesundheit. Der Kanonenofen ist der böse Freund des armen Mannes.

Sehr viel besser, ja ganz gut wird der eiserne Ofen, wenn er so eingerichtet ist, daß das Feuer langsam brennt, wie im Mika-Ofen, oder wenn er mit feuerfesten Steinen dick gefüttert ist. In diesen Fällen kommt es nicht zur Staubverbrennung, die Strahlung wird gelinde und es speichert sich in der Steinmasse eine große Menge Wärme auf, die nach dem Erlöschen des Feuers langsam abgegeben wird. Wir haben eine große Menge solcher Oefen, welche alle gestatten, die Verbrennung zu beschleunigen oder zu verlangsamen und deshalb Reguliröfen heißen. Die besten derselben haben auch Luftkanäle, die an der Hauswand beginnend, unter dem Boden durch an den Ofen führen und das Zimmer immer mit frischer warmer Luft versehen, nicht wie der ordinäre Ofen bloß mit alter, aufgewärmter. Diese Konstruktionen haben sich in Schulstuben und Versammlungslokalen wohl bewährt.

Die einzige Schwierigkeit bei allen diesen Apparaten ist nur die, daß sie, um gut zu arbeiten, auch gut bedient sein müssen; und das ist eben nicht jedermanns Sache. Wenn der Mensch immer vorsichtig und aufmerksam sein wollte, dann wäre ein großer Theil von socialen Nothständen gehoben. Sehr oft macht die Trägheit arm und die Armuth träge; auch deshalb ist so mancher Ofen schlecht.

17. Bequemer ist schon der uralte deutsche Kachelofen, der wie ein phlegmatischer Ochse gewaltige Mengen verzehrt, behaglich wiederkaut und immer eine gleichmäßige Wärme behauptet. Die neuen, gut gebauten, dem vornehmsten wie dem bescheidensten Hause angepaßten Kachelöfen haben den Vorzug eines geringen Verbrauches und einer milden nachhaltigen Wirkung; sie sind immer noch ehrenwerthe Familienstücke, auch in Schulen und kleinen Spitälern wahre Hausfreunde.

Wissenschaftlich schlecht und thatsächlich schädlich sind die Heizungen ohne Kamin, also ohne Abzug der Verbrennungsgase: die sogenannten Karbonöfen, die oft lebensgefährliche Kohlensäurevergiftungen herbeiführen, und dann die Gasöfen ohne Abzugsrohr, soweit sie mehr als die für Beleuchtung des gegebenen Raumes zulässigen Flammen haben. Sie stehen nicht weit vom Kohlenbecken, wovon man unter Gebildeten gar nicht mehr spricht. Dennoch giebt es sogar Kirchenheizungen mit Gasflammen ohne Abzugsrohr.

18. Man kann nun ein Zimmer durch seinen Ofen heizen und dann ganz gut noch ein anstoßendes. Noch besser gelingt es, wenn dieses über dem geheizten liegt. In den warmen

Holzhäusern der Schweizerberge heizt man so mit dem einen Stubenofen mehrere Zimmer. Nun kann man den Ofen auch in den Kellerraum stellen, mit einer kleinen gemauerten Kammer umgeben und aus dieser Luftkanäle in die einzelnen Zimmer des Hauses führen: dann hat man eine Luftheizung. Gewöhnlich macht man den Ofen nicht so ungeheuer groß, daß er den Kachelöfen aller Zimmer gleich käme, sondern baut ihn kleiner, wenn man es gut macht, aus Eisen und Stein, gewöhnlich aber nur als eisernen „Feuertopf", und erhitzt ihn stärker; dadurch entstehen dann Zustände, wie sie dem Kanonenofen entsprechen: die Luft wird zu heiß, zu trocken, riecht brenzlich von verbranntem Staube, verursacht jeden Winter regelmäßig Halsweh und Husten, und wird eben recht, um die ganze Luftheizung in üblen Ruf zu bringen.

Man hat anstatt eiserner Oesen auch Dampfspiralen oder Warmwasserröhren in die Heizkammer gestellt, und dann eine milde, gesunde Erwärmung erzielt. Aber wenn die Heizung aufhört, ist auch die Luftveränderung zu Ende und die Zimmer kühlen sich in einer Winternacht allzu stark ab; es fehlt ein Magazin, das wie der Stein des Kachelofens, viel Wärme aufspeichert und sie stätig wieder abgiebt. Schlimm ist bei der Luftheizung, daß sie sich nur nach oben fast unumschränkt weiter führen läßt, dagegen sehr wenig in seitlicher Richtung; am schlimmsten aber sind die Luftkanäle: Staubfänger und Kehrichtfässer, Schlupfwinkel, Brutstätten und auch Gräber für kleines und großes Ungeziefer; gründlich zu reinigen sind sie meistens nur in den Bauplänen, selten in den Bauten.

19. Da das Wasser die Fähigkeit, Wärme aufzuspeichern, in sehr hohem Maße besitzt — in höherem als der Stein — so kam man auf den Gedanken, in den einzelnen Zimmern und Sälen eiserne Wasseröfen, Wärmeflaschen mit 100 bis 500 Liter Wasser, aufzustellen und dieses mit Dampf zu erwärmen. Man spannt ihn gewöhnlich auf 2 bis 3 Atmosphären und führt ihn senkrecht in den Dachraum und von da abwärts in allen Richtungen und wohin man will. Er erwärmt die Wasseröfen, die dann noch für viele Stunden

Wärme verbreiten, nachdem der Dampf abgestellt ist. Der Dampfkessel, seine standesgemäße Bedienung, die Dampf- und Kondensirwasserleitungen nebst Hilfsapparaten, machen die Heizung nicht eben wohlfeil, weder in der Einrichtung noch im Betriebe, aber leistungsfähig ist sie, fast unbegrenzt, auch dauerhaft, sicher und gesund; man kennt sie auf unserm ganzen Kontinente unter dem Namen der Sulzer'schen Dampf-Wasserheizung.

20. Wie den Dampf, so hat man auch das heiße Wasser aus dem Deckel eines geschlossenen Kessels, der im Kellerraume steht, in Röhren durch das Haus geführt, in den Zimmern mit Wasseröfen verbunden und schließlich wieder zum Kessel abgeleitet. Wann dieser brodeln möchte, setzt er die Wassermasse seines Röhrensystems in Bewegung; das heiße Wasser steigt, das kühle sinkt, bis es schließlich auf dem Boden des Kessels anlangt und da zu neuem Kreislaufe erwärmt wird. Hier ist keine Spannung; an seinem obersten Punkte ist das System offen zur Füllung und zum Entweichen der Wassergase, der Kessel wird bedient wie jeder Wäschekessel. Die Warmwasserheizung ist eine sehr bequeme, zuverlässige und gesunde Einrichtung, die für Wohnhäuser und kleinere Anstalten immer häufiger verwendet wird und unter dem Namen der Niederdruck-Warmwasserheizung in neuester Zeit wesentliche Verbesserungen erfahren hat.

21. Für größere Gebäude verwendet man mit Vorliebe die schöne Erfindung der Niederdruck-Dampfheizung von Bechem & Post. Im Kellerraume steht auch ein Kessel, durch das Haus ziehen Röhren, nicht stärker als bei der Dampfheizung, alle schwach ansteigend, und in den Zimmern stehen verkleidete Röhrensysteme mit Rippen; aber die immer schwierige Kondensirwasserleitung fehlt. Das Wasser wird nämlich nur bis zum Anfange der Dampfbildung erhitzt, nur auf $^1/_8$—$^1/_6$ Atmoshäre gespannt; dieser Dampf strömt durch die Röhren, der an der Wand streichende Theil erwärmt diese, kühlt sich aber dabei schon so weit ab, um wieder Wasser zu werden und als solches in den Kessel hinabzugleiten. Die Röhre ist Dampf- und Kondensirwasserleitung zugleich und steht unter so geringem Drucke, daß sie von keiner Feuer-

versicherung höher besteuert wird, als jeder Wäschekessel. Dazu kommt noch eine sehr sinnreiche Selbstregulirung. Nimmt
der Dampf eine höhere Spannung an als die gewünschte,
so drückt er auf eine Quecksilbersäule, die vermittels eines
Gleichgewichtsapparates einen Deckel auf das weite Mundstück legt, durch welches die Luft zum Feuer streicht; dieses
wird schwächer, die Dampfentwicklung geringer, und ehe sie
unter den berechneten Grad sinkt, hebt sich der Deckel wieder.
Dadurch wird aber die Bedienung der Heizung leicht und für
jede Hausmagd verständlich. Bechem & Post hat sich sowohl
in dem zeitweise sibirischen Winter Ober-Engadins, als auch
in den milderen Landesgegenden vollkommen bewährt und
findet für Gasthöfe, Schulhäuser und Geschäftshäuser, für
kleinere Spitäler, große und mittlere Privathäuser ungetheilte
Anerkennung. Einen Fehler hat dieses System zur Zeit dennoch: es ist eine Luftheizung — wenn auch eine sehr gute,
und gewährt nicht den Genuß der sanften strahlenden Wärme
eines Wasser- oder Steinofens; auch verbraucht sie viel Heizmaterial.

Ein besonders für Krankenanstalten hochzuschätzender
Vorzug der Warmwasser- und der Niederdruck-Dampfheizung
ist auch die Geräuschlosigkeit, mit der sie arbeiten.

Für kleinere Bauten ist der einzelne Ofen, für mittelgroße
eine Niederdruck-Warmwasserheizung, für große Gebäude,
Fabriken, Spitäler und Parlamentspaläste die Niederdruck-
Dampf- oder die Dampf-Wasserheizung das Beste; in allen
Fällen aber ist zu empfehlen, nicht bloß die Zimmer, sondern
immer auch die Gänge zu heizen.

Da sich mit der Niederdruck-Dampfheizung — ohne Ein-
frierungsgefahr — die ausgiebigste Ventilation und direkte
Luftzufuhr aus dem Freien zu den Heizkörpern kombiniren
läßt, eignet sich dieses System vorzüglich für Schulhäuser,
Spitäler, überhaupt für größere Gebäude. — Für Privathäuser aber muß — seitdem der Selbstregulator der Bechem
& Post'schen Dampfheizanlage auch auf die Niederdruck-Warmwasserheizung übertragen worden ist (Gebr. Sulzer), die
letztere als gegenwärtiges Ideal einer Centralheizung taxirt
werden. Der Verwendung der Elektricität als Wärmequelle
steht vorläufig noch der theure Betrieb hemmend entgegen.

22. Die **Lüftung** bildet einen Theil der Heizungsfrage, denn alle Luftbewegung, also auch Austreibung, Herbeiziehung und Durchwärmung beruht ja auf dem Gesetze, daß die warme Luft leichter ist als die kalte, und daß die Ausgleichung um so rascher stattfindet, je größer der Temperaturunterschied ist. Aus diesem Grunde ist im Sommer ein warmes und im Winter ein kaltes Zimmer schwerer zu lüften. Wenn die Luft draußen und drinnen annähernd gleich warm, d. h. gleich schwer ist, warum sollte sie sich stark verschieben? Der Arzt weiß das ganz gut. Im Winter ist ein kaltes Schlaf= zimmer viel übelriechender als ein angewärmtes, und im Sommer ein warmes widerwärtiger als ein kühles. Der alte Grundsatz: „kalt schlafen sei gesund", ist nicht unbedingt richtig. Allerdings ist eine warme Schlafstube nicht gut, schon deswegen, weil ja das Bett ein viel wärmeres Kleid ist, als das Kleid, in welchem man am Tage herumgeht: aber milde temperirt sollte das Schlafzimmer immer sein, für Kinder und Greise nicht unter 10° C., für Erwachsene überhaupt nicht unter 5—6°. Wohngemächer sollen ausschließ= lich durch die Fenster gelüftet werden, nicht aber, wie es so häufig geschieht, durch die Thüre, das heißt: durch die Gänge, das heißt auch: durch den Abtritt, über dessen dunkler Grube das erwärmte Haus wie ein großer Schröpfkopf sitzt, der mit seiner wärmern und dünnern Luft die schlechten Gase ansaugt. Wer über solche Theorien lächelt, dem hat Erismann nach= gerechnet, daß aus einer Hausgrube von 6 m³ in 24 Stunden 3140 Liter Kloakengase aufsteigen. Andere Forscher haben diese Versuche wiederholt und vollkommen bestätigt; es ist nichts davon abzuhandeln.

Diese widerwärtigen Thatsachen sind sehr gut besprochen und ganz besonders auch mit vielen lehrreichen Bildern illu= strirt in dem englischen Buche: „Lebensgefahr im eigenen Hause" von Pridgin Teale, übersetzt von J. K. H. Prinzessin Christian von Schleswig=Holstein.[1]

Die richtige Lufterneuerung soll, durchschnittlich für jede Stunde berechnet, so viel betragen wie der richtige Luftkubus,

---

[1] Kiel, Lipsius & Tischer, 2. Aufl., 1888.

also für Schulen pro Kind 10 bis 20, in Wohnhäusern 20
bis 40 m³.

Oefen, die im Zimmer geheizt werden, tragen zur Luft=
erneuerung bei. Ein gewöhnliches Rauchrohr von 20 cm
Durchmesser und einer Strömung von 1 m die Sekunde, wie
sie beim Heizen gewöhnlich, zieht in einer Stunde 113 m³
Luft ab, das heißt den Bedarf von zwei Personen (Erismann).
Wird bei Wind oder schlechtem Kamin der Strom rückläufig,
dann ist's bekanntlich sehr unangenehm.

Bei großen Gebäuden, besonders Fabriken und Spitälern
reicht die einfache Lüftung nicht aus, und es tritt eine der
künstlichen Methoden in ihre Rechte.

23. Die ältere ist die Pulsion, Eintreibung guter Außen=
luft durch besondere, in jedem Zimmer oder Saale mündende
Kanäle, bei deren Anfang, nahe am Luftschacht, ein Wind=
flügel eingesetzt ist, der mit Dampfkraft getrieben, sehr genau
und gerade so ausgiebig arbeitet, als man es haben will.

24. Die neuere bessere Methode ist die Aussaugung der
Saalluft, die meist am Boden aufgefangen, in Kanäle geleitet
wird, welche schließlich in eine eiserne Röhre münden, die im
Schlote des Dampfkamins hoch emporsteigt und von den
Gasen des Kesselfeuers so stark erhitzt wird, daß die Saalluft
in den luftverdünnten Raum nachstürzt. Die Wirkung ist
sehr kräftig, regulirbar, und erstreckt sich auch in der Horizon=
talen weiter und gleichmäßiger, als die Pulsion.

Oft werden bei der Pulsion noch besondere Kanäle für
den Abzug der verbrauchten, und bei der Ansaugung Kanäle
für den Zutritt der frischen Luft angelegt; in den meisten
Fällen besorgen aber die Fenster diesen Dienst, bei guter
Bauart auch die Wände, bei schlechtem Betriebe auch die
Thüren.

25. In neuerer Zeit hat Pettenkofer einen sehr kräf=
tigen Ventilator konstruirt, der in seinem hygieinischen Insti=
tute, wie auch in einzelnen großen Lokalen von München
ausgezeichnet arbeitet und darauf beruht, daß ein Strom
frischer Außenluft, nach Bedürfniß auch Saalluft, durch Wasser
angesaugt wird, das unter dem Drucke der städtischen Leitung
an der Wand des weiten Lüftungsrohres als feiner Regen

hervorbricht. Bekanntlich werden die Lokomotivkessel immer durch Ansaugung mittelst eines Dampfstrahles nachgefüllt. Bei dieser Ventilation tritt an die Stelle des gespannten Dampfes das gespannte Wasser und an die Stelle des Speisewassers die Speiseluft. Zahlreiche Abänderungen dieses schönen Experimentes kennen wir unter dem Namen der „Aeolus-Ventilatoren".

26. Nun aber kommt der schwierigste Punkt aller Hygieine des Wohnhauses, die Klippe, an der auch Kirche und Staat, Philosophie und Moral überall scheitern: die That, die Ausführung dessen, was man als recht und gut erkannt hat. Ein ideales Wohnhaus wird ungesund sein, wenn es liederlich, und ein recht mittelmäßiges kann gesund werden, wenn es weise verwaltet wird. Nicht alle Schädlichkeiten, aber doch viele kann Fleiß und Umsicht überwinden. Dem Thoren und dem Trägen ist nie und nirgends zu helfen, dem Weisen aber ist zu wünschen, daß er nicht den größten Theil seiner Kräfte dazu verbrauchen müsse, Schädlichkeiten zu überwinden, die man ihm hätte abhalten können. Die Wohnungshygieine kann dazu beitragen, eine Unsumme von Widerwärtigkeiten, Krankheiten und Schaden zu verhüten. Wie sehr viele Wohnungen sind feucht nur in Folge schlechten Betriebes beim Kochen und Waschen, wie viele sind ungesund nur wegen Unreinlichkeit!

In seinen Motiven zum Vorschlage eines Baugesetzes sagt Kuntze: „Ebenso wichtig als das Arbeiter-Krankengesetz ist ein Baugesetz für die Häuser der gesunden Arbeiter und ihre Arbeitsräume, welches zugleich strenge Kontrole anordnet. Ein solches Gesetz kann auch auf das Bauen und Wohnen aller Gesellschaftsklassen ausgedehnt werden".[1]

Hier muß einmal die Indolenz aufhören, mit der selbst die schwersten Gesundheitsschädigungen hingenommen werden. „Wenn der Radreif einer Lokomotive zerbricht und in Folge dessen ein Zug entgleist, so wendet sich die Eisenbahnverwaltung an den Fabrikanten; dieser aber schlägt seine Bücher nach, in denen die Namen der Aufseher und Arbeiter verzeichnet stehen, und findet so die Schuldigen heraus, durch

---

[1] Börner, Hyg. Ausstellung 1883, Bd. I, pag. 510.

deren Hände das verunglückte Rad gegangen ist. Warum sollte sich in Betreff unserer Hauskanalisationen nicht eine ähnliche Verantwortlichkeit aufstellen lassen?"[1]

Es handelt sich auch hier nicht um ideale und unerschwingliche Forderungen, sondern darum, daß man mit demselben Aufwande von Geld und Arbeit sorgfältiger baue und besser wirthschafte als bisher. Es kommt darauf an, daß alle Gebildeten, daß alle Rathgeber und Freunde ihrer Mitmenschen sich der gesundheitlichen Gesetze so gut bewußt werden, wie der ökonomischen und der sittlichen. In dem vielgestaltigen Getriebe des Kulturlebens, das jeden einzelnen Menschen mit tausend Fäden an die bürgerliche Gesellschaft bindet, ist niemand frei, und jeder dem andern Rücksicht schuldig; für die große Schaar derjenigen aber, die ihre Rechte nicht selber geltend machen können, hat der Staat einzutreten, in der Wohnungsfrage durch Baugesetze. Diese hinken in allen Ländern noch langsam und weit hinter dem übrigen Fortschritte her. Der Architekt vernachlässigt die Gesundheitspflege, weil sein Bauherr es so haben will, und der Richter vernachlässigt sie, weil er darauf beeidigt ist, den verbrieften Besitz des Bauunternehmers zu schützen, nicht aber die Gesundheit und Moral von Hausbewohnern.

Der wissenschaftliche Bauverständige sagt: „Es ist eine dankbare Aufgabe für den Architekten der Gegenwart, nachdem er mit glänzendem Erfolge die Kunstformen früherer Jahrhunderte wieder belebt und den Interessen unserer Zeit angepaßt hat, auch die Forderungen der Gesundheitspflege zur Erfüllung zu bringen".[2]

Der Hygieiniker vom Fach ruft uns zu: „Gebt dem Volke reine Wohnungen, gewöhnt es an solche, und die ganze Gesellschaft wird in wirthschaftlicher, politischer, besonders aber in sanitärer Hinsicht ungeheure Fortschritte machen".[3]

Der französische Nationalökonom Blanqui erklärt uns, „daß er sich in seinem siebenzigjährigen Leben von Jugend

---

[1] Pridgin Teale, a. a. O., pag. XI.

[2] Börner, Bericht über die Hygiein. Ausstellung zu Berlin, 1883, Bd. I, pag. 489. — Architekt F. O. Kuhn.

[3] Ebendaselbst, pag. 508. — Prof. Fodor.

auf mit den Verhältnissen und Interessen der arbeitenden
Klasse beschäftigt und nichts gefunden habe, was in mora=
lischer und physischer Beziehung für die Gesundheit und das
Wohlergehen des Volkes der Wohnungsfrage gleichkomme".[1]

Wenn die Geschichte der Menschheit nicht nach einem
providentiellen Plane baute, so müßten wir sagen: sie baut
liederlich, sie vollendet und vergoldet die Giebel, und sorgt
erst später für die socialen Fundamente. So steht es auch
mit der Wohnungsfrage. Billroth sagte angesichts der
monumentalen Ringstraße seinen Wienern, — sowie einigen
andern: „Die Kunst der Architektur hat schon so großartige
Erfolge erzielt, daß sie keinen Schaden leiden würde, wenn
sie auf ihrem Triumphzuge auch die Wissenschaft und die
Humanität eine Strecke weit mitnähme".[2]

---

[1] Varrentrapp, Vierteljahrsschrift XXX, pag. 39.
[2] Billroth, Aphorismen, pag. 49.

VIII. Boden.

Als unsere erste Lebensbedingung betrachten wir, nach der Reihenfolge ihrer Unentbehrlichkeit, die Luft; dann kommt das Wasser und die Nahrung, dann der Schlaf, schließlich auch Kleidung und Wohnung. Dabei setzen wir den Boden, auf dem wir leben, als selbstverständlich voraus und als unser Schicksal, an welchem wir nichts ändern können. Leider ist auch der Boden nicht selbstverständlich und nicht gleichgültig; er trägt in seinem Schooße, je nachdem wir ihn behandeln, Keime unserer Nahrung oder Keime unseres Todes. Die Gesundheitspflege hat mit dem Boden zu rechnen; sie thut das auch, findet dabei manches Alte wieder, und entdeckt manches Neue.

1. Das Material, der Boden, auf dem wir leben, ist zunächst Schutt, der Rückstand menschlicher Kultur, das Produkt des unverwüstlichen Pflanzenlebens, und eine Trümmerschicht von Erden und Gesteinen, die von der Atmosphäre: Wärme und Kälte, Regen und Wind, zerrieben werden. Dann kommen die Sedimentmassen, Alluvium und Diluvium, die Ablagerungen urweltlicher Meere und Seen, Ströme und Gletscher: Sand, Kies und Lehm, und schließlich auch in großer Ausdehnung das Endstadium von Sümpfen, der Torf.

Das alte Urgestein liegt nur in einzelnen Regionen unmittelbar zu Tage, und diese sind selten die Stätten bleibender Ansiedlung des Menschen.

Es kommt für die Gesundheitspflege weit weniger auf die geognostische Zusammensetzung des Bodens an, als auf die physikalischen und chemischen Eigenschaften desselben: Festigkeit, Löslichkeit und Porosität. Hiervon hängt der Ge-

halt an Luft und Waſſer, die Wärmekapacität und das orga=
niſche Leben ab, deſſen Träger nach Billionen zählen und
welche den ganzen Reichthum unſerer Vegetation, das ganze
Getriebe der Thier= und Menſchenwelt ſchließlich bedingen.

2. Die Luft bringt in den Boden und füllt ſeine Poren.
Gute Ackerkrume hält bis zu 60 Volumprocent Luft, grober
Sand und Kies bis zu 30 Procent, feiner Sand und Lehm=
ſand bis zu 40 Procent, ſelbſt hartes Geſtein noch 5 bis
10 Procent. Unter Schnee oder unter Kies und Erde Ver=
ſchüttete halten deshalb lange aus. Bekannt iſt die Ge=
ſchichte des 1801 zu München im zuſammengeſtürzten Hauſe
ſeines Meiſters in Schutt und Sand vergrabenen und erſt
nach vielen Stunden herausbeförderten Glaſerlehrjungen,
welcher dazu aufbehalten war, „uns die Sterne näher zu
bringen". Es war kein Geringerer als Joſef Fraunhofer.

Je nach der Dichtigkeit des Bodens bringt die Luft bis
auf 10 Meter Tiefe. Die Luftmiſchung iſt eine andere als
die, welche wir athmen. Der Sauerſtoff nimmt ſtätig ab,
wird durch chemiſche Zerſetzungen, ganz beſonders aber von
den Organismen des Bodens verbraucht und fällt ſchon in
einer Tiefe von 4—6 Meter auf 15 Procent hinab (anſtatt
der normalen 21 Procent). Dagegen nimmt der Gehalt an
Kohlenſäure im Boden zu, kaum merklich durch Verdichtung
aus der Atmoſphäre, und noch weniger durch das Grund=
waſſer, ſondern genau in dem Verhältniſſe, als das orga=
niſche Leben hier arbeitet. Im Wüſtenſande hat die Luft
kaum $1°/_{00}$, in der Oaſe oder auch in unſerem Ackerboden
$9{-}22°/_{00}$. Hart über dem Boden iſt die Luft noch reich an
Kohlenſäure; mit jedem Decimeter nimmt ihre Menge ab
und bei zwei Meter auch über dem üppigſten Kulturboden
beträgt ſie nur noch die normalen $0{,}4°/_{00}$. Bei plötzlichem
Regen bildet die Ackerkrume einen Waſſerabſchluß, unter
welchem die Kohlenſäure ſich zeitweiſe anhäuft. Im Sommer
iſt ſie wenigſtens dreimal ſo reichlich vorhanden als im
Winter. Winde, die ſelbſt mit geringer Schnelligkeit über
den Erdboden ſtreichen, entbinden die Kohlenſäurevorräthe,
verurſachen überhaupt ein ſtarkes Steigen und Fallen, ein
Wogen der ſehr beweglichen Grundluft. Da dieſe Kohlen=

säure fast ausschließlich organischen Ursprunges ist, können
wir sie auch als einen Maßstab der sogenannten Bodenver=
unreinigung überhaupt benutzen.   So ergaben augenfällig
reinlich oder unreinlich gehaltene Bodenstellen in München
1,59 oder 101,96%/₀₀ Kohlensäure in der Grundluft.[1]

Ammoniak findet sich ebenfalls in der Bodenluft, nach
Bedüngung 1%/₀₀ und mehr.   In Torf und Lehm erzeugt die
Verwesung thierischer Substanzen zunächst Ammoniak=, im
Kiesboden zunächst Salpetersäureverbindungen.   Der Torf
liefert unter Umständen auch noch Schwefelwasserstoff und
Kohlenwasserstoffe, Sumpfgas, Irrlichter.

3. Die Wärme des Bodens, verschieden nach Boden und
Land, ist zum allergrößten Theile aufgespeicherte strahlende
Sonnenwärme.   Dunkler Boden nimmt mehr auf als heller,
feines Korn mehr als grobes, kräftige Vegetation mehr als
Brachland.   Während in der Polarzone der Boden bis in
große Tiefen festgefroren ist und nur an der Oberfläche auf=
thaut, um einen verhältnißmäßig kräftigen Pflanzenwuchs
zu gestatten, glüht er in den Tropen so, daß bei Abgang
reichlichen, wenn auch nur zeitweisen Regens gar nichts mehr
wächst.   Man hat in Afrika vielfach oberflächliche Boden=
temperaturen von 60—70° gemessen.

Am kühlsten ist der Boden, wie auch die Luft, vor
Sonnenaufgang, am wärmsten Nachmittags gegen 2 Uhr.   Die
Leitung in die Tiefe ist geringer bei lockerem, größer bei
kompaktem Boden.

Die Tagesschwankungen hören in der gemäßigten Zone
schon bei 0,3—1,5 Meter Tiefe auf, und die Unterschiede der
Jahreszeiten, je nach der mittleren Jahrestemperatur des
Ortes, bei 20—30 Meter.   In den Kellern des Observatoriums
in Paris soll die Temperatur bei 28 Meter Tiefe von 1817
bis 1834 nur um 0,43° geschwankt haben.[2]

Unter dieser Grenze macht sich die zweite Wärmequelle
des Bodens geltend, die Erdwärme.   Es findet eine örtlich
oft etwas schwankende, im Ganzen aber sehr gleichmäßige,

---

[1] Soyka, Boden, pag. 194; in Pettenkofer's und Ziemssen's
Handbuch, 1887.

[2] Soyka, Boden, pag. 162.

Zunahme von 1° C. auf 35 Meter Tiefe statt.[1]) Die Hygieine ist sehr unvermuthet zu dieser Thatsache in Beziehung getreten, nämlich bei den großen Tunnelbauten. Da betrug z. B. im Gotthard die Wärme bei 1700 Meter Tiefe 31 bis 33° C. und da die Luft auch vollständig mit Wasserdampf gesättigt war, wurde das Leben der Arbeiter in diesem „russischen Dampfbade“ sehr schwierig und gefahrvoll.

Schließlich sind es auch Verdichtungen von Wasserdampf, unorganische Zersetzungen, Vegetationsvorgänge und Gährungen, welche, stellenweise und vorübergehend, Erwärmungen des Bodens in erheblichem Maße verursachen können. Man hat das in Erdaufschüttungen, ja in Zwischenbodenfüllungen von Häusern sehr oft beobachtet.

Außer den Wirkungen der Bodenwärme auf das Klima und die Vegetation, haben auch die durch Temperaturunterschiede bedingten Schwankungen des Grundwassers und der Grundluft eine große Bedeutung für die Gesundheitspflege. Die meisten Bodengifte steigen leichter empor bei der Wärme als bei der Kälte; ja für das Gift des gelben Fiebers genügen wenige kühle Nächte, es zu zerstören.

4. Das Wasser im Boden ist ein Meer, nicht viel kleiner als der Ocean. Man hat diesen auf $1/_{827}$, das unterirdische Wasser auf $1/_{921}$ des Rauminhaltes der Erdkugel berechnet.[2]) Es kann auch noch erheblich kleiner sein, so übersteigt es dennoch in ungeheurem Maße alle gewöhnliche Vermuthung. Aus dem Luftmeere herab geregnet und geschneit, bringt das Wasser, unmittelbar oder auf Umwegen, leidlich rein oder sehr beschmutzt in die Erde; da versinkt es rasch oder langsam, wird es mechanisch festgehalten, durch Haarröhrchenanziehung gehoben und geschoben, um in richtigem Kapillarkreislauf der Erde alles Pflanzenleben zu vermitteln. Erst bei 18 Kilometer Tiefe tritt Dampfbildung ein.

Die Aufnahmefähigkeit für Wasser richtet sich nach der Porosität des Bodens und nach seiner chemischen Beschaffen-

---

[1]) Soyka, Boden, pag. 167. Messungen aus England, Frankreich, Deutschland, der Schweiz, Ungarn, Rußland, Sibirien, Indien. Für dieselbe arithmetische Progression sprechen auch die preußischen Messungen zu Schladebach bis auf 1747 Meter Tiefe (1886).

[2]) Soyka, Boden, pag. 248.

heit. Sandboden nimmt 40—60, Lehmboden 60 und Garten=
erde 70 Raumprocente Wasser auf.

5. Zuerst wirkt der Boden als Filter und hält die mecha=
nischen Beimengungen, sowie die organischen, die wir gewöhn=
lich als Schmutz bezeichnen, zurück, gleichzeitig giebt er aber
lösliche Bestandtheile, vorzugsweise Salze, an das Wasser ab,
ebenso auch Kohlensäure. Ein Theil des Wassers verdunstet,
die große Menge versinkt, verliert dabei auch noch viel von
den anfänglich aufgenommenen Salzen und gelangt schließ=
lich auf eine undurchlässige Schicht von Lehm oder Fels; ist
diese muldenförmig und der Oberfläche nahe, so sammelt
es sich zu einem unterirdischen Sumpfe; ist sie tief, so wird
es ein unterirdischer Teich oder See; ist sie geneigt, so ent=
steht ein unterirdischer Strom. Da, wo der Erdboden ver=
worfen ist, Risse hat, Terrassen oder Thäler bildet, bringt
der Strom oder auch der Ablauf des Sees zu Tage als
Quelle, die um so reiner und um so frischer ist, je länger
der Lauf des Wassers gewesen und je besser es filtrirt wor=
den. Der Erdboden als Baugrund und Wohnstätte der Men=
schen wird zunächst weniger durch diese Abläufe, sondern
durch die stehenbleibenden Ansammlungen des unterirdischen
Wassers, durch das sogenannte Grundwasser, beeinflußt.
Dieses steigt und fällt, im Verhältnisse der Zufuhr von oben
und der Verdunstung nach oben. Dadurch werden die über=
liegenden Bodenschichten abwechselnd durchtränkt oder trocken
gelegt. Wären diese — zum Verderben alles Lebendigen! —
unlöslich und frei von allem organischen Schmutze, so könnte
das Grundwasser ausschließlich nur auf die Bodenfeuchtig=
keit und auf den Reichthum der Brunnen Einfluß haben;
wenn es aber auch noch andere tiefgreifende Wirkungen her=
vorbringt, kommt es daher, daß der Boden eben eine ganze
Welt voll lebendiger Keime ist. Das Grundwasser an sich
ist unschuldig und werthvoll, es wird erst dann gefährlich,
wenn es die schlimmen Keime eines unreinen Bodens belebt
und bloßlegt.

6. Die Organismen. „Der Luft, dem Wasser, wie der
Erden — Entwinden tausend Keime sich, — Im Trock'nen,
Feuchten, Warmen, Kalten! — Hätt' ich mir nicht die Flamme

vorbehalten, — Ich hätte nichts Apart's für mich"; sagt
der Geist der Verneinung. Nur ausgeglühte und hermetisch
verschlossene Erde wäre ruhig; unser ganzer Boden ist that=
sächlich in Bewegung und lebendig. Die kleinsten pflanzlichen
Organismen, die wir kennen, Pilze und Spaltpilze (Bacillen
und Mikrokokken), leben und arbeiten da in ganz ungeheuer=
licher Zahl und mit elementarer Gewalt. Ein Gramm (nicht
Kilogramm!) Gartenerde enthält nach den Messungen von
Miquel 700,000 und nach Messungen von Bäumer bis auf
45 Millionen entwicklungsfähiger Keime oder Sporen.[1] Sie
sind überall, wo Acker= und Gartenbau betrieben wird, am
massenhaftesten an der Oberfläche,[2] bei 1 Meter Tiefe schon
seltener, nach Miquel bloß noch 60,000 auf 1 Gramm Erde.
An der Oberfläche fand Koch vorwiegend Bacillen, in der
Tiefe mehr Mikrokokken. Ein Theil dieser Gebilde braucht
Sauerstoff, um zu leben und hält sich an die oberen Schichten
(Aërobien), ein anderer Theil gedeiht ohne diesen (Anaëro=
bien) und arbeitet in den tiefern Regionen; die Dauerformen,
Sporen, behaupten sich unter allen Umständen. Die unge=
heure Großzahl sind Saprophyten, gewaltige Chemiker, welche
die vielgestaltigen hohen organischen Verbindungen, die sie mit
der Marke „Schmutz" empfangen, scheiden, zerlegen und durch
Ammoniak= oder Salpetergährung auf die kürzeste Formel
bringen, unter der sie für die Pflanzenwelt genießbar werden.
Nicht nur alle organischen, sondern auch alle mineralischen
Düngerstoffe, ebenso Eisen und Schwefelverbindungen,
bleiben, wie sehr ingeniöse Versuche erwiesen, gänzlich wir=
kungslos, oder wirken sogar als Gifte auf die Pflanzen, wenn
die Schaar der Mikroorganismen fehlt, sie zu ersetzen. Wie
Insekten den Transport von Blüthenstaub, so vermitteln
Regenwürmer den Transport dieser Spaltpilze, regelmäßig
und tausendfältig, aber nicht ausschließlich. Die Mehrzahl
kann in den menschlichen Körper verschleppt werden, ohne
irgend welche Störung zu verursachen, ja sie treffen ihres=

---

[1] Soyka, Boden, pag. 200. Genauer: 1 Kubikcentimeter.
    Wie in der Astronomie, so bewegen wir uns auch in der Mikroskopie
in schwer verständlichen Zahlengrößen. So hat z. B. ein Blutströpfchen
(genau: 1 Kubikmillimeter) 5 Millionen Blutkörperchen.
[2] Koch, Mittheil. d. kaiserl. Gesundheits=Amtes, I, pag. 35.

gleichen massenhaft und in verschiedenen Arten, besonders im Mund, im Schlund und im ganzen Verdauungsapparate, wo sie ebenfalls sehr unentbehrliche und interessante Dienste leisten; es sind Fäulnißpilze und Gährungserreger. Einige wenige der ganz gewöhnlichen Bodenpilze aber sind als schwere Gifte erkannt worden; da ist vor allem der Bacillus des bösartigen Rothlaufes (des malignen Oedem), welchen Koch, und der Bacillus des Starrkrampfes, welchen Rosen= bach und Socin gefunden, reingezüchtet und durch Thierversuche festgestellt haben.[1] Wahrscheinlich erklärt sich so die bekannte Thatsache, daß oft nach sehr geringfügigen Verletzungen sogenannte Blutvergiftungen, oder Todesfälle durch Starrkrampf vorkommen. Nicht der Eisenrost, den die öffentliche Meinung anklagt, sondern das Bischen Schmutz, das von ihr vertheidigt wird, ist die Ursache des Unglücks. Trifft alles Böse richtig zusammen, so kann irgend eine Gartenarbeit zur Infektion genügen.

Der Boden kann aber auch die zeitweise Herberge für Bacillen werden, die in Thieren leben und in ihrer Dauer= form als Sporen, durch mehrere Jahre warten können, bis sie wieder auf ihren richtigen Nährboden gelangen. Das geschieht so mit den schrecklichen Milzbrandbacillen, die schon den Viehstand ganzer Länder ruinirt haben. Auch manche schwere Krankheiten des Menschen scheinen ihre specifischen Keime (Bacillen) in den Boden abgeben zu können, wo sie sich vermehren und von wo sie, auf Wegen, die wir erst theil= weise kennen und ahnen, wieder in den Menschen zurück= kehren, um die Krankheit aufs neue zu erzeugen. Für die Cholera, deren Bacillen auf feuchter Erde massenhaft wuchern, ist der Beweis durch Koch erbracht, für den Unterleibs= typhus müssen wir uns einstweilen mit einer zwingenden Hypothese behelfen und warten wir noch auf die erlösende That. Bekannt ist, daß es immer Gefahr bringt, einen alten Kulturboden (Schmutzboden), z. B. in Städten durch Funda= mentirungen, Kanalisationen, aufzureißen und damit die stille Arbeit der Bakterien zu stören. Es müssen dabei Boden= gifte freigelegt und transportfähig gemacht werden, denn

[1] Soyka, a. a. O., pag. 209.

es entwickeln sich fast regelmäßig Typhus-Epidemien. Das Miasma, zu deutsch: die Verunreinigung, von welchem die alten Völker sprachen, besteht auch für uns noch, theils als botanische und zoologische Species, theils als unabweisbare Vermuthung.

7. Indem diese Myriaden von Pilzen, Sproßpilzen und Spaltpilzen alles höhere Pflanzenleben bedingen, bringen sie auch das zu Stande, was wir Selbstreinigung des Bodens nennen. Wenn die Zufuhr von Schmutz nicht allzugroß ist, wird sie immer vorab bewältigt, rascher im Sommer als im Winter, und der Boden bleibt leidlich rein. Der organische Kohlenstoff wird bis zu 85 Procent, der organische Stickstoff zu 95 Procent festgehalten und in einfache Verbindungen umgesetzt. Auch der Bodenschmutz hat seine Grenzen und es stellt sich nach Jahren ein gleichbleibender Zustand ein.[1] Bei einem porösen Boden genügt eine Schicht von 1,5 Meter, um bedeutende organische Verunreinigungen zu zerstören. In den Rieselfeldern von Genevilliers enthält die Erde an der Oberfläche 1,5 $^0/_{00}$ Stickstoff, in der Tiefe von 1,5 Meter aber nur noch die normalen 0,06 $^0/_{00}$.[2]

Es ist eine schöne Aufgabe für den Chemiker, diese Reinheit des Baugrundes oder auch des Einzugsgebietes einer Brunnenquelle zu untersuchen und festzustellen, ob sich dort die unschädlichen Endstationen des Schmutzes, oder aber die gefährlichen früheren Zersetzungsprodukte desselben vorfinden.

8. Gräber. „Dem dunklen Schooß der heil'gen Erde vertraut der Sämann seine Saat", — vertraut die Menschheit ihre Generationen.

Schließlich nimmt die Erde auch uns auf. Wir muthen ihr im Leben bedeutend mehr zu als im Tode. Die 75 Kilogramm einer Leiche, die dem Erdboden für 10 bis 20 Jahre übergeben werden, stellen seiner reinigenden Kraft eine viel kleinere Aufgabe, als die 460 Kilogramm von Auswurfstoffen, die jeder Erwachsene alljährlich abgiebt und die, bei gewöhnlichen althergebrachten Verhältnissen, zum kleinsten Theile wirklich weggeführt, zum größten Theile und wider

---

[1] Wolffhügel, Wasserversorgung, pag. 22.
[2] Schlössing, Annales d'hygiène, 1890.

Willen aber dem Boden überlassen werden. Die gewohnte Abfuhr entfernt nur $^1/_{10}$—$^1/_5$.

Ein Mensch producirt im Jahre beiläufig 1 mal sein Gewicht an **festen**, und 10 mal sein Gewicht an flüssigen Auswurfstoffen. **Dazu** kommen noch die gewerblichen Abwasser und die Verunreinigungen durch Thiere, so daß man den Baugrund der Häuser sehr viel unreiner findet, als irgend einen Friedhof.

Nach Pettenkofer stellt sich **die Berechnung der schließlichen Fäulnißstoffe** folgendermaßen:

$$1 \text{ Leiche} = 40 \text{ K}^0 \text{ hat organ. Substanz } 32\,^0/_0 = \underline{12{,}8 \text{ K}^0 \text{ (trocken)}}$$
$$1 \text{ Mensch in 1 Jahr feste Auswurfstoffe } 33 \text{ K}^0 = \overline{7{,}0} \quad „ \qquad „$$
$$„ \quad „ \; 1 \quad „ \quad \text{flüssige} \quad „ \qquad 428 \text{ K}^0 = 15{,}0 \; „ \qquad „$$

Somit liefert ein Lebender jährlich beinahe das Doppelte von fäulnißfähigen Stoffen, als ein Todter während seiner ganzen Grabesruhe. Wie lange die Ansteckungsstoffe verschiedener Krankheiten als Sporen keimfähig bleiben, weiß man noch nicht sicher.[1]

Das erste Stadium der Leiche ist bekanntlich das der Fäulniß, deren Erreger hauptsächlich von der Lunge und vom Darme her einwandern. Im kühlen tiefen Grunde kommt dieser ganze Vorgang nach 2—3 Monaten zur Ruhe und schließlich vermitteln Schimmelpilze die weitere Zersetzung, die eigentliche Verwesung, deren letzte Produkte diejenigen einer Verbrennung sind: Kohlensäure und Wasser, — nebst einem Häufchen Asche.[2] Diese Betrachtung rechtfertigt die gewöhnliche Bestattungsweise: Einzelgräber, nicht weniger als 1,50 m tief und durch 50—60 Centimeter dicke Erdschichten von einander getrennt. Bei Friedhofanlagen muß, abgesehen von den nöthigen Wegen, für jedes Grab eines Erwachsenen 3—3,5 m² Fläche und für ein Kindergrab die Hälfte berechnet werden, für das Ganze aber ein Gebiet, welches von der zu erwartenden jährlichen Leichenzahl erst in 10

---

[1] Fleck, Jahresbericht, Dresden 1874, pag. 33. Gleiche Ergebnisse von Leipzig, Mainz, Straßburg, Gießen, Berlin und Paris.
[2] Sehr oft findet man daneben auch noch Haufen, Millionen, kleiner Fliegenlarven.

bis 20 Jahren vollständig belegt wird.[1]) In lufthaltigem Boden, also in Kies und grobem Sande, geht die Verwesung gleichmäßig und rasch vor sich, langsam dagegen im Lehmboden oder in festverschlossenen Stein= und Metallsärgen. Schlimm und grauenerregend wird die letzte Ruhe, wo der Friedhof nicht gut drainirt ist und die Leichen abwechselnd mit Wasser durchtränkt und dann wieder trocken gelegt werden. Massengräber sind immer ein schrecklicher Anblick, roh für die Todten, welche faulen anstatt zu verwesen, und gefährlich für die Lebenden; für Städte, wie Neapel, sind sie unverantwortlich, für Schlachtfelder unentbehrlich. Hier hilft dann wenigstens die Wissenschaft mit ausgiebigen chemischen Hilfsmitteln nach.

Schlecht verwaltete Friedhöfe mit untiefen Gräbern und mit schlechtem Boden, zumal Lehm, der bei Sonnenhitze Risse bekommt, können durch Leichengeruch zeitweise lästig und gefährlich werden; gut angelegte und richtig verwaltete dagegen sind besser als ihr Ruf. Es ist gar nicht auffallend, sondern ganz in der Regel, daß Pumpbrunnen bei Friedhöfen reineres Wasser liefern können, als bei Wohnungen und Jauchekasten, wo man sie gewöhnlich anzulegen beliebt.

Die Leichenverbrennung, die ihrer Kosten wegen einstweilen noch als vornehme Bestattung erscheint, ist eine große Wohlthat und weise Maßregel, namentlich überall da, wo man keinen richtigen Grund und Boden für Gräber findet, ebenso bei denjenigen Epidemien, deren Keime sich auch in der Leiche noch lange erhalten, also zunächst bei Pocken, bei Flecktyphus und bei Bubonenpest. Die übrigen Gründe für und wider die Leichenverbrennung gehören der National= ökonomie, der gerichtlichen Medicin, nicht zum mindesten auch der Poesie an, und berühren die Volksgesundheitspflege nicht unmittelbar.

---

[3]) Diese Grabesdauer, nach Land und Boden, nach Sitten und Gebräuchen sehr verschieden berechnet, beträgt für Erwachsene: Nach dem Code Napoléon: 5 Jahre, nach der Bayerischen Verordnung: 7 Jahre, in Wien und in Stuttgart: 10, in England: 14 (Kinder 8), in Leipzig und in Hamburg: 15, in Frankfurt a. M. und in den meisten Schweizerkantonen: 20 (für Kinder 10—12), in Baden je nach dem Boden: 20—25, in Hessen: 30 Jahre. Bei den Israeliten wird eine unbegrenzte Grabesdauer verlangt.

9. Auswurfstoffe. „Bald ist's vorüber, und der Erde geb' ich, — Der ew'gen Sonne die Atome wieder, — Die sich zu Schmerz und Lust in mir gefügt."

Dieses Gefühl ergreift jeden, der den Kreislauf der Stoffe wahrnimmt. Der Mensch hat die Aufnahme seines neuen Materials noch immer als ein Vergnügen, die Abgabe des verbrauchten als eine Verlegenheit empfunden. Alles, was er von sich giebt, ist Gift. Wie über dem Gascylinder der Lampe, in den Verbrennungsgasen, jeder brennende Spahn sofort auslischt, wie die Produkte des Feuers das Feuer tödten, so würde uns unsere eigene Ausathmungsluft mit ihren 40⁰/₀₀ Kohlensäure tödten, und machen uns alle übrigen Auswurfstoffe krank, wenn wir sie nicht richtig beseitigen. Sie gehören der Erde als unser Zins; zuletzt zahlen wir ihr im Grabe das Kapital.

Die Auswurfstoffe sind Geheimpolizisten des Todes, der uns abfangen läßt, wo wir es am wenigsten erwarten. Die Bewältigung der Auswurfstoffe ist, wenn man will, die ganze Hygieine. Die Ernährungsfrage gehört, leider, mehr der Nationalökonomie an, und die Gesundheitspflege der Berufe und der Wohnungen ist eine Aufgabe der Ethik, der Nächstenliebe. Man wüßte schon, was gut wäre, wenn man es nur thun wollte.

Die Auswurfstoffe, Schmutzflecken und Staub in Kleidern und in der Bettwäsche sind bekannte Todesursachen der Lumpenreißerinnen in Papierfabriken, der Wäscherinnen und der Zimmermädchen, die überall von Tuberkulose, Cholera und andern Contagien ganz besonders gefährdet sind. Der Hautschmutz armer Leute ist eine große Ursache ihrer geringen Widerstandsfähigkeit gegen klimatische Schädlichkeiten und ihrer Hinfälligkeit. Die unsauberen, weder durch Belehrung noch Seife rein zu machenden Hände vieler Industriearbeiter vermitteln eine Reihe gewerblicher Vergiftungen.

Und dann der Mund, von dem schon die Bibel sagt, daß nicht das verunreinige, was hineingeht, sondern das, was herauskommt! Wer hat nicht in manchen Familien, in vielen kleinen Gasthäusern und in den Bierstuben die fette graue Brühe gesehen, die man Spülwasser nennt und in welcher Teller oder Gläser „rein gemacht" werden! Man schüttelt sich bei der weiteren Verfolgung dieser gedankenlosen Gebräuche und flüchtet sich in einen Münchener Biergarten, wo der Mensch sein Glas im strömenden Brunnenwasser ausspült, bis er beruhigt ist. In Spitälern und großen Gasthäusern gehört die Reinigung in fließendem kaltem oder warmem Wasser zur modernen Einrichtung; in der übrigen Welt geht's hinter den Coulissen noch erbärmlich schmutzig zu.

„Mit solchen Betrachtungen macht man aber nur Hypochonder, wie überhaupt mit der ganzen Hygieine." Es ist leider niemand gezwungen mitzuthun. Die Seidenzüchter und die Chirurgen (auch Geburtshelfer) haben zwar mit diesen mikroskopischen Nörgeleien Millionen an Geld und an Menschenleben gewonnen; wer aber gerne im alten Schmutze lebt und stirbt, der hat sein heiliges Recht dazu.

Schon etwas öffentlicher, aber auch nicht reinlich, ist die Kehrichtabfuhr. Sie hat nicht nur Staub und Asche, sondern auch viele faulende Abfälle von Nahrungsmitteln zu bewältigen. Diese Massen sind, in weit höherem Maße als die berüchtigten Zwischenbodenfüllungen, richtige Nährböden für alle möglichen Fäulnißerreger und Ansteckungsstoffe. Zum Ueberflusse sind sie auch als Dünger werthlos. Man hat sie bisher noch am besten mit Ackererde zu Komposthaufen verarbeitet. Sehr viel besser, für große Städte unausweichlich, ist die Verbrennung des Kehrichts, wie sie in England eingeführt wird; ein mühsames und kostspieliges Verfahren, wenn viel Grünzeug mitkommt.

Man giebt sich viel zu wenig Rechenschaft darüber, wie viel Aussatz und Pest, Schwindsucht, Typhus und Cholera wesentlich im Unrathe keimt und durch das Wohnen und Leben im Unrath vermittelt wird. Wer sich den grenzenlosen Schmutz vorstellt, den die kaiserlich deutsche Cholera-Kommission bei der großen Masse der Bewohner von Kalkutta gefunden, wo der Fluß als Brunnen, und als Kloake, als Waschanstalt und als Schindanger zugleich dient oder in den Moscheen zu Damiette, die ebenso als Tempel wie als Abtritte der ganzen Stadt benutzt werden,[1]) und wer ſich dann nach dem allerdings viel kleineren, aber doch noch tiefen Schmutze der Bettlerwohnungen in unſern Ländern umſieht und bedenkt, daß überhaupt die eine Hälfte des Begriffes Armuth: Hunger, die andere Hälfte aber Schmutz bedeutet, der fragt ängſtlich nach dem Ausgang aus ſolchem Elend. Die Beſten und die Weiſeſten aller Zeiten haben ſich ab und zu auch mit der Frage beſchäftigt, wie die menſchlichen Aus= wurfſtoffe gefahrlos und womöglich auch nutzbringend zu beſeitigen ſeien?

10. Die Chineſen, Gärtner und Tiftler, wie es keine zweiten giebt, laſſen womöglich keine Anſammlungen von Exkrementen aufkommen, ſondern beſorgen jeweilen die kleinen Mengen ſofort, liebevoll und mit dem Naturalismus eines Zola. Moſes verlangt gehörige Iſolirung des Ortes und ſofortige Verſcharrung mit Erde.[2]) Herr Pfarrer Moule, der Erfinder des neuen engliſchen Erd=Kloſet, hat offen= bar ſein Deuteronomium gut ſtudirt und alle Anerkennung verdient. Ganz vortrefflich iſt die Geruchloſigkeit und die Nutzbarmachung, unangenehm aber die Hantirung mit der geſiebten Erde. Torfmull iſt in jeder Beziehung beſſer.

11. Der europäiſche Bauer hat die Frage ſo gut begriffen wie der Chineſe, aber ſie liederlich gelöſt. Zum Dienſte für Menſchen und Vieh machte er Gruben: Jauchekaſten von Holz oder von Stein, aber immer undicht, mit Durchtränkung des ganzen Baugrundes, Beſudelung der Brunnen und der Waſſerläufe, auch mit großer Vergeudung werthvollen Mate= riales. So ſteht es noch vielerorts, zum Schaden der Land= wirthſchaft wie der Geſundheitspflege.

Noch weit ſchlimmer hat es der Städter gemacht. Um Abfuhrkoſten zu erſparen, grub er einfach ein tiefes Loch in den Boden, ließ alles Flüſſige verſinken, und wenn im Laufe vieler Jahre die Grube gefüllt war, deckte er ſie zu, um eine andere anzulegen. Dieſe Verſitzgruben ſind das Ideal aller Bodenverunreinigung und haben viele große und kleine Städte durch Jahrhunderte zu Typhusneſtern gemacht. Die

---

[1]) Koch und Gaffky, Erforſchung der Cholera, Arbeiten des kaiſer= lichen Geſundheitsamtes, III. Bd., 1887.

[2]) 5. Moſ. XXIII. 12 und 13.

Hygieine hat das Verdienst, daß diese Gruben nun überall
verpönt werden und den großen Triumph, daß dem ent=
sprechend auch die Typhussterblichkeit, ja die Todesziffer der
meisten epidemischen Krankheiten ganz bedeutend herunterging.

Nachdem man sich einmal mit der Frage ernstlich be=
schäftigt hatte, versuchte man zuerst sich mit Cementirung
der Gruben zu helfen; sie ist gut, aber nie und nirgends auf
die Dauer. Als Hilfsmittel hat sich eine möglichst dicke
Schicht von festgestampftem Lehm erwiesen, die Boden und
Wände des Cementkastens umkleidet. In denjenigen Städten,
die glücklicherweise keinen Boden für Versitzgruben haben,
bestehen überall solche Cementkasten, die sorgfältig kontro=
lirt und in Abfuhrtonnen entleert werden, welche, durch
Wasserdampf oder durch Pumpen luftleer gemacht, den
Grubeninhalt aufsaugen. Wenn auch diese pneumatische Ent=
leerung den Namen der „geruchlosen“ nicht immer verdient,
so ist sie doch sehr viel reinlicher, als das alte Schöpfkübel=
verfahren.

12. Dann stellte man anstatt der Jauchekasten Tonnen
hin. Nehmen diese alles auf, so erfordern sie sehr häufige
und kostspielige Abfuhr; haben sie ein Sieb, so machen sie
Kanäle nöthig, die zudem gespült sein müssen. Die Land=
wirthschaft kommt beim Kübelsystem immer zu kurz, die Nase
selten, selbst bei Spülung. Je größer eine Stadt ist, desto
mehr überwiegt das Angebot die Nachfrage, um so schwieriger
wird die Abfuhr.

Schön zu lesen, aber selten in Ausführung zu sehen, ist
der Vorschlag von Liernur, kleine eiserne Kasten anzulegen,
sie durch ein doldenförmiges Röhrensystem mit einem cen=
tralen Kessel zu verbinden, diesen mit Dampfpumpen aus=
zusaugen und die so gewonnenen Massen zu Poudrette:
Dünger=Extrakt, zu verarbeiten. Das Fabrikat hat noch über=
all sehr schlecht rentirt, und das System Liernur gehört
der Geschichte an.[1])

---

[1]) Auch die Fosses Mouras, hermetisch verschlossene, immer volle
Gruben mit Ueberlauf hielten nicht, was sie versprachen, und sind nur unter
ganz besondern Verhältnissen verwendbar. Roth & Bertschinger, Corr.=
Bl. für Schweizer Aerzte 1900.

13. Zu allen diesen Verlegenheiten kommt noch die Beseitigung der Gebrauchswässer, der Abzüge des Wirthschafts- oder gar des Fabrikbetriebes; sie sind immer viel massenhafter als die eigentlichen Abfallstoffe, nicht weniger der faulen Gährung unterworfen und für die Reinlichkeit des Baugrundes sehr gefährlich. Endlich fällt auch noch die zeitweise große Menge von Regenwasser in Betracht. Man hat das Alles ehemals durch Rinnsteine oder Graben abgeleitet und thatsächlich nur einen langgestreckten, offenen und durchlässigen Jauchekasten gehabt; deshalb fing man an, diese massenhaften Schmutzwässer in den Städten durch ein geschlossenes Kanalnetz zu sammeln und abzuleiten.

14. Später stellte es sich heraus, daß eine beständige Wasserspülung dieser Kanäle nöthig sei, wenn sie sich nicht mit einem dicken, faulen Schlamme belegen und die ganze Reinlichkeit wieder umstürzen sollen. Dann kam man darauf, daß ein regelrechter Hauswasserkanal ganz gut auch noch die Exkremente aufnehmen könnte, ohne deswegen unreinlicher zu werden, und so hat sich jetzt, nach langen Kämpfen und Versuchen, die Kanalisation mit Spülung als die beste, ja für Städte unerläßliche Reinigungsmethode eingebürgert. Selbstverständlich müssen dabei drei Bedingungen erfüllt werden: die Kanäle sollen genügenden Fall haben, sollen wasserdicht gebaut sein, am besten Cementröhren, und dann muß eine Wasserversorgung vorhanden sein, welche beständige und ausgiebige Spülung sichert. Alle größeren Kanäle haben ihre Lüftungsschächte und lassen überhaupt einen so geregelten und reinlichen Betrieb zu, daß sie fast ganz geruchlos und für die Arbeiter und Ingenieure leicht zugänglich, auch gesundheitlich gefahrlos werden. Die Millionen, die in einer großen Stadt für solche Werke verwendet worden sind, bezahlen sich durch sehr viel größere Reinlichkeit und bessere Gesundheitszustände, nicht zum mindesten auch durch den Wegfall der unerschwinglichen Abfuhrkosten.

15. So wäre nun mit Mühe und Noth der Feind zur Stadt hinaus geworfen, aber geschlagen ist er noch nicht. Wohin soll nun der Unrath? In den Fluß? Man hat sich mit mehr Erbitterung als nöthig war, darüber gestritten. Die

Sache ist einfach. Große Wassermassen mit starker Strömung bewältigen sehr viel, kleine, seichte Bäche nichts. Dann kommt es auch darauf an, ob und wie nahe unter dem Kanallaufe wieder Menschen am Flusse wohnen. Mittelgroße Städte können ruhig einen großen Strom belasten, Zürich die Lim= mat, Bern die Aare, Basel den Rhein, ohne jemandem Un= recht zu thun; dagegen haben wir auf unserem Kontinente keine Flüsse, die es wirklich vermöchten, die Kanalisation einer Millionenstadt zu bewältigen. Die Seine braucht mehr als 50 Kilometer, bis sie eine Art von Selbstreinigung voll= zogen hat, und die Themse warf nicht selten bei hoher Fluth einen guten Theil des abgeleiteten Unrathes wieder von Sherneß herauf, vor die Füße der Weltstadt.

Ueber die Verunreinigung der Flüsse hat die Regie= rung von Sachsen im Jahre 1877 eingehende Untersuchungen an 140 Flußstellen vornehmen lassen.

Die Ursachen zeigten sich in folgenden Procentverhält= nissen:

Textil=Industrie	49,8	Bekleidungs=Industrie	2,5
Papier= und Leder=Industrie	16,8	Chemische Industrie	2,1
Bergbau	8,4	Metall=Industrie	1,0
Lebensmittel=Industrie	6,5	Holz=Industrie	0,3
Heiz= und Leuchtstoffe	4,3	Städtische Kanäle	7,6

Somit wäre die Verunreinigung durch Fäkalien auf etwa 8 Procent zu schätzen: eine wissenschaftliche Bestätigung der alltäglichen Erfahrungen über die gewerblichen Abwasser.

Eine Selbstreinigung der Flüsse kommt erwiesener= maßen vor, durch Verdünnung, Schlämmung und Oxydation, durch Bacillen — und durch noch unbekannte Ursachen.

Die Bedingungen zu solcher Selbstreinigung sind, so weit man sie überhaupt versteht, einfach und klar:

1. das Flußwasser muß wenigstens 15 mal reichlicher sein als das Kanalwasser;
2. die Geschwindigkeit des Flusses muß, auch bei Niedrigst= wasser, mindestens so groß sein als diejenige des Kanal= inhaltes, nämlich wenigstens 0,6 Meter pro Sekunde.

Die große Langsamkeit der Seine, bei Niederwasser 13 Centimeter pro Sekunde, macht diesen Strom ungeeignet

für die Aufnahme der Kanalwaſſer; aus dem gleichen Grunde
war die Themſe nicht ſtark genug dazu, und hat man es
mit der Spree wohlweislich gar nicht verſucht.   Für Mün=
chen berechnet Pettenkofer ½ Sekunden=Kubikmeter Kanal=
waſſer und beim Niederſtande 30 Sekunden=Kubikmeter Iſar=
waſſer, das eine Geſchwindigkeit von 119 Centimeter pro
Sekunde aufweiſt.   Damit erſcheinen allerdings die Beding=
ungen zur Kanaleinfuhr ohne Flußbeſchädigung in beneidens=
werther und für Andere wenigſtens lehrreicher Weiſe er=
füllt.[1])   In einer ebenſo glücklichen Lage iſt die Stadt
Rom, die mit ihrem ungeheuren Waſſervorrath Alles in den
Tiber ſpült und doch deſſen Waſſer chemiſch wie bakteriolo=
giſch nur ganz unerheblich verunreinigt.[2])

Wo man dem Fluſſe nicht den ganzen Inhalt des Kanal=
waſſers übergehen darf, hat man ſich damit geholfen, dieſes
vor ſeinem Einlaufe zu klären, durch Filtrirſchachte,
Schlammkaſten, Klärbecken, Zuſatz von Chemikalien (Kalkmilch),
Eiſenſulphat), in den ſoeben genannten Anlagen oder
aber in dem raumſparenden Röckner=Robbe’ſchen Appa=
rat; dann durch Miſchung mit Kohlebrei (Degener), in
allerjüngſter Zeit auch durch Elektricität (beſonders in Eng=
land und Frankreich) ſoweit zu reinigen, daß es den Fluß
nicht weiter verderbt.   Muſteranlagen dieſer Art beſitzen die
Städte Frankfurt a. M. und Wiesbaden.[3])

16. Das Verfahren, die Verunreinigung der Flüſſe zu
verhüten und dabei auch von dem ſehr großen landwirth=
ſchaftlichen Kapital, das in den Düngerſtoffen ſteckt, ſo viel
als möglich zu retten, iſt in neuerer Zeit in der Berieſelung
gefunden worden.   So ganz neu iſt übrigens der Gedanke
nicht.   Die Stadt Bunzlau in Schleſien, gegenwärtig 12,000
Einwohner zählend, hat die Berieſelung — ſeit 1559! —
ſehr rationell eingerichtet und ſeither fortwährend betrieben.

---

[1]) v. Pettenkofer, die Einführung des Schwemmſyſtems in München,
1890.

[2]) Behring, Sanitäre Einrichtungen in Rom.   Hygiein. Rundſchau,
1891, pag. 406.

[3]) Sehr intereſſante Schilderung der Anlage und des Betriebes in
Varrentrapp’s Vierteljahrsſchrift 1889, pag. 71—103. Noch intereſſanter:
der perſönliche Beſuch!

Da der feinkörnige Sand über 8 m tief geht, war keine besondere Entwässerung der Felder nöthig; diese liefern reichliches Gemüse und sehr ergiebige Heuernten. Dabei zeichnet
sich Bunzlau vor allen andern Oder- und Warthe-Städten
durch eine sehr viel kleinere Sterblichkeit aus, und ganz
besonders dadurch, daß es immer cholerafrei geblieben. Aber
auch die Wasserversorgung, dieses Hauptstück aller Kanalisation und Spülung, ist zu Bunzlau vorzüglich.

Ein Muster guter, einfacher und billiger Anlage von
Wasserversorgung, Kanalisation, Spülung und Berieselung
bietet ferner Danzig, früher eine „auch sanitär ganz verwahrloste Stadt".

Die großen Städte sind, der Reihe nach, bedrängt von
der physischen Unmöglichkeit und der ökonomischen Uner-
schwinglichkeit der Abfuhr, sowie auch von der gefährlich und
unerträglich gewordenen Verunreinigung ihrer Flüsse, dazu
gekommen, Rieselfelder einzurichten. Wir nennen hier die
bekanntesten und berühmtesten: diejenigen zu Croydon bei
London, die von Genevilliers bei Paris und die von Osdorf
bei Berlin. Hier besonders ist der Boden, der märkische Sand,
ganz vorzüglich für solche Anlagen geeignet.

Man beginnt heutzutage überall damit, die Rieselfelder
einer sorgfältigen Entwässerung (Drainage) zu unterwerfen,
um nicht einen künstlichen Sumpf anzulegen, denn die auf
die Rieselfelder geführte Flüssigkeitsmenge übersteigt in den
meisten Fällen die jährliche Regenmenge um das Zehnfache,
dann wird der große Sammelkanal der städtischen Leitung
eingeführt, in kleine und kleinste Kanäle zerlegt, die sich in
die einzelnen Felder und Beete weiter vertheilen; dabei wird
durch Schleusen fürgesorgt, daß jedes Feld nur soviel Kanalwasser erhalte, als für alle seine Kulturen nöthig ist. Auch
eine strenge Winterkälte stört die Berieselung nicht, dagegen
haben die vegetationslosen Monate Einfluß auf den Verbrauch und die Vertheilung.

Ein Sommerspaziergang auf den Rieselfeldern ist ein
Vergnügen; man sieht da üppige Kleeäcker, schwellende Gras-
wiesen, Gemüse und Tafelobst die Fülle und in prächtiger
Entwicklung. Von üblem Geruche nicht die Spur. Es wird

ja auch jedes einzelne Stück Land thatsächlich nicht stärker gedüngt als es bei jedem andern intensiven landwirthschaftlichen Betriebe auch gebräuchlich ist. Das am Ende des Rieselfeldes auslaufende Drainirwasser ist hell und klar, auch chemisch wie bakteriologisch nicht schlechter als jedes mittelgute Brunnenwasser. Davon zu trinken, wie Manche es immer ungestraft thun, ist wegen allerlei Hintergedanken schwierig; jedenfalls aber ist es sehr wohl zu verantworten, diesen klaren Rieselfeldablauf dem ersten besten, wenn selbst kleinen Flusse zuzuführen. So hat das Seinewasser zu Asnières pro Kubik-Centimeter 3200 Keime, das Pariser Kanalwasser zu Clichy nach Miquel 6 Millionen, der Rieselablauf aber nur 12.

Für den nothwendigen Umfang der Rieselfelder liefert einen Maßstab die Berechnung, wie viel Jauche einem Boden zuzuführen ist, wenn derselbe nicht überdüngt werden soll. Dabei ergiebt sich, daß die Spüljauche von 80 Personen ausreichend ist für 1 ha Boden. Nur in diesem Falle wird aller Pflanzennährstoff für die Pflanzen auch nutzbar gemacht und würde zwischen Zufuhr und Abfuhr ein vollkommenes Gleichgewicht herrschen. Unter diesen Umständen reicht die Thätigkeit der Mikroorganismen auch hin, eine regelrechte Zerlegung der Abfallstoffe herbeizuführen (König).

Die Berieselungsanlagen der großen Städte werden aber durchweg intensiver berieselt, als es den oben gegebenen Verhältnissen entspricht. Es kommen auf 1 ha die Abgänge:

in Berlin	von 270	Personen	
„ Edinburg	„ 870		„
„ Rugby	„ 307		„
„ Croydon	„ 300		„

Unter diesen Verhältnissen kann die Reinheit des Rieselwassers keine vollständige sein.[1]

In der Stadt wie auf dem Lande ist die Reinhaltung des Bodens eine nationalökonomisch und gesundheitlich hochwichtige Frage. Der Erdboden ist eine Sphinx, die dem Menschen Räthsel aufgiebt, und ihn umbringt, wenn er sie nicht zu lösen vermag.

---

[1] Rubner, Lehrb. der Hygiene, 1900.

IX. Kinder.

An der Wiege wie in stiller, sternenheller Nacht empfangen wir den unmittelbaren Gruß des Ewigen; sein Widerschein ruht auf dem Kindesantlitz und macht es uns ehrwürdig. Auch der Roheste wird andächtig, wenn er sein neugebornes Kind begrüßt. Das Gefühl, mit dem der Mensch auf dieser Welt empfangen wird, ist mit wenigen Ausnahmen überall dasselbe — und überall vergänglich. Der Gedanke, ausgeprägt in der Lebensstellung der Eltern, in ihrem Reden und Thun, bemächtigt sich des zarten Ankömmlings und macht aus ihm, was er kann: hier ein blühendes Geschöpf, dort eine Jammergestalt.

Versuchen wir es, die ersten Lebensschicksale des Kulturmenschen zu betrachten, des Menschen nämlich, von dem wir überhaupt sprechen, der in gewöhnlicher Temperatur und unter gewöhnlichem Luftdrucke lebt, der nicht so hoch geboren ist, daß wir ihn zu den Göttern zählen, und nicht so tief, daß wir ihn beim verkommensten Proletariat suchen müssen, wo Politik, Moral und Diätetik aufhören; des Menschen von kaukasischer Rasse und von vernünftigen Eltern, die ihre Kinder nicht zu Experimenten und Geniestreichen geboren erachten, sondern sich in herkömmlicher Weise um die Erhaltung ihres Stammes bemühen.

Das Kind ist abgebunden, eingefettet und in lauem Wasser gebadet, nach Vermögen angekleidet und warm gelagert. Die Natur macht ihre Rechte geltend und läßt sanften Schlaf nach der Aufregung folgen. Es ist wesentlich, diese Sabbathsruhe nach vollbrachtem Schöpfungswerke nicht zu stören.

Das Kindsbettchen sei weich und warm wie ein Finkennest, die Umhüllung des Neugebornen locker, um der sich ent= wickelnden Brust Spielraum zu gewähren, und vor allem bleiben die Aermchen frei, denn sie sind Hilfsorgane der Lungen, und bei herabgelegten Armen ist eine kräftige Athmung fast nicht in Gang zu bringen.

So schädlich grelle Lichter sind, so unpassend ist die oft beliebte Finsterniß der Wochenstube, weil sie Luftverderbniß unausweichlich herbeiführt.

1. Stillen.

Nach erquickendem Schlaf liegt das Kind am Busen der Mutter, die mit dem Kinde und durch dasselbe gedeiht. Die Harmonie der ganzen Schöpfung tritt auch hier zu Tage. Mit dem Alter und den Bedürfnissen des Säuglings ändert sich die Milch, von der er lebt; sie ist anfangs leicht eröffnend und dünn, später gehaltreicher; anfangs sehr reich an Käse, später reicher an Zucker und Fett.

Wie oft der Säugling anzulegen sei? Er sagt es selber. Doch ist schon diese erste Sprache des Menschen dem Miß= verständniß unterworfen. Mit einem und demselben Laute, dem Schreien, bezeichnet das Kind jegliches Mißbehagen: Nässe, Kälte, eine unbequeme Falte, kleinen oder großen Schmerz, oder Hunger, und es ist deshalb schon bei diesem Alter sehr unpassend, jede mögliche Klage ununtersucht mit Trinken zu beschwichtigen. Der Schaden entsteht weniger durch Ueberfüllung, gegen welche der Säugling durch seinen senkrecht stehenden Magen und die Leichtigkeit gesichert ist, mit der er Unnöthiges wegspeit, als durch Unordnung in der Zeiteintheilung und Verwirrung des zarten Instinktes. Es ist deshalb Besser's[1] Vorschlag, gleich von Anfang an eine pedantisch genaue Zeiteintheilung fürs Stillen einzuhalten, sehr beachtenswerth, wie überhaupt sein Rath, die ersten Lebenstage als in physischer und moralischer Beziehung wich= tig anzusehen, das Neugeborene weder als lästigen Quäl=

---

[1] Besser, die Benutzung der Lebenstage des Säuglings, Göttingen. Ein ausgezeichneter Ratgeber ist das Buch von H. Meyer: Die Frau als Mutter. Stuttgart: F. Enke 1899.

geist noch als ein himmlisches Spielzeug zu behandeln, son=
dern es an Ordnung, Ruhigliegen, bei Tage, und an Schlafen
bei Nacht zu gewöhnen. Ob man aber bei den vier, von
Besser vorgeschlagenen Stillungen bleiben könne, oder öftere
Spenden reichen müsse, ist allerdings eine einfache und nicht
im Sinne Besser's zu beantwortende Frage. Man kann
mit sechsstündigen Trinkpausen einen Säugling zu Grunde
richten und thut immer wohl, in den ersten paar Monaten
alle zwei Stunden eine Labung zu gewähren. Es ist gut, den
Tag über das Kind auch aus dem besten Schlafe zu erwecken,
um es, wenn die Zeit gekommen ist, zu stillen. Man verhütet
dadurch den großen Hunger, der sich mit der Milch nicht mehr
begnügt, und dann Veranlassung zu der verhängnißvollen
Breifütterung wird; man kann sich so Normaluhren von sehr
genauem, d. h. gesundem Gange erzielen, und kann durch
die äußerste Regelmäßigkeit die Entwicklung der Kinder so
sicher und so günstig einleiten lernen, wie man es bei kost=
baren Hausthieren längst gethan. Dennoch darf man nicht
erwarten, daß nicht kleine Verdauungsstörungen zuweilen ein=
treten, jetzt eine Blähung, dann ein wenig Leibweh mit sehr
viel Geschrei.

Brechen ist im zartesten Alter kaum eine Krankheit, da=
gegen das Abweichen immer gefährlich und schleuniger Hilfe
bedürftig.

Die Frage, wie lange gestillt werden soll? ist jedenfalls
von Mutter und Kind, der Kaufmann würde sagen: durch
Nachfrage und Angebot, genau beantwortet, und es ist der
alte Rath, zu stillen, bis die hervorbrechenden Zähne es
schmerzhaft machen, ein verständlicher Witz und mehr nicht.
Ein Stillen durch 1—2 Jahre ist bei großem Kräftevorrath
der Mutter zuweilen möglich und zulässig, wenn auch niemals
nöthig. Während das Kind am Zahnen ist, während es Ver=
dauungsstörungen oder irgend eine andere Krankheit zu be=
stehen hat, bei Epidemien, Reisen oder zu andern außerge=
wöhnlichen Zeiten, soll es nicht entwöhnt werden.

Man kann nicht genug auf das Stillen halten und es
nie genug empfehlen; es ist Wohlthat und Wonne für Mutter
und Kind, und seit Jahrhunderten haben nüchterne Beobachter

gefunden, daß dabei leibliche und geistige Ströme in den Säugling übergehen. Moleschott sagt: „Es findet zwischen Kind und Mutter eine viel innigere Beziehung statt, wenn die Mutter selbst ihrem Kinde die Brust reicht. Denn auch die Milch ist ein Theil jener Materie, die das Substrat des Geistes ist, und wo man wünscht, daß dieser Geist der Mutter sich auf das Kind fortpflanze, da ist die Ernährung mit der eigenen Milch der Mutter eine wohlthätige Fortsetzung jenes Einflusses, den sie früher durch die Ernährung mit ihrem eigenen Blute ausübte und den sie jetzt dadurch steigert, daß die Mutterspende mit dem zärtlichsten Verkehre Hand in Hand geht".[1]

Tausend Gefahren, denen kleine Kinder zum Opfer fallen, erreichen das Kind an der Mutterbrust nicht, und von zahlreichen Leiden, die das Frauenleben verbittern, bleibt die stillende Mutter verschont.

Die alten Völker, die wohl in Wissenschaften und Künsten, nicht aber an Lebensweisheit hinter uns zurückstanden, haben das Stillen als selbstverständlich, allein vernünftig und Gott wohlgefällig angesehen und gepriesen; es war bei den alten Hebräern, Griechen, Römern und Germanen Regel und Sitte, deren Verletzung mit allgemeiner Verachtung, oft auch von Gesetzeswegen bestraft wurde. Aus Laune oder Mode nicht zu stillen, ist auch heute noch wenigstens eine Sünde wider die Natur, die nie ungerächt bleibt.

Leider aber bringen unsere Kulturverhältnisse manche unabwendbare Abweichungen hervor und wir müssen dennoch fragen: welche Mutter soll nicht stillen? Der Schein trügt. Manche üppige Erscheinung ist hinfällig, mit schweren Nervenleiden behaftet, manche lieblich blühende junge Mutter aus tuberkulöser Familie, und selber mit langen Katarrhen häufig geplagt; diese sollen nicht stillen, überhaupt alle nicht, die an einem konstitutionellen Uebel leiden, und endlich müssen auch diejenigen zu stillen aufhören, die trotz aller Bemühungen ihre Eßlust verlieren. Ausgaben ohne Einnahmen führen

---

[1] Moleschott, Physiologie d. Nahrungsm., II. Aufl., 1859, pag. 535. Aengstliche Leser mögen freundlichst Substrat und Ursache von einander unterscheiden.

immer ins Unglück. Es versteht sich auch, daß, wenn durch ganze Generationen das Stillen versäumt wird, schließlich die Organe schwinden, der Körper entartet, und daß dann nicht stillt, wer nichts hat; aber man vergißt viel zu oft, daß die Gabe beim Bitten kommt und daß der Akt des Stillens das kräftigste Milchbeförderungsmittel ist. Noch öfter macht man den Fehler, das Kind erst dann anzulegen, wenn die Brüste sehr prall und schwer ergreifbar sind, während die Zeit des ersten Anschwellens genau wahrgenommen und zum ersten Anlegen benützt werden sollte; oder man macht den Fehler, das arme Kind fasten zu lassen, bis es trinken will, und es will das jeden halben Tag weniger, weil es zu matt ist. Ein Tröpfchen Kuhmilch mit Zuckerwasser ist dann die beste Abschlagszahlung zum guten Werke des Stillens, das darauf gewöhnlich bald in Gang kommt.

Die Mutter, die nicht lange stillen kann, stille wenigstens für kurze Zeit. Schon vier bis acht Wochen helfen der Mutter und dem Kinde über viele Gefahren hinweg.

Schließlich müssen wir leider auch hier die Logik der Thatsachen anerkennen und gestehen, daß da, wo das Kind bei scheinbar trefflichen Verhältnissen nicht gedeihen will, das Stillen auszusetzen ist. Ein Kind kann an der Mutterbrust verhungern, wenn man die Menge und Güte der gereichten Nahrung und die Gewichtszunahme des Kindes nicht untersucht.

Und was dann? Am natürlichsten ist eine Amme. Aber woher diese nehmen, wenn sie nicht ihr eigenes Kind zu Grunde gehen lasse, um ein fremdes zu ernähren? daß ihr Kind einladend und gerade so alt sei als der Pflegling? daß sie gesund und kräftig sei, nicht eine ausgemergelte Bettlerin, noch eine vielerfahrene Patientin, auch angenehmen Gemüthes? Es ist ein Lotterieglück, eine ganz richtige Amme zu bekommen, und künstliches Aufziehen oft rathsamer, als die Amme. Besser sagt: „Ich will lieber dem Körper, als dem Geiste des Kindes eine ganz natürliche Nahrung bieten". Moleschott zieht die künstliche Ernährung „der großen Gleichförmigkeit wegen vor und weil sie frei ist von den schädlichen Einflüssen und Gemüthsbewegungen der Amme".

„Und dennoch," sagt Kehrer, und mit ihm so mancher viel=
erfahrene Arzt, „dennoch kommen wir sehr oft nicht um die
Ammen herum, und gerade um so weniger in einer Kultur=
epoche, in der das Frauengeschlecht der Städte zwar dem
einseitigen intellektuellen Fortschritte huldigt, dabei aber
gleichzeitig die abschüssige Bahn körperlichen Rückschrittes
wandelt".[1]) Jedenfalls ist es eine Aufgabe des praktischen
Arztes, im gegebenen Falle eine Amme zu beurtheilen und
zu empfehlen.

2. Auffütterung.

Mit dem Worte Auffütterung ist eine Leidens= und Todes=
pforte der Kinderwelt aufgethan. Auffütterung im Sinne der
Erhaltung ist nur möglich, wenn man: eine sehr verständige
und sorgfältige Pflege und gute frische Milch haben kann;
unter allen andern Bedingungen ist die Auffütterung ein ge=
setzlich gestatteter Kindermord, und die regelmäßigste Amme,
Proletarierin, „Negerin" und wer immer, weit vorzuziehen.

Ein Bischen Ziegen= oder Kuhmilch und ein Bischen
Menschengeist ersetzt die Mutterbrust häufig und in ausge=
zeichneter Weise, aber es muß mit Genauigkeit gearbeitet
werden, wie im chemischen Laboratorium; die Mischungen
nach Löffeln oder Theilstrichen gemessen, die Gefäße chemisch
rein und vor Allem: Plan und Beharrlichkeit, das Geheimniß
des Erfolges.

Eine Zusammenstellung verschiedener Milcharten ergiebt,
auf je 100 Theile berechnet, Folgendes:

Es enthalten:	Eiweiß (Käse)	Butter	Zucker	Salze	Wasser
Frauenmilch	2,14	3,50	5,00	0,24	89,12
Kuhmilch	4,50	3,60	4,83	0,64	86,43
Ziegenmilch	3,50	4,00	4,50	0,80	87,20
Eselinnenmilch . . .	2,11	1,65	5,00	0,24	91,00

So groß nun auch die quantitativen Unterschiede sind,
aus welchen hervorgeht, daß die Milch unserer Wiederkäuer
fast dreimal so viel Salze, zweimal so viel Käse, etwas mehr
Butter und weniger Zucker enthält, als die Frauenmilch, so

---

[1]) Kehrer, Erste Kindesnahrung. — Volkmann's Vorträge, Nr. 70,
pag. 11.

liegt nicht einmal darin die größte Schwierigkeit des Milch=
ersatzes, sondern sie liegt in der Natur des Käsestoffes und
im Gehalte an Bacillen.

Die Ziegenmilch hat ihren eigenthümlichen Geruch von
wechselnden Mengen eines flüchtigen Fettes und gilt irrthüm=
licher Weise für stärker als Kuhmilch, während sie dieselbe nur
am Salzgehalt wesentlich übertrifft, dagegen in allen übrigen
Nährwerthen unter ihr steht und meistens ebenso leicht ver=
daut wird.

Als Ergänzung zur Mutterbrust, wenn diese allein nicht
genügt, ist eine thierische Milch ganz wohl zulässig und das
beste Auskunftsmittel; sonst aber bekommt der Wechsel und
die Mischung verschiedener Milchsorten den Kindern übel;
dagegen ist die gemischte Milch verschiedener gleichartiger
Thiere besser als die von einem und demselben Thiere be=
zogene. Vorübergehendes Unwohlsein oder auch beginnende
Lungentuberkulose verderbt oft die Milch von Kühen, die
noch sehr unverdächtig aussehen, und die Mischung vermindert
die Wahrscheinlichkeit, gänzlich an kranke Thiere gerathen
zu sein.

Die gar nicht seltene Lungentuberkulose, Perlsucht der
Stallkühe ist durch die Milch auf Kinder übertragbar und die
Ursache der oft beobachteten, früher räthselhaften Darmtuber=
kulose bei Milchkindern. Deshalb der Rath: die Milch zu
kochen, um den verhängnißvollen Bacillus zu zerstören. Aber
auch außerdem wird die gemolkene Milch sofort ein Nähr=
boden für vielerlei Bacillen. Die einen leiten saure Gährung
ein, andere verursachen die gefürchtete Kinderdiarrhöe. Nur
die unmittelbar aus dem Euter gezogene (oder aus den
Zizen der Ziege gesaugte) Milch ist bacillenfrei.

Schon wenige Stunden nach dem Melken enthält
1 Gramm Milch seine 50,000 Bacillen, nach einem Sommer=
tage 5 Millionen und mehr. Wo bleibt da die Milch?[1]) Diese
zahllosen Gährungserreger, ob sie allein oder mit den Ba=
cillen der Säuglingscholera auftreten, machen die aufbewahrte
Milch so oft gefährlich. Man sucht sie nun zu desinficiren, zu

---

[1]) Vergl. pag. 283.

sterilisiren, d. h. durch Kochen diese leicht zerstörbaren Pilze unschädlich zu machen.

Wir haben gegenwärtig einfache und billige Apparate zur Sterilisirung der Kuhmilch, nach Angaben von Soxhlet, Conrad und Andern.

Man kann sich auch ohne weiteres so behelfen, daß man frische Milch in reine Weinflaschen füllt, diese in einen Kessel kalten Wassers stellt, und dann langsam aufkocht. Sind die Milchgase unter Aufschäumen entwichen, und ist die Milch wieder ruhig geworden, so schließt man die Flaschen mit einem reinen Gummipfropfen fest zu, läßt sie noch 20 bis 30 Minuten in dem beinahe kochenden Wasser, also bei etwa 70°—80° C. stehen, stellt dann das ganze Gefäß vom Feuer und läßt langsam erkalten. — Es ist also die bekannte Methode des Früchteeinmachens. Beim Gebrauche wird die verschlossene Flasche in warmem Wasser bis zu etwa 38° C. aufgewärmt und dann ihr Inhalt sofort verabreicht.

Kühe, die an Maul= und Klauenseuche leiden, liefern zwar sehr wenig Milch, doch hat diese, auch als Beimischung zu guter Milch, die böse Eigenschaft, im Munde der Kinder eine ähnliche Krankheit (Stomatitis), Geschwürchen an Zunge und Lippen, hervorzurufen, die unter Fieber auftreten, die Er= nährung schwer beeinträchtigen und langsam heilen.

Am besten taugen gesunde junge Kühe, die mit Heu, nicht aber mit Grünfutter genährt werden. Ausgesottenes Malz, Schlempe ꝛc. verderbt die Milch, und macht die Thiere leicht tuberkulös.

Die Kuhmilch wird dem Säugling sehr oft zu fett und zu schwer, der Käse gerinnt in großen harten Klumpen, die der Verdauung widerstehen und dann unter kranken Ent= leerungen in den Windeln wiederzufinden sind. Der Käse= stoff der Frauenmilch dagegen gerinnt zu einer lockeren, gallertartigen Masse, die im Magen und Darm leicht aufge= löst wird; er ist, seiner Bestimmung gemäß, nährend, blut= bildend, zum Aufbau der Leibesorgane beitragend, während das harte Käsegerinnsel der Kuhmilch nicht nur solches nicht leistet, sondern als zähe, unverdauliche und faulende Masse den Darm reizt und krank macht. Ist die Kuhmilch ganz frisch, nicht allzu käsereich, und die Verdauung des Säuglings kräftig, so werden auch die festen Käsestoffgerinnsel bewältigt und alle Milchbestandtheile verwerthet.

Man verdünnt nun die Kuhmilch mit Wasser und setzt ein wenig Zucker zu; auf zwei Deciliter etwa 2—4 Gramm Rohrzucker oder einen halben bis ganzen Theelöffel Milchzucker; mehr bei Verstopfung, weniger bei weichem Stuhl. Für die ersten 6 bis 12 Wochen ist es gut, halb Milch und halb Wasser, für das zweite Vierteljahr $^2/_3$ Milch und $^1/_3$ Wasser zu reichen. Ungekochtes — kalkhaltiges Wasser ist besser als das in irrthümlicher Sorgfalt oftmals verwendete, zuvor abgekochte.

Sehr oft befindet sich das Kind besser dabei, wenn man anstatt des Wassers einen Schleim aus Gersten-, Reis- oder Hafermehl beisetzt. Aber er muß immer frisch bereitet sein und darf niemals im Vorrath gehalten werden. Bei Neigung zu Durchfall ist Gerstenschleim, bei Verstopfung Haferschleim zu empfehlen.

Derartige Vorschriften dürfen aber nicht blindlings befolgt werden. Es giebt ganz junge Kinder, die bei $^1/_2$ oder $^2/_3$ Milch nach dem Trinken nicht vergnügt sind, überhaupt nicht recht gedeihen wollen und bei solcher Ernährung langsam verhungern, wie bei einer schlechten Amme. Ehe man es so weit kommen läßt, verordnet man ungemischte Milch, — oft mit Erfolg.

Wer ein Kind gesund erhalten, ganz besonders auch vor dem gefährlichen Durchfall bewahren will, wasche ihm nach jedem Trinken die Mundhöhle mit lauem Wasser sanft und sorgfältig aus.

Mit dem halben Jahr soll ganze, gute Kuhmilch gegeben werden; oft thut man gut, von dieser Zeit an täglich ein frisches Eigelb, seltener ein ganzes Ei, zu verabreichen.

Sehr lange fortgesetzte ausschließliche Kuhmilchdiät bekommt manchen Kindern übel und befördert oder verhindert wenigstens nicht Rachitis. Mit Vollendung des ersten Jahres fängt die gemischte Diät an: Milch, Milchspeise, Ei, Suppe, Brod. Vom zweiten Jahr an kann auch feingeschabtes Fleisch — aber nicht rohes! — öfter gereicht werden.

Bei der Ernährung eines Kindes heißt es ganz besonders: Aller Anfang ist schwer; hat es erst einmal ein halbes Jahr in dieser unvollkommenen Welt ausgehalten, so ist es schon zu Manchem fähig und es hängt vom Wohlbefinden des Kindes ab, ob man eine ausschließliche Milchdiät fortsetzen oder mit gemischter Speise beginnen soll. Man kann mit dieser sehr einfachen Methode, wenn sie sorgfältig gehandhabt wird, die Freude erleben, Kinder frisch und gesund aufzuziehen in Familien, in denen vorher ein Kind ums andere wegstarb, und kann dann noch obendrein Propaganda machen für naturgemäße Kinderdiät.

Als Zusätze oder selbst als Ersatz der Milch sind gegenwärtig am gebräuchlichsten die Kindermehle von Nestlé, Maggi und Knorr. Das Liebig'sche Kindersüppchen, geistreich und wissenschaftlich zusammengesetzt, auch praktisch bewährt, hat sich bloß für kurze Zeit behauptet, weil dessen Bereitung nur für den Chemiker sehr einfach, für gewöhnliche Menschen aber viel zu umständlich ist.

Eine scharfe Illustration zum schließlichen Unwerth aller möglichen Künste der Kinderernährung hat die Belagerung von Paris, 1870—71, geliefert. Bei Hunger und Kummer waren die Kindermilchen und Kindermehle zu Ende gegangen; auch hatten die beruflichen und gesellschaftlichen Abhaltungen der Mütter aufgehört; die Kinder wurden allgemein gestillt — und ihre Sterblichkeit sank unter die Hälfte des Gewöhnlichen, trotz aller Gemüthsbewegungen!

3. Mehlbrei.

Die ganze Anlage des Menschen, den die Naturgeschichte unzarter Weise zu den „Säugethieren" zählt, deutet darauf hin, daß Milch, so oder anders modificirt, aber immer Milch, seine erste Nahrung sein soll. Die vielbeklagte Unverdaulichkeit der Milch hat ihren Grund fast immer in sorgloser und gedankenloser Behandlung derselben. Kein Wohlthäter der Menschheit ist je so schwer verklagt und verleumdet worden, als die Milch, und doch enthält sie alle Stoffe, aus welchen der werdende Menschenleib sich aufbaut, und diese in der zweckmäßigsten chemischen Form. Es ist doch gar zu einfach, dem kleinen Kinde bloß Milch zu geben. Schlendrian und Zärtlichkeit beeilen sich, ihm noch etwas dazu zu bieten, eine konsistentere Nahrung. Es ist Tausenden noch ein Geheimniß, daß eine Flüssigkeit mehr Nährwerth haben könne, als ein dicker Mehlkleister. Wir sprechen hier nicht von der Transsubstantiation, sondern nur von dem starken Glauben an Bäder, Mineralquellen, Mixturen und dicke Suppen, und behaupten: die Welt ist materialistisch aus Instinkt und verleugnet den Geist, wo sie ihn antrifft, selbst da, wo sie ihn zu verehren scheint.

Kindsbrei von Weizenmehl mit Milch gekocht kann bewirken, daß die Käsegerinnsel der Milch im Magen nicht zu größeren Klumpen geballt werden, sondern feiner vertheilt bleiben, und insoweit scheint er besser als Milch. Ein ganz wesentlicher Vorzug aber ist der, daß er sehr lange im Magen liegen bleibt, sättigt, und die Pflegerin eine Zeit lang ruhig schlafen läßt. Allzuviele Wartefrauen schwärmen für den Brei. Dabei bringt das Mehl den nahrhaften Kleber mit: die Kuhmilch aber hatte schon zu viel des nahrhaften Käsestoffes; der Brei bringt massenhaftes Stärkemehl, zum kleinsten Theil schon in Dextrin umgesetzt: aber diese Verbindungen sind nur verdaulich, wenn sie mit Speichel gemischt wurden und solchen hat das Kind noch gar nicht im Munde und nicht genug in der Bauchspeicheldrüse. Das Stärkemehl bleibt größtentheils unverdaut im Magen liegen und wird erst im Darm langsam in Dextrin und Zucker umgewandelt: und doch hätte die Milch eben genug Zucker geboten und dazu in verdaulichster Form! Sehr oft wird die Mehlmasse von den Verdauungssäften gar nicht bewältigt, sondern geht einfach in Fäulniß über, wie Brei mit Schleim auf einem Backofen. Der Kleber fault wie Eiweiß und zerlegt die Stärke in raschen Zwischenstufen zu Buttersäure oder Essigsäure und Gasen. Diese fehlerhaften chemischen Vorgänge, und die mitgebrachten Gährungspilze reizen die Verdauungsorgane; Aphthen im Munde, Erbrechen, anfangs von ungekäster Milch, Diarrhöen mit saurem, fauligem Geruche leiten die von Menschen verschuldete Leidensgeschichte ein. Dem Tode geht oft ein langes Siechthum voraus. Die Kinder sind hungrig, oft unerfättlich (weil fie bei unverdaulicher Nahrung eben wirklich verhungern) und magern dabei immer mehr ab. Die Haut wird papierdünn und trocken, das Geficht alt und grämlich, Aermchen und Beinchen abgemergelt, und der Unterleib durch Erfchlaffung der Bauchwände und der Darmmuskeln aufge= trieben, mit bläulichen Adern, und fchmerzhaft bei jeder Be= rührung. Die Jammergeftalt fchreit und wimmert durch Tage und Nächte, Wochen und Monate, bis fie endlich in Konvul= fionen verfällt und ftirbt.

Ein anderes Produkt der Breifütterung ift das gemäftete Kind; es fieht fchöner aus und hat ein befferes Loos; es hat immer Appetit, fein Magen bewältigt die Mehlftoffe und es ift damit fett gemacht worden, wie die Straßburger Gänfe und jegliches Hausthierchen von jeher fett gemacht werden. Diefe Kinder lernen fpät gehen, „weil fie gar fo fchwer find“, d. h., weil fie viel Fett und wenig Muskeln befitzen, und fie haben fehr wenig Widerftandsfähigkeit gegen die Unbill des Lebens; zahlreiche Lungenkatarrhe fuchen fie heim und Lungenent= zündungen (Kinder=Bronchitis) haufen mörderifch unter den armen fetten Gefchöpfen. Zimmermann fagt in feinem berühmten Werke „von der ärztlichen Erfahrung“ (im Jahre 1780): „Der Kindermehlbrei ift ein Gift, deffen Gebrauch eine hirnlofe Gewohnheit gleichfam geheiligt hat. Ich weiß fehr wohl, daß viele Millionen Kinder mit Mehlbrei ernährt worden find; er hat aber auch das Leben von Hunderttaufen= den gekoftet. Ich weiß aber auch, daß es leichter ift, einen Berg von feiner Stelle zu rücken, als den Unverftand von den Nachtheilen des Mehlbreies zu überzeugen. Der Parifer Arzt van der Monde theilt meine Anficht, daß der Mehlbrei die fchlechtefte Nahrung für Kinder ift, die Quelle der meiften ihrer Krankheiten, der Mißbildung und des Todes.“ Unwill= kürlich erinnert man fich dabei an das ernfte Wort eines alten Römers: „Ein Kind nach feiner Geburt langfam um= zubringen ift ebenfo ftrafbar, als es vorher rafch zu tödten.“[1])

Der gemeine Mann ftopft feine Kinder mit Mehlbrei, in vielen Ländern auch mit Brodkoch, das etwas mehr Textrin

---

[1]) Aul. Gellius, Attifche Nächte, XII, 2.

und Zucker, dafür aber auch Säure hat. Der Reiche und Ge=
bildete giebt's feiner aber noch schlechter: Reismehl und
Arrowroot sind fast ganz dem Stärkemehl gleichzuachten und
die Kinder werden buchstäblich verkleistert. Salepwurzeln
liefern fast nur Gummischleim, der weniger leicht gährt und
fault als Stärkemehl, aber ganz und gar keinen Nährwerth
hat. Salep mit Fleischbrühe ist an und für sich werth=
los. Die Buttersüppchen sind kultivirtes „Brodkoch", und
alle diese Stoffe sind nur dann unschädlicher, wenn sie in
untergeordneten Mengen, bloß zur Verschlechterung der Milch=
diät gereicht werden.

Eine genügende Ernährung mit Zusammenstellungen von
Arrowroot, Buttersüppchen, Fleischbrühe und Eiweiß ist
chemisch möglich und praktisch ausführbar, gehört aber ins
Gebiet der Krankenbehandlung und unter Kontrole des Arztes.

4. Todesstatistik der Säuglinge.

„Die Sterblichkeitsziffer der kleinen Kinder ist der feinste
Maßstab für die gesundheitlichen Verhältnisse", sagt Miß
Nightingale, und unwillkürlich fügt der Arzt hinzu: auch
für die socialen Verhältnisse der Eltern, ihre Bildung und
ihren Wohlstand. Köstlin fand, daß in Württemberg, Baden,
Altbayern und Deutsch=Oesterreich stark die doppelte Zahl
von Kindern — unter einem Jahre — starben, als in Preußen
und Frankreich. Das Klima reicht nicht aus zur Erklärung;
Reiche und Arme, Sorgfältige und Nachlässige giebt es über=
all; den hervorstechendsten Unterschied veranlaßt die Ernäh=
rung der Kinder, die Art, wie diese wichtigste Lebensthätig=
keit der Neugeborenen besorgt wird. Köstlin fand: bei
Mutterbrust und Milch kommen 18 Kinderleichen auf
100 Leichen überhaupt, bei Breipfanne und Luller 34—35
Kinderleichen auf 100. Also die doppelte Zahl von Kindern
wird bei der Milchdiät über das verhängnißvolle erste Jahr
gebracht, als bei Breifütterung!

Köstlin fand in einer Durchschnittsziffer der Todesstati=
stik Mitteleuropas aus den Jahren 1812—1861, daß, nach
Abzug der Todtgeborenen, auf 100 Leichen 25,57 Kinder=
leichen (unter 1 Jahr) kommen. Diese Durchschnittszahl ver=

theilt sich aber sehr ungleich, ja im Widerspruche zu den Voraussetzungen der Geographie und Volkswirthschaft, und entsteht aus folgender Zahlenreihe.

Auf 100 Leichen kommen Kinderleichen in:

Hannover	17,6	Schweden	23,0	Preußen	26,3	Sachsen	36,2
Frankreich	17,7	England	23,0	Dt.-Oesterreich	27,3	Island	38,8
Belgien	18,7	Niederlande	23,9	Bayern	36,3	Württemberg	40,1
Norwegen	19,0						

Besonders noch hebt es der württembergische Statistiker hervor, daß in Oberbayern bei Breifütterung 39 Proc. Kinderleichen gezählt werden, während in der Pfalz bei Milchnahrung nur 18 Proc.[1]

Richtiger ist das gegenwärtige Verfahren, die Kindersterblichkeit auf die Zahl der Lebendiggeborenen zu beziehen. Die Rechnungsergebnisse sind dennoch annähernd dieselben.[2]

Den Einfluß der Pflege und socialer Verhältnisse zeigt in augenfälligster Weise die in allen Ländern höhere Sterblichkeit der Unehelichen.

In der Schweiz starben 1882—1885 von Lebendgeborenen und im ersten Jahre: eheliche 16,27 Proc., uneheliche 25,04 Proc. Die unehelichen werden fast überall Päppelkinder, und haben mit diesen beinahe die gleiche Hinfälligkeit.

Es starben nach Böckh in Berlin von den Lebendgebornen im ersten Jahre:

	Eheliche:	Uneheliche:
Ernährt mit Muttermilch	7,4 $^0/_{00}$	11,0 $^0/_{00}$
„ „ Ammenmilch	7,7 $^0/_{00}$	—
„ „ Thiermilch	42,1 $^0/_{00}$	63,2 $^0/_{00}$
„ „ Thiermilch und Surrogaten	125,7 $^0/_{00}$	128,9 $^0/_{00}$

Die Natur macht ihre Experimente über Kinderernährung überall in großem Maßstabe und mit handgreiflichen Ergebnissen; selten zur Belehrung und zur Besserung der Menschen. Man kann auch innerhalb kleiner, genau bekannter Verwaltungsbezirke, z. B. im Kanton St. Gallen mit 230,000 Einwohnern, durch Jahrzehnte erleben, daß diejenigen Bezirke, wo allgemein gestillt wird, von ihren Neugebornen

---

[1] Köstlin, über Kindersterblichkeit in Virchow's Archiv XXXII, pag. 390. — Wasserfuhr, Deutsche Vierteljahrsschr. für Gesundheitspflege I, pag. 533.
[2] Vergl. XI. Lebenslauf, Statistisches.

jährlich 10—12 Proc., diejenigen, wo nicht gestillt wird, 25 bis 28 Proc. verlieren. Die Gemeinde Wartau, wo das Stillen ausnahmslos, hat seit langen Jahren eine Kindersterblichkeit von 6—10 Proc., und Diepoldsau, in gleicher Gegend, wo nie gestillt wird, eine solche von 38—48 Proc. aller Lebend= gebornen.

Nach der Muttermilch kommt auch auf dem Lande und in der Schweiz wie in Berlin die Kuhmilch, und als schlimmste Ernährung der Mehlbrei in allen Formen. Mit der Armuth nimmt dieser regelmäßig zu, bei der Kostkindhalterin und „Engelmacherin" wird er ausschließlich und „mit Erfolg" ge= geben. Sie ist eine trockene Guillotine, und der herzlose Beamte, welcher sie im Namen der Gewerbefreiheit gewähren läßt, könnte sich die Entrüstung über die Chinesen ersparen, die ihre Unbequemen noch einfacher und mit weniger Heuche= lei beiseite schaffen.

Alle diese Zahlen sprechen laut und eindringlich genug; aber hundert Jahre und tausend Aerzte und Millionen leid= tragender Eltern sind nöthig, bis die einfache Wahrheit natur= gemäßer Kinderernährung allgemeine Geltung gefunden haben wird. Gieb der jungen, von heiligem Eifer beseelten Mutter, die zufällig nicht selber nähren kann, die sorgfältigste Anlei= tung zur leiblichen Ernährung ihres Sprößlings — Frau Base Ohnegrund wird kommen und den Kopf schütteln und sagen, das sei eine neue Mode (obschon die Milch wahrschein= lich älter ist als der Brei); sie wird behaupten, es sei ihr mit ihrem Geköche auch wohl gerathen. Und doch „hat Gott die Hälfte ihrer Kinder frühe zu sich genommen", nicht ohne Vermittlung der Mutter. So weit bringen wir es auch noch und weisen die Unfehlbare zur Ruhe. Es ist eine der schwer= sten, aber lohnendsten Aufgaben des Arztes, sich der kleinen Kinder anzunehmen. Man behandelt Neugeborne allzuoft, wie ein Knabe seine neue Taschenuhr; er stochert mit der Gabel drin herum und wundert sich dann noch, warum sie nicht gehe. Tausende opfern leichter ein heißgeliebtes Kind als eine Grille.

Wenn man bedenkt, was alles auf ein so junges Leben hereinstürmt, so bald es sich auf die Welt herausgewagt hat:

ein Abführsäftchen in den zarten Leib, Brei, Luller, Zucker, Thee aller Art. Schaukeln bis zur gelinden Betäubung, Mohn= thee zum Schlafen und Dummwerden und beinahe zum Nicht= wiedererwachen, abscheuliche dumpfe Luft mit oder ohne köl= nisch Wasser, dazu grelle Licht= und Temperatursprünge: so muß man sich wahrlich wundern, daß noch so viele Kinder davon kommen, als wirklich der Fall ist.

Oder sind dann diese übriggebliebenen „bewährt" und gesunder? Ein kostbares Pferd ist für immer ruinirt, wenn es in der ersten Jugend unpassend gefüttert worden, sagt der kundige Landwirth, und die ärztliche Erfahrung sagt, daß was am Menschen im ersten Jahre nach Leib und Seele ver= säumt und gesündigt wird, lange nicht oder nie mehr gut zu machen ist. Jede Rettungsherberge und Waisenanstalt liefert die Belege hiefür; die grauen schlottrigen Gestalten der Bettlerkinder sind Regel, und ein fröhlich oder roth drein= schauender Murillo ist Ausnahme.

Und wenn du zuweilen selbst in den Fall kommst, das Kind des Armen zu bewundern, das lebendig und blühend in Schmutz und Lumpen davonhüpft, so frage nach, — es ist dieses Kind oft genug das einzig Uebriggebliebene von sechsen.

5. Wiege und Bettchen.

Täuschen wir uns nicht; in wichtigen Augenblicken und Lagen ist nichts gleichgültig, und die wichtigste, zugleich auch verfänglichste Stelle in der Welt ist die Wiege, die Antipode des Sarges, oft dessen Vorhof.

Die bittere Armuth und der hohe Luxus, Theilnahmlosig= keit und Affenliebe, alle schaden redlich gleichviel, und jeg= liches Kind ist nur da wohl aufgehoben, wo es verstanden wird. Alle Mütter haben Theorien, die ungebildeten am meisten, die gebildeten die einfachsten.

Das Bettchen des Säuglings sei um so wärmer, je jünger er ist. Alle warmblütigen Thiere hüllen ihre Jungen möglichst ein; die kleinen Körperchen sind ja, weil sie sehr rasch athmen und pulsiren, wärmer als große (etwa $\frac{1}{2}$ bis 1 Grad C.) und haben im Verhältniß zu ihrer Masse eine sehr große wärmestrahlende Oberfläche; dazu müssen sie auch noch ungeheuer rasch wachsen, das heißt viel Nährmaterial zum Stoffansatze und nicht bloß zur Wärmeentwicklung verwenden; alles Gründe, die Wärme zu sparen. Ein sehr kurzes kühles Bad kann nützlich sein, weil es die Wärmebildung steigert, sehr oft schadet es aber, weil der Verlust überhaupt nicht mehr gutgemacht wird; ein anhaltendes, sehr kühles Verhalten ist ein planmäßiger Kindermord.

Daß zu hohe Wärme ebenfalls schadet, ist bekannt und die meisten Ausschlagskrankheiten der Säuglinge, auch manche Brustleiden haben ihren Grund in künstlicher Erhitzung.

Das Wiegen ist ein klassisches Vergnügen; schon die alten Römer hatten berufsmäßige Wieger und Wiegerinnen, alle Jahrhunderte haben ihre Generationen geschaukelt und viele Naturvölker hängen ihre Säuglinge in schwankenden Matten an Baumäste. Erwachsene, die sich schaukeln lassen, bekommen sehr oft Brechreiz, und es ist nicht unwahrscheinlich, daß die Beruhigung der Kinder auf einem leichten Anfalle von Seekrankheit, auf milder Betäubung beruht. Ein altes schweizerisches Sprüchwort behauptet auf diesem Standpunkte: „Vieles Wiegen macht dumm." Dumm ist es jedenfalls von den Erwachsenen, jegliches Kindergeschrei ununtersucht mit Wiegen zu beschwichtigen, und klug ist es nicht, das Kind, dem nichts fehlt, an das Schaukeln zu gewöhnen. Der feststehende Weidenkorb, oder der Korbwagen ist immer ein guter Tausch für die Wiege.

6. Saugflasche.

So alt als die Wiege ist auch die Saugflasche, und wie die Milchmischungen weit hinter der Muttermilch zurückbleiben, so erreicht dieser Behelf niemals die Vollkommenheit der lebenswarmen Mutterbrust. Bald fließt zu viel aus und das Kind verschluckt sich, bald zu wenig und es gehen zahlreiche Luftblasen mit dem Getränke, um nachher ernsthafte Verdauungsbeschwerden einzuleiten. Der Gummizapfen ist sehr selten auch inwendig so rein, als er dafür ausgegeben wird. Ganz schlecht ist die weit verbreitete Patentsaugflasche, welche die arme Frau ihrem Kindchen ins Bettchen giebt, mit hinabreichender Glasröhre, langem Gummischlauch und

richtigem Mundstück. Allseitige genaue Reinigung, die keine
Hefepilze und keine faulenden Käsereste mehr sitzen ließe,
ist schwer, fast unmöglich, das lange Herumliegen, Säuerlich-
und Kaltwerden der Milch kaum zu vermeiden, und ein höchst
ungeordnetes Trinken wird zur Regel. Alles hat seine Zeit,
schon in den Windeln, Schlafen und Trinken; beides durcheinander taugt nicht und führt zur Krankheit. Die Mutter,
die ihr Kind auffüttert, darf sich so wenig stellvertreten lassen
als die, welche stillt; nur die stäte, persönliche Aufmerksamkeit macht die Saugflasche unschädlich.

7. Augenentzündung.

Es ist hier, wie überall, der Anlaß geboten, auf die
Augenentzündung der Neugebornen aufmerksam zu machen,
die oft in den ersten Tagen oder Wochen eintritt. Die Lidchen
werden geschwollen, öffnen sich nicht mehr und es quillt rahm-
ähnlicher Schleim oder grünlicher Eiter aus, sowie man sie
zu öffnen versucht. Nebenbei äußert das Kind keinen Schmerz.
(Selten ist die Geschwulst der Lider prall und anfangs kein
Ausfluß vorhanden; diese Fälle sind immer zweifelhaft und
äußerst schwierig.) In wenigen Tagen, oft nach Stunden,
hat der Eiter die Hornhaut erreicht und durchlöchert, — wie
warmes Wasser ein Eisplättchen schmelzt — und das Auge
ist für immer verloren. Die armen Tröpfe sind nicht selten,
die in der Wiege blind geworden, oder die, wie man irrthümlich sagt, „blind geboren" sind. Und doch ist fast allen sicher
zu helfen, aber nur bei rechtzeitiger, umsichtiger ärztlicher
Behandlung, die auch hierin, seit Arlt und Graefe, eine
beneidenswerthe Klarheit erlangt hat. Es giebt keine so verhängnißvolle, und doch für richtige Behandlung so dankbare
Kinderkrankheit wie diese. Wie mancher leichtsinnige, gedankenlose Rath, „noch ein Bischen zuzuwarten, das und
jenes zu versuchen", hat ein Leben in Blindheit verschuldet![1]

---

[1] Frankreich allein verwendet aus öffentlichen Mitteln jährlich
Fr. 1,359,000 für Blinde, von denen die Hälfte ihr Schicksal dieser Augenentzündung verdanken. Napias in Hyg. Rundschau 1891, pag. 613.

7. Thermometer und Waage.

Der Luxus an der Wiege ist wie der am Sarge lächerlich und schmerzlich zugleich; der Glanz des Todten sind seine Thaten, und der Glanz des Säuglings ist seine Gesundheit; vieler Luxus fördert diese nicht, und ein Instrumentchen, das sie fördern könnte, fehlt unanständig oft: ein Thermometer an der Wand und in der Badewanne. Gärtner, Seidenzüchter und Bierbrauer haben längst das „praktische Gefühl", und die Käser haben den Ellenbogen (bei Messung der Molken= wärme) abgeschafft und den genaueren Thermometer gekauft, um ihre Produkte nicht zu verderben; das gebrechliche Menschenkind aber wird im Zimmer und Bad allen möglichen guten und schlechten Temperaturen ausgesetzt und sollte dabei gedeihen. Es giebt nach Ort und Zeit und Persönlichkeit mancherlei zulässige Temperaturen für Luft und Bäder, und ist eine feste Regel nicht aufzustellen: aber immer und wohl ohne Ausnahme schädlich ist der rasche Wechsel, die Nach= lässigkeit, welche ohne Maßstab arbeitet.

Auch die Waage wird sich in der Kinderstube einbürgern! Wir besitzen bereits eine Auswahl guter Bolzen=, Schalen= und Federwaagen zu diesem Zwecke, in Taschenformat oder feststehend, einfach oder hoch elegant. So strenge gesetzmäßig wie die erste Entwicklungsgeschichte des Menschen, verläuft auch sein ferneres Wachsthum. Er darf in den ersten 3 bis 4 Tagen etwa 140 Gramm an Körpergewicht verlieren, dann aber muß er stätig zunehmen, wenn es ihm wohl ergehen soll auf Erden, anfangs um 25—30, später um 10—20 Gramm im Tage; er muß, wenn er z. B. mit dem arithmetischen Mittel von 3250 Gramm zur Welt kommt und bis Ende des ersten Jahres auf die durchschnittlichen 9000 Gramm gelangen will, im ersten Monat etwa 750 und im zwölften noch 200 Gramm schwerer werden.

Bei dem Durchschnittsgewicht der Neugebornen, nach Gerhardt 3250 Gramm, ist die Gewichtszunahme folgende in Gramm:

Im 1. Monat,	im 2.	3.	4.	5.	6.	7.	8.	9.	10.	11.	12.
750		700	650	600	550	500	450	400	350	300	250	200

Lange, ehe das treue Mutterauge und die umsichtigste

ärztliche Untersuchung eine Ernährungsstörung wahrnimmt, entdeckt sie die Waage. Auch hier ist aller Stillstand der Anfang des Rückganges. Auch hier zeigen sich die Vorzüge des Stillens handgreiflich und meßbar. Während die Gewichts=kurven der gestillten Kinder wie Raketen steigen, winden sich diejenigen der Aufgefütterten mühsam empor und manche führen abwärts, bis ins Grab.[1])

9. Reinlichkeit.

Die Mutterliebe ist die selbstverständlichste und zugleich die höchste Leistung, deren der Mensch überhaupt fähig ist: Aufopferung bis zum Tode und dabei ein unbewußtes und un=zerstörbares Ideal vom Glücke des Kindes. Sogar schön ist dein Kind! gestehe es unbefangen, ehrwürdige Tochter Evas, und laß es dir angelegen sein, es schön zu erhalten! Schön ist, wer gesund ist; Reinlichkeit und Reinheit macht schön und gesund zugleich.

Ueber Reinhaltung der Luft fängt die Welt an zu glauben und zu lernen, über Reinhaltung des Leibes hat sie sich längst schon Rechenschaft gegeben, und wer Gesundheit lehren möchte, kann hier an Bekanntes anknüpfen.

Das Menschenkind ist nicht nur eines der hilflosesten, sondern auch eines der unreinsten Geschöpfe, schont sein Nest=chen gar nicht und wälzt sich lächelnd in seinem Unrathe. Die Reinlichkeit ist gleich der Sprache, nur in der Anlage vorhanden und muß durch Erziehung entwickelt werden.

Kleine Kinder verbreiten gar bald einen widrigen sauren Geruch und bekommen Hautausschläge, wenn sie nicht täglich gebadet werden; ältere Kinder leiden davon in ähnlicher Weise, aber langsamer und bekommen leicht Drüsenanschwel=lungen, Husten und Augenleiden; bei Erwachsenen steht die Hautkultur im geraden Verhältnisse zu ihrer Widerstands=fähigkeit gegen Witterungseinflüsse und Krankheitsursachen, und noch auf dem Leichentische erkennt man den verkommenen

---

[1]) Odier, Recherches sur la loi d'accroissement des nouveaunés, Paris, 1886.

Altherr, Wägungen der Neugebornen. Basel, 1874. Bemerkenswerth durch zahlreiche Kurven und schöne Beobachtungen.

Bettler an der schmierigen oder krustigen, durch Pigment=
ablagerungen gleichmäßig dunklen oder fast rothbraunen Haut
und zahlreichen Schürfungen vom Kratzen.

Ein mäßig warmes Bad, 35° C., wie wir es dem Neu=
gebornen bieten, wird bloß reinigend wirken und durch die
unvermeidliche Abkühlung beim Trocknen die Nerven mäßig
anregen.

Ein heißes Bad, Körpertemperatur und mehr, also 37°
bis 38°, reizt, zumal wenn es oft wiederholt wird, die Haut,
veranlaßt Drüsenentzündungen und Ausschlagskrankheiten,
erschlafft die Nerven und setzt die Widerstandsfähigkeit des
Körpers bedeutend herab, so daß solche Heißgebadete sich
leicht Erkältungen mit allen ihren Folgen zuziehen. Leider
werden junge Kinder sehr oft auf diese Weise zur sogenannten
Milchborke, zum Ekzem („Flechten!"), zu Lungenentzündungen
und Nervenleiden gebracht. Ja, zahlreiche Todesfälle durch
Starrkrampf (Trismus) der Neugebornen sind schon als Folge
heißer Bäder beobachtet worden. In der Weber'schen Epide=
mie waren es gegen 100 aus der Praxis einer einzigen
Hebamme, deren unfehlbare Hände für Temperaturunter=
schiede ganz stumpf geworden.

Laue Bäder von 30—34° C. lösen noch ganz gut auf,
reinigen, erregen Gefäße und Nerven in einer nicht krank=
haften Weise und erzeugen ein Gefühl des Wohlbehagens.
Je kühler oder je heißer das Bad, um so kürzer muß es sein.

Kinder badet man, so lange sie bequem ins Wasser zu
setzen sind, täglich, kurz, 4—5 Minuten, und trachtet, bis sie
etwa ½ Jahr alt sind, auf 31—32° C. (= 25° R.) herab=
zukommen. Es ist wesentlich, die Ausgleichung (Reaktion)
nach dem Bade wohl zu besorgen, gut abzutrocknen und dann
dem Kinde behagliche Wärme im Kleide oder Bettchen, ebenso
auch seine Milch zukommen zu lassen. Größere Kinder machen
am besten eine mäßige Bewegung nach dem Bade oder wer=
den zu Bette gebracht.

Kehrer sagt seinen Schülern: „Halten Sie, ich betone
dies nochmals, während der Kuhmilchperiode strenge auf das
tägliche warme Bad; es übt einen entschiedenen Einfluß auf
Verdauung und Ernährung, und ich könnte Ihnen eine ganze

Reihe von Beispielen anführen, daß recht herabgekommene
Päppelkinder sich nach bloßem Baden merkwürdig rasch erholt
und gut entwickelt haben."[1]

Fonssagrives sagt, man habe bei der Kindererziehung
bloß die Wahl zwischen Schwamm oder Flanell. In unserer
„Zone der veränderlichen Niederschläge" ist es wahrscheinlich
am richtigsten, beide zu wählen. Täglich eine Abwaschung,
bis das Kind sechzig[2] Jahre alt ist, nebenbei eine schließende,
mäßig dichte wollene Bekleidung. Im Sommer wird die Abwaschung am Morgen beim Aufstehen gemacht, dann Abreibung, dann baumwollene Leibwäsche, dann Bewegung oder
Frühstück, dann die gewohnte Tagesordnung. Am Abend vor
Schlafengehen ist die Waschung deswegen schwieriger, weil
der Körper heute sehr erhitzt, morgen kühl sein kann, jedenfalls weniger gleichmäßig warm ist als Morgens. Im Winter
dagegen ist der Abend zur Waschung vorzuziehen; niemals
im kalten Zimmer, immer im wärmsten Raume, hart am
Ofen, und von da geht's unter guten Hüllen flugs ins Bett.

Man kann so mancher treuen und umsichtigen Mutter
keinen bessern Dienst erweisen, als wenn man sie vor der
bittern Auswahl zwischen Verzärtelung und Erkältung schützt
und darauf hinweist, daß jede Abwaschung, jedes Bad mit
der Genauigkeit und Sorgfalt eines physikalischen Experimentes gemacht werden muß, mit Festhaltung des Zweckes, mit
Beachtung aller Nebenumstände, mit Thermometer und Uhr,
nach Anleitung des Arztes. Es ist ein Vergnügen, gebildete
Mütter zu belehren, und eine unerläßliche Pflicht, die un-
gläubigen und ungebildeten mit Geduld und Freundlichkeit
zu erziehen. Die Frauen beziehen ihre Meinungen schließlich
doch, fertig gemünzt, von den Männern; mögen diese für
gute Währung sorgen!

Vielerorts drückt der Civilstandsbeamte dem Vater, der
sein Neugebornes anmeldet, amtlich und gratis, eine kleine
belehrende Schrift in der Hand.[3]

---

[1] Kehrer, a. a. O., pag. 21.
[2] Sechzig Jahre alt!
[3] Z. B. Gustav Custer, Grundsätze für die Gesundheitspflege des
Kindes. St. Gallen, 1884, IV. Aufl.

10. Bewegung.

Es giebt nichts Reizenderes, als ein zappelndes Kindchen und nicht umsonst haben es die Maler aller Zeiten zum Gegenstand ihrer heiligen und profanen Bilder gemacht. Der erwachende Wille imponirt uns, und wir kommen ihm mit einer Mischung von Achtung und Wohlwollen zu Hilfe. Das Kind hebt den Kopf, und wir setzen es auf; es macht mit seinen Beinchen ausschreitende Bewegungen und wir stützen es mit Binden und Maschinen; es blüht und gedeiht, wir aber ziehen uns den Vorwurf Rousseau's zu: „Tout dégénère entre les mains de l'homme." Daß wir es liegen ließen, anstatt es zu stützen und seine Wirbelsäule krumm zu beugen, seine Brust einzudrücken und seine Haltung und Gesundheit für zeitlebens zu gefährden! Die Gehmaschinen sind geradezu alle verwerflich und die Sitzapparate größtentheils schädlich, auch die lebendigen, die Arme der Wärterin. Eine große Zahl von Rückgratsverkrümmungen sind die Folge des Tragens. Die beste Methode ist die der Engländer, die Kleinen auf einem guten, mit Leinwand bezogenen Teppich auf dem Rücken liegen oder auf dem Boden herumkrabbeln zu lassen, sie höchstens während des Trinkens aufzusetzen und wenn sie mit $^3/_4$—1 Jahr zu rutschen und aufzustehen anfangen, ihnen die heiligen Hände der Mutterliebe darzureichen, anstatt mit dem Gängelbande die Rippen einzuschnüren und die Lunge zu belästigen. Man hat, ob reich oder arm, zu Allem Zeit, was man wirklich will.

Wer der wohlhabenden Mutter zeigte, daß die persön= liche Wartung ihres Kindes ihr edelstes Geschäft ist, und die arme Mutter lehrte, daß sie dabei am allermeisten verdient, der wäre ein großer Kinderarzt.

Ein Kind, das auf dem Boden herumkrabbelt, kommt in die innigste Berührung mit allem möglichen Schmutz, den die Erwachsenen an ihren Schuhen herbeitragen; es reibt ihn mit den Händchen auf, und schmiert ihn sich in das Kuß= mäulchen; dahin nun steckt es auch die feuchte Brodrinde, die ihm auf den Boden gefallen war; Erwachsene würden sie wegwerfen. Da die wenigsten Ansteckungsstoffe fliegen, wie die der Pocken, die meisten aber kleben, so vermittelt diese

kindliche Unreinigkeit sehr oft die Infektion mit Spul=
wurmeiern, sogar mit Diphtherie oder Tuberkulose. Diese
setzt sich zunächst an ihrer Eingangsstelle fest: in den Mund=
und Halsdrüsen, geht in die Lymph= und Blutgefäße des
Kopfes über und erscheint vorläufig als Skrophulose.

So lange die Kinder noch im Kissen liegen, sind sie an=
steckenden Krankheiten wenig ausgesetzt; das Elend beginnt
erst mit der Selbständigkeit des Kindes und mit seinen un=
saubern Händchen. Der Rath von Feer, Kinder in einem
kleinen Pferch und auf Leinwand auf den Boden zu stellen,
ist wohlbegründet.[1]

Säuglinge sind nicht gut reisefähig, obschon man oft mit
ihnen reist; ihr breiweiches Gehirn verträgt leichter einen
Schädeleindruck als die hunderttausendfältigen feinen Er=
schütterungen, die es im Kinderwägelchen oder im Eisenbahn=
wagen erleidet; auch ist der Schutz gegen allerlei Witterungs=
unbill und Diätfehler auf Reisen viel schwerer zu handhaben,
als zu Hause, und jeder Arzt kennt viele thränenreiche Nach=
spiele zum Siegeszuge, den eine junge Mutter mit dem Erst=
gebornen zu entfernten Verwandten macht. Der alte Stie=
bel hat uns in ebenso anmuthiger als geistreicher Weise über
die erste Entwicklung und Pflege des kindlichen Gehirnlebens
belehrt und uns dafür verantwortlich gemacht, unsere Ver=
sündigungen gegen das Kindergehirn ein wenig zu be=
schränken.

11. Entwicklungsstufen des Kindes.

Wie der Frühling seinen Reichthum haufenweise vor uns
ausschüttet, so überwältigt uns das aufleuchtende Geistesleben
des ersten und zweiten Jahres: Auffassung und Auslegung
der ganzen erreichbaren Sinnenwelt, Grammatik und Wörter=
schatz der Muttersprache, dazu auch noch das Verständniß
der Begriffe und Modalitäten: alles gewährt die Natur in
einem Zuge; und auch später, in Schule und Leben, liebt sie
es, langsam und im Verborgenen vorzubereiten, und dann
in raschen Stößen auszuführen. In der ersten Anlage des

---

[1] Feer, Altersdisposition und Infektionsgelegenheit der ersten Lebens=
jahre. Schweiz. ärztl. Corr.=Blatt 1894, pag. 713.

Menschen ist das Gehirn die Hälfte der ganzen Körpermasse; er kommt zur Welt mit durchschnittlich 400 Gramm Gehirn, legt im ersten Jahre dazu wieder 500 Gramm an, und im ganzen spätern Wachsthum bloß noch 500 Gramm. Es ist augenscheinlich nicht ganz gleichgültig, welche Sinneseindrücke, welche Luft und welche Nahrungsmittel in den ersten Lebens=jahren vorherrschen und die Zweidritttheile des Gesammt=gehirns aufbauen helfen. In ähnlichen Verhältnissen wächst auch der übrige Körper. Wenn das Neugeborne 3 Kilo=gramm wiegt, so wiegt das Einjährige schon 8 Kilo, und wenn jenes 50 Centimeter lang ist, so mißt dieses schon 70 Centimeter. Die Mutter aber „sitzt am schreienden Web=stuhl der Zeit und wirket des Kindes lebenslängliches Kleid"; sie giebt Baumwolle, nachlässig gesponnen, aufs Weberschiff=chen und wundert sich maßlos, daß das Gewebe nicht Seide ist. Wie oft verkommen die Sprößlinge blühender Eltern unter Sorglosigkeit oder Mißverständniß, und wie oft lassen sich die Kinder schwächlicher Leute zur Gesundheit und Voll=kraft erziehen!

Erziehung und Lebensschicksale sind wenigstens so wichtig als die angeborne Anlage, und die oft bewunderte Satzung Spartas: schwächliche Kinder auszulöschen, war ebenso thö=richt als grausam. Schon die schönsten Füllen werden nicht immer die edelsten Rosse, und vollends bei den Menschen sind die schwersten nicht immer die gewichtigsten. Newton und Kepler waren Frühgeburten, Haller und Kant sonst sehr schwächliche Kinder, und dennoch haben sie der Menschheit mehr genützt, als alle vollgewichtigen Spartanerkinder zu=sammen.

Der Wilde ist ein Naturprodukt und geht zu Grunde; der Kulturmensch ist ein Kunstprodukt und beherrscht die Welt.

12. Kinderkleidchen.

Die Kinder sind auch in ihrer Bekleidung viel zu oft als Spielzeug und viel zu selten als moralische Aufgabe be=handelt. Amor und Psyche flattern dürftig bekleidet und halbnackt am Tage herum, und des Nachts wundert sich die

Mutter — wenn es nicht bloß die Kindermagd ist —, wo das gesunde Geschöpf einen so schweren Husten geholt. Zeitweise wird die Brust stark eingehüllt in Wolle und Pelz wie in der Polarzone, nach wenigen Wochen ist das Kinderkleid weit ausgeschnitten und läßt bei lebhafter Armbewegung die Luft und den Blick bis auf den Magen und den halben Rücken hinabfallen; und doch liegen gerade in der Gegend der Brust, die in den herrlichen Ausschnitt fällt, die empfindlichsten Theile der Lunge.

Man nennt diese gedankenlose Entblößung des Kinderleibes Abhärtung. Es ist gewiß, daß eine gesunde Konstitution in der Bettlerfamilie bei erbärmlicher Speise und Kleidung und ebenso im vornehmen Hause, selbst bei phantastischer Pflege durchkommen kann, wenn sie nicht zufällig vorher durch das spartanische Sieb gefallen und begraben ist; aber ebenso gewiß ist, daß alle wirkliche Abhärtung planmäßig sein muß und sich nicht nach Moden richten darf. Weder Warmhalten noch Kalthalten ist Abhärtung, sondern der richtige Wechsel von beidem. Die Bekleidung muß dem Klima entsprechen und auch bei raschem Witterungswechsel genügen.

13. Erregungsmittel.

Ueber die Diät der entwöhnten Kinder ist wenig zu sagen, weil sie sich in allen Stücken an die der Erwachsenen anschließt. Weil das Kind sich viel bewegt, viel Wärme abgiebt und viel Luft verbraucht, muß es kräftig und nicht einseitig genährt werden, ganz besonders aber noch deswegen, weil es neben dem täglichen Verbrauche auch noch Stoffe ansetzen, wachsen soll. Die ehedem aufgestellte Regel, Kindern vorzugsweise nur Gemüse zu geben, ist ein unglücklicher Irrthum, aber er birgt eine Wahrheit, die: erregende Dinge, Kaffee und geistige Getränke, zu meiden; diesen Rath gab schon Plato, ihn wiederholte der feine Beobachter Loke, dann Hufeland, der vielerfahrene Arzt und zahllose andere Gesundheitslehrer und Aerzte.

Heutzutage ist die Anschauung, daß alle Reizmittel, vor Allem aber der Alkohol in jeder Form, dem Kindes-

alter schwere Schädigungen bringen, aus den ärztlichen Krei=
sen immer mehr ins große Publikum gedrungen.

Vater Hippokrates lehrt: Je lebhafter ein Kind, desto
mehr muß man es nähren. (Vergl. S. 161 u. 188.)

14. Erziehung.

Der Säugling war noch leichter zu verstehen, weil er vor=
wiegend nur leibliche Pflege verlangte; das Spielkind wird
uns schon schwieriger, noch mehr das Schulkind, noch mehr
der Mensch in seinen Flegeljahren und in seinem Auswachsen.
Wir regieren Alles, aber verstehen nichts als uns selbst
und legen unsern eigenen Maßstab an die Freuden und Leiden
der Kinder. Auf der Flucht des Daseins läßt sich Alles er=
reichen und nichts festhalten, selbst die Erinnerung ist von
der Stimmung des Augenblickes gefärbt und ändert sich mit
uns; am allerwenigsten können wir die Zustände unseres
eigenen Werdens und Wachsens festhalten, jene Zeiten un=
bewußten Reichthums und langweiligen Glückes, die sich von
einem Weihnachtsabend bis wieder zum andern hinzogen,
jene Zeiten, da wir mit genialer Unmittelbarkeit die Welt
angetappt, diplomatisch und unschuldig zugleich unsere Eltern
und Lehrer erzogen haben. Die Kinder sind uns ein Räthsel,
ein Wunder, eine Aufgabe, wir finden es aber zuweilen be=
quemer, sie zu unserm Spielzeug zu machen; da wir sie nicht
mehr verstehen, so muthen wir ihnen zu, sie sollen uns ver=
stehen, und machen zuerst ihren Puppentand, dann ihren
Schulunterricht mit allen abstrakten Apparaten, Grammatik 2c.
und endlich ihre Kinderbälle und sonstigen vorzeitigen Ver=
gnügungen nach unserm Geschmacke und gar nicht nach ihrem
Bedürfniß. Fröbel's unscheinbare Hölzchen sind besser, als
alles Nürnberger Spielzeug, das uns ernsthafte Alte ergötzt,
und ein wirklicher Kindergarten ist besser als eine Kinderschule
und ein Kinderball; das Beste aber, ja das Heiligthum des
Lebens, ist eine gute Mutter. Jedes Kind trägt in seinem
Gesichtchen einen Empfehlungsbrief, geschrieben von Gottes
eigener Hand und in Zügen, die leicht zu lesen sind für jedes
gute Menschenherz. Jede Mutter ist zur Erzieherin berufen,
aber nicht jede dazu auserwählt. Zahllose Kinder werden

nur durch die Mutterliebe vom Verderben errettet, — und
ebensoviele nur durch die Mutterliebe zu Grunde gerichtet.
Wir Männer bestimmen ökonomisch, social und sittlich den
Lebenslauf unserer Frauen und unserer Kinder; wir müssen
sie nähren, kleiden und stellen, so gut wir es vermögen und
verstehen, und sie gehorchen viel regelmäßiger als wir es
glauben. Darum sagen wir auch in der Kinder-Diätetik mit
Cid: „Des Weibes Fehler ist des Mannes Schuld".

15. Die Impfung.

Die Schutzpocken-Impfung ist hier auch noch zu besprechen
und gehört zur physischen Erziehung des Kulturmenschen.
Es ist ein strafbarer Muthwille, das Experiment zu machen,
daß die Pocken wirklich noch nicht ausgestorben, daß sie wirklich eine schwere Krankheit seien, und daß sie in der That
sehr oft lebenslängliches Siechthum, Blindheit und ähnliche
Verlegenheiten zurücklassen, wie jede Umschau unter den
Pockennarbigen zur Genüge beweist. Wir könnten an unsere
Großmütter erinnern, bei denen es einst geheißen: „ich habe
sechs Kinder, aber die Pocken noch nicht passirt", so regelmäßig
machte man sich auf Verluste gefaßt. Wir können die Augenärzte fragen; sie sagen uns, daß wir seit der allgemeinen
Einführung der Schutzpocken-Impfung drei bis vier mal weniger Blinde haben als ehedem; wir können die Geschichte der
Gegenwart berathen und finden, daß in dem deutschen Kriege
von 1870 und 1871 die Pocken bei den Franzosen fürchterlich
gehaust, bei den Deutschen aber keine erheblichen Verluste
verursacht haben, ganz entsprechend der Nachlässigkeit und
der Sorgfalt, womit in beiden Heeren geimpft worden war;
wir können in London wie in Paris, Berlin und Stuttgart
uns umsehen und mit Händen greifen, daß die Blattern mit
ihrem ganzen Gefolge, Tod, Elend und Blindheit, sich genau
an die Grenzen halten, welche ihnen die Impfung und Wiederimpfung gezogen. Von zahllosen einschlägigen Thatsachen
greifen wir das Beispiel heraus, daß 1854 in Preußen je auf
2500 Bürgerliche, mit freier Wiederimpfung 1 Mensch an
Pocken starb; dagegen bei der Armee, mit obligatorischer
Wiederimpfung, erst 1 auf 124,000.[1]

---

[1] Bernoulli, Schweiz. Korrespondenzblatt, 1872, Nr. 17, pag. 379.

In den Jahren 1886 bis 1889 starben an den Pocken auf je 100,000 Einwohner jährlich: in den Städten des Deutschen Reiches 0,46, in denjenigen Englands 2,72, der Schweiz 5,56, Belgiens 15,24, Frankreichs 36,77, Oester=reichs 41,93, Italiens 55,81, Ungarns 101,58.[1]

Die Impfung mit Menschenblattern, das älteste Ver=fahren, war sehr gefahrvoll und schützte auch dann nicht un=bedingt, wenn darauf die schwersten Pocken losgebrochen waren. Man kann Menschen, die seit ihrer Jugend von Pockennarben zerrissen sind, an einer zweiten oder dritten Auflage der ächten Pocken erkranken und sterben sehen.

Die Impfung mit Kuhpocken (Schutzpocken) veranlaßt be=kanntlich niemals einen Ausbruch von Pocken über den ganzen Körper und läuft, wie auf die Impfstelle beschränkt, so auch milde und kurz ab; sie schützt dann, wenn sie gehaftet und wenigstens 2—4 Pusteln hervorgebracht hat, schützt also vom siebenten bis achten Tage an gerechnet, nicht früher.

Während Pockenepidemien erlebt man oft, daß eine ganze Familie, vom Schreck aufgerüttelt, sich impfen läßt. Ein Kind ist schon im Vorläuferstadium der Pocken und hat diese trotz der Impfung mit aller Strenge durchzumachen, ja die zu spät gesetzten Kuhpockenpusteln verlaufen mit und neben den Menschenpocken, als gingen sie einander nichts an. Bei den andern Kindern hat die Impfung einen Zeitvorsprung, haftet und treibt Pusteln, ehe Pockengift aufgenommen wurde; diese Kinder bleiben dann auch in nächster Nähe ihres Pocken=kranken entweder gänzlich verschont oder erleiden nur sehr mäßige Anfälle. So klar die Sache liegt, so hat man doch sehr oft die Pocken, die nach verspäteter Impfung ausbrachen, auf Rechnung dieser gesetzt.

Es giebt leider Viele, die von der Impfung absoluten Schutz verlangen: aber solchen giebt es auf Erden nicht; Andere pflegen Alles, was nach der Impfung Schlimmes be=gegnet, auf Rechnung dieser zu schreiben, und wäre es ein Beinbruch. Mit diesen läßt sich nicht reden.

Jedes Zeitalter hat seine Sündenböcke. Einstmals waren die Hexen an Allem Schuld, jetzt ist's die Impfung, oder die

---

[1] Arbeiten des Kaiserlichen Gesundheits=Amtes, VII. Bd., 1. Heft.

Schule. Ein Hausvater kann doch nicht sich selber anklagen. Eine Ausrede muß sein.

Während man bei der Feuerassekuranz seine Prämie alljährlich entrichtet, bezahlt man sie bei der Pockenassekuranz alle zehn Jahre. Die erste Wiederimpfung, die also ins zehnte bis fünfzehnte Jahr fällt, haftet gewöhnlich, wie auch erfahrungsgemäß die Pocken in diesem Alter leicht wieder auftreten; die spätern Wiederimpfungen haften oft gar nicht, oft nur theilweise.

Die Anwartschaft, nach sorgfältiger und erfolgreicher Impfung für ein Jahrzehnt von schweren Pocken verschont zu sein, ist so groß als die, mit einer Postkutsche ohne Unglück ans Ziel zu gelangen. An Pocken zu sterben, ist ein unverantwortlicher Muthwille.

Es ist überhaupt leichter, etwas zu finden, was da ist, als zu beweisen, daß etwas nicht vorhanden ist; so ist es auch leichter, eine erfolgreiche Impfung zu verwerthen, als eine erfolglose. War beim Nichterfolg der Körper wirklich unempfänglich, oder war der Impfstoff schlecht, das Impfgeschäft sorglos vollzogen? Tausend verhängnißvolle Trugschlüsse sind darauf gebaut worden, daß eine Impfung „nicht gehaftet" hat. Derselbe Arzt kann mit anderem Stoffe nach acht Tagen schon Erfolg erzielen. Wer erfolglos geimpft ist, muß einfach als nicht geimpft betrachtet werden, bis wiederholte und genaue Versuche das Wunder der Unempfänglichkeit dargethan haben.

Wie die Assekuranzprämie auch ein ökonomischer Schaden ist, bloß ein sehr kleiner und deshalb freiwillig übernommener, so ist auch die Impfung eine gesundheitliche Schädigung, aber unendlich geringer als die ächten Menschenpocken. Man thut deshalb gut, kränkliche, verdächtige Kinder nicht zu impfen, wenn nicht dringende Noth vorhanden. Man kann bei öffentlichen Impfungen blühende Kinder, die vor einiger Zeit krank (oder sogar stets gesund) gewesen sind, aus irgend einem Grunde abweisen, und dann erleben, daß innerhalb weniger Wochen das eine an schweren Augenentzündungen leidet, das andere an üblen Ausschlägen und Drüsenvereiterungen erkrankt, daß ein drittes von Lungen= und Rippen=

sellentzündungen befallen wird und nach langem Siechthum tuberkulös wegstirbt.[1]) Wären die armen Geschöpfe damals geimpft, anstatt abgewiesen worden, so hätte der Arzt nicht einmal vor sich selbst, geschweige vor den betreffenden Familien sich rechtfertigen können. Es ist sehr viel schwerer, als die Welt denkt, das zu machen, was man eine wissenschaftlich reine Erfahrung nennt!

Ist ein Kind so unbesonnen, während einer Pockenepidemie zur Welt zu kommen, so kann man es ohne Schaden schon in den ersten Paar Tagen impfen; ist ein Kind kränklich und keine Gefahr im Lande, so darf man ohne Schaden bis zum schulpflichtigen Alter warten. In der Schule beginnt das öffentliche Leben und das Kind hat, abgesehen von seiner Eltern persönlicher Liebhaberei für Pocken, die strenge Pflicht, nicht ein Ansteckungsherd für Andere zu sein, muß deshalb „vorbauend desinficirt", d. h. geimpft werden.

Die kühnen Redensarten vom Aussterben der Pocken sind unter dem Grabgeläute allzuvieler Todter vorläufig wieder verschwunden, aber die Sorge, man werde bei der Impfung auch noch nebenbei vergiftet, ist nicht überwunden und wird vielerorts absichtlich genährt. Gefahr und Verdacht überwindet nur der, welcher ausschließlich mit thierischer Lymphe impft.

In neuerer Zeit hat sich die fortgesetzte Thierimpfung, sowie Rückwärtsimpfung (Retrovaccination) als ein vortreffliches Verfahren bewährt, um den Impfstoff zu verbessern und die Gewissen zu beruhigen. Man nimmt originären Kuhpockenstoff und impft ihn auf junge Kälber oder Farren, besser: auf zweimonatliche Kälber, und von diesen wieder auf Kinder. Solche Impfungen, in Genf, Basel, Berlin und Wien, zu Brüssel und im Haag, sowie an vielen andern Plätzen nach allen Regeln der chirurgischen Reinlichkeit durchgeführt, geben große Mengen ganz zuverlässiger Lymphe.

Im Gegensatze zu den Stallkühen leiden die Kälber sehr selten an Tuberkulose, und wo sie vorkommt, zeigt sie sich nach der Abschlachtung, so daß die gewonnene Lymphe rechtzeitig

---

1) Tagebuch des Verfassers aus den Jahren 1866 und 1872.

beseitigt werden kann. Da Ziegen noch seltener tuberkulös werden, hat Hervieux angefangen, diese zur Rückwärts= impfung zu benutzen und in jeder Beziehung befriedigende Erfolge erreicht.

Die Beschaffung reiner thierischer Lymphe hat die Im= pfung von manchen schweren Vorwürfen befreit und auf sicheren Boden gestellt. Wissenschaftlich ganz unanfechtbar wird die große Wohlthat der Impfung erst dann sein, wenn es gelingt, den „Pockenbacillus" (oder das Plasmodium) in abgeschwächten Reinkulturen darzustellen und zu verwenden.

In der Tagespresse allerdings wird der Impfstreit ge= wöhnlich geführt wie Kaulbach's Hunnenschlacht, sehr er= bittert und nicht nur auf der Erde, sondern auch in der Luft; im wirklichen Leben aber muß er betrieben werden wie ein Schachspiel, bei dem nur die bessere Einsicht und Ueber= legung siegt.

X. Die Schule.

1. Die Schule ist der Stolz unseres Jahrhunderts; sie hat Alles gut zu machen, was die Abstammung verschuldet und das Elternhaus versäumt hat; sie muß den Körper gesund und gewandt, den Geist reich, edel und lebendig machen; alles Wissen, das uns schön und nützlich erscheint, soll sie vermitteln und geben; ausgedehnt, aber auch tief, sehr vielseitig, aber auch gründlich soll ihre Wirkung sein; alle schönen Künste soll sie beginnen, Tugend und Sitte pflanzen und bei alledem die fröhliche, selige Jugendzeit in vollen Zügen genießen lassen!

In die hochfahrende Poesie, mit der die Welt die Schule anfordert, fällt die Medicin mit grellen Mißtönen ein und „nennt uns drei Worte inhaltsschwer, sie gehen von Munde zu Munde": Kurzsichtigkeit, Höcker und Kropf; sie sagt, die Schule hat ihre Kulturkrankheiten so gut wie alle Gewerbe; die Kinder werden nicht bloß krumm auf den Bänken, in die man sie ohne Rücksicht auf Größe und Konstitution zusammenpackt, sondern sie werden blutleer und nervös durch den langen Aufenthalt in einer schlechten Luft und durch den unendlichen Zimmerarrest der Hausaufgaben.

Die Zusammenpferchung ist das Unglück der Schule und die Krankheit der Schüler, der bekannte Trieb auf die Gasse ist die Regung, oft die ohnmächtige Zuckung eines wohlberechtigten natürlichen Triebes nach Luft, Licht und Bewegung.

Ihr laßt das Kindergehirn arbeiten, ehe es arbeitsfähig ist, steckt es mit sechs Jahren in die Schule, während es erst mit acht Jahren annähernd aufgewachsen und über die

---

[1]) „Un uomo intelligente e forte è un uomo fortissimo."

größten Krisen der Zahnungsperiode hinweg ist.[1] Ein junges Pferd wird in dieser Zeit geschont, gut genährt und auf die Weide getrieben, ein Kind aber angestrengt und in eine Stube gesperrt.

Ihr stopft, schon in der Primarschule, die Köpfe der Knaben und Mädchen, als wären es Reisekoffer, und wundert Euch dann, warum das hundertfältige Zeug noch immer kein „organisches Ganzes" geworden sei; Ihr laßt die Schüler immerdar Table d'hôte speisen und begreift nicht, daß sie nicht gedeihen. Warum gebt Ihr ihnen nicht weniger und ein= fachere Kost? warum macht Ihr sie muthlos, gemüthlos und charakterlos mit Eurer pädagogischen Hetzjagd, die mit dem Hahnenschrei anfängt, beim Essen nur ungern aussetzt, und dann wieder bis in die Nacht hinein geht. Dieses Wett= rennen ist die böse Schattenseite des glanzvollen Fachsystems, das jeden gewissenhaften Lehrer zwingt, auf Kosten seiner Kollegen und seiner Schüler vorwärts zu eilen. Seht Ihr aber nicht, daß Eure Erfolge in gar keinem Verhältnisse stehen zu Eurem Aufwande, daß Ihr für den Geist und den Charakter der Völker sehr vielerlei, aber nicht sehr viel ge= leistet habt?

Leider sind alle Vorwürfe gerecht, die wir der Schule machen; aber wir dürfen nicht vergessen, daß sie genau so ist, wie wir sie haben wollen und verlangen, und daß es keinem Lehrer und keiner Schulbehörde zu rathen wäre, das Maß der elterlichen Begehrlichkeiten und Ansprüche von sich aus zu beschränken.

Die Schule ist aber dennoch, wie ein Bild des Lebens, so auch eine Lebensbedingung für den ganzen Menschen. So vieles wir an unserer Erziehungskunst auch auszusetzen haben, so augenfällig ist doch die wohlthätige Wirkung eines geord= neten Schulwesens, und wo immer zwei Völker auf dem Ge= biete der Industrie und des Geldes, oder gar auf dem Schlacht= felde auf einander stoßen, weiß man zum voraus, daß der bessere Schulmeister, richtiger gesagt: der bessere Erzieher den minderen besiegt, bei Sebastopol wie in Richmond, bei Königgrätz wie in Paris. Unsere Aufgabe ist, die richtige

---

[1] Huschke, Schädel, Hirn und Seele, Jena 1854.

Grenze zu ziehen zwischen den sich vielfach widersprechenden Anforderungen der wissenschaftlichen und der körperlichen Erziehung. Der sittliche Gehalt ist immer ein Produkt der Methode und ein persönliches Verdienst des Lehrers.

Vom ärztlichen Standpunkt betrachtet, beginnt unser Schulunterricht viel zu frühe und hört er zu frühe auf. Es wäre gesunder und erfolgreicher, erst mit dem achten Jahre anzufangen und bis zum Ende des sechzehnten fortzufahren.

Das Ideal des Schulhauses ist die Baracke: Säle ebener Erde, d. h. Hochparterre mit einem reinen warmen Luftraum unter dem Fußboden; Säle mit einer ganzen Fensterwand und mit Dachreitern. Was den Kranken ganz unbestritten zur Heilung hilft, das würde in noch höherem Maße den Gesunden ihr Wohlsein bewahren: eine Fülle von Luft und von Licht, wie sie in mehrstöckigen dichtbevölkerten Gebäuden gar nicht möglich ist. Man trifft solche Baracken in Holland, eine der schönsten, aus Backstein — auf der Insel Marken.

Die Schulen haben, gleich den Schülern, ihre Entwicklungs- und Alterskrankheiten. Die Elementarschule leidet vorzugsweise an der schlechten Luft und an den schlechten Bänken, die höhere Bürgerschule mehr an der Ueberladung mit Stunden und Fächern; diese entnervende Seuche pflanzt sich oft bis in die Gewerbeschulen und Gymnasien fort und gipfelt sich in dem bekannten Abiturienten, der nach vollendetem Examen seinen gesammten Bücherriemen jauchend über das Brückengeländer wirft, und dem theilnehmenden Zuschauer wenig Gewähr für die gewonnene Liebe zur Wissenschaft giebt.

Mit allgemeinen Betrachtungen ist übrigens nichts gethan und wir müssen der Frage näher treten. Wenn der Verfasser dieser Blätter die Ehre hätte, Referent bei einer Volksschullehrer-Versammlung zu sein, so würde er etwa Folgendes vorbringen:

2. „Auch ich bin ein Maler", sagte Correggio zu Raffael. So vornehm vermag ich nun nicht aufzutreten, wenn ich als Gast bei den Pädagogen erscheine. Nur schüchtern wagt sich der Arzt in die Gesellschaft der Lehrer, denn sie bebauen das Land seiner Ideale und sind allezeit Männer,

die er beneidet. Wer ein Lehrer seines Volkes, ein Erzieher
zur Gesundheit und Vernunft, ein Helfer der Unwissenden
und Bedrängten, ein Vorbild der Gereiften, wer jederzeit ein
Ehrenmann und zugleich ein Schulmeister im strengsten Sinne
des Wortes sein könnte, der wäre ein Arzt von Gottesgnaden.
Der Lehrer ist ein Säemann, und der Arzt möchte es werden.
Wer noch säen kann, der hofft auf eine Ernte und glaubt an
eine Zukunft. Wer säen will oder muß, der weiß, daß er für
sein Saatgut verantwortlich ist, und ebenso, daß vieles durch
lustige Vögel, durch traurige Dornen und auf dem dummen
Wege der Gedankenlosigkeit verloren geht, und daß nur
Einiges Früchte trägt. Wer säet, der ist dem Himmel und dem
Acker herzlich dankbar, wenn sie seine Arbeit belohnen, das
heißt wohl auch: der Lehrer ist seinem Zöglinge und der
Arzt seinem Kranken dankbar, wenn sie wohl gedeihen. Die
Welt beschuldigt den Säemann, Lehrer oder Arzt, wenn die
Saat mißräth, und ist stolz auf den Jahrgang, wenn sie pracht=
voll dasteht. Darum bleibt dem Säemann nichts übrig, als
seine Arbeit und sein Saatgut streng zu überwachen, sein
Gewissen am Wissen und sein Können an der Kunst zu schär=
fen, und dann — aber erst dann! — Lob oder Tadel, Ernte=
fest oder Hagel gelassen hinzunehmen. Lehrer und Aerzte
sind, von allen Seiten betrachtet, Brüder und Schicksals=
genossen, und beide gehen zu Grunde, wenn sie ihre Ver=
wandtschaft verleugnen. Der eine kann ein Virtuose in der
Schule, der andere kann ein Künstler am Krankenbette sein;
beide aber finden gemüthliche Befriedigung, Seelenruhe und
bürgerliche Bedeutung erst, wenn sie Säemänner, das heißt
Erzieher werden.

Wie Halm und Aehre, Stroh und Korn nur die unter
den gegebenen Verhältnissen mögliche Entwicklungsform eines
ursprünglichen Keimes sind, so ist auch Gesundheit und Geistes=
bildung des Menschen, mehr als man sich gestehen mag, das
Produkt der äußeren Bedingungen, unter welche diese Entwick=
lung gestellt wurde. Es ist für den Arzt ebenso lehrreich als
herzerhebend, zu sehen, wie die Pädagogik sich rastlos be=
müht, die Natur der Menschenseele zu studiren und aus dieser
heraus, nicht in diese hinein zu arbeiten; und für den Lehrer

ist es eine Freude zu wissen, daß die Medicin sich ernsthaft mit den Lebensbedingungen seiner Zöglinge beschäftigt und es mit dem alten Wahrspruche, daß nur im gesunden Leibe eine gesunde Seele wohne, ernsthaft nehmen will. Der Lehrer hat lange warten müssen, bis man seinem Sanitätsdienste einige Beachtung schenkte und ihm nicht mehr zumuthete, mit schlecht genährten und schlecht gepflegten Truppen Siege zu erringen. Die moderne Naturwissenschaft hat auch da ver=söhnend und hilfreich in das Leben eingegriffen und hat der vorbeugenden Medicin, der Volksgesundheitspflege, auch in der Schule eine wichtige Aufgabe zugewiesen. Wir stehen erst am Anfange, sie zu lösen, gehen noch unsicher und tastend vor, verlangen viel und thun schließlich wenig, und der Lehrer ist vollberechtigt, zu fragen:

Was kann gegenwärtig in Beziehung auf Gesund=heitspflege von der Volksschule verlangt werden?

3. Reinlichkeit! Ist bald gesagt. Der mächtigste Feind unseres Lebens ist der Schmutz, und wer ihn zu besiegen wüßte, der hätte die größte Aufgabe der Gesundheitspflege gelöst. Was ist Schmutz? Liebig antwortet: „Irgend eine Substanz am unrechten Orte. Kaffee auf dem Kleide nennen wir nicht mehr Kaffee, sondern Schmutz." Nach dieser allzu=weiten Definition wäre auch die Kugel, welche anstatt in die Scheibe in den Zeiger gefahren ist, ein Schmutzfleck. Jeden=falls ist sicher, daß eine unpassende Ortsveränderung der Dinge für den Menschen kein unschuldiges Vergnügen wird. Je höher die Geistesbildung, desto größer die Empfindlichkeit gegen den Schmutz, und desto kräftiger die Abwehr desselben. Der Orientale ist überall schmutzig, der halbgebildete Abend=länder jedenfalls da, wo man es nicht sieht; wer auch im Verborgenen sauber ist, physisch, logisch und moralisch, der hat Bildung.

Sind die heutigen Anforderungen an Sauberkeit nicht vielleicht überspannt, unausführbar und deshalb unnöthig? Die neuere Medicin hat durch früher nachgeahmte Reinlich=keit die Erkrankungs= und Todesfälle der Operirten, der Ver=wundeten und der Wöchnerinnen ganz bedeutend herabgemin=dert, vielfach geradzu verhütet, und die Naturwissenschaft hat

uns die krankmachenden Dinge im Schmutze augenfällig ge=
zeigt und auch durch Versuche an Thieren deren Wirkung nach=
gewiesen. Es handelt sich daher nicht um Hypothesen, sondern
um Thatsachen, mit denen man rechnen muß.

4. Die Luft ist, wie in unserm ganzen Leben, so auch
im Schulzimmer unser größtes Bedürfniß; jedes andere läßt
sich länger entbehren. Ein Erwachsener verschlingt in 24 Stun=
den 15 Kilogramm und das lebhaft athmende Schulkind nicht
viel weniger; dieses braucht also in 6 Schulstunden $^{15}/_4=3{,}75$
Kilogramm oder 2880 Liter Luft, das heißt, es verwandelt
die gute Einathmungsluft mit $^1/_2{}^0/_{00}$ Kohlensäure in ebenso
viel schlechte Ausathmungsluft von $40^0/_{00}$ Kohlensäure, und
wenn die Schulstube eine geschlossene gläserne Kammer wäre,
müßten alle Insassen vor Ablauf eines halben Tages elendig=
lich umkommen. Zum Glück sind die Baumaterialien gut, das
heißt porös, und die Bauten schlecht, das heißt nicht gut
schließend, und zudem kommt die gewohnte Ordnung, welche
ja „lüftet“. Dessenungeachtet hat die Schulluft nach einigen
Stunden anstatt $^1/_2{}^0/_{00}$ schon $1—10^0/_{00}$ Kohlensäure. Zu dieser
Verunreinigung der Schulluft kommt aber auch noch der
Wasserdampf, der ausgeathmet wird, von einem Menschen
in 24 Stunden durchschnittlich 1500 Gramm, also in 6 Schul=
stunden $^{1500}/_4=375$ Gramm. Wer keine Vorfenster hat, weiß
das, weil dann im Winter das Wasser an den Scheiben
herunterrinnt. Ferner kommen hinzu allerlei andere aus=
geathmete und ausgedünstete Gase: Ammoniak, Schwefel=
wasserstoff, die Fettsäuren, die den eigenthümlichen Geruch der
Stuben und der Ställe bedingen, und endlich der Staub.

5. Daß der Schulstaub ungesund sei, haben die Lehrer
schon von altersher geklagt; heutzutage wissen wir, was er
enthält:

Erde, Sand und Dünger von den Schuhen, abgeriebene
Fasern von den Kleidern, Oberhautschüppchen, Stärkekörner,
die nirgends fehlen! zahllose Spaltpilze, gewöhnlich nur
Gährungs= und Fäulnißerreger, oft aber auch Krankheits=
keime, besonders von Scharlach, Pocken, Masern, Keuchhusten,
Diphtherie und gegebenenfalls auch von Tuberkulose; kurz,
die Luft im geschlossenen und dicht bewohnten Raume wird

sehr schmutzig und sehr giftig. Schuler sagt in seinen „Unter=
suchungen über die Gesundheitsverhältnisse der Fabrik=
arbeiter", daß der Staub schädlicher wirke als Hitze, Zugluft
und Dämpfe.[1]) Wenn ebensoviele Menschen mit sammt ihren
Kleidern in einem Badekasten von der Größe der Schulstube
säßen, wir sähen die Trübung des Wassers und möchten es
gewiß nicht trinken; den noch weit stärkeren Luftschmutz sehen
wir nicht und trinken ihn gelassen, das heißt wir athmen
ihn ein. Fische, in einem Gefäße mit nicht erneuertem Wasser
aufbewahrt, sterben bekanntlich; Menschen in stagnirender
Luft sterben leider nicht, aber sie werden langsam krank;
stürben sie so bald wie die Fische, dann hätte man längst und
gründlich abgeholfen. Nicht die Wissenschaften, sondern die
Schulstuben machen Kinder bleich und Lehrer schwindsüchtig.

Um die Luftverderbniß innerhalb der noch zulässigen und
erträglichen Schranken zu halten, ist es nöthig, daß für jeden
Schüler wenigstens 1—1,5 Quadratmeter Bodenfläche und
4—7 Kubikmeter Luftraum vorhanden sei.

Man muß also lüften, das heißt die beschmutzte Luft
hinaus und reine hineinführen. Wir kennen das Verfahren:
Fenster öffnen, bei leerem Zimmer Luftzug herstellen, bei
angefülltem aber wenigstens einen Luftkanal offen lassen,
wie man es thäte, wenn ein Herdfeuer im Zimmer brennte.
Die Athmung ist ja eine Verbrennung und liefert richtige
Verbrennungsprodukte, ausgenommen den Rauch. Dabei
werden aber die Kinder erkältet; die zunächst am Fenster
sitzenden gerathen in den hereinfallenden kalten Luftstrom
und nehmen Schaden; viele andere klagen, die Eltern klagen
ebenfalls, kurz, die Aufgabe ist schwierig, wenigstens im
Winter. Künstliche Lüftungseinrichtungen finden sich nur in
neueren und großen Schulgebäuden, und die Lüftung auf
natürlichem Wege wird für die Volksschule Regel bleiben.
Vor allem ist darauf zu halten, daß bei den allgemein üblichen
Kreuzfenstern die oberen Flügel zum Lüften benutzt werden
und nicht die unteren, damit der kalte Luftstrom sich zertheile
und erwärme, ehe er auf die Schüler herabfällt. Ferner

---

[1]) Schuler und Burkhardt, Untersuchungen über die Gesundheits=
verhältnisse der Fabrikbevölkerung, Aarau, 1889.

ist zu beachten, daß es besser ist, bei bevölkertem Zimmer mit mehreren kleineren Oeffnungen zu lüften, statt mit einer großen. Ferner ist sicher, daß, je kälter die Jahreszeit und je wärmer das Zimmer ist, um so kleinere Oeffnungen nöthig werden. Je größer die Temperaturunterschiede, um so rascher die Strömung und der Umtausch der Luft. Man kann ein Zimmer stark heizen, ohne das Haus anzuzünden, und kann eine Stube gut lüften, ohne die Insassen zu erkälten; es braucht eben Umsicht, Aufmerksamkeit, Willen. Bei ganz gleicher Bauart und gleicher Bevölkerung ist eine Schulstube gut ge= lüftet und die andere schlecht. Das hängt nur von der Um= sicht des Lehrers ab. Wer immerfort mäßig lüftet, kommt weiter, als wer stoßweise und heftig lüftet.

Bei der Lüftung geht aber immer Wärme verloren und diese kostet Geld. Es ist ein einfaches Rechnungsexempel, was kostspieliger sei, Krankheiten oder Brennmaterial? Sehr viele schlagen dieses höher an, richtige Lehrer nie. Uebrigens wird in allen gut verwalteten Gemeinden der Schule das Brenn= material zur Verfügung gestellt, und wenn die Schule sonst gut geführt ist, wird der Lehrer wegen seiner Heizung keine Schwierigkeiten bekommen. Anders ist es da, wo man dem Lehrer eine bestimmte Summe für die Heizung zahlt und es ihm dann überläßt, wie er damit auskomme. Das ist eine einfältige Oekonomie der Gemeinde. Bei einem Volksschul= lehrergehalte kann man Niemandem, zumal nicht einem „zahlreichen Familienvater" zumuthen, daß er es darauf an= kommen lasse, sein Holzgeld zu frühe verbraucht zu haben, und dann mit seinem Brodkorbe zu heizen und zu lüften.

6. Eine ausgiebige Ursache der Luftverschlechterung in der Schule bildet der Fußboden. Leider ist er selten ein hartes Parquet, meistens Tannenholz, ein Schwamm, der Wasser und Unrath eindringen läßt und dann in Staubform wieder abgiebt. Das Aufwaschen und Scheuern ist nur an Ferientagen zulässig; aber durchaus zu empfehlen ist es, daß man, wie es mancherorts geschieht, jeden Abend den Boden mit einem feuchten Tuche oder mit angefeuchtetem Sägemehl aufwische. Hier gilt das Wort Pettenkofer's: „Wenn ich einen Düngerhaufen im Zimmer habe, muß ich die Luft=

reinigung damit anfangen, diesen zu entfernen." Es ist in
der That ein Düngerhaufen, der an den Schuhen in die Schul=
stube hereingetragen wird. Gesundheitlich und erzieherisch
ist es gut, die Schüler zum Gebrauche der Kratzeisen zu ge=
wöhnen. Ferner ist es selbstverständlich, daß Regenschirme
nie ins Zimmer gebracht werden; ebenso ist es des Schweißes
der Edlen werth, dafür zu sorgen, daß Mützen, Hüte und
feuchte Oberkleider in einem Gange oder Nebenzimmer ab=
gelegt werden können.

An vielen Orten hält man für Kinder, die in Schnee
und Nässe weite Schulwege gemacht haben, Filzschuhe oder
Tuchendenschuhe bereit; so wird manches Kranksein verhütet
und mancher Jammer gestillt. Man verjubelt, auch auf dem
Lande, so vieles Geld: warum sollte man nicht auch die armen,
kalten, rothen Füßchen ein bischen jubeln lassen!

Ferner ist auf die persönliche Reinlichkeit strenge
zu achten. Die Haare zu kämmen und das Gesicht zu waschen
kann man auch dem Aermsten zumuthen. Ganz besonders
aber muß auf die Reinhaltung der Hände gesehen werden.
Es ist erstaunlich, welche Pilzkolonien und Fäulnißerreger
an schmutzigen Händen haften, und im „Schwarzen unter
dem Nagel" oder, wie die Franzosen sagen, im „Trauer=
rand" abgelagert werden. Kinder haben nur deswegen so
häufig Spulwürmer, weil sie mit schmutzigen Händen und
auch mit vom Boden Aufgelesenem zum Munde fahren. „Ein
junger Mann, der sich gewaschen hat", bedeutet bekanntlich
immer: ein tüchtiger Mann. Das Sprüchwort enthält buch=
stäbliche Wahrheit.

Wir sprechen hier absichtlich nicht von dem großen und
schweren Kapitel der Heizkörper, Oefen u. s. w., weil es so
gut wie nie in der Macht des Lehrers steht, diese zu be=
stimmen. Man fragt auch den Arzt und die Gesundheits=
kommission erst dann um ihre Meinung, wenn die Kinder
wegen Kopfweh massenhaft wegbleiben oder vom Kohlen=
dunst ohnmächtig werden und brechen. (Erinnerungen aus
einem neuen, sehr stilvollen Landschulhause.)

7. Schließlich noch, aber nicht zum mindesten: das Kloset.
Die Hausordnung ist für dessen Reinhaltung verantwortlich

und diese ist in jeder Beziehung viel wichtiger, als die Welt
meint. Wer dort unreinlich ist, ist es fast immer auch anders=
wo, und die Travestie ist richtig, die sagt: „Zeige mir deinen
Abtritt, und ich will dir sagen, wer du bist." Auch die reich=
liche Lüftung dieses boshaften Lokales ist noch eine Aufgabe
des Schulbetriebes, ebenso die Sorge für pünktliche Schließung
auch der in den Gang führenden Thüren. Die anderen Theile
dieser brennenden Frage gehören schon dem Baumeister zu,
dessen Weisheit hier so oft Schiffbruch leidet. Man kann
ja an den wenigsten Orten englische Wasserspülungen u. s. w.
einrichten, aber doch gute Auffangapparate; Thonröhren und
genauen Verschluß der Grube darf man auch am kleinsten
Orte fordern. Wichtig, sogar nicht kostspielig ist es, vom
Dach der Grube eine weite, oben offene Röhre (nicht den be=
liebten engen Luftkanal!) bis über das Dach hinauszuführen;
aber weit über das Dach, das heißt: bis über die Höhe des
Firstgrates, sonst nützt es gar nichts. Die Abtrittgase sind
nicht nur unangenehm, sondern auch giftig und vermitteln
oft Typhuserkrankungen. Der Münchener, der einst zu
Pettenkofer sagte: „Ich will mein Häusel riechen", hat
noch viele Vettern. Aber München ist aus der ungesundesten
Stadt nun seit vielen Jahren die gesundeste Stadt geworden
— seit die Häusel nicht mehr riechen.

8. Wir haben bisher von negativen Maßregeln gesprochen,
von der Abhaltung des Schmutzes. Hier ist der Lehrer gleich
dem Arzte, der ein vorhandenes Uebel beseitigt. Heil beiden,
wenn sie Talent und Fleiß genug besitzen, ihre Aufgabe zu
lösen; sie haben schon viel geleistet! Aber auch positiv müssen
wir arbeiten: Bedingungen darbieten, unter welchen das
Ueble verhütet wird.

Die erste Bedingung ist das Licht. „Gott wohnt im
Lichte!" „Ein dunkles Haus ist immer auch ein schmutziges
und ungesundes Haus." Das gilt zumal von der Schule,
wo, wie im Kriege, die gesundheitlichen Schädlichkeiten durch
die Massenanhäufung koncentrirt werden. Der Baumeister
hat sehr gute Vorschriften für die Beleuchtung der Schul=
zimmer. Es soll die Fensterfläche allermindestens $1/5$ der
Bodenfläche betragen; nördliche Anlage sei viel besser als

südliche, um gleichmäßig zerstreutes und kein unmittelbar strahlendes Licht zu haben. Dieses aber ist eine Grundbedingung zur Reinhaltung der Luft, zumal in dichtbewohnten Räumen. Dem Ueberfluß an Licht läßt sich immer abhelfen, dem Mangel nie. Der Lehrer hat auch hier das Nachsehen und kann nichts ändern. Aber wenigstens dafür kann er sorgen, daß die Fenster immer rein seien, daß die Sonne durch Vorhänge oder Läden geschickt abgedämpft werde, weil es dem Auge ganz erheblich schadet, auf ein grell beleuchtetes weißes Blatt hinzuschauen. Ebenso kann der Lehrer die Anordnung der Schulbänke so verschieben, daß sie möglichst gutes Licht bekommen. Am besten ist's bekanntlich, wenn dieses von der linken Seite des Schülers einfällt. Und wer dazu verurtheilt ist, dunkle Winkel in seiner Schule zu haben, der verlege auf die trüben Nachmittagsstunden „spekulative Studien", die ein genaues Zusehen gar nicht nöthig haben. In so mancher kleinen Schule lesen oder schreiben die Kinder unter dem Drucke des Stundenplanes im Halbdunkel und verderben sich innerhalb weniger Wochen die Augen so gründlich, wie im grellen, blitzenden Lichte. Die Schüler bücken sich tief, spannen ihre Augenmuskeln übermäßig an und werden dabei kurzsichtig und krumm. Wo es ökonomisch zu machen ist, da hat das Schreiben mit schwarzer Tinte auf hellem Papier große Vorzüge; vielleicht hat es auch den Vorzug, zur Reinlichkeit zu erziehen. Es ist eines der vielen Verdienste Horners, die Nachtheile der Schiefertafel, die augenverderbende Wirkung mattgrauer Bilder auf schwarzem Grunde, gezeigt und bewiesen zu haben.

Daß die Wandtafel matt und sattsam geschwärzt sei und daß der Lehrer mit dicken Strichen, wie ein Fresco-Maler, auftrage, ist unerläßlich. Ich erinnere mich an so manche zierliche „Damenschrift", welche unbedingt nur für die vorderste Bank zu genießen war, und empfehle dem Lehrer angelegentlichst, Bismarck's mächtige Buchstaben nachzuahmen.

9. Und nun die Schulbank. Wer hätte da den Muth, noch viel darüber zu schreiben! Seit den klassischen Arbeiten von Fahrner, Kuntze und Guillaume sind zahllose Abänderungen, aber keine neuen Gedanken mehr erschienen.

Die Frage ist abgeklärt, deswegen aber noch lange nicht durch= geführt.

Hinlänglich breite, etwas nach rückwärts fallende Sitze, nicht zu hoch, und wo nöthig mit breitem Fußbrett, eine Rückenlehne, wie sie die Erwachsenen ja auch verlangen, breiter, mäßig geneigter, großer Tisch, hoch genug, und über den vordern Rand der Bank hereinragend, womöglich zum Aufklappen: das sind die wesentlichen Anforderungen. Fer= ner kommt noch dazu, daß die Tische und Bänke (auf deutsch: Subsellien) nicht zu lang seien, das heißt nur zwei oder vier Plätze enthalten sollen. Ausgezeichnete Lösungen dieser Auf= gaben finden wir gegenwärtig in den Schulbänken von Kuntze (Leipzig), von Schenk (Bern) und von Rettig, letztere mit Holzrost für die Füße und als Ganzes umkippbar zum Zwecke der Fußbodenreinigung. So allein läßt sich die schiefe Hal= tung bekämpfen, welche der Mensch auf einer unpassenden Schulbank annehmen muß, ob er wolle oder nicht. Manche Gemeinde hat regelrechte (deutsch: rationelle) Schulbänke an= geschafft, aber zu viele gleichartige Größen; auch findet man oft, daß selbst bei guter Auswahl der Bänke die Schüler nach andern Rücksichten, als nach denen ihrer Körpergröße gesetzt werden, und noch öfter trifft man elende alte, oder ebenso elende neue Schulbänke, wo man es gar nicht erwarten sollte. Für Anschaffungen kann der Lehrer nur rathen, bitten, agi= tiren, aber für die Handhabung der guten und für möglichste Unschädlichmachung der schlechten Bänke ist er immer persön= lich verantwortlich.

Seit dem letzten Dezennium hat man sich bemüht, die Haltung der Schulkinder durch Einführung der Steilschrift (Merkel, Groß, Schubert) an Stelle der bisher allgemein gebräuchlichen schiefen Schriftrichtung von 45—50° zu ver= bessern. Dabei liegt Tafel oder Heft in gerader Mittellage und die Unterarme ruhen symmetrisch auf dem Pulte. Wäh= rend bei der Schiefschrift die Kinder sich stets bemühen, den Kopf stark nach links zu neigen, und auch eine harte Disciplin das Geradesitzen nie erzielt, nehmen Geradschrift schrei= bende Kinder von selbst eine normalere Haltung an. —

10. Daß Kinder sehr häufig Wasser trinken, ist bekannt;

es gilt als Unart, ſo lange man vergißt, wie äußerſt lebhaft der Stoffumſatz des jugendlichen, auch zu 70 Proc. aus Waſſer beſtehenden Körpers iſt. Wo eine gute Waſſerleitung im Schulhauſe zur Verfügung ſteht, iſt alles recht. Meiſtens ſtürzt ſich die junge Welt in den Pauſen an den Brunnen, und gar nicht ſelten iſt dieſer einer der ſchlechteſten, ſehr oft ein Pumpbrunnen, der geheime Beziehungen zu einer benach= barten Jauchegrube hat, und trotz der Klarheit und Friſche ſeines Waſſers zeitweiſe krank macht. Darmkatarrhe und Typhusanfälle ſind oft die Folge. Man klagt dem Himmel ſeine Noth und denkt nicht daran, daß man ſie ganz fahr= läſſig ſich ſelber bereitet hat. Hier darf der Lehrer, als ge= bildeter Mann, an die Gefahr denken und ſo oft, zur rechten Zeit und am gehörigen Orte, davon ſprechen, bis er eine Verbeſſerung erzielt hat. Nicht ſelten iſt reines Quellwaſſer in der Nähe zu haben und trinkt der Menſch nur aus Ge= dankenloſigkeit Jauche.

11. Die Ernährung der Schulkinder. Wer leugnet ihren Einfluß? Eine ſchlecht genährte Armee iſt ſchon zum voraus halb geſchlagen und wird es bald ganz ſein. Das Sprichwort ſagt: „Ein hungriger Mann hat kein Glück"; aber ein hungriges Kind ſoll Fleiß und Glück haben! Wenn die bleichen, ungewaſchenen Geſchöpfe träge vor ſich hinſtarren, ſich kaum aufrütteln laſſen, und unleidlich vergeßlich ſind: nimm es nicht für Schlechtigkeit, Menſchenfreund, ſondern ſiehe die Noth an; ſie kommt öfter vor als man glaubt, und als würdevolle Landesväter ſich geſtehen mögen! Der Lehrer kann allerdings nicht offene Tafel halten, aber er kann für arme, verlaſſene Geſchöpfe wenigſtens während der harten Jahreszeit eine Mittagsſuppe ſuchen helfen, bald in Fami= lien, bald im Schulhauſe ſelber beſchaffen. Es giebt ja manche Gemeinden, die armen und entfernt wohnenden Kindern eine gute Milchſuppe mit Brod, ein rechtſchaffenes altmodiſches Hafermus, oder eine nahrhafte Maggi im Schulhauſe verab= reichen laſſen. „Aber Ihr drückt den Kindern damit das Brandmal des Bettlers auf und übt eine recht ariſtokratiſche Philanthropie, für die wir uns bedanken!" Laſſen Sie ſich nicht irre machen! Wer aus irgend einem Grunde ſeine

Elternpflichten nicht erfüllen kann, der hat wenigstens zu schweigen, wenn es andere für ihn thun. Dem Verbrecher hat der Staat seinen Anwalt bestellt; sollte ein hungriges Schulkind nicht auch seinen Anwalt finden? Der von Gott bestellte Anwalt der Kinder ist der Lehrer, der Anwalt der Kranken ihr Arzt; wehe beiden, wenn sie ihres Amtes nicht walten!

12. Die Gesundheitspflege des Gehirns hat viele Aehnlichkeit mit derjenigen des Magens. Wer gut verdauen und gedeihen soll, dem dürfen wir nicht schlecht ausgewählte und schlecht zubereitete Speisen geben, nicht sehr einförmige und auch kein Durcheinander, und endlich muß in richtigen Zwischenräumen gegessen und gut gekaut werden. Die Auswahl des Lehrstoffes besorgen überall die Behörden, und diese müssen es ja wissen; die Anordnung aber bleibt Sache des Lehrers. Wenn er es dazu bringt, seinem Zögling ein lebhaftes Interesse, einen gesunden Appetit zu erwecken, so hat er die Verdauung des Stoffes schon halb gewonnen. Wenn man Säuglingen zu viel Milch eingießt, erbrechen sie ganz unbefangen den Ueberfluß, und wenn man Schülern zu viel bietet, „lassen sie es zum andern Ohre wieder hinaus". Das Erbrechen aber verderbt den Magen und das Vergessen verderbt das Gehirn. Der Arzt hat in diesem Punkte nur eine Forderung an den Lehrer zu stellen, nämlich die, fürzusorgen, daß der Unterricht interessant sei. Je größer das Interesse, desto stärker das Gedächtniß. Je besser der Unterricht, um so kleiner die Hausaufgaben. Ich habe sehr oft erlebt, daß kleine Knirpse ein halbes Dutzend Rechnungen (allerdings keine astronomischen) über Mittag mit nach Hause bekommen haben, oder auf den Abend ein Dutzend, und dazu von einem anderen Lehrer noch eine Reinschrift, und von einem dritten ein Aufsätzchen, vom vierten ein bischen Geschichte, vom fünften Geographie, vom sechsten eine kleine Zeichnung und so weiter bis zum Unsinn. Das Fachlehrersystem bringt, trotz aller Verordnungen und Versicherungen, diese Uebelstände häufig mit sich. Das Ende ist die Gehirnermüdung, der Ekel. Der Mann der Anekdote kann seinen Schlingel nicht so stark prügeln, bis er ihm Liebe beigebracht

hat, und der Mann der Schule kann seinen Zögling nicht so stark belasten, bis er gescheidt wird. Ich glaube durchaus nicht, daß man nach Basedow spielend lehren oder lernen könnte; ich glaube im Gegentheil, daß man nur mit ernster Arbeit das Gehirn gesund erhalten kann, aber diese muß in ihrer Qualität wechseln und darf in ihrer Quantität niemals so groß sein, um zu übermüden.

Dieses Maß ist eben die Schwierigkeit. Körperlich ist einer übermüdet, wenn er durch Essen und Schlafen sich bis zum folgenden Tage nicht wieder erholt, und wenn sein Befinden sich verschlimmert. Hunger, Nachtwachen oder Excesse sind die großen Krankheitsursachen bei Erwachsenen, die sich „zu Tode studirten", und Mangel an Nahrung, an Schlaf oder an frischer Luft ist's, der die Schulkinder bleich und nervös macht; die Wissenschaft ist unschuldig. Die Forderungen der Gehirndiät im engern Sinne auszuführen, ist Aufgabe der pädagogischen Kunst, die sich zu den Wissenschaften verhält wie die Kochkunst zur Lebensmittelkenntniß, wie die Rhetorik zur Grammatik, die That zum Grundsatz.

Die Klagen über geistige Ueberbürdung und Belastung unserer Jugend sind allgemeine und zum großen Theil berechtigte. Vor Allem muß mit Energie dem Bestreben entgegengetreten werden, auch die Ferienzeit der Schüler durch Aufgaben zu kürzen. Körperwägungen (Wretlind) haben ergeben, daß während der Schulmonate eine gewisse Hemmung des Wachsthums eintritt, das in den Ferienmonaten durch raschere Zunahme kompensirt wird. Aber auch die geistige Frische und Perceptionsfähigkeit nimmt zu während der Ferien und stumpft ab nach langer Schulzeit. —

13. Auch die Gesundheitspflege der Muskeln ist, so weit sie der Schule zukommt, ganz in die Hand des Lehrers gegeben. Nicht Reck und Barren, sondern Stabübungen und Freiübungen sind dem kindlichen Alter angemessen; nicht einzelne wenige Turnstunden, sondern tägliche, kurz, aber stramm ausgeführte Uebungen oder Spiele. Spiele im Freien geben Kraft und Muth; mit naivem Takte zieht sie jedes Kind den Turnstunden weit vor. Die Stätigkeit und Planmäßigkeit nützt, nicht aber die augenblickliche Kraftentwick-

lung. Sogar den Erwachsenen sind die Glanzübungen kein
Nutzen. Die Lorbeerbekränzten sterben auffallend oft in jungen
Jahren an Lungen= oder Herzkrankheiten hinweg. „Was
glänzt, ist für den Augenblick geboren."

14. Schulkrankheiten. Schreckliches Wort! Das fehlte
noch, daß man dem Lehrer, der für alle geistigen Mängel
seiner Schüler verantwortlich sein soll, auch deren leibliche
Uebel zu Lasten schreibt. Bekanntlich ist die Schule verant=
wortlich gemacht für Kopfweh und Nasenbluten, für Kurz=
sichtigkeit, Kropf und Rückgratsverkrümmungen. Sie muß
aber zwei Gegenforderungen stellen: erstens, daß man die
Kränklichen, die gar nicht seltenen Augenleidenden, mit Kurz=
sichtigkeit, Uebersichtigkeit und Astigmatismus Behafteten, so=
wie die Schiefgewachsenen ausschließe, und zweitens, daß man
ihr, nach spartanischer Weise, ihre Zöglinge ganz übergebe,
Tag und Nacht, Jahre lang. So wie die Dinge stehen, müssen
wir eine Menge von sogenannten Schulkrankheiten als Haus=
krankheiten erklären, die sich in der Schule weiter entwickeln,
und einen guten Theil der Vorwürfe an die Eltern zu=
rückschicken.

Viele sogenannte Schulkrankheiten sind Entwicklungs=
krankheiten.[1]) Aber sogar Geistesstörungen kommen mitunter
schon bei Schulkindern vor. „Es sind jene, welche man, wie
ein Irrenarzt sagt, wegen ihres Gesammtverhaltens jeden
Augenblick prügeln möchte." Krafft=Ebing sagt: „Wenn
die Pädagogik ein tieferes Studium aus dem Menschen auch
in seinen pathologischen Verhältnissen machte, so würden
manche Fehler und Härten der Erziehung wegfallen, manche
unpassende Berufswahl unterbleiben, und damit manche psy=
chische Existenz gerettet werden."[2])

Ein kleines, noch nicht schulpflichtiges Kind, das Bilder
anschaut oder „schreibt", setzt sich schief an den Tisch, windet
sich, bückt sich, senkt die eine Schulter, steckt das Näschen bis
fast auf das Papier und verdreht die Aeuglein, welche die
hingemalten Hieroglyphen bewundern. Der Mensch tritt mit

---

[1]) Axel Key, Varrentrapp's Vierteljahrsschr., 1890, pag. 525.
[2]) Schweiz. Blätter für erziehenden Unterricht, IX. Jahrg., pag. 130.
Krafft=Ebing, Lehrbuch der Psychiatrie, 1888, pag. 25.

der Anlage zur schlechten Haltung in die Schule ein. Nach=
her kommt die Weisheit mancher Schulbehörden, die, „um
die Kosten zu sparen" und um populär zu bleiben, keine
ordentlichen Schulbänke und keine gute Schulstube erschwingen
können. Unter diesen Vorbedingungen bittet man um gute
Haltung und erreicht, was man verdient: schiefe, vornüber
gebeugte, an Blutandrang zum Kopfe und zur Schilddrüse
leidende, mit Nasenbluten behaftete und kurzsichtige Kinder.
Wir wissen aus massenhaften Untersuchungen, daß die Kurz=
sichtigkeit sehr oft ganz genau mit der Schulbildung zunimmt
und deshalb bei den Gymnasiasten zur Regel wird. Von die=
sem alten Klagelied kann hier der erste Vers genügen; die
Fortsetzung kennt Jedermann: dem richtigen Lehrer graut
davor, wie dem Chirurgen vor einem Chloroformtodesfall;
beiden sagt man, meistens mit Unrecht, sie hätten das Un=
glück verhüten sollen. Hippokrates hat den Aerzten schon
377 v. Chr. gesagt, ihre Aufgabe sei: nicht schaden! Dieser
Rath gilt ebenso den Eltern, Lehrern und Behörden. Uns
allen schleudert Rousseau den Vorwurf ins Gesicht: „Alles
verdirbt in der Hand des Menschen." Eine gute Schulstube
und eine gute Schulbank kann die sprüchwörtlichen Schul=
krankheiten: Kurzsichtigkeit, Buckel und Kropf, verhüten, oft
auch mitgebrachte Uebel verbessern. Auf einer schlechten
Schulbank ist es nicht möglich, gut, aber auf einer guten
Schulbank ist es leicht möglich, schlecht zu sitzen. Die Schul=
bank ist, wie ein Lehrmittel, erst dann gut, wenn es richtig
und beharrlich gehandhabt wird. Wir treffen bei ganz glei=
chen Bänken Schulen mit guter und Schulen mit schlechter
Körperhaltung. Hier ist der Lehrer maßgebend. Wie der
Wille des Schülers die Rückenmuskeln spannt, so muß der
Wille des Lehrers den Willen der Schüler spannen; er muß
auch hier die Seele der Schule sein. Das Geheimniß des
Erfolges steckt in der Beharrlichkeit.

15. Aber auch sonst noch kommt der Lehrer mit vielen
hereingebrachten Krankheiten in Berührung. Keuch=
husten=Kinder soll er aus der Schule entlassen, bis sie ge=
nesen sind; Masernkranke, die nicht selten noch herumgehen,
soll er ebenfalls heimschicken; überhaupt und ohne sich mit

einer Diagnose lange den Kopf zu zerbrechen, jeden Schüler, der einen Hautausschlag hat. Ist dieser unschuldig, so soll er durch ein ärztliches Zeugniß dafür ausgewiesen werden.

Scharlachkranke kommen schon seltener in die Schule, ebenso Pockenkranke, mit sehr leichten Fällen oder in der Periode der Abschuppung. Diese müssen ebenfalls sofort entfernt werden, weil leichte Fälle ganz so gut schwere verursachen können, wie ein kleines Feuer ein großes verursachen kann. Man kennt die Brennbarkeit und die Krankheitsanlage nicht zum voraus. Es ist durchaus nöthig, auch die in derselben Familie lebenden Mitschüler solcher Patienten für vier Wochen fern zu halten. In den meisten Staaten ist das gesetzlich vorgeschrieben, weil eben die Verschleppung dieser Krankheiten durch die Schule allbekannt und unbestritten ist.

Schwieriger wird die Sache gegenüber der Diphtherie, bei der ebenfalls von ganz leichten Fällen sehr schwere ausgehen können. „Der Lehrer soll bei Halsweh die Mundhöhle des Kindes untersuchen, unter Mithilfe des Fingers oder eines Löffelstieles." Das ist ein sehr schlechter Rath und ich bitte jeden Lehrer, ihn nicht zu befolgen. Die Diagnose ist thatsächlich schwierig, und die Gefahr der Uebertragung groß. Der Lehrer muß sich auf ein Verdachtsurtheil beschränken und den Schüler entlassen, bis er durch ein ärztliches Zeugniß gedeckt ist. Er muß es machen wie der Kaufmann: kein Risiko übernehmen, dem er ausweichen kann

Die Desinfektion von Schulzimmern, in denen ansteckende Kranke gewesen, ist Sache der Aerzte und der Gesundheitsbehörden; der Lehrer ist nur zur rechtzeitigen Anzeige verpflichtet.

Nicht selten kommt Veitstanz (Chorea) in der Schule zur Beobachtung.[1]) Die Kinder lassen vieles aus den Händen fallen, malen ganz verzerrte Buchstaben, sind unruhig, zappeln wie der Fisch auf dem Sand. Da helfen Ermahnungen nichts. Wenn das kranke Kind nicht ausgeschaltet wird, zappeln bald viele andere mit; es giebt eine psychische Ansteckung; beim Aufrechtsitzen suchen wir sie, hier vermeiden wir sie; bei Kleidermoden und bei politischen Strömungen bewundern wir sie.

---
[1]) Leuch, Corr.-Bl. für Schweizer Aerzte 1896.

Die armen Tröpfe, welche häufig Anfälle von Epilepsie haben, sind nicht mehr schulfähig; bei vereinzelten Fällen trägt man das Kind so schnell wie möglich aus der Schulstube weg, legt es auf ein Bett und läßt, gänzlich zuwartend, das schreckliche Muskelspiel ablaufen.

16. Soll man Gesundheitspflege in der Schule lehren? Sie wäre doch gewiß so wichtig wie ein anderes Fach. Was hilft dem Menschen alle Bildung, wenn ihm die Gesundheit fehlt, sie zu verwerthen? Das Kapital aller Kapitale ist die Gesundheit.

Die Volksschule soll allerdings Gesundheitspflege lehren, aber in psychologischer Weise. Es ist unpsychologisch, einem Kinde die Anatomie seiner Muttersprache als systematische Grammatik darzubieten, weil für solche Abstraktionen das Interesse fehlt. Ebenso unpsychologisch wäre es auch, Hygieine als Fach zu dociren. „Gebt Ihr ein Stück, so gebt es gleich in Stücken", ist hier buchstäblich wahr. Es lassen sich beim Unterricht in der Sprache, der Vaterlandskunde und Geschichte, in der Naturkunde und beim Rechnungsunterrichte hygieinische Fragen als Lehrstoff benutzen, und wenn sie von einem handgreiflichen Anlasse ausgehen, werden sie immer interessant, d. h. unterhaltend sein und verstanden werden. Warum schwitzen heute die Fenster? Woher kommt der Wasserdampf, was nützt und was schadet er? Warum sollen wir aufrecht sitzen? Ist das Turnen eine bloße Mode? Warum scheuern wir die Stube? Was schaden schmutzige Hände? Haben die gefürchteten Heldenschaaren der alten Germanen und Helvetier Cichorien oder aber Hafermus, Milch und Käse gehabt? Warum freuen wir uns des neuen Schulbrunnens? Warum ist der Trinker, der dort auf der Straße taumelt, kein starker Mann? und so weiter in alle Gebiete des dem Schüler bekannten Lebens. Wer ahnungsvollen Ergänzungsschülerinnen Vorträge hält über die Pflege von Säuglingen, der ist selber ein pädagogisches Wickelkind.

Vor Allem muß die Schule durch ihr Beispiel Volksgesundheitspflege lehren; diese ist hier weit mehr ein Fach der Erziehung als des Unterrichtes.

Anders lauten die Forderungen an den Lehrer. Wer gut lehren soll, der muß nur die Zinsen seines geistigen Besitzes

verwenden, muß bedeutend mehr wissen und können, als er
darzubieten verpflichtet ist. Es kommt weniger darauf an,
daß an den Seminarien die Hygieine als ein Hauptfach ge=
lehrt werde, als darauf, daß sie überhaupt gelehrt werde, daß
dem Lehrer die Augen geöffnet werden für die elementaren
Mächte, die uns erhalten oder zerstören, daß er sich so viel
naturkundliches Wissen aneigne, um auch ein hygieinisches
Gewissen zu haben und nicht im sprichwörtlichen Schulstaub
und inmitten blutleerer Schüler schwindsüchtig zu werden.
An der Akademie von Neuchâtel hören die künftigen Theo=
logen regelmäßig ein Kollegium über Hygieine mit Exkursio=
nen, lange Jahre bei Guillaume, dem Meister des Faches,
und sie werden auch darin examinirt. Daß ihnen da die
Augen für viele menschliche Bedürfnisse und Leiden geöffnet
werden, ist sowohl der Pastoration als dem Ansehen der
Geistlichen von großem Nutzen. Was man würdig betreibt, ist
würdig. Die Pädagogik, die Theologie und die Medicin,
ja alle Berufe, sind schließlich genau das, was ihre Bekenner
daraus machen.

Die Hygieine muß von den Lehrern wenigstens praktisch
verstanden und betrieben, von den Aerzten aber viel ernst=
hafter studirt werden als bisher, damit sie das Interesse
und die Fähigkeit erwerben, nicht nur als Schulräthe, son=
dern auch als Schulärzte Großes zu leisten.

Um ein braver Mann und guter Hausvater zu sein, bedarf
man bekanntlich keiner theologischen, philosophischen, juri=
dischen oder mathematischen Gelehrsamkeit, sondern nur
weniger grundlegender Kenntnisse; diese müssen aber in
Fleisch und Blut übergegangen, zur Methode des Lebens
geworden sein. So ist auch die Gesundheitspflege nur für
den Fachgelehrten eine Wissenschaft, für den gebildeten Mann
aber eine Methode zu leben, ein Standpunkt. Ein vielver=
dienter Theologe schrieb: „Man könne unmöglich immer an
die Forderungen der Gesundheitspflege denken, ohne die That=
kraft und den Genuß des Lebens zu verlieren." Was würde
er sagen, wenn wir meinten, die tägliche Rücksicht auf die
christliche Moral und auf unsere ökonomischen Verhältnisse
raube uns die Thatkraft und den Lebensgenuß? Dieser wird
im Gegentheil dadurch erhöht und vor Katastrophen bewahrt!

Wir sind dazu erzogen, moralisch und ökonomisch zu denken, und müssen dazu erzogen werden, auch hygieinisch zu denken: das ist Alles.

Die schwierigste Lebensperiode des Menschen ist die obere Schulzeit. Kein Kind mehr, noch keine Jungfrau, kein Jüngling — sehr oft ein Mischling mit den Untugenden der Kleinen und der Großen. Der Volksmund spricht von Flegeljahren. Nebenbei sind es aber auch Prophetenjahre, die ziemlich unzweideutig den Lebenslauf verkünden, soweit er vom Individuum abhängt. Gute Schüler werden ausnahmsweise doch unbrauchbare Menschen, schlechte Schüler werden es in der Regel. Sehr spät auftauchende Talente sind selten. Wer das Kreuz seiner Lehrer gewesen ist, bringt es gewöhnlich zu nichts, wozu man gescheidte und brave Leute braucht. Ein gewisser Procentsatz ist von Natur aus dumm, faul oder liederlich, und nimmt keine Erziehung an, höchstens Umgangsformen. Diese Menschen sind die Klippen aller Socialpolitik „wo auch die gescheidtern Schiffer gerne scheitern".

Es läge überhaupt der Gesundheitspflege näher als es scheint, von der Erziehung zu reden. Auch da giebt es vermeidbare Krankheiten, an denen viele elendiglich zu Grunde gehen. Die Tropenzone des Reichthums und die Polarzone der Armuth sind beide sehr ungesund und gestatten nur auserwählten Kraftnaturen eine große Entwicklung. Die Männer, welche im Frieden und im Kriege die Welt bewegen, sie sind fast alle aus der gemäßigten Zone des Mittelstandes hervorgegangen, aus dem kühlen, veränderlichen Klima der harten Arbeit. Wohlhabende bedenken das viel zu selten und verderben ihre Kinder viel zu oft durch eine schlaffe Erziehung und üppige Lebenshaltung. Je weniger dann aus einem Menschen geworden, um so größer ist sein Selbstbewußtsein und sein Programm, um so vollständiger sein Mißerfolg und die daran hangende Lebensverkürzung. Die Erziehung ist ein faules Stück des jetzigen Kulturlebens; wonnetrunken von unserem sogenannten Wissen, pflegen wir ihre Mängel zu übersehen, aber ihre schlechten Früchte bekommen wir zu kosten.

XI. Lebenslauf.

„Wer lehrt mich? was soll ich meiden?
Soll ich gehorchen meinem Drang?
Ach! Uns're Thaten selbst, so gut als uns're Leiden,
Sie hemmen unsers Lebens Gang.“
Goethe (Fauſt).

Die menſchliche Natur iſt unverwüſtlich und zum Fort=
ſchritte beſtimmt. Wenn alle die politiſchen, kirchlichen, ſocia=
len und mediciniſchen Mißhandlungen, denen ſie fortwährend
ausgeſetzt war, bleibend eingewirkt hätten, wir wären längſt
unter unſern neuen Herrn Vetter Gorilla hinabgeſunken.
Ebenfalls wahr iſt, daß ein Jeder nur lernt, was er lernen
kann, und daß man nicht einen Kulturmenſchen auf einen
Wilden, einen Weiſen auf einen Narren pfropfen darf, wenn
nicht alle beide abſterben ſollen, und daß im großen Ganzen
ein Volk genau ſo glücklich, ſo gut regiert und paſtorirt und
ſo geſund iſt, als es zu ſein verdient und Anlage hat. Darum
iſt das träge Sichgehenlaſſen nicht entſchuldigt. Wir möchten
vernünftige Individuen, Selbſtwerthe, nicht bloß Exemplare
einer naturgeſchichtlichen Species und nicht bloß Ziffern in
der Bevölkerungsſtatiſtik ſein.

Der Menſch iſt längſt nicht mehr etwas, das ſich von
ſelbſt verſteht, ſondern ein Kunſtprodukt aus Seele und Leib.
Beim Thiere verſöhnen ſich Inhalt und Form zum behag=
lichen Daſein, die geſtaltende Menſchenſeele aber kommt nie=
mals zur Ruhe; abhängig vom Körper, muß ſie ſich dieſem
dienſtbar machen, wenn ſie nicht mit ſammt ihm zu Grunde
gehen ſoll. Der Menſch iſt verloren, ſowie er ſich gehen
läßt. Das einzige Mittel, das Leben zu verlängern und zu
genießen, beſteht darin, es zu erobern; und die ſchrecklichſte
aller Seuchen iſt die menſchliche Trägheit, die immer vergißt,
daß die Natur Mathematik iſt und „die Sünden der Väter
heimſucht bis in das dritte und vierte Geſchlecht“.

1. Die Vererbung.

Wir sind gewohnt, die Kinder „Sprößlinge ihrer Eltern" zu nennen und vergessen dabei allzu oft, daß diese Sprossen und Knospen in ihrer ganzen Anlage so innig mit dem Stamme zusammenhängen, wie die Rosen mit ihren Zweigen, wie die Finger mit ihrer Hand. Die nachfolgende Kultur kann wohl diese Anlage da fördern und dort hemmen, nie aber sie auslöschen. „Drum prüfe, wer sich ewig bindet, — Ob sich das Herz zum Herzen findet" — ob die körperlichen und geistigen Eigenschaften einer Zukunft werth sind: „Der Wahn ist kurz, die Reu' ist lang!"

Die Gesundheitspflege muthet Niemandem zu, sich mit cynischer Rücksicht auf seinen Stammbaum eine Lebens= gefährtin zu suchen, aber sie mahnt alle Denkenden, doch ihrem Leben und ihrer Gesundheit dabei etwa halb so viel Rech= nung zu tragen, als dem Gelde und der Konvenienz.

Alles kann sich vererben. Am bekanntesten ist diesfalls die Hautfarbe, welche die Neger aller Schattirungen, die kupferrothen Indianer und die gelben Malayen so lange unverändert bewahren, als sie im Lande wohnen. Die Mischungen verschiedenfarbiger Rassen ergeben meistens die entsprechende Mittelfarbe.

Fast ebenso beharrlich ist der Haarwuchs in ganzen Völkern und einzelnen Familien, und so gut als in England die rothen, in Deutschland die blonden und braunen, in Spanien und Italien die schwarzen Haare vorherrschen, so findet man auch in vielen Landbezirken, wo die Leute unter sich bleiben, ganze Gemeinden mit vorherrschender Haarfarbe, struppige, lockige, helle oder dunkle Haare.

Der gesammte Körperbau ist national wie familiär: hier braune, dort blaue Augen, hier gewaltige Habichtsnasen, dort bloße stumpfe Andeutungen; hier ein kleiner Mund voll Perlen, dort ein gefährlicher Abgrund voll Trümmer; hier hohe aufrechte Gestalten, dort kleine runde Figuren; hier langsam einherschreitende Männer, dort rastlos zap= pelnde Leute: alles familiär; ebenso sind es Hasenscharten und überzählige Finger, Taubstummheit und Augenkrank=

heiten, Zwillingsgeburten, Kinderreichthum und Sterilität; auch die Art zu sterben, die Schlußkrankheit, ist in vielen Familien bestehend oder doch sehr vorherrschend.

Es lassen sich hochgewachsene Wäringer= und Hünengeschlechter als solche forterhalten, wie ganze Völkerschaften es bewiesen. Was aber über das menschliche Durchschnittsmaß weiter hinausgeht, behandelt die Natur als Laune und pflanzt es nicht fort. Vielfache, mehr lehrreiche als menschenwürdige Versuche, die man angestellt, um Riesen oder Zwerge fortzupflanzen, haben regelmäßig fehlgeschlagen;[1]) so z. B. die Maßregeln Friedrich Wilhelm's I.

Die Körperbewegungen, die Geberden, die Gestikulation, der Gang und selbst der Tanz, ebenso die seelenvollste Muskelthätigkeit, die Sprache, der Accent, sie sind häufig so familiär, daß man den Vater am Sohne, diesen am Bruder erkennen kann, selbst dann, wenn sie Jahr und Tag getrennt gelebt oder auch sich nie gesehen hatten. Merkwürdiger Weise aber beschränkt sich diese rein naturgeschichtliche Zeichnung der Spielarten und Familien gar nicht vorzugsweise auf Knochen und Muskeln, Haut und Haare, sondern wird noch weit auffallender und beharrlicher, je mehr sie Nerven und Gehirn, die Organe des Geistes selber beschlägt. Nicht nur Groß= und Kleinköpfe, Rund= und Langköpfe, sondern auch Querköpfe, Genies und Talente finden sich in Familien beisammen und erben sich fort. Es giebt Familien und Generationen von Musikern, Rechnern und Mathematikern, von poetisch gestimmten und von philosophischen Köpfen, von gemüthlich religiösen Naturen und von Fanatikern; aber es giebt ebenso Familien von Trinkern, Wüstlingen und Verbrechern aller Art, selbst wenn die einzelnen unglücklichen Sprossen nie mit einander gelebt haben. Ganz auffallend ist die furchtbare Regelmäßigkeit, mit der die Trunksucht des Vaters oder der Mutter im Sohne fortwirkt, und man bestraft nicht selten als Laster, was eigentlich ein tragisches Verhängniß ist.

Baumgärtner erzählt in seinen Vermächtnissen eines Klinikers: er habe in einer Stadt die Geschichte der Blöd-

---

[1]) Seidlitz, Vererbung der Lebensformen, St. Petersburg, 1865.

sinnigen amtlich aufgenommen und gefunden, daß dort von
43 solcher Individuen volle 42 aus zerrütteten Familien stam=
men, in denen gewöhnlich der Mann dem Trunke ergeben
war."[1] Dessenungeachtet dürfen wir nicht vergessen, daß
es so gut unverschuldete Blödsinnige als unverschuldete
Brandbeschädigte giebt!

Der Musiker kann in zweiter Generation Dichter oder
Musiker sein; der Beobachter am Krankenbette kann in einem
ebenso großen Beobachter des Sternenhimmels fortleben; das
Kind des Epileptischen kann irrsinnig, das Kind des Irren
wieder anderweitig gehirnkrank oder schwer nervös sein, ohne
die Selbstbestimmung ganz zu verlieren; der Geizhals schlägt
zum Verschwender um und wechselt in der Form, nicht im
Wesen seiner Narrheit: kurz, spurlos geht am allerwenigsten
das Gehirn= und Seelenleben des Menschen vorüber. Die
Naturgeschichte kennt einen Erb=Adel im besten und schlimm=
sten Sinne des Wortes, in den Familien der Mathematiker
wie in den Sippen der Hausthiere, auf den Thronen wie in
den Zuchthäusern.

> „ . . . . Es erzeugt nicht gleich
> Ein Haus den Halbgott noch das Ungeheuer;
> Erst eine Reihe Böser oder Guter
> Bringt endlich das Entsetzen, bringt die Freude
> Der Welt hervor."   Goethe (Iphigenia).

2. Ehe.

Die Vererbung des Geistes verhält sich genau wie die
Vererbung des Geldes; sie ist eine schwer wiegende Thatsache,
aber im Laufe der Generationen wandelbar. Der Nachkomme
des Reichen kann ein Bettler, und der Nachkomme des Armen
ein Krösus werden, geistig oder materiell.

So sicher das Gesetz der Vererbung wirkt, so kurz ist
seine Dauer, wenn nicht immer wieder für Erneuerung der
gesuchten körperlichen und geistigen Eigenschaften gesorgt
wird. Der Urgroßvater und der Urenkel sind sich schon
sehr fremde und unähnliche Menschen; weit ähnlicher sind
Vater und Sohn, und es kann denjenigen, der sich heute

---

[1] Baumgärtner, Vermächtnisse eines Klinikers. Vergl. auch pag. 193.

verlobt, nicht tröſten, daß ein ſchwerer Familienfehler nach
Generationen verſchwindet, denn das Geſchlecht, welches er
nun begründen ſoll, wird ſchwerlich verſchont. Da aber, ge=
nau genommen, Niemandem ganz zu trauen iſt, und alle Vor=
ſicht nicht vor Irrthum ſicher ſtellt, war man von jeher be=
ſtrebt, die unausweichliche Gefahr wenigſtens zu vermindern
und hat dazu zwei entgegengeſetzte Wege eingeſchlagen: Kreu=
zung und Inzucht.

Es iſt immer höchſt wahrſcheinlich, daß entfernte Familien
ungleiche Tugenden und ungleiche Fehler des Leibes und der
Seele haben werden, und deshalb anzunehmen, daß bei einer
Verbindung derſelben manche Fehler durch Vorzüge aufge=
wogen oder durch entgegengeſetzte Fehler mattgeſetzt werden.
Ihr könnt die Leidenſchaften nicht ausrotten, ſagt Feuchters=
leben, darum leugnet und verleugnet ſie nicht, aber ſetzt
ihnen andere Leidenſchaften entgegen! Habt Ihr nicht Aus=
wahl? Alte und neue Weisheit empfiehlt das Verfahren.
Confucius erlaubt ſeinen Chineſen nicht, daß zwei Leute
mit gleichem Familiennamen ſich heirathen; Solon verbot
den Athenienſern, ihren Töchtern eine Mitgift zu geben,
damit ja die natürlichen und vernünftigen Motive der Ehe=
ſchließung nicht vom Gelde überwogen werden, und die katho=
liſche Kirche erſchwerte wenigſtens die Ehe zwiſchen 'Ge=
ſchwiſterkindern und nähern Anverwandten ſo viel als ſie
vermochte. Die tägliche Erfahrung zeigt uns auch in abge=
legenen Gegenden unſerer Kulturſtaaten, daß in Gemeinden,
wo die Leute ſtätig daheim bleiben und nur innerhalb ihrer
allernächſten Umgebung heirathen, ſich alte Sitten und Ge=
bräuche auffallend lange erhalten, aber die Schönheit und
Intelligenz und Geſundheit des Volkes gar nicht zunimmt. Die
abgeſchloſſenen Bürgergemeinden liefern nicht ſelten häßliche
Belege zur Inzucht, zumal wenn ſie große Armenfonds be=
ſitzen: Trägheit und Wirthshausleben, konfeſſioneller Wahnſinn,
der alle Begriffe von Religioſität und Redlichkeit zu erſticken
droht, kurz, ſociale Verkommenheit iſt die gewöhnliche Folge
des Pfahlbürgerthums, das nur durch die unwiderſtehlichen
Verkehrs= und Niederlaſſungsverhältniſſe der Neuzeit lang=
ſam korrigirt wird. Die Macht der Vereinigten Staaten Nord=

Amerikas beruht wesentlich auch darauf, daß die ungeheure Mehrzahl ihrer Bürger nicht auf dem Standpunkt der Ueberlieferung, sondern auf dem Boden des Naturrechts steht.

Der Mensch ist ein geborner Weltbürger, soweit seine Rasse reicht. Familien und ganze Völker müssen sich gegenseitig erfrischen, wenn sie nicht entarten sollen. Die Buchdruckerkunst bringt die Gedanken, die Eisenbahn die Menschen selber, und die Ehe die Zukunft der Menschen zusammen. Wer nicht auswählen will oder kann, der suche sein Heil in der Kreuzung der Familien.

Aber auch die Inzucht, die natürliche Folge des Vererbungsgesetzes, hat ihre Berechtigung, und bei der einfachen Maschine des Thierleibes, in welcher der geheimnißvolle Faktor der Vernunft und Freiheit wegfällt, ist es weit besser, den Stammbaum immer aus derselben Rasse fortzuführen, bei der Auswahl nur fehlerfreie Exemplare zu verbinden und so Vorzüge zu Vorzügen zu addiren. So hat John Bull seine gewaltigen Lastpferde, seine langathmigen Renner und seine wandelnden Beefsteaks förmlich gemacht, indem er durch Generationen konsequent vermied, was er nicht wollte, und zusammenführte, was ihm passend schien. In der Kultur unserer kostbarsten Hausthiere hat die Buffon'sche Lehre von der „Erfrischung der Rasse durch Kreuzung" großes Unheil angerichtet.

Da, wo man nach Belieben auswählen kann, ist Inzucht viel besser; da, wo man gar nicht auswählen kann oder will, ist Kreuzung gefahrloser. Die tägliche Erfahrung lehrt uns, daß Geschwisterkinder, die nach Leib und Seele gesund und kräftig sind und wenigstens ungleiche Temperamente haben, sich blühender Nachkommen erfreuen, während gleich nahe Verbindungen von Kränklichen oder Excentrischen, oder auch nur von gleichen Konstitutionen, auf ein Familienleben voll Ungemach und Herzeleid abonnirt sind. Gleiche Vorzüge und gleiche Fehler werden durch die Verbindung regelmäßig gesteigert, ungleiche oft abgeschwächt.

Die Inzucht unter ganzen Völkern mit Kreuzung innerhalb dieser Grenzen, giebt bekanntlich die Grundlage zum Nationalcharakter; die Verkehrsmittel unserer Zeit werden diesen, trotz aller Kriege und alles Nationalitäts=Principes, allmählich verwischen. Daß der Nationalcharakter an den Stammbaum und nicht an das Klima gebunden ist, beweisen die Juden, die, über die ganze Erde zerstreut, ihren Typus rein bewahrt haben, so lange sie bürgerlich mißhandelt und auf sich selber angewiesen waren.

Auch über das Alter seiner Verwundeten hat man dem blinden Gott Amor Vieles vorgeschrieben, was er von jeher nicht befolgte, ohne sich zu entschuldigen.

Der Mensch ist ein Landesprodukt, das nicht überall gleich früh reif wird. Was in Griechenland Recht ist, wird in Deutschland Unsinn und umgekehrt. Es mag zur Erheiterung dienen, sich zu erinnern, wie verschiedene Gesetzgeber und Weise das Alter festgesetzt, welches zur Eheschließung zu be= rechtigen anfängt. Moses und Lykurg verlangten, daß der Mann nicht unter 13, und die Frau nicht unter 12 Jahre alt sei. Solon will, daß der Bräutigam „zu den Jahren des Verstandes" gekommen sei und nicht unter 36 Jahre zähle; Aristoteles will 37 Jahre; Platon ist milder und setzt für die Braut 18, für den Bräutigam 30 Jahre fest. Die Gesetzgebung des römischen Kaiserreiches ging auf 12 und 14 Jahre herab. Die französische Gesetzgebung bestimmte als Grenze der Heirathsfähigkeit zuerst 13 und 15 Jahre (1792), und später 15 Jahre für die Frau und 18 Jahre für den Mann. Das jetzige deutsche Landrecht verlangt für die Frau wenigstens 14 und für den Mann wenigstens 18 Jahre. Das schweizerische Civilstandsgesetz und ebenso der Vorent= wurf zu einem neuen schweizerischen Civilgesetzbuch fordern als Minimum für die Frau 16 und für den Mann 18 Jahre.

Unter den Verhältnissen Deutschlands und der Schweiz wird thatsächlich das 20. Jahr dasjenige sein, mit welchem das Wachsthum einer Tochter, und das 25. dasjenige, mit welchem die Entwicklung eines Mannes vollendet ist. Die socialen Verhältnisse sind allerdings meist stärker als der einzelne Mensch und die Frage nach dem naturgemäßen Ehe= termin ist in nur zu vielen Fällen eine Ironie. Dennoch darf nicht verschwiegen werden, daß die ärztliche Praxis nicht viel Schönes von allzufrühen Verbindungen zu erzählen weiß:

ſchwächliche Nachkommen, früh=alte Frauen, Leidensſchweſtern
und Jammerbaſen erſten Ranges finden ſich zahlreich unter
ihnen, und wer alle Aerzte, Apotheker, auch „Kurorte mit
und ohne Schwindel" dauernd beſchäftigen will, der kopulire
Kinder!

Hegar, der treffliche Kenner des weiblichen Organis=
mus, verlangt das zurückgelegte 20. Altersjahr zur Heiraths=
fähigkeit des Weibes. — Daß Heirathen unter 20 Jahren
ſich nicht nur an den ſchwächlichen Nachkommen, ſondern an
den Betheiligten ſelbſt rächen, iſt ſtatiſtiſch nachgewieſen.
Während man nach dem 25. Lebensjahre überall die erhöhte
Lebenskraft des ehelichen Standes beobachtet, zeigt ſich für
frühzeitige Ehen das entgegengeſetzte Verhältniß. Von 1000
Verheiratheten zwiſchen 15 und 20 Jahren ſtarben 29,3, von
1000 Unverheiratheten derſelben Altersperiode nur 6,7. So=
gar die vom 20.—25. Lebensjahre Verheiratheten zeigen noch
eine größere Sterblichkeit, als die gleichaltrigen Ledigen.[1]

Umgekehrt werden die Verbindungen Alter ebenso un=
erquicklich. Hippel ſagt: alte Jungfern werden fromm, und
alte Hageſtolze gottlos: ſie paſſen ſchon deswegen nicht gut
zuſammen.

An der gewöhnlichen Wirthstafel wird wohl nachſervirt,
beim großen Gaſtmahl der Natur aber nie; „die Liebe, ſie
blühet nur einmal" und der Arzt überläßt es Andern, zu
heiligen, was die Natur verurtheilt. Als „Geſellſchaftsrech=
nung mit benannten Zahlen" geht auch die Verbindung einer
jungen Braut mit einem alten Manne, ſehr viel ſeltener
die Kombination eines jungen Mannes mit einer alten Braut.

Arme Alte grüßt Gott Amor gar nicht, und reiche Alte
beweint er meiſtens. Verhältnißmäßig am wenigſten hat
Lehre und Leben gegen die Verbindung eines älteren Mannes
mit einer jungen Braut einzuwenden. Das Alter gilt als
weiſe an und für ſich und wird auch im Nichtbeachtungsfalle
oft mit dem Tode beſtraft; die Jugend aber hat eine provi=
dentielle Fähigkeit, ſich anzuſchließen, ſich auch auf aller=
wegen fremdem Boden zu akklimatiſiren und fröhlich zu
blühen und zu gedeihen.

---

[1] Ribbing, Sexuelle Hygieine.

Am besten freilich ist die Verbindung im richtigen Alter, von 20—30 für die Frau und von 30—40 für den Mann. Der Mann muß mehrere Jahre älter sein als seine Frau, um gleich alt zu sein. Die körperliche Entwicklung soll auf ihrem Höhepunkt angelangt und auf demselben erhalten, die Lebensstellung vernünftig angelegt, das Urtheil reif und das Gemüth noch frisch und flugfähig sein.

Aber noch eine brennende Frage: welche Kränkliche sind ehefähig? Unbedingte Gesundheit als Bedingung der Ehe zu fordern ist unmöglich und ungebräuchlich. Wie wollen wir feststellen, wer gänzlich gesund ist? Unter Blumen liegt die Schlange. Wie wollte man das wissenschaftlich Unsichere praktisch durchführen? Zudem hat auch die „bessere" Hälfte des Paares passives Wahlrecht und fliegt am Ende — trotz aller Ueberlegung — so entschlossen und blind aus dem Elternhause weg, wie der junge deutsche Staar nach dem fremden unbekannten Süden. Dem gewissenhaften Jüngling aber sagen wir: es kommt nicht darauf an, wie robust oder zart die Konstitution einer Frau sei, sondern darauf, wie man mit ihr umgeht. Eine zerbrechliche Neuenburger Taschenuhr leistet so viel, wie die gewaltigste Wanduhr, wenn man sie nur richtig behandelt. Wer nicht zu denken und nicht hauszuhalten versteht, der klage für Armuth, Krankheit und Tod der Seinigen sich selber an und lästere nicht mit salbungsvollen Phrasen den Gott, der ihm Verstand und freien Willen gab.

Die Vernunft des Mannes ist des Weibes Gesundheit.

Hektische Familien sind gefährlich, gefährlicher solche mit Epileptikern und Irren, am allergefährlichsten ist die Dummheit, gleich trostlos im Reichthum wie in der Armuth, unverbesserlich, und erbarmungslos verderblich. Auch wenn sie sich mit dem Geiste vermählt, bestimmt sie dennoch die Zukunft: den Untergang des Hauses.

Manche Hustende und Blasse, manche Schwache und Nervöse hat ihren Weg mit Glück und Anmuth zurückgelegt — wenn der Mann Gehirn besaß.

3. Konstitution.

„Ein guter Mensch in seinem dunklen Drange ist sich des rechten Weges wohl bewußt" und wenn er ihn dennoch nicht fände, so kann er sich darauf verlassen: „Bis Philosophie die Welt — In ihren Schranken hält — Bestehet das Getriebe — Durch Hunger und durch Liebe": physische Gewalt und menschlicher Wille bestimmen unser Schicksal. Ungebildet sein, heißt sich durch die Naturnothwendigkeit bestimmen lassen, „wie das Thier zur Erde gebückt und dem Bauche unterthan sein",[1] und Bildung heißt: die Herrschaft eines vernünftigen Willens. Diese Herrschaft ist uns aber leicht oder schwer gemacht je nach der Beschaffenheit des Leibes, den sich unsere Seele gebaut und zur Erscheinungsform gestaltet hat, je nach Konstitution und Temperament.

Man versteht unter Konstitution die Zusammensetzung des Leibes in quantitativer Beziehung, ob groß oder klein, robust oder zart, muskulös, vegetativ oder sensibel; sie ist wesentlich abhängig von den äußeren Lebensschicksalen: das wohlgepflegte Kind wird voraussichtlich kräftig, das üppig genährte massenhaft, das kärglich oder planlos genährte schwächlich oder klein. Die Konstitution bedingt die Berufswahl. Der gewaltige Jüngling greift ohne weiteres zum Schmiedehammer oder zum Fleischermesser, und der schmächtige nimmt instinktmäßig Nadel und Scheere, obschon er besser ins Freie ginge — wenn man ihn dort brauchen könnte. Im Laufe des Lebens drückt der Beruf aber auch der Konstitution sein Gepräge auf; der schmächtige Bauernsohn hat sich noch zu einem ganz handfesten Mann entwickelt, und der gewaltige Studiosus juris hat bei Aktenstaub und Tinte Umfang und Inhalt seines Lebens verloren und ist kurbedürftig schwach geworden. Tausende haben ihre Konstitution zerrüttet durch Speise und Trank und Jagd nach Vergnügen, Tausende haben sie verloren durch Strapazen und Mangel und unverschuldete Krankheiten, und die, welche ihre Konstitution wohl erhalten und verbessert haben, sind nur die

---

[1] „Veluti pecora, quæ natura prona atque ventri obedientia finxit." Sallust.

guten Haushalter, die willensfesten Köpfe. Es ist kein Kapital von Geld und Gesundheit so groß, daß man nicht unversehens verarmte, wenn man nicht Sorge trägt. Die Lebensversicherungsgesellschaft fürchtet die „Bären", die Alles aushalten und Alles rücksichtslos wagen; sie lassen sich eines schönen Morgens begraben und ihre Familien fordern den Betrag ein. Starke Konstitutionen, die mit ihren Kräften haushalten, sind seltener als recht ist. Die Schwachen verstehen das besser. Die alte Gouvernante Noth hat sie's gelehrt; sie tragen ihrem Leben Sorge, wie einer zerbrechlichen Taschenuhr, das Werk darf zwar ebenfalls nicht ruhen und muß trotz der robusten Thurmuhr seine Schuldigkeit thun, aber es bleibt vor muthwilligen Stößen bewahrt, und in vorgerückten Jahren noch predigen sie den tauben Mitreisenden auf der Eisenbahn des Lebens: „Maß halten!": Wer Maß hält, kann Alles, was Menschen möglich ist.

Zwar giebt es auch Zarte, die, wenn sie es haben und vermögen, ganz und gar nichts thun, als vestalische Jungfrauen zu sein und ihr eigenes heiliges Lebensflämmchen zu pflegen, ohne damit irgend jemandem ein Licht aufzustecken. Diese Selbstanbeter finden wir übrigens auch bei den heruntergekommenen Robusten, und immer sind sie ein wehmüthiger Anblick. Im vorigen Jahrhundert hatte Fournier den heiteren Einfall, ein Buch zu schreiben „über die Vorzüge einer schwachen Konstitution".[1] Der feine Schalk hatte Recht und wir wünschen ihm andächtige Leser.

Temperament heißt Maß und bezeichnet, auf die menschliche Natur angewandt, die Qualität derselben. Vater Aristoteles hat angenommen, daß die „vier Elemente", welche zum Menschenleibe zusammentreten, nirgends gleichartig gemischt seien, sondern daß das eine oder andere vorherrsche und so dem Gebilde seine Färbung und seinen Charakter verleihe: Blut mache sanguinisch, Galle cholerisch, schwarze Galle melancholisch und Schleim phlegmatisch. Wenn wir auch heute die Sache anders ansehen, so bleibt doch gewiß, daß es ungleich gemischte Menschennaturen giebt, und daß diese

---

[1] Fonssagrives, Entretiens familiers sur l'hygiène, IV. Aufl., Berlin, 1870, pag. 35.

Verschiedenheit sich auf die leibliche und geistige Erscheinungs=
weise zugleich erstreckt. „Gieb mir einen festen Punkt außer
der Erde und ich will die Erde aufheben", sprach Archi=
medes; wir können heutzutage sagen: gieb mir eine erregte
Keimzelle des Menschen, und ich will dir den ganzen Men=
schen „denkend nachkonstruiren", wie Oken das naturgeschicht=
liche Begreifen genannt hat. Die Gesetze aller fernern Ent=
wicklung liegen in der Keimzelle und sind keine andern als
diejenigen, welche in der ganzen übrigen Natur, im organi=
sirten und im nichtorganisirten Stoffe walten; die Keim=
zelle ist für Leib und Seele verantwortlich und besorgt das
Temperament nach allen seinen Beziehungen. Aber dieser
erste Anstoß des menschlichen Daseins ist uns noch so ver=
borgen wie den alten Griechen, und der moderne Name „Ent=
wicklungsgesetz" bedeutet auf bürgerlich deutsch genau so viel
als: Seele, Geist. Ob die gesammte Entwicklung sich so oder
anders gestalte, kann man am Biertische „Zufall" nennen.
Die Wissenschaft kennt keinen Zufall, sondern verehrt über=
all die vollendete Gesetzmäßigkeit.

So gehört das Temperament zugleich in das Gebiet der
Anatomie und der Psychologie. Anfangs ist es nicht aus=
gesprochen. Es giebt eine Physiognomie der Neugebornen, die
sehr gleichartig ist, und ebenso giebt es ein gleichartiges
Kindertemperament. Während des Wachsthums treten inner=
halb weniger Jahre nicht unerhebliche Schwankungen ein,
aber erst mit der vollendeten körperlichen Entwicklung ist
auch das Temperament als solches ausgeprägt. Man spricht
von aktiven und passiven Temperamenten und bezeichnet so
die Art, wie das Individuum gegen die Außenwelt wirkt.
Das Maß der Gesammtwirkung, das Talent, die Einsicht,
der Wille, hängen nicht vom Temperamente ab, sondern die=
ses giebt nur die Klangfarbe. Die Bestrebungen, den Tem=
peramenten einen bestimmten Körperbau anzuweisen, sind
unzulässig, sagt Johannes Müller mit vollem Recht;[1]
noch weniger darf man geistige Eigenthümlichkeiten und
Charakterfehler als Grundformen der Temperamente auf=
fassen, und aus dem Sanguiniker einen Liederlichen, aus dem

---

[1] Joh. Müller, Handbuch der Physiologie, 1840, II, pag. 576.

Choleriker einen Tyrannen, aus dem Melancholiker einen Melancholischen und aus dem Phlegmatiker einen Faulpelz machen, wie es so gerne geschieht. Wie nicht jedes Thier seine Rasse ausgeprägt darstellt, sondern oft schwer zu bestimmen ist, wohin man ein gegebenes Exemplar einreihen soll, so ist auch vielen Menschen ihre Bildung, ihre Religion und ihr Temperament schwer abzumerken, und zwischen allen Gegensätzen giebt es Uebergänge.

Auch das ursprünglich scharf ausgeprägte Temperament wird oft durch Erziehung, Lebensschicksale oder Krankheiten bis zur Unkenntlichkeit abgeschliffen.

Das sanguinische Temperament ist das Stammtemperament und das der Kinder. Freude und Leid macht tiefen Eindruck, aber keiner hält sehr lange an. Es ist dem Sanguiniker immer Ernst, aber nicht immer in derselben Richtung, weshalb er oft ungerechterweise als falsch gilt. Er ist sehr oft unkonsequent gegen sich selbst, warum dürfte er es nicht auch gegen Andere sein? Der Sanguiniker hat die größte natürliche Anlage zum Normalmenschen; sein Wahlspruch lautet: „Zur Glückseligkeit ist der Mensch geboren", und ob er sie im Weinglase, im Geldsack, in heiterer Gesellschaft, im Geschäft, oder in der Wissenschaft und Wohlthun suche, er kann und will glücklich sein und oft auch Andere glücklich machen; er ist dazu angethan, Idealist, Optimist und bei seinem, hellem Verstande doch eine gläubige Seele zu sein; er ist der geborne Theologe, Dichter, Arzt, Gesellschafter und Geschäftsmann; wo es sich um große Leistungen handelt, ersetzt er durch Wärme und Kraft, was ihm an Zähigkeit abgeht. Auch diese ist zu lernen, aber nur vom Charakter. Das sanguinische Temperament giebt der Welt liebenswürdige und oft kostbare Frauen; „gute Herzen" mit ihren Licht- und Schattenseiten.

Der Choleriker besitzt alle Tugenden, die dem Sanguiniker fehlen, aber nicht alle, welche dieser hat. Hier ist weniger das Gefühl und das Bedürfniß des Glückes vorherrschend, als der Wille und das Bedürfniß, sich geltend zu machen, gleichviel ob mit oder ohne Behagen, und um jeden Preis. Wo es eine Herkulesarbeit zu thun giebt, da ist der Choleriker der Mann dazu. Das nervöse Gespenst des Hamlet, angekränkelt von des Gedankens Blässe — stört ihn nie; er weiß, was er will, und will, was er weiß und als nöthig erfunden hat. Dieses Temperament imponirt für Charakter= stärke, wenn es in Bewegung ist, zeigt aber seine wirkliche Kraft erst, wenn es sich rechtzeitig mäßigt. Was der San= guiniker mit dem Bajonnet erobert, nimmt der Choleriker mit Artillerie; er ist ein besserer Fabrikant als Kaufmann, besserer Universitätsprofessor als Schulmeister; heil dem Lande, wo er Beamter ist; stramm im Dienst, stets bei der Spritze, ist er oft rechthaberisch und hochfahrend, aber man ist bei ihm versorgt. Verzeihen geht ihm schwerer als allen Andern, zarte Gemüthlichkeit und Härte laufen durch ein= ander wie Zettel und Einschlag. In seinem Hause ist der Löwe ein Lamm und gut bei ihm wohnen. Wenn Sangui= niker und Melancholiker jammern, daß sich ein Stein er= barmen möchte, so behält der Choleriker (wie auch der Phleg= matiker) seinen Kummer für sich, auf die Gefahr hin, als roh zu gelten. Der Sanguiniker steckt sich ein Ziel da, wo er aufgehört hat zu streben; der Phlegmatiker mißt es sich ab, oft kurz, und erreicht es sicher, so weit es von ihm ab= hängt; dem Choleriker droht die Gefahr, über sein Ziel hinaus= zurennen und es so zu verfehlen, und der Nervöse erreicht oder verfehlt es meist mit Leidenschaft und ungebührlichem Kräfteverbrauch. Genie und Charakter sind in allen Tem= peramenten groß. Der sonnenhelle Sanguiniker Goethe be= steigt spazierend den Olymp, der Melancholiker Schiller da= gegen erreicht ihn im feurigen Wagen des Propheten Elias und kommt versengt oben an; der Choleriker Napoleon I. legt an den Riesenbaum seiner Erfolge die Axt des Starr= sinnes; der Phlegmatiker Kant gewinnt seine Lorbeeren mit der Berechnung eines Schachspielers.

Sanguinische und Cholerische sind noch Philosophen, welche sagen: Ich bin Ich und Alles außer mir ist Nicht=ich; oder auch: Die Welt ist Vorstellung und Wille, nur in so weit da, als ich sie genieße oder bearbeite. Der Melancholiker macht es anders. Er hat sich seinen Namen verbeten und heißt jetzt „Nervöses Temperament". Selbstverständlich erscheint er, wie alle Klassiker, in sehr verschiedenem Format, selten in Quart, zuweilen lang Folio, meistens in „Chagrin" gebunden. Geistig sind diese Nervösen mitunter aufgeweckt, leicht fassend und verarbeitend, allen Gegensätzen zugänglich, ohne daß sie so oft für charakterlos gehalten werden, wie die Sanguinischen, weil sie viel stätiger fühlen; sie empfinden nicht immer der Reihe nach, sondern häufig durcheinander, Schmerz und Lust, Haß und Liebe, Scherz und Ernst in einem Athemzuge, und können daher leicht humoristisch werden, was aber kein vergnügliches Geschäft und mit dem Grundton der Unlust verbunden sein soll. Der Nervöse ist häufig Schwarzseher, ein Lichtfreund aber Schattenfinder, und selten so glücklich, daß er eine Stimmung hätte, meist hat die Stimmung ihn; ihn hat auch sein Beruf, seine Tugend oder sein Verbrechen. Wir finden hier zuweilen konsequente Naturen, die elastisch wie Sanguiniker, stramm wie Choleriker immer wieder auf ihr Ziel losgehen: geriebene Geschäftsmänner und scharfe Parteigänger, glänzende Redner, anregende Lehrer, gute Gesellschafter und saure Hausgenossen.

Die nervöse Frau ist an und für sich gar nicht hysterisch und überläßt diesfalls allen Andern ihr Pflichttheil unbestritten; sie ist zuweilen mürrisch oder jammernd, aber aufopfernd und zuverlässig, immerdar die geborene Trösterin in jeglichem Unglück, denn sie versteht den Schmerz von Haus aus.

Das Phlegma ist gegenüber den andern Temperamenten das ruhige, Alles aufnehmende und wenig erwidernde; Nerven scheint es keine zu besitzen, aber hat sie doch und wenn sie erregt sind, halten sie lang nach. Der Phlegmatiker lebt zunächst für sich selber, Weisheit und Gutmüthigkeit ist ihm leichter gemacht als den Andern, aber auch Herzenshärtigkeit und Verstockung geräth ihm oft verzweifelt gut. Hat er körperliche oder geistige Arbeit ernstlich angefangen, so ist er ausdauernder als Alle, und was der Choleriker in Scheffeln nimmt, das löffelt er in Wissenschaft und Oekonomie beharrlich zusammen. Sanguiniker und Choleriker sind rastlose Jäger, die „Mit dem Pfeil, dem Bogen — Durch Gebirg' und Thal" streifen; das Phlegma ist ein Fallensteller und verwerthet den Wahlspruch: „Die bequemste Eroberung ist eine gute Heirath."[1]

Das Leben ist für den Sanguiniker eine Reise, für den Choleriker ein Kampf, für den Nervösen ein Problem, für den Phlegmatiker aber eine Mahlzeit, bei der er sich und die Seinigen möglichst gut setzt und bedient, ohne sich über den Verlauf des Ganzen unnöthige Sorge zu machen. Er liebt den Streit nicht, aber wenn er angefangen ist, bezwingt er den Feind schließlich mit Minen und Aushungerung; er wird oft geschlagen, aber selten überlistet. In wichtigen Momenten denkt er langsamer als die Andern, aber dafür klarer und weniger beirrt von seinen Gefühlen und Leidenschaften; ja er denkt zuweilen selbst da, wo es sonst Gebrauch ist zu fühlen, ist auch bei zarten Umgangsformen „kühl bis ans Herz hinan" und weiß, daß der Kopf viel besser für das Herz sorgt, als das Herz für den Kopf. Sein Haß ist zu fürchten: „Kaltes Blut hat mehr Unrecht gestiftet, als der Zorn" sagt Hippel. — Er hat ein starkes Ich, ist ein kluger Rechner, oft ein guter Arbeiter, ein loyaler Unterthan auch in der Republik, aber meistens ein schlechter Beamter. Auf diesem ruhigen festen Menschenstamme entwickeln sich in Sturm und Wetter oft die gewaltigsten Bäume in Wissenschaft und Staat, im Kleinverkehr des Lebens die rührigsten Geizhälse.

Der Sanguiniker und der Nervöse haben leicht Mitleid, weil sie leicht mit-leiden; Choleriker und Phlegmatiker sind barmherzig aus Vernunftsgründen; überhaupt aber sind nur Menschen von gebildetem Charakter wohlthätig, und der Rohe, ob arm oder reich, geschult oder nicht, bleibt in allen Temperamenten ein Raubthier. Sanguiniker sind schlechte Unterthanen, revolutioniren viel und mit wenig Erfolg; Melancholiker sind lange zu regieren, aber gelegentlich furchtbar; der Choleriker ist der gute Bürger an sich, aber nicht immer für sich; das Phlegma endlich ist das unerschöpfliche Saat- und Probierfeld jeder Politik, der Trost aller Herrscher in Kirche und Staat, die moralische und ökonomische Sparkasse jeder Nation, das lange, schwere Pendel der Staatsuhr. Ein

---

[1] „Bella gerant alii! tu, felix Austria, nube!" (Matth. Corvin.)

mal aus dem Gleichgewicht, sind die Phlegmatiker unwider=
stehlich.

Glücklicherweise sind in jedem Volke die Temperamente
gemischt, wenn auch ungleichmäßig.

Das Temperament ist das Klima der menschlichen Natur:
Manches wächst dem Sagnuiniker im Freien, was der Nervöse
im Treibhause zieht, z. B. Sonnengold, Rosen und Trauben.
Arme Seelen sind nur auf ihr Klima angewiesen, reiche
Geister pflanzen oder genießen schließlich in jedem Klima
jegliche Frucht. Ein geistreicher und edler Phlegmatiker ist
immer noch viel lebendiger und theilnehmender, als ein san-
guinischer Wildling, darum ist es schwer, die Menschen kurz=
weg nach Temperamenten zu taxiren und doch nicht un=
nütz, es annähernd zu thun, um sich selbst und Andere rich=
tiger zu beurtheilen.

Es giebt keine größere Gesellschaft, die nicht zu Grunde
ginge, wenn alle ihre Mitglieder gleichen Temperamentes
wären, keine kleinere, in der sich nicht unwillkürlich Gegen=
sätze zusammenfinden, und in der kleinsten, ehrwürdigsten
Gesellschaft, die es überhaupt giebt, in der Ehe, sind immer
ungleiche Temperamente am glücklichsten; gleiche Tugenden
würden sich zur Noth vertragen, obschon z. B. zwei sehr
Sparsame schon einen halben Geizhals ausmachen, aber
gleiche Fehler vertragen sich schwer. Das Phlegma will eine
lebhafte Frau, und dem Nervösen imponirt der sanfte Seelen=
friede seiner Phlegmatischen; den Choleriker mildert die ruhige
und verbessert die sanguinische Frau.

Wie manches Familienglück wird durch richtige Mischung
der Temperamente gefördert und wie manches durch unrich=
tiges Zusammentreffen gemindert!

Unter einem Menschenkenner verstehen so viele bloß einen
Menschenverächter, und es ist allzu große Bescheidenheit für
Gebildete, zu erklären, die Thorheiten und Laster ihrer Mit=
menschen seien ihnen verständlicher und geläufiger als deren
Vorzüge. Es ist ein Unglück, von der Schlechtigkeit Anderer
zu leiden; aber es ist eine Schande, sich von ihrer Tugend
überraschen zu lassen.

4. Berufe.

Der Beruf ist die stärkere Macht als das Temperament, er bedingt die sociale Stellung, die Gesundheit und die Lebensdauer. Es ist so viel Verhängniß über dem Berufe wie über der Ehe: wenn man wählt, kennt man den Gegenstand seiner Wahl nicht, und wenn man ihn kennen gelernt hat, ist jede Wahl längst vorbei. Es gäbe auch bei der Berufswahl noch weit mehr „unglückliche Verbindungen" ohne die große Schmiegsamkeit der menschlichen Natur, die wie geographisch, so auch gemüthlich und ökonomisch es unter den Tropen und in der Polarzone aushält.

Der schwierigste Beruf ist die Berufslosigkeit; an dieser gehen alle diejenigen Vornehmen und Reichen spurlos zu Grunde, die nicht wissen, daß die Arbeit keine Strafe, sondern die höchste Wohlthat und die unerläßliche Lebensbedingung des Menschen ist. Junge Müßiggänger werden mit den Jahren durch Geistesschwäche und Getränke für ihr verfehltes Leben getröstet, aber drückend wird die Berufslosigkeit ganz besonders für Leute, die lange sehr angestrengt gearbeitet haben und nun, durch Glücksgüter verleitet, sich plötzlich zur Ruhe setzen; früher immer gesund, auch wenn sie leidend gewesen, sind sie jetzt immerdar krank, auch wenn ihnen nichts fehlt, und verschwinden unvermuthet. Die Redensart vom plötzlichen Nachlaß jahrelanger Spannung scheint die häufige Thatsache zu erklären.

Die Gesundheitslehre der Berufsarten beschäftigt sich sonderbarerweise ganz vorzüglich mit den Schädlichkeiten derselben, die Vortheile genießen wir als Ordnung und Behaglichkeit des täglichen Lebens und in der Form von Bildung und Wohlstand. Zu allen Pforten des Lebens führt der Beruf uns auch die Krankheit und den Tod herbei, am häufigsten durch die Lungen wegen Verunreinigung der Luft, dann durch den Magen, wegen zu geringer, einseitiger oder schlechter Nahrungszufuhr; dann durch das Herz, wegen übermäßiger Muskelarbeit, durch die Haut, wegen Hitze und Kälte, und durch die Nerven, wegen Ueberreizung und Mangel an Ruhe: überall aber wird der Beruf beherrscht von seiner ökonomischen Einträglichkeit und von der Sittlichkeit seiner

Angehörigen.   Wer immer arbeitet, ohne sich satt essen und genügend ernähren zu können, der wird bei jedem Berufe krank und in jedem Staate gefährlich; und wer den Erwerb seiner Arbeit verschleudert und verpraßt, dem wird jeder Beruf ungesund und jede Staatsform unerträglich.   Auch in den Augen der Gesundheitspflege ist jedes Unrecht zugleich ein Unsinn.   Wir mögen uns oft nicht in das Treiben unserer Mitbürger mischen, weil wir ihr Gegenrecht fürchten, und weil wir fürchten, bei ihnen Schäden zu entdecken, die wir nicht heilen wollen; es ist uns bequemer, die persönliche Freiheit des Einzelnen mit Ironie und höflicher Verachtung zu behandeln, anstatt mit helfender Liebe; das Ende dieser Weisheit wird aber am Ende das sein, welches aller Feigheit bereitet ist, nämlich: Verwirrung, Elend und Blutvergießen.

Alle schlechtbezahlte Arbeit tötet zuletzt durch Nahrungs= mangel. Schon in den Reisfeldern Italiens werden die Wohl= habenden und Gutgenährten weit seltener vom Wechselfieber ergriffen, als die armen Tagelöhner; ebenso ist es mit dem Pellagra;[1]) auch bei jeder Cholera= und Typhus=Epidemie stehen die Schlechtbezahlten im Vordertreffen und liefern das größte Todes=Kontingent.   Sie sterben überhaupt massenhaf= ter als die „Glücklichen“, aber in anständiger Form und im Stillen, an Entkräftung; sie sind eine Zeit lang blühend, übermüthig, kinderreich, dann kränklich, früh alt, mit den wohlfeilsten und schlechtesten Reizmitteln den Nahrungsaus= fall deckend, und verschwinden bei irgend einem Krankheits= anlasse ihre 10—15 Jahre früher als wohlgenährte Leute. Es gehört zur göttlichen Weltordnung, daß sie sich zu Zeiten in socialen Umwälzungen rächen, und gehört zur Menschen= natur, daß sie es auf ungeschickte und unwürdige Weise thun.

Der Raubbau, mit welchem viele Gewerbe die Arbeits= kräfte erschöpfen, würde leichter erkannt und bälder gehoben, wenn nicht ein anderer und ebenfalls großer Theil der Krank= heit, des Elendes und der Lebensverkürzung eigenes Ver= schulden und sittliche Schwäche vieler Armer wäre, und wenn nicht gerade die Unberechtigten und Unwürdigen oft den

---

[1]) Roussel, Pellagra. Gekrönte Preisschrift. Gazette des hôpitaux. Paris, 1866, Nr. 11 und 19.

größten Lärm anhöben. Man kann nicht von der Gesund=
heitsschädlichkeit der Gewerbe sprechen, ohne diese sociale
Seite zu berühren; alles andere ist untergeordnet. Jeder
ist nach dem Maßstabe seiner Bildung und seines Wohlstandes
für das gemeinsame Wohl haftbar, der Starke mehr als
der Schwache, der Reiche mehr als der Arme.

Möge es gestattet sein, aus der reichen Litteratur der
Gewerbekrankheiten, und aus eigener Erinnerung, einige That=
sachen zusammenzustellen:

Die Soldaten, überall eine sorgfältig ausgewählte Ge=
sellschaft, sind nicht besonders gut gestellt. Bei veranlagten
oder noch unmerklich Kranken pflegt der Dienst den offen=
baren Ausbruch von Geisteskrankheiten zu befördern, sogar
bei den nur für kurze Zeiten einberufenen Milizen. Daher
auch die verhältnißmäßig häufigen Selbstmorde. Aber auch
sonst, und abgesehen von Feldzügen und Schlachten, ist der
Soldat gefährdet. In Deutschland, England und Frankreich
kommen auf 1000 Mann Ist=Stärke jährlich 8—12, in Oester=
reich 14—15, in Rußland 15—18 Todesfälle, und das, obschon
die Armeen fortwährend von ihren Kranken entlastet wer=
den, so in Deutschland jährlich von 30—40$^{0}/_{00}$. Es fällt, trotz
sorgfältiger Aushebung, Verpflegung und Kasernirung, $^{1}/_{4}$ bis
$^{1}/_{3}$ aller Todesfälle auf Rechnung der Lungenschwindsucht.
Auch da kommen noch viele von den Entlassenen hinzu. Es
scheint, daß das Arbeiten mit einer Belastung von 25—30
Kilos wesentlich zu diesem Unglücke beiträgt.

Noch schlimmer dran sind die Seesoldaten und die
Matrosen. Die Sterblichkeit betrug in der englischen Flotte
früher 14 und beträgt jetzt 11—12$^{0}/_{00}$ jährlich, in der russischen
bis 20$^{0}/_{00}$, und mit denen, die als Kranke nach Hause ent=
lassen werden, sogar 20—40$^{0}/_{00}$. Insbesondere ist die
Lungenschwindsucht so häufig wie bei den Landarmeen.[1]

Die Matrosen leiden an Allem: an Hitze und Kälte, an
Müßiggang und an Strapazen, an Hunger und an Völlerei,
an Heroismus und Unsittlichkeit — sie haben deshalb auch
eine niedere Lebensziffer, und Rochard, Oberarzt der fran=
zösischen Marine, hat durch zahlreiche Untersuchungen nach=

---

[1] Erismann, Gesundheitslehre, III. Aufl., pag. 368.

gewiesen, daß insbesondere die Behauptung, das Meer bewahre sie vor Schwindsucht, eine gänzlich unwahre ist;[1] vielmehr zeigt sich auch hier die Lungentuberkulose, sowohl zufällig erworben, wie auch als ererbt, und ganz vorzüglich als sociale Krankheit. Der Matrose ist, so lange er an Bord, immer im aktiven Dienst und leidet wie der Soldat weniger durch Stürme und Schlachten als durch sein Gewerbe. In Friedenszeiten gehen der Berufssoldat und der Matrose an der Eintönigkeit leicht zu Grunde.

Die landbauende Bevölkerung ist durchaus nicht so gesund, wie sie meistens dafür gehalten wird; zeitweise Ueberanstrengung und anhaltende Entbehrungen, schlechte Wohnungsverhältnisse und Verschuldung in Folge von Mißjahren: alles wirkt hier mächtig ein, besonders auf den großen Latifundien Italiens, Oesterreichs, Norddeutschlands und Englands. Auch von den schweizerischen, durchschnittlich kleinbäuerlichen Verhältnissen sagt die amtliche Statistik: „Gegenüber der populären Ansicht, die in Beziehung auf Lebensgefährlichkeit Landwirthschaft und Fabrik-Industrie als die größten Gegensätze behandelt, ist zu ersehen, daß die Textilindustrie auch in ihren schlimmsten Theilen nicht weit von der Landwirthschaft abweicht und daß sie in manchen Zweigen bessere Lebensanwartschaft gewährt."[2] Oft ist auch die reine Unbeholfenheit eine Lebensverkürzung des Landbauers.

Sehr beherzigenswerth ist die Mittheilung von Höber über zwei kleine, weinbauende, von demselben Volksstamme bewohnte Seitenthälchen am Nieder-Rhein. Im einen schleppen Jung und Alt auf ihrem Rücken Erde, Dünger und Stäbe in die steilen Rebberge, und sind dabei klein und schwächlich. Im andern Thälchen wird das Schleppen und

---

[1] Jules Rochard sagt in seiner von der Académie de médicine gekrönten Preisschrift „Ueber den Einfluß, den die Auswanderung auf die Lungenschwindsucht übt": Seereisen beschleunigen die Lungentuberkulose, Seetruppen leiden mehr davon als Landtruppen, ebenso Offiziere, Aerzte, Beamte, kurz, Alle, die segeln. Wiener Wochenschr., 1861, Nr. 46.

Nach dem englischen Sanitätsbericht der Armee war 1860 bis 1868 die jährliche Sterblichkeit der Landtruppen in England = 0,9 Procent und die an Bord der Schiffe = 1,3 Procent. Deutsche Vierteljahrsschr. für Gesundheitspflege, IV., pag. 246 (1872).

[2] Schweiz. Statistik, LVII, 1882.

Tragen durch Esel besorgt, und die klügeren Menschen sind schöner und kräftiger, sogar etwas wohlhabender als ihre Nachbarn.[1]

Weit schlimmer aber scheinen die gesundheitlichen, ökonomischen und sittlichen Zustände bei denen zu sein, welche „aus den Augen, aus dem Sinne" des Gesetzes, in Bergwerken arbeiten. Was in dieser Beziehung aus Belgien berichtet wird, erinnert an Zustände, wie sie, eben vor 100 Jahren, in Frankreich gewesen und gekommen sind. Abgesehen davon, daß sehr viele Bergleute ihr Leben durch Unglücksfälle verlieren, in Deutschland 2, in Belgien 3, in England 4—5, ja in manchen Kohlengruben 7 von Tausend, unterliegen auch viele der sogenannten Bergsucht: Blutschwäche und Abzehrung, ferner der gemeinen Lungentuberkulose und dem Asthma. In gut betriebenen Kohlenbergwerken Englands soll die Gesammtsterblichkeit an Krankheiten 10% und die Sterblichkeit an Lungenschwindsucht 43% unter dem Landesmittel geblieben sein, während in Zinn= und Kupferminen die Sterblichkeit 83% größer gewesen.[2] Dazu kommen aber noch die zeitweiligen Explosionen und Brände in gesunden Kohlengruben. Die Bergleute haben jedenfalls kaum die halbe Lebensanwartschaft der übrigen Bevölkerung. In Queck= silber= und Bleibergwerken und =Hütten stehen oft 50 bis 90 Procent aller Arbeiter in ärztlicher Behandlung.[3] Das Bergmannsleben ist wohl das härteste von allen ehrlichen Menschenloosen, und gut regierte Staaten lassen wenigstens keine Frauen und Kinder dazu.

Das Eisenbahnpersonal steht bei allen Zusammen= stößen im ersten Treffen und verliert viele Leute; manche andere werden oft durch ungebührlich lange Arbeitstage aufgerieben, Lokomotivführer durch Rückenmarksleiden vom durchdringlichen Zittern der Maschine.

Die verschiedenen industriellen Berufe bieten unend= lich verschiedene Lebensbedingungen. Die Spiegelbeleger leiden

---

[1] Franz Höber, Gesundheitslehre für das Volk. Gekrönte Preis= schrift. Wien, 1880, pag. 175.
[2] Dr. Ogle Lancet, 1890, XIX. Statistik von 1870—1880.
[3] Erismann, a. a. O.

faft ausnahmslos an Quecksilbervergiftungen,[1]) und die Zünd=
holzarbeiter sehr oft an Phosphorvergiftung. Die Stahlschleifer
unterliegen schon in jungen Jahren dem feinen scharfen
Staub, der ihre Lungen zerstört; und so geht es fort durch
viele Gewerbe; sogar der Mehlstaub macht luftröhrenkrank.

Die bekannte Hadernkrankheit, eine sehr gefährliche
Lungenentzündung der Hadernreißerinnen, beruht sogar auf
Ansteckung durch Milzbrand=Bacillen. [2])

Im Ganzen sind die Arbeiter in großen Fabriken weit=
aus besser gestellt, als in kleinen, und am schlimmsten bei
manchen Hausindustrien. Noth, Unwissenheit und Leichtsinn
verüben da oft eine Raubwirthschaft, besonders auch an
Frauen und Kindern, die eine geordnete Staatsverwaltung
den Großindustriellen niemals gestatten würde; ja es muß
dankbar anerkannt werden, daß viele von diesen in großartiger
Weise für die Gesundheit und die Lebenshaltung ihrer Ar=
beiter sorgen und ihre sociale Aufgabe unter oft recht schwie=
rigen Verhältnissen würdig lösen.

Anstatt allgemeiner Betrachtungen mögen hier einige, aus
mehrjähriger, fachkundiger Beobachtung eines Personals von
18,000 Fabrikarbeitern gewonnene Zahlen die Gesundheits=
verhältnisse einzelner Arbeitergruppen zur Anschauung
bringen.[3])

Auf 1000 Arbeiter
der betreffenden Altersklasse kamen folgende Erkrankungen:

Arbeiter	Verdauungs= krankheiten	Athmungs= krankheiten	Cirkulations= krankheiten	Bewegungs= Organe	Nerven= krankheiten	Haut= krankheiten
Baumwolle=Spinner . . .	58,7	47,7	2,9	29,6	5,9	16,5
Baumwolle=Weber . . .	103,4	52,5	4,9	21,2	6,3	13,9
Baumwolle=Drucker . . .	71,3	57,8	3,1	28,9	6,3	19,4
Bleicher und Färber . . .	68,0	53,7	8,9	34,4	7,1	32,3
Sticker	99,9	70,7	4,1	38,7	4,1	24,2
Seidenweber	60,6	38,5	2,9	17,9	2,3	10,7
Buchdrucker	45,6	42,6	2,9	18,6	4,2	13,1
Mechaniker	100,9	76,8	3,9	51,4	4,9	32,8

[1]) In neuerer Zeit ergeht es ihnen besser, da auch Silberspiegel
fabricirt werden.

[2]) Eppinger, Hadernkrankheit, 1894.

[3]) Schuler und Burkhardt, Gesundheitsverhältnisse der schweiz.
Fabrikbevölkerung, Aarau, 1889, pag. 160 u. flgde.

Arbeiter	Augen=krankheiten	Urogenital=krankheiten	Infektions=krankheiten	Kon=stitutions=krankheiten	Ver=letzungen	Ver=schiedenes
Baumwolle=Spinner . . .	5,4	5,3	7,8	22,9	21,3	11,4
Baumwolle=Weber . . .	10,5	12,9	9,4	31,6	10,4	8,7
Baumwolle=Drucker . . .	8,6	10,8	6,8	15,8	18,5	10,4
Bleicher und Färber . . .	3,8	4,2	12,2	4,6	36,5	16,4
Sticker	14,7	5,6	8,6	12,1	15,4	9,5
Seidenweber	5,9	8,6	13,9	31,3	5,3	7,2
Buchdrucker	8,9	3,4	10,5	3,4	20,3	6,8
Mechaniker	8,3	5,0	8,6	6,2	108,1	12,9

Die Todesfälle verschiedener Berufsarten gruppiren sich für die Berliner Krankenkassen: 67,265 Mitglieder pro 1886 bis 87 folgendermaßen:

Es starben von je 1000 Berufsangehörigen:

Buchdrucker	16,8	Schneider	9,0
Drechsler	13,8	Gürtler	8,4
Maler	11,9	Vergolder	8,0
Weber	11,4	Schlosser	7,8
Zimmerer	11,1	Klempner	7,7
Tischler	10,8	Schuster	6,3
Bildhauer	10,7	Tapezierer	5,9
Goldarbeiter	10,2	Schlächter	4,5[1]

Bei den Handwerkern verunglücken die Bauleute unge= bührlich oft durch den Geiz und die Liederlichkeit der Unter= nehmer, weshalb diese immer mehr unter Gesetz und Auf= sicht gestellt werden.

Die schlimmsten Zustände finden wir meistens da, wo das Handwerk in den Großbetrieb übergeht. Hier bildet sich ein sociales Brackwasser.

Schneider und Näherinnen, Schuhmacher und Weber, in der Schweiz und in Sachsen auch die Sticker, also gerade die Bekleidungskünstler, gehören vorzugsweise zu den Luft= geschädigten, Schlechtgenährten und Kurzlebenden. Die viel besser bezahlten Bauhandwerker und Metzger werden massen= haft tuberkulös durch Unmäßigkeit.

Im kleinen Handwerksbetriebe führen Unterbietungen, Mangel an jeder Organisation, die Unfähigkeit, mit Zeit und Geld zu rechnen, sehr elende gesundheitliche Zustände herbei, gegen die der Arzt machtlos ankämpft. Die von der

---

[1] Weymann, cf. pag. 23.

bürgerlichen Gesellschaft preisgegebenen Familien fallen den öffentlichen Anstalten anheim, die Väter bevölkern die Wirths= häuser und rächen sich in den denkbar sinnlosesten politischen Unternehmungen für ein Manchesterthum, welches sich um das Privatleben seiner Blutmotoren grundsätzlich nicht be= kümmert.

Miß Nightingale entwirft ein sehr düsteres Bild von den Handwerkslokalen der englischen Städte, von der Zu= sammenpferchung Vieler in einem engen, schmutzigen, dampfi= gen Raum, von der eintönigen übermäßigen Arbeit und von den Verwüstungen durch geistige Getränke, welche die letzte Zuflucht der Schlechtgenährten werden. Der Arbeitgeber über= sieht diese Schädlichkeiten aus Unkenntniß oder Habsucht und „vergütet" am Zahltag Arbeit, Gesundheit und Leben.[1])

Nach Neufville, der in Frankfurt beobachtete, wird nur die Hälfte der Schneider älter als 42 Jahre, und fallen 40—42 von hundert der Lungenschwindsucht zum Opfer. Die Auswahl der Schwächlichen zum Berufe, die bittere und oft hungerige Lehrlingszeit, die vollgepfropften Arbeitsräume, in Verbindung mit Nachtarbeiten, helfen gemeinsam zu diesem traurigen Ergebnisse. Hannover fand in Kopenhagen unter 1000 verstorbenen Schneidern 481 Schwindsüchtige, und Glat= ter in Wien auf 1000 Todesfälle 613 durch Schwindsucht, in Pest von 1000 verstorbenen Schneidern 460 durch Hek= tik. Nicht besser sind die Schuhmacher daran, obschon sie kräftigere Leute zu Lehrlingen haben als die Schneider. Die Art der Berufsbetreibung ist auch hier entscheidend. Von 100 verstorbenen Schuhmachern litten 42 an Schwindsucht und 10—12 an Herzkrankheiten.[2]) Die Verdauungsstörungen, Unterleibsbeschwerden und Grübeleien dieser Arbeiter sind bekannt und fast sprichwörtlich geworden, aber allzuselten wird „Hans Sachs ein Schuh—macher und Poet dazu!" Häu= figer treibt ihn sein Unwohlsein in die Apotheke, ins Irren= haus oder auf die Gasse, zur niedern Politik.

Durch raschen Temperaturwechsel leiden besonders die

<hr>

[1]) Nightingale, Notes on nursing, for the labouring classes. London, 1886, pag. 13.
[2]) Casper, Wahrscheinliche Lebensdauer, II.

Ziegelbrenner und die Bäcker. Staub, Anstrengung und Ver=
kühlung verursachen oft Brustkatarrhe und bei unzuverlässi=
ger Konstitution auch Lungenschwindsucht, dennoch nicht so
häufig wie bei Schustern und Schneidern; Neufville nimmt
für die Bäcker eine Mortalität durch Lungenschwindsucht zu
23 auf 100 an. Landbäcker ist übrigens ganz anderer Teig
als Stadtbäcker, und läßt sich viel mehr gehen. Der Städter
arbeitet bei Nacht für den Frühstückstisch und kommt am
Tage wenig zum Schlafe, wird deshalb vorzugsweise nervös,
schließlich schwindsüchtig.

Durch Nässe und Feuchtigkeit erkranken besonders oft
Wäscher, Ziegler und Färber; die Gerber, sonst auch feucht
genug gestellt, dauern besser aus, weil sie besser aus=
gewählt und besser genährt sind.

Berufe mit sehr starker Muskelanstrengung setzen eben=
falls ihre regelmäßigen Schädlichkeiten: Hufschmiede, Hammer=
schmiede und die übrigen Söhne Vulkans leiden oft an Herz=
krankheiten (doppelt so oft als andere ehrliche Leute, sagt
Shann) und an Lungenschwindsucht, die theils Folge ver=
zeihlichen Durstes, größeren Theils Folge der heftigen Muskel=
arbeit und des Blutandranges zur Lunge ist. Neufville
fand unter 100 verstorbenen Feuerarbeitern 30 Schwindsüch=
tige. Maclean beobachtete bei dem englischen Militär sehr
oft Herzerweiterung mit und ohne Klappenleiden in Folge
heftiger Muskelanstrengung (Dauerläufe ꝛc.). Ganz spital=
gerecht reihen sich den Schmieden die Schreiner an; sie haben
als Zimmerleute und Bauschreiner sehr gewaltsame, als
Möbelschreiner sehr anhaltende und eintönige Muskelarbeit,
welche vorzüglich die Arme betrifft, am Brustkasten rüttelt
und zerrt und Blutandrang zu den Lungen verursacht.

War der Lehrling kräftig und blieb der Geselle nüchtern,
so wird's ein Mann, im andern Falle machen Hobel und
Säge in gleicher Weise schwindsüchtig, wie einstmals Reck
und Barren den Schauturner, wie heute der Alpenklub den
Schwächlichen: alle Muskelarbeit, die starken Blutandrang
zur Lunge macht, stärkt die gesunde und zerstört die zarte
Konstitution. Die Schreiner folgen mit ihren Lungenschwind=
süchtigen gleich nach den Schneidern und Schustern; was die

eingeschlossene Luft und Ueberfüllung der Lokale nicht thut, das bewirken die Anstrengung und der Staub.

Auch die Nähmaschine ist kein „unschuldig Ding" und die Aerzte sagen ihr nach, daß, abgesehen von den allgemeinen Strapazen anhaltender Augen= und Händearbeit, abgesehen von der vorgebeugten Stellung und dem Stubenleben, auch noch ihrerseits die Muskelarbeit des Tretens Blutungen her=vorrufe und mehre.

Unter den Augenkranken begegnen wir vorzugsweise den Schriftsetzern, Feinstickerinnen und Uhrmachern, und es han=delt sich hier weniger um Katarrh der Lider und um Horn=hautübel, als um die tieferen Leiden des Glaskörpers, der Aderhaut und der Netzhaut. Bemerkenswert ist, daß die Kurz=sichtigkeit weniger vom Berufe als von der Menschenrasse abhängt und daß, nach Dor,[1] die zahlreichen Uhrmacher in den Kantonen Neuenburg und Genf, die vorzugsweise romanischer Rasse sind, weit weniger Kurzsichtige haben, als eine gleich große Bevölkerung deutsch=schweizerischer Kantone, die keine Uhren fabriciren. Nebenbei darf nicht vergessen werden, daß bisher der größte Theil der schweizerischen Uhren=industrie Hausindustrie, Anfertigung einzelner Bestandtheile, und der kleinere Theil Fabrikarbeit, Zusammensetzung und Ausrüstung ist. Jeder Beruf wird physisch und moralisch un=gesund auch in dem Maße, als er, ökonomisch oder mechanisch, das Familienleben erschwert und zerstört.

Wir kommen dabei in das Gebiet des Nervenlebens, in=sofern es der Geistesthätigkeit angehört, und finden: alle Berufe sind wohlthätig und gesund, die gehörige Abwechs=lung von Ruhe und Arbeit geben, alle sind aufreibend, die viel Gemütsbewegungen verursachen, und geradezu zer=rüttend sind sehr eintönige: Jahr und Tag dasselbe Rech=nen, dasselbe Fach in sehr zahlreichen Stunden u. s. w. Diese nothgedrungenen Sünder am Gehirnleben werden öfter als andere Menschen auch die Opfer unnatürlicher Verbrechen.

Staatsmänner werden alt, sagt der Statistiker — „trotz ihrer großen Arbeit" antwortet der Politiker. Die hohe Aristokratie hat viel Anwartschaft auf alte Tage, wie im

---

[1] Dor, Krankheiten des Auges, Bern, 1868 (öffentlicher Vortrag.)

Gothaiſchen Hofkalender nachzuleſen iſt. „Darf auch der Sänger mit dem König geh'n — denn beide ſtehen auf der Menſchheit Höh'n", ſo wird doch der Sänger und Gelehrte ſelten ſo alt, weil er meiſt ſchon kurzathmig und verwundet auf dem erſehnten Gipfel anlangt. Dennoch muß die Luft dort oben geſund ſein, wie eine bedeutende Zahl hochbegab= ter, wiſſenſchaftlicher Größen von Ariſtoteles bis Newton und Humboldt beweiſen. Ein ideales Streben iſt überall das beſte Mittel, möglichſt lang jung zu bleiben. Der Theo= loge lebt von der Regelmäßigkeit ſeiner Zeiteintheilung und ſeines ganzen Lebenslaufes, nebenbei auch von der regelmäßi= gen Lungengymnaſtik bei öffentlichen Vorträgen. „Kanzel= holz iſt ein geſundes Holz" und einem Bruſtſchwachen gar nicht abzurathen; der Unterricht, im Geſprächston und im gewöhnlichen Zimmer, iſt weit anſtrengender, — weshalb ihn ja die neuere Zeit den Theologen abnehmen will!

Juriſten erreichen, mit den Theologen, hohe Altersſtufen; ſie behalten bei aller Arbeit das Heft in ihren Händen und können ſich ihre Tagesordnung zurechtlegen. Daß er dieſes ganz und gar nicht kann, darin liegt eine berufliche Klippe für den Arzt. Die körperlichen Strapazen und die geiſtige und gemüthliche Ruheloſigkeit ſetzen die Lebensanwart= ſchaft der Aerzte zu unterſt von der aller gelehrten Berufe. Iſt der Arzt ſehr kühl, ſo gilt er weniger als recht iſt; lebt er ſich in ſeine Arbeit und Verantwortung hinein, ſo reibt er ſich gemüthlich auf. Die Stätigkeit der niederen Altersziffer iſt eine Ehrenrettung der Medicin und ein Beweis, daß ihre Jünger keine Gäſte, ſondern Arbeiter in der menſchlichen Geſellſchaft ſind.

Ein ſehr geſundes Geſchäft hat der Kurpfuſcher; er rennt ſich nie zu Tode, die Leute kommen zu ihm, und die Armuth brandſchatzt ihn nicht. Die private Hygieine muß dieſen Be= ruf ſehr empfehlen, die öffentliche Geſundheitspflege fährt fort, ihn zu verabſcheuen.[1])

Der Kaufmann und der Induſtrielle ſind heutzutage dem „Studirten" wenigſtens ebenbürtig und arbeiten mit nicht geringerem Kapital von Geiſt und Wiſſen; ſie hängen alle

---

[1]) Fonssagrives, Entretiens familiers.

weniger von ihrem Berufe als von ihrem Temperament und ihrem Talente, d. h. davon ab, wie sie ihren Beruf auffassen und betreiben. Für alle gilt die Regel, wo möglich dann fortzuarbeiten, wenn sie eben gut aufgelegt sind und bei Abspannung nur das Allernöthigste zu thun: die Musen nicht zu quälen.

Die Gesundheitspflege der Gelehrten hat seit langem ihre Bearbeitung gefunden,[1]) unsere Zeit kennt sie kaum mehr. Die Uebermüdung des Gehirns, Nachtwachen und wahnsinniger Ehrgeiz nebst allen möglichen aufreibenden Leidenschaften bedrohen den Künstler und den spekulirenden Kaufmann in noch höherem Maße als den Gelehrten; auch Hunger und Schwelgerei, die kalte Dachkammer und der entnervende Salon schädigen den Gelehrten nicht öfter als alle andern ehrlichen Streber. Was hier übrig bleibt, ist die Hygieine der Stubensitzer überhaupt. Anstatt ihre freien Stunden in der schlechten Luft eines Gesellschaftslokales zuzubringen, müssen sie ihren tüchtigen Spaziergang machen. Es ist weise, Zimmergymnastik zu treiben, aber noch viel weiser, sich im Freien zu üben, mit Gehen oder Steigen, mit Ballspiel, Turnen, Schwimmen, Rudern, Reiten, je nach Gelegenheit und Vermögen. Jeder verständige Mensch muß als Erholung das suchen, was ihm bei der Arbeit fehlt, der „Bureaukrat" also vor Allem Muskelarbeit und frische Luft; nicht ab und zu eine große Leistung zum Prahlen, sondern täglich etwas. Beharrlichkeit macht gesund.

Bei der Arbeit aber ist das Stehpult nicht genug zu empfehlen; da geht der ganze Blutumlauf schlankweg und hat nicht Knickungen und Stauungen zu überwinden; der Kopf bleibt freier, die Athmung wird voller, die Verdauungsorgane arbeiten leichter und ganz besonders befindet sich die viel mißhandelte, sonst so populäre Leber besser dabei; auch machen die Muskeln des ganzen Stammes und der Glieder tausend kleine Rucke und Bewegungen, die sonst unterbleiben: kurz, der ganze Stoffwechsel geht besser vor sich, und man wird beim Stehen viel langsamer alt als beim Sitzen.

---

[1]) Marsilius-Ficinus, de studiosorum tuenda sanitate. Basil. 1522. — Tissot: Santé des gens de lettres. Lausanne, 1781.

Sprechen wir hier auch noch vom erhabensten Berufe, dem der Familienmutter, so müssen wir auf ärztlichem Standpunkte gestehen, daß er allzu häufig ein unnöthig gefahrvoller ist und daß die Frauen sehr oft muthwillig gezwungen werden, ihr Leben für das Vaterland zu lassen, während sie die Zahl wimmernder Waisen vergrößern. Auf dem Schmerzenslager und in der Kinderstube werden Heldenthaten persönlichen Muthes und jahrelangen Kampfes ausgeführt, die um so größer sind, da sie sich von selbst verstehen und keinen Ruhm begehren. Und wie häufig wandeln Leute hinter dem Sarge der Zufrühverblichenen, die nichts Geringeres als den alleranständigsten und allergesetzlichsten Mord begangen haben, die sich zwar tief schämen würden, sich jemals betrunken zu zeigen, aber ganz unbefangen annehmen, die menschliche Freiheit und moralische Verantwortung reiche nicht weiter als bis zum Magen hinab.

So kommen wir zum Schlusse: Derjenige Beruf gewährt das längste und beste Leben, der uns Luft und Nahrung, Arbeit und Ruhe in vollem Maße giebt und dabei eine sittliche Lebensordnung begünstigt. Es giebt allerdings kein Mittel, sondern nur eine Methode, alt zu werden; diese Methode ist aber für Millionen eine unerreichbare Kunst und das durch eigene und fremde Schuld.

Eine neuere englische Statistik kommt zu folgenden Angaben über das durchschnittliche Alter der Berufe:

Geistliche, Kapitalisten und höhere Beamte . . . 65	Schreiber und Rechtsanwälte	58
Kaufleute 62	Künstler und Schriftsteller .	57
Land- und Forstleute . . 61	Lehrer	56
Soldaten 59	Aerzte	54
	Handwerker und Arbeiter .	44

In London war die mittlere Lebensdauer der Reichen 44, die der Armen 22 Jahre; im Ganzen aber ist sie heutzutage fast doppelt so groß als im Mittelalter.

So wie der Mensch inne wird, daß er die Macht hat, die Altersziffer hinauf- und herabzurücken, so hat er auch die Verpflichtung, Allen, die unten stehen, emporzuhelfen. „Man spricht von einer Kunst, das Leben zu verlängern; lehrt mich lieber die Kunst, es werthvoll zu machen", sagt Feuchtersleben. Man spricht von Gesundheitspflege, aber thut im Ernste wenig dafür, speist sie da und dort mit einer halben Maßregel ab und raucht, auf dem Pulverfasse sitzend, sein Bürgerpfeifchen weiter.[1]) Der Proletarier schifft mit Weib und Kind auf einem Brette in den Ocean hinaus und beim ersten Windstoß sinkt er spurlos in die Tiefe. Aber die Besitzenden, Gebietenden und Machthabenden sind an ihrem Platze ebenso sorglos und liederlich, und riskiren lieber, morgen bombardirt zu werden, als heute liebenswürdig zu sein. Man darf den Bürger zu allem Möglichen zwingen, ausgenommen zur Gesundheitspflege!

Faule Logik, Fronie der Glücklichen gegenüber den Armen, der Gebildeten gegenüber den Ungebildeten. Sie wollen den Todtengräber zum Lehrer haben, nicht den Arzt. Der Korporalstock des Weisen von Königsberg treibt heute nicht, aber der Bettelstab wird morgen seine Wirkung thun. Die Charakterlosigkeit der Versailler richtete den Staat gründlicher zu Grunde, als der Wahnsinn der Kommunarden es gethan.

Die Posten vermehren den Briefverkehr ins Unendliche; die Eisenbahnen schaffen ein großes reisendes Publikum, die Gelegenheit wird zum socialen Bedürfniß und zum Zwang. Darum überwacht der Staat die Sicherheit und Regelmäßigkeit des Dienstes. Aber auch die Industrie versammelt Tausende in engen Bezirken, veranlaßt die Gründung von Familien und schafft Schaaren menschlicher Existenzen, die ohne sie nicht dagewesen. Darum hat sie auch eine Pflicht, sich derselben mit Rath und Hilfe anzunehmen. Industrie und Eisenbahn sind nicht ohne Verantwortlichkeit für das Leben und die Gesundheit Aller, die von ihnen zum Mitfahren eingeladen, thatsächlich gezwungen werden.

Der Staat, der allen Bürgern ihre Rechte und Pflichten, wie den Kindern ihr Brod zumißt, der den Geldwerth feststellt und den Verkehr der Briefe, Waaren und Menschen in seine Hand genommen hat, der Kirchen, Schulen und Industrien überwacht und regiert, auch in Hunderten von Ge-

---

[1]) Zur Feier der Parlaments-Eröffnung gab die Municipalität von Rom den 17. November 1871 160,000 Fr., in der Romagna und in Apulien hungerten Tausende!

Horatius sagt: Stultorum incurata luxus malus ulcera celat. Epistol. lib. I. XVI.

setzen die Verhältnisse seiner Angehörigen zu einander von der Geburt bis zu ihrem Tode, ja durch Erbgesetze bis über den Tod hinaus, ordnet, dieser Staat hat auch das Recht und die Pflicht, in die Beziehungen des ökonomisch Schwachen zum ökonomisch Starken ordnend einzugreifen. Er kann nicht Manchestermann oder Socialist sein nur so lange es ihm paßt, und dann charakterlos umkehren oder brutal drein= schlagen, wenn er in Verlegenheit kommt. In blutige Ver= legenheit aber kam er immer und wird er immer kommen mit dem bloßen Rechte der abstrakten Philosophie. Nur das herzliche, aufrichtige Wohlwollen vermag die sociale Noth zu lindern. Wer diese ganz abschaffen will, muß sich die Mühe nehmen, den Schöpfer zu korrigiren, der die Anlagen so ungleich vertheilt.

5. Arbeit und Erholung.

Beim Thier versteht sich Alles von selber, beim Menschen nichts; er ist zum Kulturgeschöpfe geboren und lebt bei einem vollen Maße von Bildung und Wohlstand weit länger und besser, als in der idyllischen Ursprünglichkeit, d. h. Wildheit. Der Geist leistet mehr als der Instinkt, geht aber auch öfter irre als dieser, sowohl in der Arbeit als im Genusse.

Wir sind in vielen Stücken „ein Spiel von jedem Druck der Luft", und so gut wie die Weinrebe an eine gewisse mittlere Jahrestemperatur gebunden ist, und weder in den Tropen noch in der kalten Zone gedeiht, so gut ist unser Sehvermögen an eine gleichmäßige Spannung aller Augen= häute und unser Nervenleben an eine richtige Blutmischung gebunden. Blut verloren: Muth verloren! Ist unser Blut mit Zersetzungsprodukten, dem Rauch und den Schlacken der Tagesarbeit überladen, so vermag es die neuen Abfälle der arbeitenden Nerven= und Muskelorgane nicht mehr hinweg= zunehmen, diese werden an ihren Kraftvorräthen erschöpft, mit „ermüdenden Stoffen"[1] überladen und fordern — jedes in seiner Sprache: der Nerv durch Ueberreiztheit, der Muskel durch Langsamkeit, — gebieterisch Ruhe und Schlaf. Hält die

---

[1] Bekanntlich Kohlensäure, saures phosphorsaures Kali, Milchsäure, cf. Ranke, Physiolog., pag. 555 und 573.

Ruhe zu lange an, so tritt aus dem entgegengesetzten Grunde wieder Ermüdung ein. Der Normalmensch giebt allen seinen Organen das richtige Maß von Arbeit und Ruhe und lebt dabei, nach Flourens, 100 Jahre; aber wo ist er? Ein Fink kann leicht ein ganzer Fink sein, ein Mensch wird nie ein ganzer Mensch. Jeder ist nur ein kleines oder größeres Bruchstück seines Ideales; der unendliche Umfang der Kulturarbeit nöthigt uns zur Theilung der Arbeit und der Einzelne wird zum Maschinenbestandtheile in dem großen Getriebe des Völkerlebens; wenn er von Eisen ist, bleibt er Maschinenbestandtheil; wenn er Geist hat, sucht er zu ersetzen, was ihm fehlt; die gebrauchten Organe läßt er ruhen und die vernachlässigten entwickelt er: das ist Erholung. Außer der materiellen Ergänzung der Stoffe durch Luft und Nahrung und außer dem Schlafe giebt es nur eine Art der Erholung: den Wechsel der Arbeit.

Allzuoft finden wir in der Arbeit zu wenig Genuß und im Genuß zu wenig Arbeit.

Wer mit allen Muskeln gearbeitet hat, der setze sich ruhig hin und gebe mit angenehmem Lesestoff seinem Gehirn eine milde Bewegung; wer nur mit einzelnen Muskeln arbeitete, übe mit Sorgfalt die müßig gewesenen; wer mit dem Gehirn thätig war, der rege seine Muskeln auf, turne oder marschire im Freien.

„Es gienge Vieles besser, wenn man mehr gienge", sagt Seume. Diese Wahreit ist zu einfach, um begriffen zu werden.

Der Schwächling, der im Freien lebt, wird älter als der Kraftmensch in der Gefangenschaft, und wäre diese fürstlich. Abgesehen von den militärischen, politischen und ökonomischen Vortheilen, die es hat, über ein Paar geübter Beine zu verfügen und ein immer geheiztes Lokomotiv zu besitzen, ist richtige Gymnastik die körperliche Ergänzung zu jedem einzelnen Beruf und Gewerbe, die Versöhnung zwischen Leib und Seele, die fröhliche Erzieherin zur sittlichen Freiheit, zum raschen, festen Willensimpulse, der uns über Büchern und Papier so oft verloren geht. Tausend schiefe Gedanken und krumme Gefühle verschwinden, wenn die Nerven eine reelle Aufgabe in der Bewegungsmaschine übernehmen und die Mauserungsstoffe des Körpers an die freie Luft herausgearbeitet werden. Da gilt, was Kant sagt: „Auf Gemächlichkeit darf die Diätetik nicht berechnet werden, denn diese Schonung seiner Kräfte und Gefühle ist Verzärtelung, und ihre Folge die Schwäche."[1] Da gilt auch das Wort des Dichters: „Von der Stirne heiß — Rinnen muß der Schweiß — Soll das Werk den Meister loben!" Die Gymnastik beschleunigt den Stoffwechsel nach allen Seiten und setzt durch Anregung der peripherischen Nerven die Gehirnreizung herab, klärt den Verstand, beruhigt das Gemüth und befördert oftmals den gesunden Schlaf. Der Schweiß der Arbeit wird im buchstäblichen Sinne ein Bad der Wiedergeburt und Erneuerung des Menschen, aus dem Jeder auch sittlich besser emporsteigt. Ein Mensch ohne Gymnastik ist ein Leib ohne Arme und Beine, ein Held vielleicht, aber verwundet und verstümmelt, und man kann in unserer Zeit der Eisenbahnen und der Bequemlichkeiten aller Art die Männer und Vereine nicht genug unterstützen, welche die Gymnastik pflegen und die Unbill des Kulturlebens und der Stubenarbeit sühnen.

„Doch der Segen kommt von oben", der Kopf muß dabei sein, und man leistet weder den Gymnastikern noch der übrigen Menschheit einen Dienst, wenn man Alles über eine Form schlägt, Jeglichem jede Art von Uebung zumuthet, den Lungenschwachen und Herzkranken mit Dauerläufen zu Tode hetzt, bei Vielen den Geschmack für einfache gesunde Uebungen vernachlässigt und dafür das Wohlgefallen an Schaustücken groß zieht, die von jeher weder sehr dauerhafte noch sehr große Männer gebildet haben. Dem Schulturnen gilt unser Lob! Das Cirkusturnen mit seinen Riesenschwüngen gehört auf den Jahrmarkt.

Oppolzer machte seiner Zeit eindringlich darauf aufmerksam, daß Leute mit beginnenden Herzkrankheiten, die ihrer Blutarmuth wegen Gymnastik treiben, dadurch wesentlich geschädigt und oft unheilbar werden;[2] damit stimmen

---

[1] Kant, Macht des Gemüthes, IV. Aufl., pag. 27.
[2] Oppolzer in Wiener Med. Wochenschrift, 1861, Nr. 11, Spital-Zeit.

die täglichen Erfahrungen sehr vieler Aerzte überein. Auch kennt man eine Reihe von sogenannten Marschkrankheiten: Störungen des Gehirnblutlaufes, der Epilepsie ähnliche Zufälle, Herz- und Gefäß-Krankheiten.[1] Gewiß ist, daß die häufigen Dauerläufe oft schwere Lungenleiden veranlassen, sowie auch, daß die Preisturner ersten Ranges auffallend frühe an den Kurorten für Schwindsüchtige zu treffen sind und ihrer viele lange vor der Zeit verschwinden. Auch schwere Bergbesteigungen werden für Brustschwache gar nicht selten verhängnißvoll.

Wir vernachlässigen bei Kindern wie bei Erwachsenen viel zu sehr die Spiele im Freien, Schlittschuhlaufen und andere, den Muth, die Gewandtheit und die Körperkraft gleichmäßig stärkende Uebungen. Darin sind die Engländer uns weit voraus. Wir sind viel zu sehr Schulfüchse geworden. Dennoch macht die deutsche Turnkunst Fortschritte; sie ist sich ihrer Ziele bewußt, sie ist einfacher, planmäßiger, dadurch schöner und, was die Hauptsache ist, sehr viel zugänglicher geworden. Möge es ihr gelingen, aus schulpflichtigen und aus alten, aus gelehrten und ungelehrten Maschinenrädern wieder ganze Menschen zu erziehen mit Augen zum Sehen, Köpfen zum Denken, und Gliedern für eigenen Gebrauch![2]

Bei diesem Anlasse sei auch noch der Dauerläufe zur Eisenbahnstation gedacht, mit denen Verspätete so oft sich anfangs lächerlich und nachträglich unglücklich machen. Manches Fettherz und manches brüchige Gehirngefäß, das noch lange Jahre seinen Dienst gethan hätte, zerreißt bei dieser ungewohnten Anstrengung und der jähe Tod wartet schon im Wagen. Weit öfter entwickelt sich aus der wilden Störung des Kreislaufes und der Athmung ein Herzleiden, das keine Rast mehr gewährt und langsam dem Tode zutreibt.

---

[1] Die Entstehung von Krankheiten als direkte Folge anstrengender Märsche, von Stabsarzt Thurn, Berlin, 1872.

Die Gymnastik des Herzens nach Oertel ist ein sehr schätzbares Mittel, bei der Krankenbehandlung aber nur nach ärztlichen Erwägungen zu verwenden.

[2] Eine gewichtige Empfehlung der Schulspiele hat der Turninspektor Hermann beim deutschen Verein für öffentl. Gesundheitspflege September 1891 in Leipzig abgegeben.

Und schließlich noch die harmonische Lungengymnastik: Singen und Trompetenblasen.

Der Gesang erfreut und stärkt Millionen Menschen, und schädigt selbst beim Uebermaße Wenige anders, als an der Reinheit ihrer Stimme. Sind Lungen oder Kehlkopf krank, so wird die große Leistung sie ermüden und angreifen, gesunden Organen schadet sie nicht.

Anders ist's mit den Blasinstrumenten, von denen viele eines stärkeren Luftstromes und alle einer gewaltsamen Unterbrechung des Athmungs-Rhythmus bedürfen. Herzleiden und Luftröhrenkrankheiten quälen den alten „Stabstrompeter Raßmann", auch wenn er keinen Fehltritt thut; dem Trompeter-Knaben aber drohen entzündliche Brustübel, Blutspeien und Hektik, wenn er nicht ganz gut gebaut ist. Da und dort geht ein blühender Jüngling an seiner Blechmusik zu Grunde. Man muß die Zöglinge dieser edlen Kunst ärztlich auswählen, und für alle halbwegs Verdächtigen ist das passendste Blasinstrument die Violine oder das Klavier. Nach vollendeter Entwicklung mag einer dann seinen musikalischen Genius fliegen lassen, wenn er ihn hat.

In Kirchen, Rathssälen, Schulen und Turnhäusern bedroht uns der Dämon des Formalismus; überall ist nöthig zu individualisiren und sich fleißig zu fragen, was man als Zweck und was man als Mittel zu betrachten habe.

6. Sonntagsruhe.

„Gott ruhete am siebenten Tage", sagt Moses. Was soll unsereiner dabei thun? Können wir den Schöpfer an Leistungsfähigkeit überbieten; oder geht uns vielleicht dabei der Athem aus? Seit die Menschheit eine Geschichte hat, ist sie in allen Ländern und mit der höchstmöglichen Autorität, der Religion, dazu ermahnt worden, je den siebenten Tag zum Ruhetage zu machen. So die Juden, die Griechen,[1] die Inder, Perser, Chaldäer, Egypter, Peruaner und Chinesen. Sogar die französische Revolution hat wenigstens je den zehnten Tag dazu erhoben, bis am 7. Februar 1794 Robespierre

---

[1] Nach Hesiodos und Homer.

so gütig war, Gott wieder einzusetzen, und damit auch den althergebrachten Sonntag später wieder möglich zu machen.

Diese Allgemeinheit spricht nicht bloß gegen den Zufall, sondern für ein in der Menschennatur selber begründetes Gesetz, das so unanfechtbar ist, wie die Forderung, zu essen und zu schlafen.

Wie die Geschichte der Menschheit, so spricht auch die Naturgeschichte des Menschen für den regelmäßigen Ruhetag. Wir kennen keine Thätigkeit, die bei anhaltendem Fortgange oder zu geringer Unterbrechung nicht erlahmte und sich er= schöpfte. Der Wanderer ruht, die Armee rastet, der Hand= arbeiter feiert, die Schulen machen Ferien, und sogar die Studenten halten es nicht ohne Unterbrechungen aus. Der Mensch kann sich bis zu einem gewissen Grade zu Ueberarbeit zwingen, aber bald genug wird beim Gelehrten die Arbeit minderwerthig, beim Klassiker der Körper krank, beim Hand= werker und dem Fabrikarbeiter das Produkt schlecht. Ein Arbeitstag von 10—11 Stunden leistet auf die Dauer viel mehr als ein solcher von 12—16 Stunden, wie er bei der Hausindustrie leider so oft vorkommt.

Wir finden sogar bei Thieren das Bedürfniß zeitweiliger Ruhepausen so regelmäßig, daß es jeder Postpferdehalter be= achtet. Ja Maschinen aus Eisen und Stahl wollen zu Zeiten ruhig und kühl gestellt sein, wenn sie sich nicht allzurasch abnützen sollen.

In dem Maße, als der Mensch sich über die Maschine und über das Arbeitsthier erhebt, muß auch sein Ruhetag voll= ständiger und geistiger werden; zur Ruhe des Leibes kommt die Ruhe und Erholung der Seele, das gemüthliche Behagen. Je aufreibender die Arbeit, um so unerläßlicher ist die Sonntagsruhe; sie ist im Zeitalter des Dampfes und der Elektricität geradezu eine Lebensbedingung. Wer z. B. das rasende Treiben und Jagen in London sieht, und dann den ruhigen Sonntag, der bekommt den Eindruck, es sei gut so, um nicht wahnsinnig zu werden. Bei aller Heuchelei, die mit unterläuft, ist der englische Sabbath dennoch eine weise Ein= richtung und trägt er zu der staunenswerthen Leistungsfähig= keit der Nation wesentlich bei. England liefert den Beweis im Großen, daß die Sonntagsruhe möglich, und daß sie nationalökonomisch nicht schädlich ist.[1])

Grundsätzlich wird der Sonntag gerne anerkannt; thatsächlich wird er aber auf unserm Kontinente vielfach bekämpft. Unser sociales Leben ist zum Wettrennen geworden, bei dem nur ein einziger Gedanke herrscht: zuerst am Ziele zu sein.

Ob man das Material dabei zu Grunde richte? Die Pferde kosten gar nichts; sie suchen ihr Futter und laufen schaarenweise herbei. Die Reiter aber sind gezwungen, zu siegen oder das Genick zu brechen.

Wie lange wird das gehen? Wir sind durch Wissenschaft und Technik zur Ueberproduktion von Gütern gelangt, für die wir nicht genug Käufer finden; und damit ihrer nicht noch weniger werden, arbeiten wir immer billiger. Dennoch nimmt die Kaufkraft rascher ab als der Preis der Waare, und wenn wir schwere Katastrophen vermeiden wollen, müssen wir als gute Menschen miteinander übereinkommen, die gegenseitige Unterbietung einzuschränken. Die Preisgebung des Sonntags ist eine Unterbietung wie jede andere. Wenn der Tag 36 Stunden hätte anstatt bloß 24, so würden diese wieder zu gleichem Preise verkauft; ein Rasttag ließe sich auch nicht herausbringen, und die Hetze wäre noch schlimmer als jetzt. Die Konkurrenz bis aufs Messer und die zum politischen System entwickelte Raubwirthschaft: das sind die Gegner unserer Sonntagsruhe. Nachdem man den Sonntag der Kirchen zum Fenster hinausgeworfen, sammeln jetzt auf der Gasse allerlei Menschenfreunde die Scherben und kitten sie nothdürftig wieder zusammen.

Unterdessen haben England, die Schweiz und Oesterreich

---

[1]) Macaulay sagt: „Wäre in England seit 300 Jahren der Sonntag nicht als Ruhetag gefeiert worden, wir wären ein viel ärmeres und weniger civilisirtes Volk."

Bekanntlich ist das Wort von Luther: „Der Mensch wird zum Thier, wenn er nie einen Sonntagsrock anhat."

William Taylor berichtet: In den Jahren 1849 und 1850 haben mehr als 50,000 Menschen die 3000 englische Meilen lange Reise quer durch Nordamerika nach Kalifornien gemacht. Zur Sicherheit reisten sie in Gruppen von 500—1000 Menschen. Die einen Gruppen marschirten fortwährend, die anderen machten Sonntagsruhe. Diese kamen immer früher und in besserem Zustande an ihr Ziel.

in ihrem Landwirthschafts- und Industriebetriebe die Sonntagsruhe eingeführt, England theilweise sogar im Verkehrs-
wesen, während in allen andern Staaten eine gar nicht unwürdige Art der Sonntagsruhe vermehrten Eisenbahnver-
kehr mit sich bringt, — leider auch die Großzahl von Unglücksfällen durch schlaftrunkenes und überanstrengtes Bahn-
personal. Die stärkste Preisgebung der Sonntagsruhe finden
wir bekanntlich in Italien, Frankreich und Spanien.

Im deutschen Reichstage eroberte sich die Sonntagsruhe
gewissermaßen im Sturme die bis zur Einmüthigkeit aller
Parteien reichende Mehrheit. Die Regierung jedoch setzte
diesen Wünschen und Anträgen vorläufig ihre Ablehnung
entgegen. Die amtlichen Erhebungen des deutschen Reichs-
tages erstrecken sich auf 500,156 Betriebe und 1,582,591 Arbeiter[1]) und ergeben folgenden

Gegenwärtigen Bestand der Sonntagsarbeit:

Großindustrie:		Handwerk:	
Betriebe:	Arbeiter:	Betriebe:	Arbeiter:
49,4 Proc.	29,8 Proc.	47,1 Proc.	41,8 Proc.[2])

Ueberwiegend ist die Sonntagsarbeit vorzugsweise beim
Handel.

Ueber die Zulässigkeit der Sonntagsarbeit lauteten
die Antworten der amtlich Einvernommenen folgendermaßen:

	Im Ganzen:		Großindustrie allein:	
	Unternehmer:	Arbeiter:	Unternehmer:	Arbeiter:
Unbedingtes Verbot . .	23 Proc.	32 Proc.	13 Proc.	18 Proc.
Bedingtes Verbot . . .	39 „	41 „	54 „	57 „
Freigebung	38 „	27 „	33 „	25 „[3])

Das sind Zeichen einer besseren Zeit, welche einmal
kommen wird. Die Gewerbeordnungs-Novelle, welche am
1. April 1892 in Kraft getreten, bezeichnet den Anfang derselben.

Um das Maß der Schwierigkeiten voll zu machen, wird
die Sonntagsruhe von denen, die sie gewähren, und von denen,

---

[1]) Deutsche Reichstagsverhandlungen 1887/88, Drucksache 140, pag. 160.
[2]) Ebendaselbst pag. 162.
[3]) Ebendaselbst pag. 16.

die sie genießen sollen, häufig mißverstanden. Tausende er=
ringen keinen freien Sonntag, dafür aber einen „blauen
Montag"; Tausende seufzen unter der Last ihres Arbeits=
tages, gehen aber unter der Last ihres Wirthshaustages zu
Grunde, und für ihre Familien ist der Sonntag der Tag
des Verderbens. Alle diejenigen, welche überhaupt die Welt
regieren, werden schließlich bei Strafe ihres Unterganges ge=
nöthigt sein, nicht nur für Sonntagsruhe, sondern auch für
eine moralisch und national=ökonomisch nützliche Sonntags=
ruhe zu sorgen.[1])

7. Ein Irrweg.

Die schwierigste Lebensepoche ist die Grenze der Kindheit,
die Zeit der Flegeljahre, aber auch der poetischen Schwärmerei
für Freundschaft, für Musik, und wenn es gut steht, auch für
den Beruf; es ist die Zeit, in der das Talent zu leuchten
beginnt, der mittelmäßige Kopf erlahmt, und die Sinnlichkeit
in unbekannten und ungeahnten Formen auftaucht, anfangs
Unsinn oder Krankheit, dann erst mit dem Erwachen der Er=
kenntniß ein heimliches Laster, schließlich ein nachhaltiges
Unglück. Es läßt sich nur schwer über die Verirrungen schrei=
ben, welche in diesem Alter auch ganz brave und liebenswür=
dige Knaben und Töchter in Krankheit und Verderben führen
und nachher ganze Familien langsam und anständig in den
Schatten stellen oder an den Bettelstab bringen; aber Eltern
und Erzieher müssen darauf aufmerksam bleiben und in liebe=
voller Theilnahme die Keime des Uebels aufsuchen und be=
seitigen helfen, und es ist eine der ernstesten Aufgaben des
Arztes, die oft gebotene Gelegenheit, zu warnen, zu lehren
und zu ermuthigen, nicht unbenutzt zu lassen.

„Schau doch, wie dumm und schlecht dort jene Fliege ist,
sie geht an den Becher und ertrinkt darin", so sprach bekannt=
lich die alte Motte zu ihrer Fräulein Tochter — und flatterte
mit ihr in die Kerzenflamme. Dieses äsopische Gleichniß sei
uns der Ausgangspunkt für die Wanderung durch die Irr=

---

[1]) Sehr gute Arbeiten über Sonntagsruhe: Haegler, Basel, Bahn=
maier, 1878. — Paul Niemeyer, gekrönte Preisschrift, Leipzig. —
Deinke, II. Aufl., 1883.

wege, die, ganz wie im Faust, „vom Himmel durch die Welt
zur Hölle" führen. Und wenn wir hinter den Koulissen durch=
gegangen sind, welche die Schaubühne unserer wohlanständigen
Welt abschließen, und die Jammergestalten betrachten, die
dort im selbstverschuldeten Elende herumliegen, vernehmen
wir schließlich das Wort: „Wer ohne Sünde ist, werfe den
ersten Stein auf sie!" Der Arzt, welcher Gesundheitspflege
lehren möchte, bittet warm und bringlich, die Forderungen
der sittlichen Reinheit nicht zu verachten. Auch das eiserne
Naturgesetz stellt diese Forderungen. Es ist nicht wahr, daß
die Enthaltsamkeit gesundheitsschädlich sei, aber wahr ist, daß
sehr viele Bedürfnisse in dem Maße zunehmen, in dem sie
befriedigt werden, und ebenso: daß der Mensch nur die Frei=
heit hat, anzufangen, aber selten auch die Freiheit, aufzu=
hören. Die Wahrscheinlichkeit, unglücklich zu machen oder
unglücklich zu werden, ist sehr groß, selten unter 50 Procent.
Wem könnte es gleichgültig sein, ob ein Verstoßener seinen
Unbekannten verfluche! Wer wird die Gefahr übernehmen,
vielleicht für sein ganzes Leben krank zu werden und die
Sprossen seines Stammbaumes zu verderben! Wir kennen
vom Scheitel bis zur Ferse, von der Seele bis zur Haut gar
keinen Ort mehr, an dem sich die bitterste und boshafteste aller
erworbenen Krankheiten nicht festsetzen könnte, oft genug ganz
unabtreibbar, jetzt beschwichtigt, dann geheilt, dann rückfällig,
und so weiter bis zum Untergange. Ein ganz schlechtes Ge=
schäft, bei welchem der Gewinn dem Risiko in keiner Weise
entspricht, aber ein sehr verbreitetes.

Nächst der Frage des Güterbesitzes hat die Frage der
sexuellen Verhältnisse die Weisen aller Völker und aller Zeiten
am meisten beschäftigt. Immer noch ringt die Menschheit
nach Erlösung aus den Banden, die sie sich selber angelegt.

Die polizeiliche Ordnung, stolz und machtlos wie immer,
hat hier bisher genau so viel geleistet, wie bei der Bücher=
Censur. Patent oder Verbot: beide bringen Schwung in das
Geschäft. Den Verunglückten und Verwundeten aber, die an
dieser Heerstraße der Welt liegen, sei wenigstens die Bitte
gewidmet, daß sie sich nicht auch noch den Räubern überliefern,
den Kurpfuschern und Schwindlern, die ihnen schaarenweise

auflauern. Wenn irgendwo, so ist hier der wissenschaftlich gebildete, ehrliche Arzt nöthig.

8. Lebensstatistik.

„Zahlen regieren die Welt nicht, aber sie zeigen, wie sie regiert wird." Die Bevölkerungsstatistik, von deren Anfängen uns schon unsere Weihnachtsgeschichte erzählt, ist uralt in ihren Vorsätzen, aber sehr neu und noch sehr jung in ihrer Ausführung. Es sind erst 300 Jahre, seit man dem stolzen Menschenkinde gesagt hat: deine Erde ist mit nichten der Mittelpunkt des Weltalls; heute sagt man ihm: du bist auch eine Art Planet, deine Bahn ist an feste Gesetze gebunden und deine Freiheit ist auf kleine Kreise beschränkt. Man weiß in jedem sorgfältig verwalteten Lande am Neujahrstage ziemlich genau, wie viele Menschen im angetretenen Jahre zur Welt kommen, oder sich verehelichen, oder sterben, wie viele in die Schulen und in die Armenhäuser, in die Kranken= häuser, Irrenhäuser oder Strafanstalten eintreten, wie viele an bestimmten Berufs= und Ortskrankheiten sterben und wie viele durch Selbstmord enden werden. Kriege und Seuchen bringen nur ganz vorübergehende, wenn auch noch so große, Schwankungen in den gesetzmäßigen Verlauf des Volkslebens, dessen Inhalt und dessen Umfang schließlich nur von der geistigen Leistungsfähigkeit abhängt.

Die Statistik ist mit Jubel aufgenommen worden: sie ist Mathematik, und deshalb für jedes Menschenhirn unwider= leglich und unfehlbar. Aber sie ist eine Methode, und so sicher immer ihr Weg, so unsicher sind oft ihre Ausgangs= punkte, die Ansätze für die Rechnung; darum kann es, auf allen Gebieten! dazu kommen, daß der Kanzlist fragt: „Excel= lenz, soll meine Statistik für oder gegen den Schutzzoll spre= chen?" Die Farbenblindheit der Parteien, die Nachlässigkeit und Eitelkeit von Unerzogenen unter den Gebildeten, haben hie und da schon Statistiken gemacht, die nicht nur unbrauch= bar, sondern entschieden schädlich waren und weit hinter den Abstraktionen der gemeinen Lebenserfahrung zurückstanden.

Man kann mit Zahlen irren oder lügen, ganz wie mit Worten, und dennoch giebt es eine Wahrheit! Auch die Ge=

sundheitspflege darf es niemals vergessen, daß Niemand Statistik in einem Fache machen kann, das er nicht gründlich versteht. Ein großer Theil hygieinischer Statistik gehört den Geographen, den Nationalökonomen, den Aerzten und Epidemiologen zu; vorläufig handelt es sich um die augenfälligen und allgemein verständlichen Thatsachen der Geburt und des Todes.

In den Tropen und in der Polarzone[1]) lebt der Mensch weniger lange als im gemäßigten und kühlen Klima, und in Europa haben Schweden, Dänemark und England die zahlreichsten der bisher bekannten Fälle sehr hohen Alters; weit weniger zählen Spanien und Italien. Ein langes Leben sei auch bei den peruvianischen Indianern etwas Gewöhnliches, während die Rothhäute Nordamerikas trotz ihrer oft gewaltigen Erscheinung zu den Hinfälligen und Kurzlebigen gehören. Die Neger sind trotz aller Mühsal sehr ausdauernd und werden alt. Alexander von Humboldt fand bei der Statistik von Mexiko, daß die besser genährten Stämme derselben Rasse auch stets älter wurden, und daß eine langsame Entwicklung die Wahrscheinlichkeit eines hohen Alters bedinge.

Der Menschenstamm, der weit mehr als jeder andere in allen Ländern und Klimaten gedeiht, das sind die Juden; ihre Gesundheitsregeln sind vielfach vortrefflich und schützen auch in Armuth und Elend noch lange; die große Sorgfalt für Kinder verbessert ihre Statistik gründlich, und die Heilighaltung des Familienlebens übt eine mächtige, physisch und moralisch wohlthätige Wirkung.

Mayer fand in Fürth für die mittlere Lebensdauer der Christen 26 und für die der Juden 37 Jahre; Aehnliches fand Neufville für Frankfurt, und im Allgemeinen der Statistiker Kolb, der außer den Rassenvorzügen besonders der mäßigen und nüchternen Lebensweise großes Gewicht beilegt.

Von den Indiern sagt Hasper: „Wenn man im Ganzen das Alter aller Stände und Klassen der großen indischen

---

[1]) In der Polarzone, berichtet Jul. v. Payer, lebt der Mensch selten länger als 40 Jahre, und in Indien sind, nach Williamson, Eingeborene von 60 Jahren selten.

Halbinsel betrachtet, so scheint das menschliche Leben daselbst ein Achttheil kürzer als in Europa zu sein."

Die alte Griechengeschichte (409—300 v. Chr.) glänzt mit hochbejahrten Notabilitäten[1] und es scheint die mittlere Altersziffer überhaupt eine hohe gewesen zu sein, wenigstens bei den Freien; von den Sklaven sprach man nicht, die waren Waare.

Wir haben eine Menge Nachrichten über einzelne Fälle sehr hohen Alters, unter denen die Zusammenstellungen von Baco v. Verulam und diejenigen von Hufeland die bekanntesten sind, aber sie geben wenig Aufschluß über die den ganzen Ländern, Zeiten und Kulturstufen entsprechenden Lebensmaße.

Wappäus hat nachgewiesen, daß in den europäischen Staaten im Durchschnitt 1 Neugeborner auf 29,53 Einwohner kommt und daß es sich auch in den meisten amerikanischen Staaten so verhält. Die Negersklaven standen tief unter dieser Geburtsziffer und hoben sich nach der Emancipation überall rasch auf dieselbe.

Das Steigen und Fallen der Todesfälle nach den Lebensmittelpreisen hat Farr für einen Zeitraum von 200 Jahren in England untersucht und gefunden, daß die Sterblichkeit in wohlfeilen Jahren sich zu derjenigen in theuren Jahren verhielt wie 24 zu 27; Legoyt fand für einen Zeitraum von 400 Jahren für Frankreich die Sterblichkeit in wohlfeilen Zeiten zu der in theuren Zeiten im Verhältniß von 17 zu 21.[2]

Man spricht von mittlerer Lebensdauer und hat diesen Begriff genau festzustellen.

Wenn man das Alter Aller, die in demselben Jahre gestorben sind, zusammenrechnet und mit der Zahl der Verstorbenen theilt, so erhält man die Anzahl der Jahre, welche auf den Einzelnen entfallen, oder die „mittlere Lebensdauer" nach Wappäus. Dabei kommt vorläufig nicht in Betracht, ob Vorschläge oder Rückschläge gemacht worden. Es können in einem Lande fünf auf Hundert geboren werden und vier sterben, wobei also 1 Procent Zuwachs stattfindet; dieses ist

---

[1] Z. B. Simonides, Sophokles, Xenophon, Diogenes, Isokrates, Zeno, Solon, Thales und Pittacus, Hippokrates, Demokritos und Gorgias.
[2] Reich, a. a. O., pag. 462.

aber auch der Fall, wenn nur 4 Procent geboren werden und nur 3 Procent sterben und doch fällt die mittlere Alters= ziffer sehr verschieden aus. Gegenwärtig wird genauer ge= rechnet. Man zählt die Lebensdauer der im gleichen Jahre Gebornen und zieht aus dieser Zahl die mittlere Summe.

Zahlreiche Geburten und Todesfälle treffen meistens zu= sammen und bezeichnen einen raschen Bevölkerungswechsel, kurze Lebens= und Arbeitsfrist für den Einzelnen, ein unge= sundes geographisches und sociales Klima.

Es werden, wie schon Süßmilch gefunden, 5 Procent mehr Knaben als Mädchen geboren, im Laufe des Lebens erweisen sie sich aber als hinfälliger; es sterben ihrer zu allen Zeiten etwas mehr hinweg, und schon bei 20 Jahren entsteht ein fortan beharrlicher Ueberschuß weiblicher Indi= viduen.

Es erreichen mehr Frauen als Männer ein hohes Alter, aber die Ur=Alten, die Ueberhundertjährigen, deren es auf eine Million Menschen kaum einen giebt, sind in der Mehr= zahl Männer.

Die Sterblichkeit im Kindesalter, von 0—1 Jahr, ist be= kanntlich eine sehr große und schwankt zwischen $^1/_7$—$^1/_2$ aller Geborenen des Jahrganges.

Von 100 Lebendgebornen starben im ersten Jahre (1866—80) in:

Norwegen	10,6	Italien	22,0
Schweden	13,7	Ungarn	25,4
England	15,4	Oesterreich	25,8
Frankreich	16,9	Bayern	31,7
Schweiz	18,8	Württemberg	32,9[1]
Preußen	21,7		

Es giebt nichts Merkwürdigeres als unsere Absterbe= ordnung; noch lehrreicher wäre sie allerdings, wenn auch die Wilden, oder wenigstens die alten Kulturvölker von Indien und von China ihre Civilstandsbeamten hätten, und Verglei= chungen möglich würden. Der Tod hat seine Methode und hält an ihr fest, auch wo er sich etwas abhandeln läßt. Wir wissen seit langem, haben es aber durch Bodio und durch Lexis in sehr genauer und anschaulicher Weise wieder er=

---

[1] Schweiz. Statistik, LV pag. XV und LXVI pag. 46. — Fodor, Deutsche Med. Wochenschrift, 1889, pag. 633.

fahren, daß in Norwegen, in Preußen, Frankreich und Spanien, in der Schweiz, in Oesterreich und in Italien die Sterblichkeit des ersten Jahres etwa 20 Procent der Lebend= gebornen beträgt, dann aber rasch abnimmt und zur Puber= tätszeit ihren besten Stand mit 2 bis 3 Procent erreicht; dann steigt sie wieder an, aber sanft, und bewegt sich bis zum 50. Jahre zwischen 5 und 7 Procent; nun folgt ein rasches stätiges Steigen der Kurve, die bei den Siebzigjährigen eine Höhe erreicht, die der Säuglingssterblichkeit nicht viel nach= steht: 13 bis 18 Procent. Von da an sterben keine hohen Bevölkerungsprocente mehr, weil überhaupt nur noch wenige Nachzügler der Altersklasse vorhanden sind. Als interessante Gegenprobe mag folgende, von anderem Standpunkte aus= gehende Tabelle dienen:

Alter der Verstorbenen, auf 100 Sterbefälle berechnet:

Weniger als 1 Jahr . . 23,1	30—39 Jahr 6,2
1 " . . . 3,9	40—49 " 7,5
2—4 " . . . 4,6	50—59 " 10,1
5—14 " . . . 4,5	60—69 " 13,7
15—19 " . . . 2,3	70—79 " 13,5
20—29 " . . . 5,5	80— 2c. " . . . . . . 5,0[1]

Ueber die Bevölkerungsbewegung im Allgemeinen giebt folgende Tabelle — aus den Jahren 1861—1880 — eine Andeutung:

Auf 1000 Einwohner	Geburten:	Todesfälle:	Zuwachs:[2]
Norwegen	30,8	16,9	13,9
England[3]	35,3	21,9	13,4
Deutschland	35,1	26,8	12,3
Schweden	30,9	19,2	11,7
Niederlande	36,2	24,6	11,6
Dänemark	31,2	19,7	11,5
Spanien	39,3	29,7	9,6
Belgien	31,8	22,8	9,0
Oesterreich	39,7	31,1	8,6
Italien[3]	37,1	30,0	7,1
Schweiz	30,6	23,6	7,0
Ungarn	42,8	38,7	4,1
Frankreich	25,9	23,6	2,3

[1] Statistisches Jahrbuch der Schweiz 1891, pag. 29.

[2] Deutsche Medicin. Wochenschrift 1890, pag. 1052.

[3] In neuester Zeit treten die großen Unterschiede zwischen mangel= hafter und sorgfältiger Gesundheitspflege noch augenfälliger zu Tage. Im Jahre 1889 betrug die Gesamtsterblichkeit in England 17,8⁰/₀₀, in Italien aber 27,6⁰/₀₀. Hygiein. Rundschau 1892, pag. 113.

Das durchschnittliche Alter aller Lebenden betrug in:

	Jahre		Jahre
Frankreich	31,06	Norwegen	27,53
Belgien	28,63	Sardinien	27,22
Schweiz	28,63	Großbritannien	26,56
Italien	27,16	Holstein	26,25
Dänemark	27,85	Irland	25,32
Holland	27,76	Griechenland	25,00
Schleswig	27,74	Vereinigte Staaten	23,10
Schweden	27,66	Unter-Kanada	21,86
Preußen	27,59	Ober-Kanada	21,23[1]

In den arbeitsfähigen, produktiven Jahren von 20 bis 70 standen folgende Bevölkerungs-Procente:

	Proc.		Proc.
Frankreich	60,0	Oesterreich	54,9
Schweiz	55,6	England	51,6
Deutschland	53,1	Vereinigte Staaten	48,9

Durchschnittlich ist die Zahl der leistungsfähigen Leute um so größer, je kleiner die Geburtsziffer; ist diese sehr hoch, so steigt auch die Sterblichkeit, und der allzu rasch laufende Menschenstrom gewährt keinen entsprechenden Nutzeffekt. Es ist ein nationalökonomisches Unglück, viele Kinder heranzuziehen, um sie vor dem produktiven Alter wieder zu verlieren.

Verfolgt man einzelne Jahrgänge ganzer Länder von der Geburt bis zum Tode, so erhält man die mittlere Lebensdauer oder die „mittlere Lebensanwartschaft"; diese beträgt in

	Jahre		Jahre
Oesterreich	28,19	Hannover	37,89
Preußen	31,10	Belgien	38,35
Sachsen	31,16	Frankreich	40,36
Bayern	32,61	Dänemark	40,49
Niederlande	34,72	Norwegen	43,64[2]
England	36,92	Schweiz	42,14[3]

Nach den Berechnungen der Versicherungsgesellschaften, denen es sehr ernsthaft um die Wahrheit zu thun ist, erscheint die Altersanwartschaft in Europa folgendermaßen:

---

[1] Gisi, Bevölkerungsstatistik, Aarau, 1868, pag. 57 und Virchows Archiv, Bd. 125, S. 408.
[2] Reich, a. a. O., pag. 491.
[3] Gisi, a. a. O., pag. 56.

Personen im Alter von 20 Jahren haben durchschnittlich noch zu leben: 41 Jahre u. s. w.

Jahre	Anwartschaft	Jahre	Anwartschaft	Jahre	Anwartschaft
20	41	40	27	60	13
25	38	45	24	65	11
30	34	50	20	70	9
35	31	55	17	75	6
				80	5

Von je 1000 Lebendgebornen wurde in den Jahren 1876—1881 folgendes Alter erreicht:[1]

Es erreichten das Alter von Jahren:	Männer %₀₀					Frauen %₀₀				
	Schweiz	Dänem.	Preußen	Belgien	Oesterr.	Schweiz	Dänem.	Preußen	Belgien	Oesterr.
10	707	754	623	570	558	735	775	650	593	596
20	676	718	591	533	520	700	730	618	546	557
30	622	670	540	474	462	646	679	571	486	503
40	557	619	481	418	404	583	618	510	422	440
50	475	546	403	356	331	515	556	442	367	370
60	361	436	301	277	241	413	470	348	303	279
70	207	285	173	170	132	245	334	208	204	153
80	60	108	53	49	38	73	141	64	76	41
90	4	12	5	5	2	5	20	5	8	2

Diese Zahlen sind nicht ungenauer als irgend ein Staatsbudget oder eine Haushaltungsrechnung; wir beachten sie zu wenig, weil wir instinktmäßig hoffen, es berühre uns nicht persönlich, und weil wir überhaupt geneigt sind, die Gewalt einer harmlosen Ziffer zu unterschätzen. Lassen wir uns von Pettenkofer eine kleine Rechnungsstunde geben.[2] Er sagt uns:

Es starben 1860—70 jährlich auf je 1000 Einwohner:

In London 22	In München 33
„ Paris 22	„ Wien 35
„ Brüssel 25	„ Berlin 37
„ New-York 28	„ Rom 39
„ Manchester 30	„ Madras 42

Es hatte also München auf 1000 Einwohner alljährlich 11 Todte, oder auf seine damals 170,000 alljährlich 1870 Todte mehr als Paris oder London. Wie viele heißgeliebte

---

[1] Schweizer Statistik, LV, pag. XIII.
[2] Pettenkofer, Werth der Gesundheit für eine Stadt, 1873.

Kinder und unersetzte Väter und Mütter waren unter diesen 1870 unnöthigerweise Begrabenen.

Seither haben sich durch Pettenkofer's Arbeit die Gesundheitsverhältnisse Münchens ganz bedeutend gebessert. Die lehrreiche Rechnung gilt aber noch sehr vielen Andern.

Geburten und Todesfälle vom Jahre 1888.[1]

Stadt	Einwohner	Geburten %o	Todesfälle %o
London	4,282,921	30,5	18,4
Manchester	378,164	30,2	26,0
Amsterdam	390,016	36,6	22,0
Brüssel	462,069	29,1	21,1
Le Havre	112,074	32,8	34,2
Paris	2,260,945	25,8	22,6
Marseille	376,143	29,6	28,7
Rom	382,973	32,1	26,5
Venedig	150,502	22,0	24,3
Ofen-Pesth	442,787	36,9	31,5
Wien	800,836	33,3	25,0
St. Petersburg	988,016	27,4	29,3
Kopenhagen	300,000	35,0	21,6
Berlin	1,414,980	32,2	20,6
Leipzig	181,324	28,8	18,8
München	275,909	35,9	29,8
Frankfurt a. M.	163,655	27,2	18,5
New-York	1,538,164	24,6	26,0
Baltimore	431,876	20,0	20,7
Bombay	773,196	21,6	28,8

Nicht Rasse und Klima macht diesen Unterschied, denn dasselbe — nein, das schmutzigere und schlechter verwaltete! — London hatte im 17. Jahrhundert 42, und im 18. 35 Todte auf Tausend; Manchester hat jetzt noch 30 und Oldham sogar 40.

Nicht eine einzelne Maßregel, sondern erst das Zusammenwirken vielfacher Verbesserungen der öffentlichen Gesundheitspflege mindert die Todesziffer. In London ging sie auch stätig herunter und kam in den Jahren 1846 bis 1855 auf 25 herab. Nach der Eröffnung der neuen Wasserleitungen und gründlicher Verbesserung des gesammten Kloakenwesens sank sie abermals und kam so auf den jetzigen Bestand von 19. Gleiche Erfolge hatten die kostbaren Kloakenanlagen in Paris, die Assanirungsarbeiten in München, Berlin und in vielen großen deutschen und kleinen schweizerischen Städten.

---

[1] Janssen, Statistique sanitaire, 1888. Suppl. au Nr. 4.

Auch nicht eine einzelne Krankheit kann die Todesziffer wesentlich ändern. London hatte 1846—1855 zwei Cholera-Epidemien, und dennoch bei fortschreitender Gesundheitspflege stätig abnehmende Sterblichkeit. Die größten Opfer, die der Typhus früher in München gefordert, betrugen noch nicht 2 von Tausend; also blieb auch ohne allen Typhus noch eine Sterblichkeit von 31 per Mille.

Die hygieinischen Maßregeln sind mächtiger als die Seuchen! Aber mit den hohen Todesziffern ist das Unglück noch nicht abgeschlossen; hinter ihnen stehen weit größere Krankenzahlen. Nach Pettenkofer's äußerst vorsichtigen und mäßigen Berechnungen kommen auf einen Todten durchschnittlich 34 Kranke, die wieder genesen, deren jeder aber seine 20 Krankentage durchzumachen hat. Also stehen hinter den 1870 unnöthigen Todesfällen 63,580 Krankheitsfälle mit 1,271,600 Verpflegungstagen! Wir wissen, was so ein Verpflegungstag, auch unter knappen Verhältnissen, kostet.

Pettenkofer sagt sehr richtig: Wer durch Kanalisation oder irgend eine durchgreifende hygieinische Arbeit die Sterblichkeit von München nur um 3 auf Tausend vermindert, erspart der Stadt an Krankentagen jährlich 346,800 Gulden. Wäre aber die Summe aller Gesundheitspflege so groß wie in London und Paris, welche von höheren Todtenziffern auf 22 auf Tausend[1]) gekommen sind, so würde der Gewinn an Krankentagen (jeden bloß zu einen Gulden gerechnet) einen Jahresgewinn von 1,271,600 Gulden oder einem Kapital von wenigstens 25 Millionen entsprechen.

Noch größer als in München sind die Verluste an Leben, Gesundheit und Vermögen in Wien, St. Petersburg, Neapel und Madrid.

Wer steht uns gut dafür, daß wir oder unsere Angehörigen zu den Todesprocenten eingereiht werden, die wir alljährlich vergeuden?

Eine sehr lehrreiche Kehrseite zur Todesstatistik ist die Verbrecherstatistik.

---

[1]) Das war geschrieben im Jahre 1872.

Nach Enrico Ferri kommen auf 1 Million Einwohner jährlich Mordthaten:

In Italien	96	In Frankreich	15
„ Spanien	76	„ Deutschland	10
„ Oesterreich-Ungarn	24	„ England	5

Als ermahnende Beilage mag hier die Bemerkung gestattet sein, daß nach amtlichen Angaben das Verzeichniß der Zuchthaussträflinge in Bayern 1870 folgendes war: 1 Sträfling auf 685 Katholiken, 1 auf 1249 Protestanten und 1 auf 4153 Juden.[1]) Zu ganz gleichen Resultaten kommt auch die Verbrecherstatistik des Deutschen Reiches.[2]) Sie giebt uns folgende (wohl für unsern ganzen Kontinent gültige) Sätze: Die Kriminalität ist von 1882 bis 1892 in viel größerem Maße angestiegen als die Bevölkerung; diese hat um gut 5 Procent zugenommen, die Kriminalität aber um mehr als 12 Procent. Ganz besonders ist die Zahl der jugendlichen Verbrecher, von 12—18 Jahren, angestiegen; sie beträgt 10 Procent aller Verurtheilten überhaupt.

Weiber sind bei der Kriminalität 5 mal weniger betheiligt als Männer.

Im Winter werden die meisten Verbrechen gegen das Vermögen begangen, und im Sommer die meisten Verbrechen gegen Personen und gegen die Sittlichkeit. Zugleich kommen dann auch die Erkrankungen mit Irresein und die Selbstmorde am häufigsten vor. „Das Verbrechen ist eine sociale Erscheinung", — an welcher der Schriftgelehrte nicht ungestraft vorüberschleichen darf.

Die durchschnittliche Zahl der Selbstmorde auf 1 Million Einwohner betrug 1878—1888 in:

Schweden	146	Hessen-Darmstadt	368
Norwegen	190	Baden	300
Dänemark	544	Sachsen	556
England	131	Schweiz	410
Preußen	262	Italien	97[3])

---

[1]) Ludwig Fuld, Die Kriminalität in Deutschland. „Nord und Süd" 1892, IV.

[2]) Augsburger Anzeigeblatt, 1871, Nr. 204 b. b. 27. Juli, und Mayer, Bayerische Sanitätsberichte und Varrentrapp's Vierteljahrsschrift V. pag. 83.

[3]) Eulenburg, Medic. Real-Encyklopädie, Bd. XII, pag. 478.

Die Rechnung bestätigt die Erfahrung des gesunden Menschenverstandes, daß Gesundheit und Leben äußerst komplicirte, von tausend Einflüssen abhängige Größen sind, und ebenso, daß die socialen Verhältnisse die mächtigsten sind. Moses weiß das Alles sehr gut. „Unser Leben währet siebenzig Jahre, und wenn es hoch kommt, sind es achtzig, und wenn es köstlich (das heißt überhaupt etwas werth!) gewesen, ist's Mühe und Arbeit gewesen", und seine diätetischen und socialen Gebote begleitete er mit der mathematisch richtigen Begründung: „auf daß es dir wohlgehe und du lange lebest auf Erden!"

Das beste Mittel, das Leben zu verlängern, besteht darin, es werthvoll zu machen: Sittlichkeit ist die Grundlage der Volksgesundheit. Während die Naturwissenschaft manchen einträglichen Glaubenssatz tief erschüttert, ist sie eine starke Säule für die Religion der That, und hält mit trockenen Zahlen der socialen Ordnung, dem Heiligthum der Familie und der Reinheit des persönlichen Lebens eine unvergängliche Lobrede.

9. Alter und Tod.

Die Abstammung und die Lebensgeschichte bedingen unser Schicksal; die erstere ist gegeben, für die letztere sind wir mit verantwortlich. Das Berufsleben entspricht den Jahren der Vollkraft; das Alter ist ohne Beruf, oder wenn er noch betrieben wird, so läuft er wie ein abgekuppelter Wagen im gemachten Geleise und vom Anstoß früherer Zeiten; sehr selten ist die Lokomotive noch geheizt und zugfähig. Das Alter treibt keine neuen Knospen und Blüthen wie der Jugendfrühling, es spendet selten noch den Früchtesegen wie der Hochsommer und der Herbst der Mannheit; es ist Winterzeit, in sich zurückgezogen, ruhend von der Produktion und angewiesen auf die materiellen und geistigen Schätze früherer Zeiten, deshalb bald äußerst behaglich und reich, bald frostig und armselig.

Langsam und ungleichmäßig ist der Mensch zur Höhe seines Daseins emporgeklommen. Wir finden in den ersten dunklen Entwicklungsperioden des Menschen Gehirn, Sinnes-

organe und Rückenmark, so wie die Kreislaufs= und Ver=
dauungsorgane schon weit vorgeschritten, während Arme und
Beine noch wie kleine Flossen am unentwickelten Stämmchen
hangen.   Wir finden in den ersten Lebensmonaten eine
Massenzunahme des Gehirns, gegen die alles spätere Wachs=
thum geringfügig erscheint und dann eine Bereicherung des
Geistes mit den Schätzen der ganzen Muttersprache — Wort
und Begriff zugleich —, gegen die alle spätere Gelehrsamkeit
eine langsame Stümperarbeit ist.   Das Bewußtsein, langsam
aufgedämmert und aus Sinneseindrücken aufgebaut, nimmt
an Umfang und Inhalt zu.   Erst nach diesem Treiben und
Sprossen des Nervenlebens folgt die endgültige Entwicklung
der Muskeln und Knochen, der Athmung und des produktiven
Lebens reihenweise und langsam.   So geht auch, nachdem
die Blüthezeit vorbei ist und die materiellen Früchte des
Individuums in Beruf, Familie und Staat gereift sind, die
Rückkehr zur Ruhe sehr ungleichmäßig vor sich.   Wer altert,
geht nicht auf einer schiefen Ebene, sondern auf einer Treppe
abwärts, nicht gleichmäßig, sondern ruckweise.

So glücklich das Alter auch reproducirt, so unglücklich ist
es meistens auf neuen Bahnen, die es oft mit Unternehmungs=
lust aufsucht.   Der Eigensinn und das Mißtrauen des Alters
sind die nothwendige Folge des verlangsamten geistigen Stoff=
wechsels; die gemüthliche Reizbarkeit und Neigung zur Eitel=
keit, die uns nicht selten im Alter überraschen, sind Erschei=
nungen der Nervenschwäche, wie wir sie am Krankenbette
auch bei Jungen treffen.   Die Schwachheit vom Feuer, und
die Gleichgültigkeit von der Weisheit zu unterscheiden, ist oft
schwer.   Eins ist für das Alter charakteristisch, daß es, nach
Leib und Seele, die Formen schärfer ausprägt. Rasse, Fami=
lie und gewerbliche Physiognomie spricht sich in alten Köpfen
schematischer aus, ebenso der Charakter: der Wohlwollende
wird gütiger, der Egoist geiziger, der Rohe unerträglich platt,
und der feine Kopf noch reizender als zuvor.   Das Spiel
der körperlichen und geistigen Funktionen wird einfacher,
schmuckloser, und die Grundmelodie des Stückes klingt unver=
kennbar und überall durch.   Wir finden deshalb unter den
Alten sowohl die widerwärtigsten als auch die liebenswürdig=

sten Menschen, und thun gut, vorläufig bei uns selber für=
zusorgen, daß wir würdige Alte werden.

Das Alter macht das Gehirn kleiner und trockener, seine
Windungen einfacher, selbst einzelne Markblätter „am Lebens=
baum des Kleingehirns" verschwinden,[1] die Gehirnhöhlen
werden wasserreicher und die Gehirnhäute dicker, dichter und
trübe, die Gefäße brüchiger; die Sinnesorgane werden stum=
pfer durch Gewebsveränderungen der Hornhaut, der Linse,
des Glaskörpers, des Irisspanners; durch Verdickung des
Trommelfelles und Gelenkverwachsungen an den Gehörknöchel=
chen. Die Lungen schwinden, die Luftzellen werden weiter und
gefäßärmer; das Herz wird durch Schwäche und Verfettung
erweitert, oder aber es schrumpft zusammen in dem Grade
als die Blutmasse, die es zu bewegen hat, abnimmt. Die
Verdauung wird träger, die Stoffaufnahme langsamer, und
bleibt hinter den Ausgaben zurück, die durch Lunge, Nieren,
Haut und Darm gemacht werden, und es tritt, ähnlich wie
bei Kindern und bei mäßigem Fieber, eine kleine Temperatur=
steigerung ein. Greise und kleine Kinder bedürfen wärmerer
Kleider und Stuben, weil sie stärker ausstrahlen und sich auf
höherer Temperatur halten müssen als Vollkräftige und Er=
wachsene. Außer dieser Temperaturerhöhung und dem
Schwunde der meisten (aber nicht aller) Organe ist für das
Greisenalter charakteristisch der Schwund der Knochensubstanz,
die Verbiegung des Skeletts mit Verschiebung der Muskel=
ansätze und Unstätwerden der Bewegungen, sowie auch die
Wasseransammlung im Bindegewebe des ganzen Körpers, die
nicht mit der krankhaften Wassersucht zu verwechseln ist, und
den Körper der Greise trotz seiner Trockenheit im Ganzen
wasserreicher macht als er einst in der Vollkraft gewesen.

Es giebt Greise, die zunächst von ihrer Lunge, oder vom
Herzen aus alt, kurzathmig werden; andere, die vom Be=
wegungsapparate aus altern, die gebückten zitternden; andere,
die schwerhörig oder blind werden, oder sonstwie vom Gehirn

---

[1] Engel sagt: Nach dem 50. Jahre beginnt eine Verminderung der
Blätterzahl im Allgemeinen und besonders der markführenden Blätter des
arbor vitæ. Med. Wiener Wochenschrift 1863, Nr. 33.

aus altern, und sich dann oft ihrer Rüstigkeit in dem Maße rühmen, als ihre geistige Leistungsfähigkeit abnimmt; es giebt Greise, die mit 50 Jahren schon sehr herunter gekommen sind, und andere, die mit 80 noch vollgültige Beweise ihrer leiblichen Ausdauer und geistigen Kraft geben.

„Für alte Leute ist das Nichtsthun keine Wohlthat, denn eine auch noch so leichte Arbeit erhält ihr Lebensinteresse aufrecht, verknüpft sie mit der Gegenwart, bewahrt sie vor raschem körperlichem und geistigem Verfall."[1]

Der Tod durch Altersschwäche ist der naturgemäße, aber selbst bei Greisen der seltenste; die meisten sterben an örtlichen und umschriebenen Krankheiten, deren Verlauf dann aller= dings durch den Kräfteverfall charakterisirt wird.

Der Tod durch Altersschwäche ist ein Einschlafen im freundlichsten Sinne des Wortes. Die zunehmende Ermattung macht theilnahmslos und führt in behaglichster Weise zur Ruhe; Schmerzen und Kämpfe bleiben von dieser Schlafstätte fern. Nicht so ist es bei den meisten Menschen; sie sterben vor der Zeit, mehr oder weniger gewaltsam, unter den Qualen der Krankheit, die der kommende Tod wie seinen Schatten vor sich hersendet. Der Tod und der Mammon haben das Gemeinsame, daß sie Niemand anlügt, und in ihrem Ange= sicht Jeder sich sofort giebt, wie er ist. Kinder und junge Leute sterben leichter als Alte, die, gleich alten Bäumen, viele und große Wurzeln in die Welt getrieben haben und fest anhangen. Wer tüchtig gelebt und gearbeitet hat, stirbt am leichtesten; Mütter und Väter großer Familien und andere, Vielen unersetzliche Menschen sterben meistens mit ehrfurcht= gebietender Fassung; am schwersten sterben die, welche gar nichts aus ihrem Leben gemacht haben und Andern zur Last gewesen sind.

Der Gang des Todeskampfes hängt wesentlich davon ab, welche Organe zuerst stille stehen. Der Tod vom Gehirn aus ist ein sanfter, das Einschlafen des Uebermüdeten, oder

---

[1] Eugen Richter, Socialdem. Zukunftsbilder, pag. 24.
Cicero de Senectute VII. „Manent ingenia senibus, modo per-
maneat studium et industria".

Chloroformirten; der Tod von Lungen und Herz aus ist langsamer und peinlicher, und schließt erst ruhevoll ab, wenn das, oft zur Andacht, oft zur Verzweiflung aufgeregte Gehirn vom kohlensäurebeladenen Blute gelähmt wird.

Die Schrecknisse des Todes gehören der Krankheit an. Der Tod ist ein freundlicher Genius, er nimmt uns erst die Liebe zum Leben, dann das Leben selber. Bald löst er alle Lebensbande rasch und schmerzlos, bald langsam und unter erschütternden Kämpfen, die er in zunehmende Bewußtlosigkeit hüllt. Der röchelnde keuchende Sterbende, der sich windet in seiner Todesnoth und uns jammernd und bittend anschaut, er ist ein Chloroformirter, ein Betäubter, dessen Schmerzgefühl und Besinnung stufenweise versinkt, wenn wir ihn nicht grausam aufrütteln und anrufen und mit Gewalt im Elende festhalten. Sorge dem lieben Scheidenden für Ruhe und Stille; mache ihm sein Lager bequem und laß ihn liegen; befeuchte seine trockene Zunge, aber martere ihn nicht mit Flüssigkeiten, denn er verschluckt sich, und kämpft dann mit der Erstickung. Das Auge erblindet, und der Sterbende bittet um Licht. Die Hand erkaltet und versagt ihren Dienst. Von der Sprache bleibt noch ein leises Lallen und Stöhnen übrig. Frage nichts, laß ihn ruhig! Die Pausen zwischen den Athemzügen werden immer größer, das Bewußtsein flackert oft noch einmal auf, ehe es verlischt, oft versinkt es stätig. Das Gehör stirbt zu allerletzt; Worte, Laute sind die letzte Botschaft dieses Lebens; laß sie keine trostlose, keine rohe Botschaft sein! Vernimm und verstehe den Gruß: „Friede sei mit Dir!"

Unser persönliches Bewußtsein hat sich seit der Geburt entwickelt, ist mit uns gewachsen, mit unserer Gesundheit gestiegen und gefallen, und deshalb erlischt es im Tode. „Eben so bewußtlos wie wir ins Leben getreten, treten wir wieder hinaus."[1]

Aber unser Bewußtsein und Wissen beruht schließlich doch auf dem Glauben an die objektive Wahrheit unserer Sinnesempfindungen, Anschauungsformen und Denkgesetze.

---

[1] Hufeland, Makrobiotik, III. Aufl., Jena, 1805, II. Theil, pag. 48.

An den Grenzen der Naturwissenschaft angelangt, über=
lassen wir das Wort dem Dichter: „Wer in den Armen eines
Vaters einschläft, dem darf um sein Erwachen nicht bange
sein."[1]

> „Gott will uns über alle Leichen
> Und alle Schrecken der Natur
> Die Vaterhand herüberreichen,
> Doch reicht er sie dem Glauben nur!"[2]

---

[1] „Qui s'endort aux bras d'un père, n'est point en souci de son réveil." J. J. Rousseau, Nouvelle Heloïse VI.

[2] Lenau, Savonarola.

XII. Oeffentliche Gesundheitspflege.

1. Geschichtliches.

„Es ist nicht gut, daß der Mensch allein sei!" Der vereinzelte Mensch ist eigentlich noch gar kein ganzer Mensch; er ist wie die vereinzelte Ameise oder Biene, ein hilfloses, verlorenes Geschöpf; Bedeutung und seinen vollen Werth bekommt er erst in seiner Familie und in seinem Staate. Das Individuum ist die eine Hälfte, die Gesellschaft die andere; erst beide zusammen geben den ganzen Menschen. Dieser muß nicht nur an und für sich, sondern ebenso auch für seine Mitmenschen werthvoll sein. Bloß zur Verzierung der Erde ist keiner schön genug.

So hat auch das persönliche Wohlbefinden an sich noch wenig Werth; erst wenn recht Viele gesund und leistungsfähig sind, ist es eine Freude zu leben. Darum ist auch die öffentliche Gesundheitspflege so alt wie die persönliche, und durch alle Jahrtausende der Völkergeschichte ein Maßstab der jeweiligen Kultur. Die ehrwürdigen Urkunden der alten Völker geben ihre Vorschriften zur Erhaltung der Gesundheit mit der ganzen Wucht eines religiösen Gebotes oder eines Staatsgesetzes.

Von den alten Indiern und Persern wissen wir, daß sie viele diätetische Vorschriften, ganz besonders für die Kinderpflege, ferner gesetzliche Bestimmungen für Reinhaltung des Trinkwassers und der Flüsse, sowie für die Isolirung ansteckender Krankheiten besaßen.

Von Aegypten giebt uns schon die älteste aller uns bekannten geschriebenen Urkunden, der aus dem 16. Jahr-

hundert vor Chriſtus ſtammende Papyrus Ebers, den Be=
weis einer hoch entwickelten perſönlichen Geſundheitspflege.
Die Gebote Moſes erſtreckten ſich über Luft und Reinlich=
keit, über Trinken, Waſchen und Baden, über Speiſen, zumal
auch eine ausgezeichnete Fleiſchſchau, und über Getränke, Klei=
dung und Wohnung, über Ehe und Sabbatruhe, über Armen=
und Krankenpflege, über Epidemien=Polizei und Desinfektion:
kurz, über den ganzen Umfang unſerer modernſten Geſund=
heitspflege und mit ehrfurchtgebietender naturwiſſenſchaft=
licher Wahrheit. Es fehlte dem ſchon damals äußerſt zahlen=
kundigen Volke nur noch die Statiſtik. Das Bewußtſein vom
innigen Zuſammenhang zwiſchen Geſundheit, Geſittung,
Wohlſtand und Wehrkraft war bei Moſes viel ſtärker und
klarer als bei Generationen ſpäterer Staatsmänner, die unter
den Rechtsbegriffen kaiſerlich=römiſcher Sklavenhalter arbei=
teten, und „die Zukunft zur Magd der Vergangenheit
machten".[1]

Alt=Griechenland faßte die Aufgabe enger, und betrieb zu=
nächſt Gymnaſtik und perſönliche Geſundheitspflege. Lykur=
gos hinterließ uns übrigens einen Speiſezettel für die öffent=
lichen Mahlzeiten, der auch heute noch als phyſiologiſch und
chemiſch unanfechtbar daſteht.[2] Von Vater Hippokrates
beſitzen wir außer ſeinen klaſſiſchen Beobachtungen über Krank=
heiten und deren Heilmittel auch ein förmliches Handbuch
der Hygieine, das über Luft und Waſſer, Nahrung und Woh=
nung handelt und vortreffliche Lebensregeln enthält. Ja ſo=
gar Aſepſis, die Hygieine der Chirurgie, hat der große Ahn=
herr mit ſtaunenerregender Einſicht betrieben.[3]

Das alte Rom erregt noch heute unſere Bewunderung
durch ſeine großartigen Waſſerleitungen und durch die Ruinen
ſeiner Bäder und Kloaken. In der Anlage von Städten und
von Privatwohnungen, mit Heizung und Waſſerverſorgung
derſelben, wurde Großes geleiſtet.

Daß es im alten Griechenland und Rom keine eigentliche
Volksgeſundheitspflege gab, kam daher, daß es überhaupt

<hr>

[1] Bluntſchli, die neueren Rechtsſchulen, 1862.
[2] Baas, in Varrentrapp's Vierteljahrsſchrift, Bd. XI, pag. 328.
[3] Anagnoſtakis, D. Med. Wochenſchr., 1889, pag. 1010.

kein Volk in unserm Sinne gab. Der Staat rechnete seine Sklavenbevölkerung wenig, und ging dafür an derselben zu Grunde.

Mit dem Verfall des römischen Weltreiches ist auch die Gesundheitspflege verschwunden. Das Christenthum verbrauchte anfangs die ganze Gluth seines Idealismus gegen die Rohheit des socialen Lebens, und wandte sich weltverachtend ab von der Pflege des Leibes. Aber nicht für lange. Die Nächstenliebe wurde zum werkthätigen Erbarmen mit der seufzenden Kreatur, und durch das ganze Mittelalter war wenigstens die Krankenpflege und die Hilfe bei Volkskrankheiten eine großartige religiöse Leistung. Diese wurde um so wirksamer in dem Maße, als ihre Hilfsmittel durch die Erkenntniß und Beherrschung der Naturkräfte zunahmen. Die verheerenden Kriege, die in endloser Wiederkehr alles Volksleben verwüsteten, drückten auch den Werth und die Pflege des einzelnen Menschenlebens herab, und es war der modernen Naturwissenschaft vorbehalten, auf dem Wege der Erfahrung und einer realistischen Weltanschauung das zu leisten, was die Barmherzigkeit allein nicht mehr zu leisten vermochte. Die Gesundheit des Volkes wurde ein nationalökonomischer Werth, mit dem der Feldherr und der Politiker zu rechnen hatte; vor dem armen Lazarus, der zu seinem und der Andern Schaden auf der Gasse lag, reichten sich der Staatsmann, der Priester und der Arzt die Hände: die Gesundheitspflege wurde eine sociale Aufgabe im strengsten Sinne des Wortes.

Im Mittelalter war die Volksgesundheitspflege nicht vorsorglich, sondern nachträglich, vorzugsweise Nothbehelf bei ausgebrochenen Kalamitäten. Viele Pestordnungen waren musterhaft, aber alle verspätet; sie beruhten auf dem, auch heute und in vielen Staaten noch nicht überwundenen Irrthum, daß man eine Volksgesundheitspflege improvisiren könne. Es sind erst hundert Jahre, seit der edle Johann Peter Frank auf die Grundsätze der mosaischen und hippokratischen Zeit zurückgriff und der erstaunten Welt sein „System der medicinischen Polizei", ein Handbuch der persönlichen und der öffentlichen Gesundheitspflege, in fünfzehn Büchern vorlegte. Es wirkte anfangs nur auf Wenige, denn ihm fehlte noch die Fülle naturwissenschaftlicher Erfahrungen und Thatsachen, welche heutzutage die Forderungen der Hygieine begründen und jedem Gebildeten verständlich machen. Seither ist die Hygieine hoffähig und wenn auch von den kleinen gar nicht, so doch von den großen Staatsmännern immer in Schutz genommen worden; ja Disraëli konnte es 1873 zu Manchester als eine Empfehlung seines politischen Programmes gebrauchen, wenn er sagte: „Die Verbesserung des Gesundheitszustandes des Volkes ist diejenige sociale Aufgabe, welche allen andern Aufgaben voranzugehen hat und in erster Linie die Aufmerksamkeit des Staatsmannes und Politikers jeder Partei in Anspruch nehmen muß. Die hygieinischen Fragen stehen weit über allen, die das Staatsinteresse zum Gegenstand haben." Auch dieses Glaubensbekenntniß war ernst gemeint, und schlecht befolgt.

2. Gegner.

Die Volksgesundheitspflege kämpft noch um ihr Dasein und hat viele Feinde. Zuerst kommt die alte Feindin aller Arbeit, die Denkfaulheit; und dann kommt die Schaar derjenigen, die leben möchten, ohne zu arbeiten, die Gauner, die man wieder in reiche und in arme eintheilen könnte.

Viel weniger zahlreich, aber interessanter sind die akademischen Gegner. Zuerst die Politiker aus der Manchesterschule, die ein nationalökonomisches Heilmittel, das in England Wunder gewirkt hat, nun für alle socialen Leiden empfehlen und „das freie Spiel der wirthschaftlichen Kräfte" preisen, bei dem die Regierenden sehr vieler Mühe überhoben sind und die Gedankenlosigkeit als eine Art von Weisheit erscheint. Der Schwache wird ja auf allen Lebensgebieten geschlagen: darum ist er eben der Schwache. Warum soll man diesem helfen gegen den Starken? Warum soll man die Mittelmäßigkeit großziehen und die Schwächlichkeit zu hohen Jahren kommen lassen? Ist's nicht besser, die Schwachen untergehen zu lassen, damit schließlich nur die Starken übrig bleiben und mit ihrem Heldenstamme die Welt beherrschen! Das ist die Weisheit des Uebermuthes und der Undankbarkeit. Im

wirklichen Leben ist's anders. Die Welt besteht zum aller=
größten Theile aus Mittelmäßigen und Kleinen; wenn diese
zu Grunde gehen, haben die Großen keinen Maßstab mehr
und keine Bedeutung. Der durchschnittliche Reichthum, die
durchschnittliche Erwerbsfähigkeit und Lebensdauer, die durch=
schnittliche Moral entscheidet das Schicksal der Völker, und
alles, was auf geistigem oder materiellem Gebiete den Mittel=
stand schädigt, ist staatsgefährlich.

Ins Medicinische übersetzt, lautet die Forderung dieser
Gegner, an deren Spitze der geistvolle Herbert Spencer
steht: Spartanische Wirthschaft! Man lasse die Schwächlichen
ruhig sterben. Die hygieinischen Schädlichkeiten sind Wurf=
schaufeln, welche die Spreu vom gesunden Korne scheiden.
Aber diese Entscheidung ist grausam und nutzlos zugleich. Viele
Kerngesunde leisten nichts, und viele Schwache Großes. Ein
gewisser Isaak Newton war ein schwächliches frühgebornes
Kind, und ein gewisser Friedrich Schiller ein kränklicher
Mensch sein Leben lang. Dennoch haben beide eine nicht ganz
kleine Bedeutung erlangt, und es wäre kaum weise gewesen,
sie spartanisch preiszugeben!

Zu diesen schwächlichen Kindern gehörten auch Haller,
Kant, Helmholtz, ja eine lange Reihe weltbewegender
Männer.

Und dann thun die an Leib und Seele Verwahrlosten uns
auch gar nicht immer den Gefallen, zu sterben, sondern sie
bleiben sehr oft am Leben, als Krüppel und zum Schaden
der Gesellschaft. Wie viele Tausende von Menschen sind z. B.
an den Blattern nicht gestorben, sondern nur erblindet! Wie
viele Tausende von Familien sind in die Armenhäuser und
in die Strafanstalten gestoßen worden, weil ihr Vater an
einem Typhus, ihre Mutter an einem Puerperalfieber, kurz,
weil ihre Versorger an einer „vermeidbaren Krankheit" hin=
wegstarben! Da wo wir die größte Säuglingssterblichkeit an=
treffen, finden wir auch meistens die größte Zahl dienstun=
tauglicher Rekruten, den geringsten Wohlstand und die
schlimmsten socialen Verhältnisse. Das Herz empört sich gegen
die spartanische Wurfschaufel, und der Verstand erklärt sie
als schlecht.

Auch eine geistreiche Lebensphilosophie hat sich gegen die Gesundheitspflege erhoben und gesagt: „Das Leben ist der Güter höchstes nicht"; wir fahren fort und sagen: aber es ist die Grundlage aller Güter und die Vorbedingung alles Glückes. Die Hygieine ist nicht Selbstzweck, sondern ein Mittel zur Erfüllung von Lebensaufgaben. Jede rechtschaffene Mutter, jeder treue Familienvater, jeder tapfere Krieger, jeder hilfreiche Mensch kommt zeitweise in den Fall, alle Rücksichten auf seine persönliche Gesundheit beiseite zu setzen, um eine höhere Pflicht zu erfüllen, ganz so wie er auch in den Fall kommen kann, sein Vermögen in die Schanze zu schlagen. Der Egoist bleibt immer erbärmlich, ob er mit seinem Leben oder mit seinem Gelde geize. Der blödsinnigste Geiz ist aber noch kein Beweis gegen die Weisheit des Haushaltens. Wer geben will, sei es Geld oder Leben, der muß zuvor gerechnet und gespart haben. Die Hygieine will auch nicht nur lehren das Leben zu verlängern, sondern sie will lehren, es leistungsfähiger zu machen; sie steht nicht im Dienste der Makrobiotik für einzelne Wenige, sondern im Dienste der Nationalökonomie, und des Wohlwollens für Alle.

Zu den instinktiven Gegnern der Volksgesundheitspflege gehört am Anfang immer das Volk selber. Es läßt sich gerne seine Bildung rühmen, aber verlangt vor allem nach Medikamenten, unbekümmert, ob es schwindelhafte Geheimmittel, oder phantasievolle Hochpotenzen, oder derbe Mixturen seien; es verlangt bei Epidemien segensreiche Erfindungen, und Quarantänen. Wer im Dienste des Droguisten arbeitet, und wäre er noch so unwissend, bleibt der öffentlichen Meinung wohl empfohlen, und hat auf gnädige Richter zu hoffen. Das Verlangen nach Gesundheitspflege und vorbauenden Maßregeln ist so wenig aus der Tiefe des Volkes heraufgestiegen, als das Verlangen nach Schulen aus einem armen und unwissenden Lande aufsteigt. Haben aber die Gebildeten und die Regierenden ihre Schuldigkeit gethan und den Keim der Schulbildung oder der Gesundheitspflege in das Volk hineingelegt, dann entwickelt er sich auf diesem Boden kräftig weiter, um Blüthen und Früchte zu treiben. Wo einmal gute Schulen bestehen, da wächst das Verständniß und das Bedürfniß dafür, und wo einmal, auch nur auf einem einzelnen Lebensgebiete, eine zielbewußte Gesundheitspflege eingerichtet ist, da entwickelt sie sich weiter, und jetzt unmittelbar aus den breiten Schichten des Volkes, in welchem ja die Wurzeln alles geistigen und leiblichen Nationalvermögens liegen.

3. Freunde.

Die ersten, die eine Volksgesundheitspflege von oben herab organisirten, waren heute und in unvordenklichen Zeiten die Heerführer. An ihre Namen knüpfen sich manche Legenden; so das Wort des Cyrus: „Die Aerzte sind schließlich doch nur Flickschneider und man sorgt besser für die Armee, wenn man den Krankheiten vorbeugt, als wenn man sie bloß kurirt"; oder das Wort Friedrich's des Großen: „Es kommt nicht bloß auf die Recepte an, sondern auf alle übrigen Anstalten, die man bei der Armee macht, um sie schlagfertig zu erhalten." „Wer eine Armee schaffen will, muß bei dem Bauche anfangen."

Für England hat der Krim-Krieg die Militärhygieine geschaffen. Nachdem fast der dritte Theil der Armee an Krankheiten zu Grunde gegangen war, gelang es Parkes, alle altehrwürdigen Widerstände zu besiegen, und den Sanitätsdienst gänzlich neu zu gestalten. Dazu dient jetzt wesentlich auch die Akademie zu Netley, wo die Hygieine einen hervorragenden Rang einnimmt.

Frankreich und Oesterreich, besonders aber Deutschland, folgten dem guten Beispiele Englands, und die Militärgesundheitspflege machte so großartige Fortschritte, daß 15 Jahre nach dem Krim-Krieg, im deutsch-französischen Kriege von 1870—1871, das bisher Unerhörte geschah: es starben nämlich von den deutschen Armeen, die nach Hunderttausenden zählten, und deren manche oft lange Zeit vor Festungen zusammengeballt lagen, durch feindliche Waffen und Unfälle: 28,628 Mann, und durch Krankheiten 12,282 Mann. Früher war das Umgekehrte die Regel: die Krankheiten waren mehr zu fürchten als die Schlachten.

Auch in Amerika ist es die Noth des Secessionskrieges

gewesen, die das Verständniß für die Volksgesundheitspflege mächtig gefördert hat. —

Ohne den moralischen Druck der Militärhygieine hätte sich die öffentliche Meinung unserer Zeit noch lange keine Volks= gesundheitspflege gefallen lassen.

Den zweiten Anlaß zur öffentlichen Hygieine, einem Kampfe der bürgerlichen Gesellschaft gegen das zügellose In= dividuum, gaben die Epidemien, und gab England, der stolze Hort aller persönlichen Freiheit. Nach den schweren Cholera=Epidemien der Jahre 1831 und 1848—49 wurde es Allen klar, daß der ganze Zauber der Apotheken und die ganze Schlauheit der Dilettanten nichts nützten, sondern daß nur gemeinsame und große Assanirungsarbeiten Erfolg ver= sprachen.

Das englische System hat sich überall, wo man es mit wissenschaftlichem Verständniß angewendet, glänzend bewährt. In dieser Beziehung ist bekanntlich München eine Musterstadt geworden; früher ein gefürchteter Typhusherd und eine der ungesundesten Städte, ist sie jetzt eine der gesundesten, ja noch mehr: eine Schule für unsern ganzen Kontinent.[1]

Im Verlaufe der großen Assanirungsarbeiten: Besei= tigung der Hausschlächtereien und der Versitzgruben, Anlage wasserdichter Gruben, Einführung der Hochquellenleitung und Beginn der Kanalisation hat sich die Typhus=Todesziffer folgendermaßen gestaltet:

Es starben auf 100,000

in den Jahren:	Einwohner:	in den Jahren:	Einwohner:
1851—59	212,8	1867—75	130,2
1860—66	177,9	1876—87	42,1[2]

Wir begrüßen hier die dritte Großmacht, in deren Schutz die Volksgesundheitspflege steht: die Wissenschaft; sie ist stärker als der Krieg und die Seuchen, denn sie wirkt nicht stoßweise, sondern stätig, und, indem sie langsam aber sicher in die Lebensanschauungen jedes Denkenden eindringt, un= widerstehlich. Im Gegensatze zur Askese des Mittelalters,

---

[1] Ebenso hat Bern seit der Durchführung einer geordneten Kanali= sation keinen stationären Typhus mehr.

[2] Pettenkofer, Typhusbewegung in München 1851—1887.

welche uns ermahnt, die Welt zu verachten; ja im Gegensatz zum Poeten, der in Schillers „Theilung der Erde" sich in die seligen Gefilde der Ideale zurückzieht und das Wirrsal der Welt gehen läßt, wie es kann und mag, hat die Naturwissenschaft unserer Zeit die Aufgabe, sich „mit klammernden Organen" an das reale Leben zu halten, aus demselben zu schöpfen und für dasselbe zu arbeiten. Sie hat durch ihre Leistungen in der Physik und Chemie, mit Dampf und Elektricität einen Sieg über Raum und Zeit erlangt, würfelt Völker durcheinander und ordnet alle ihre nationalökonomischen und socialen Verhältnisse auf eine Weise, deren glänzenden Fortgang wir nicht absehen können, und die uns nichtsdestoweniger manche schwere Besorgniß einflößt.

Auch auf diesem Arbeitsfeld hat der Starke die erste Ernte eingeheimst, und dem Schwachen blieb die Aehrenlese. Die Wissenschaft aber pflügt und sät geduldig weiter, verspricht keinem ihre besondere Gunst, aber arbeitet getreulich für Alle. Die sociale Bedeutung der Volksgesundheitspflege hängt ganz und gar von ihrem wissenschaftlichen Gehalte ab. Das Gemüth, der Gemeinsinn ist das Lokomotiv der bürgerlichen Gesellschaft, der Verstand aber ist Weichenwärter; er bestimmt den Weg und das Ziel.

4. Volksgesundheitspflege in England.

Wir bewundern hier nicht nur die großartigen Erfolge, sondern können auch die Wege studiren, die dazu geführt haben.

Die schwere Choleraepidemie von 1831 gab die Anregung zur genauen Todesstatistik, die durch W. Farr und S. Chadwick eingeführt, sich seit 1837 auch auf die Todesursachen und seit 1839 ebenso auf Wohnung und Beruf erstreckt. Im Jahre 1838 schuf die Regierung eine Reichsgesundheitskommission, 1848 ein Reichsgesundheitsgesetz und ein Reichsgesundheitsamt.

Der Zusammenhang zwischen schlechten Lebensbedingungen und hohen Todesprocenten wurde zahlenmäßig erwiesen. Manche große Städte erreichten mit Wasserbeschaffung und Kanalisation bedeutende Erfolge. Dennoch kamen diese sanitären Werke sehr langsam in Aufnahme bis 1871. Da wurde eine centrale Oberleitung des ganzen öffentlichen Gesund= heitsdienstes geschaffen: Local Government Board. Dieser Behörde verdanken wir ein 1875 vom Parlamente erlassenes Sanitätsgesetz: Public Health Act, das zunächst in England lebenserhaltend, dann aber in der ganzen übrigen Welt refor= matorisch wirkte. Von 1875 bis 1885 wurden in England mehr als 27,250,000 Pfund Sterling für sanitäre Werke ver= wendet.[1]

Die Todesziffern in England waren:

1838—1865 = 22,35 auf 1000 Einwohner
1866—1875 = 22,19 „ „ „
1876—1889 = 19,08 „ „ „

Bei dieser Abnahme von 3,27 °/₀₀ sind die ansteckenden Krankheiten mit 52% und die übrigen mit 48% betheiligt.

Wenig verändert blieben die Todesziffern bei Masern, Keuchhusten und Diphtherie; beträchtlich abgenommen haben sie bei Scharlach und Typhus; auf sehr geringe Zahlen her= untergegangen sind: Pocken und Cholera, obschon bei dem gewaltigen Völkerverkehr beide Krankheiten sehr oft einge= schleppt wurden. Im Jahre 1866 starben noch 14,000 Men= schen an der Cholera; seither gab es nur noch einzelne Fälle und Gruppen, aber niemals wieder eine Epidemie.

Seit 1853 ist die Impfung obligatorisch und unentgelt= lich. Dennoch starben 1870 bis 74 durchschnittlich 4,27 auf zehntausend an Pocken. Seither ist die Revaccination allge= mein üblich geworden, obschon nicht gesetzlich vorgeschrieben, und alle größeren Epidemien sind ausgeblieben. Von 1875 bis 79 sind 0,83, und von 1880 bis 84 noch 0,65 Pockentodes= fälle auf je 10,000 Einwohner vorgekommen.[1] Scharlach scheint in England noch häufiger zu sein, als auf dem Kon= tinente. Von 1860 bis 70 starben daran jährlich 9,71 auf 10,000 Einwohner, seither 3,79. Diese Verminderung von 5,92 wird wesentlich den Isolirspitälern und der Desinfektion zugeschrieben. Schon 1883 gab es deren 203. Seither ist ihre Zahl sehr viel größer geworden.

---

[1] Protocolles de la Conférence de Rome, 1885, pag. 290.
[2] Thorne-Thorne, Progress of preventive medicine during the Victorian Era, pag. 6.

An Typhus starben 1860 bis 1870: 8,86, dagegen von 1871 bis 1889: 2,50 auf 10,000.

In England und Frankreich, in Nordamerika und in der Schweiz ist die Annahme der Trinkwasser=Infektion allgemein, in Deutschland hat sie eine jährlich kleinere Gruppe von Gegnern.

Die Lungenschwindsucht forderte in England von 1861 bis 1871: 24,89, und von 1872 bis 1889: 17,36 auf zehntausend. Diese Verminderung um beinahe $^1/_3$ wird den besseren Arbeitslokalen und den reineren Wohnungen zugeschrieben.

Seit 1889 ist bei kontagiösen Krankheiten die Anzeige des Falles, die Isolirung des Patienten und die Desinfektion der Räume und der Gebrauchsgegenstände obligatorisch. Für die Lebensmittelkontrole bestehen öffentliche Laboratorien. Im Jahre 1889 arbeiteten deren 228 und machten sie mehr als 27,000 Untersuchungen. Die Lebensmittelfälschungen sind von 19% auf 12% der Objekte heruntergegangen, und die öffentliche Meinung ist der ganzen Einrichtung wohlgewogen.

Um zu diesen glänzenden Resultaten zu gelangen, hat es sich England aber nicht nur viel Geld, sondern auch Geist, Arbeit und ein Stück persönlicher Freiheit kosten lassen. So können Private und Gemeinden durch Richterspruch zur Wasserversorgung und Kanalisation angehalten werden. Die Stadt Lincoln z. B. wurde zu solchen Anlagen und einem Kostenaufwande von $3^1/_2$ Millionen richterlich gezwungen. Das Sanitätsamt (Local Government Board) hat große Befugnisse, und die einzelnen Gesundheitsbehörden haben das Recht der Steuererhebung.

So weit ist man noch nicht überall. Viele Länder stehen noch auf dem Boden einer doktrinären Freiheit, bei der das System alles, und der Mensch nichts gilt. Es wird auch einmal besser kommen, aber nicht gratis.

Wer wird es den Engländern verdenken, daß sie auf ihre Erfolge stolz sind, und mit einigem Mitleid auf die planlosen, verzettelten Anstrengungen mancher anderer Länder herabschauen?

5. Deutsche Volksgesundheitspflege.

Es ist bezeichnend für Deutschland, daß es seine Volks=
gesundheitspflege von der rein wissenschaftlichen Seite an=
faßte, und zuerst sein Reichsgesundheitsamt gründet. Bis=
marck hat dieses verlangt und im Oktober 1875 geschaffen,
nicht ohne mehrere Landesmedicinal=Kollegien, die sich mit
echtem „Kantönligeist" gegen solche Centralisation wehrten,
an die Wand zu drücken.[1])

Was soll denn aber bei den hochgelehrten und sehr aka=
demischen Untersuchungen dieser Anstalt weiter herauskom=
men? Was haben schon vor 100 Jahren Galvani's geist=
reiche Experimente mit Froschschenkeln genützt?

Die Arbeiten von Panum und Pasteur, und ganz be=
sonders von Koch und seiner Schule haben uns eine neue
Welt aufgeschlossen und uns sinnenfällig das gezeigt und
bewiesen, was Tausende ahnten und vergeblich suchten. Wir
sind in vielen Fragen vom Wege der Hypothesen auf den Weg
der Thatsachen gekommen, und dieser führt sicherer zum
Ziele. Einen greifbaren Gewinn hat die Desinfektion und
ganz besonders die operative Chirurgie durch Lister bereits
errungen, noch größere Erfolge stehen in Aussicht für die
Lebensmittelfragen und für die Vorkehrungen gegen an=
steckende und epidemische Krankheiten. Die bisher veröffent=
lichten „Mittheilungen" und „Arbeiten" des Reichsgesund=
heitsamtes sind eine Fundgrube grundlegender Beobachtungen
und ein Programm für die Volksgesundheitspflege jedes
lebensfähigen Staates.

Im Jahre 1850 begann Pettenkofer zu München seine
Forschungen, 1858 seinen Unterricht in der Hygieine, und
1878 eröffnete er sein hygieinisches Institut, das dann zu
einer klassischen Stätte unseres ganzen Kulturlebens geworden
ist, an der sich die Hygieine zur Wissenschaft entwickelte, und
von welcher Belehrung und Anregung in alle Länder der
Erde gedrungen ist.

Nachdem die Hygieine durch Jahrzehnte sich langsam und

---

[1]) Varrentrapp in seiner Vierteljahrsschrift für öffentl. Gesundheits=
pflege, X. Bd., pag. 385 u. flgd.

mühevoll entwickelt und sich ihre Anerkennung errungen hatte,
aber immer noch als eine persönliche Leistung Pettenkofer's
und als eine Specialität von München und später auch von
Leipzig betrachtet worden war, nahm sie einen raschen Auf=
schwung in Berlin. Da wurde auf den vorhandenen festen
Grundlagen fortgearbeitet, aber es wurden auch neue Funda=
mente hinzugefügt und der ganze Bau dieser Wissenschaft er=
weitert. Faßte München die physiologische Aufgabe der Volks=
gesundheitspflege vorzugsweise von der physikalisch=chemischen
Seite, so ergriff sie Berlin von der morphologischen. Auf
diesem Gebiete hat Robert Koch mit genialer Arbeit und
Beharrlichkeit Untersuchungen eröffnet, mehrere in klassischer
Vollendung sogar abgeschlossen, welche der Hygieine neue Ein=
sichten und wichtige Hilfsmittel gewähren. Der Zeitungsleser
unserer Tage kann leicht dazu kommen, sich München und
Berlin als Gegensätze zu denken; Thatsache aber ist, daß beide
Schulen sich gegenseitig ergänzen und daß beide gemeinsam
die Hygieine zu einer Wissenschaft erhoben haben, die nicht
mehr bloß nebenbei betrieben wird, und zu einer socialen
Aufgabe, der sich keine Regierung mehr entziehen kann.

Die Arbeit ist bereits so groß geworden, daß eine Thei=
lung derselben stattfinden mußte. Die Verwaltung, die das
Bewährte ins alltägliche Leben einführen soll, fällt dem Ge=
sundheitsamte eines Staates zu, die wissenschaftliche Be=
arbeitung der Gesundheitspflege und die Erziehung zu der=
selben aber allen höheren Lehranstalten, insbesondere den
Universitäten, und hier zunächst wieder den medicinischen
Schulen. Darum sind auch an vielen technischen Hochschulen
und an allen namhaften Universitäten hygieinische Insti=
tute: Lehrstühle, Laboratorien und Museen, errichtet worden,
und stehen sie in vollem Betriebe. Auch da ist Deutschland
mit gutem Beispiele vorangegangen. Der einzelne Forscher
ist der Bergmann, der das edle Metall aus den Tiefen herauf=
holt; die Centralstation ist die Münze, die scheidet, prägt
und dem Verkehr übergiebt; sie ist auch die Bank, die den
geistigen Erwerb der Volksgesundheitspflege wieder sammelt,
nöthigenfalls umprägt, umtauscht und zu neuer Cirkulation
befähigt.

27*

Die Arbeit beginnt immer mit der Volksstatistik. Die Buchhaltung über Geburten und Todesfälle, über die einzelnen Todesursachen, über die Wirkungen, welche der Civilstand, der Beruf und die ganze Lebenshaltung auf die Gesundheit und die Leistungsfähigkeit der Völker ausüben, über den Gang der Epidemien und der, im Durchschnitt sehr viel wichtigeren stationären Seuchen und ansteckenden Krankheiten, kurz die Demographie ist das Studium des Volkslebens, wie die Nationalökonomie das Studium des Wohlstandes. Wer nicht Buch führt, geht bankerott, und es ist hohe Wahrscheinlichkeit vorhanden, daß sehr viele Mißstände und Nothlagen des Volkslebens bei besserer Buchführung vermieden werden können.

Die ganze Volksgesundheitspflege Englands hat sich erst seit William Farr und seiner regelrechten Statistik der Todesursachen, und unmittelbar aus dieser, entwickelt. In den Vereinigten Staaten Nordamerikas und in England werden Typhus, Pocken, Wochenbettfieber, Cholera, Trichinose und noch mehrere andere schwere Gebresten des Volkes als „preventable diseases“, als „vermeidbare Krankheiten“ gebucht und deshalb auch entsprechend behandelt.

Da aber der Organismus, den wir Volk nennen, ein unendlich komplicirter, verschiebbarer und von zahllosen Einflüssen abhängiger ist, wird auch die Demographie äußerst schwierig. Wir stehen noch am Anfange dieser Aufgabe und bedürfen der auserlesensten Kräfte, sie zu bearbeiten. Glücklich das Land, das sie zu gewinnen und festzuhalten weiß! Das deutsche Reichsgesundheitsamt verspricht eine große kulturgeschichtliche Mission zu erfüllen. Die ganze Volksgesundheitspflege unserer gegenwärtigen Zeit arbeitet nach dem Vorbilde Englands, und unter der wissenschaftlichen Führung von Deutschland.

Die Ausführung dessen, was jeweilen als wahr und brauchbar gilt, ist Sache der Gemeinden, zumal der städtischen. Sind die Anregungen und die ersten Arbeiten von den Städten gemacht, dann kommt der Staat, sie gesetzlich festzustellen und weiter zu führen.

Die Gesundheitsbehörden der einzelnen Gemeinden arbeiten in sehr verschiedener Weise. Da wird zunächst die Obsorge für einzelne Gewerbe und Industrien in Angriff genommen, dort die Wasserversorgung und Kanalisation, die Reinmachung des Baugrundes, dort die Wohnungsnoth, dort die Lebensmittelkontrole; überall aber zieht eine Arbeit die andere nach sich, überall erwacht die Theilnahme der Bevölkerung in dem Maße, als ihre Gesundheitsbehörden richtig und vorsichtig arbeiten. In Kreisen, die anfangs mißtrauisch und widerwillig der ganzen Bewegung gegenüberstanden, entwickelt sich bald eine gesunde Initiative, und von diesem Zeitpunkt an ist die öffentliche Gesundheitspflege gesichert und wirkungsvoll.

Städte haben mit Armeen das Gemeinsame, daß sie Massenanhäufungen nicht nur von Menschen und Kräften, sondern auch von Schädlichkeiten und Gefahren sind. Nach der Militärhygieine kommt deshalb sofort die Hygieine der Städte, und nach längeren Kämpfen erst diejenige des Landvolkes. Was soll diese? Das Landleben ist ja so gesund, die Einfalt der Sitten so schön, das Volk langlebig und stark! Diese Redensarten sind nur noch für Schüleraufsätze gestattet; die Statistik ist anderer Meinung: Krankheit und Tod, Militäruntauglichkeit und Siechthum, Armuth und Verbrechen, sowie jede andere Form des socialen Elends suchen das Landvolk nicht minder heim als die Städter, nur weniger auffällig. Die räumlichen Entfernungen verwischen das Bild.

6. Schweizerische Volksgesundheitspflege.

Bei der Statistik sind die großen Zahlen immer am lehrreichsten, bei Verwaltungsfragen nicht selten die kleinen, und deshalb mag es gestattet sein, hier nachzusehen, wie sich die öffentliche Gesundheitspflege in einem kleinen Lande mit sehr selbstständiger Gemeindeverwaltung gestaltet.

Die Schweiz hat gegen drei Millionen Einwohner; diese gehören drei verschiedenen Sprachgebieten an, sie haben geographisch wie social ganz verschiedenartige Lebensbedingungen und sind für die volle Hälfte ihres täglichen Brodes auf das Ausland angewiesen. Die kleinere Hälfte des Volkes lebt von

der Landwirthschaft, die größere von der Industrie. Eisen=
bahnen und Telegraphen schließen die Kantone, die früher
räumlich und politisch oft weit auseinander lagen, täglich
enger zusammen, und alle physikalischen Erscheinungen, die bei
der Kontraktion von Weltkörpern und von Großstaaten ein=
treten, machen sich auch hier geltend, die Erhitzung nicht aus=
genommen.

Die centrale Volksgesundheitspflege hat, wie in England
und in Amerika, mit der Bevölkerungsstatistik im weitern
Umfange begonnen, und diese erstreckt sich auch auf die Todes=
ursachen, die alljährlich zu 96 bis 97 Procent[1]) ärztlich be=
scheinigt werden.   Dann kam das Fabrikgesetz, in welchem
die Forderungen der Gesundheitspflege in erster Linie stehen.
Dann, 14 Jahre nach dem Gesetze über Viehseuchenpolizei,
folgte auch das Gesetz über Maßnahmen bei gemeingefähr=
lichen Epidemien, zunächst Flecktyphus, Pocken und Cholera,
und endlich wurde ein Gesetz erlassen über Haftpflicht, mehr
socialer als hygieinischer Natur.

Während in früheren Jahren die öffentliche Gesundheits=
pflege durch eine Abtheilung des schweizerischen statistischen
Bureaus geleitet worden war, soweit sie ohne Beeinträchtig=
gung der kantonalen Autonomie dem Bunde zustand, wurde
im Jahre 1889 die Stelle eines Sanitätsreferenten beim schwei=
zerischen Departement des Innern geschaffen und 4 Jahre
später creirte die Bundesversammlung ein selbstständiges fach=
männisches eidgenössisches Gesundheitsamt mit folgen=
dem Arbeitsprogramme:

Berichterstattung an das Departement des Innern über
alle den interkantonalen und internationalen Sanitätsdienst
betreffenden laufenden Geschäfte.   Durchführung des Epide=
miengesetzes (Kontrole der Lazarethe und Desinfektionsan=
stalten ꝛc.), Sammlung der Gesetze und Verordnungen über
Hygieine in der Schweiz und im Auslande, sowie der kanto=
nalen und städtischen Sanitätsberichte.   Morbiditäts= und

---

[1]) Nach dem Berichte des eidgen. statistischen Bureau von 1887 ist die
Todesursache zuverlässig angezeigt in 96,81 Procent der vorgekommenen
58,939 Todesfälle; davon durch ärztliche Bescheinigung festgestellt: 96,58 Proc.
Die 0,23 betreffen augenfällige Verunglückungen.

Mortalitätsstatistik infektiöser Krankheiten. Regelmäßiger Nachrichtendienst zwischen den Kantonen, und zwischen der Schweiz und dem Auslande über epidemische Krankheiten. Vorbereitung neuer Gesetze und Verordnungen betr. öffentliche Gesundheitspflege. Aufschlußertheilung an kantonale Behörden über alle die öffentliche Hygieine betreffenden Fragen. Statistik des schweizerischen Medicinalpersonals. Publikation des sanitarisch-demographischen Wochenbulletins (in Verbindung mit dem statistischen Bureau). Systematische Berichterstattung über öffentliche Gesundheitspflege und ärztlichen Dienst beim Bunde und bei den Kantonen.

Daß die Militärgesundheitspflege ohne allen Widerspruch einheitlich geordnet worden, ist gegenwärtig selbstverständlich. Für die Hygieine an den Universitäten galt, wie früher in Deutschland, das Pettenkofer'sche Gleichniß vom nachgeborenen Kinde, von dem die älteren Geschwister meinten, es wäre nicht mehr nöthig gewesen. Die junge Disciplin ist aber jetzt überall anerkannt, hat ihre Lehrstühle und Laboratorien, zum Theil auch ihre Sammlungen. Ebenso hat das schweizerische Polytechnikum einen Speciallehrstuhl für Gewerbehygieine (mit hygieinischer Sammlung) errichtet und sie so gut ausgestattet, daß sie sehr leistungsfähig geworden ist und auch die kantonalen Institute unterstützen, heben und ergänzen wird.

Einzelne Kantone betreiben ihre Volksgesundheitspflege für sich in sehr verschiedener Weise, doch haben die meisten ihr besonderes Laboratorium und einen ständigen Chemiker für Analysen der Lebensmittel und der häuslichen Gebrauchsgegenstände. Die Untersuchungen von Trinkwasser werden größtentheils unentgeltlich und diejenigen von Lebensmitteln zu sehr billigen Taxen gemacht.

Solche Untersuchungen von Apothekern oder sonstigen Chemieverständigen so nebenbei machen zu lassen, geht nicht an; sie verlangen einen ganzen Specialisten für sich, und bald genug auch noch Gehilfen. Ebenso erscheint es unstatthaft, Laboratorien für große Gebiete einzurichten. Nur leicht zugängliche Anstalten werden fleißig besucht. Manches Laboratorium, das nur für einen Kanton von 1500 bis 2000

Quadratkilometer arbeitet, macht jährlich mehr Analysen, als das Laboratorium im Josefinum zu Wien, das die Lebensmittelkontrole für die ganze österreichische Armee besorgt.

Ja, wenn die Lebensmittelkontrole nicht bloß im Gesetze stehen, sondern eine Wahrheit sein soll, muß sie in jeder einzelnen Gemeinde betrieben werden, wenigstens so weit es die einfachsten Voruntersuchungen von Milch, Fleisch, Wurst, Butter und in einzelnen wenigen Punkten sogar die von Wasser und von Wein betrifft. Zu diesem Zwecke ertheilt der Kantonschemiker Kurse für die Gemeindebeamten, und um das Interesse Aller wachzurufen, hält er Wandervorträge. Der Beweis ist erbracht, daß diese vortrefflich wirken, wenn sie vortrefflich sind. Auf die zwei Augen des Kantonschemikers hat die Hygieine ihr Glück gesetzt; er ist der einzige Mann im Staate, der nur für sie allein lebt; er ist die einzige ständige Schildwache vor der Schatzkammer der Volksgesundheit.[1]

Die ersten kantonalen Specialgesetze über die Organisation der öffentlichen Gesundheitspflege und insbesondere der Lebensmittelkontrole in der Schweiz gehen sehr weit zurück. Uri hatte schon 1823 ein derartiges Gesetz, Aargau 1836, Obwalden 1849, Thurgau 1850 u. s. w. Die meisten Kantone änderten dann in den siebenziger, achtziger und neunziger Jahren ihre gesetzlichen Bestimmungen entsprechend der fortgeschrittenen wissenschaftlichen Aufklärung und in Vollziehung unterdessen erlassener eidgenössischer Gesetze.

Eine der besten und ältesten dieser Organisationen besteht im Kanton Neuenburg, wo der obligatorische Unterricht in der Hygieine mit Kontrole der Wohnungen seit 1863 zunächst an der Akademie durch Guillaume betrieben wurde und sich eingelebt hat.

Betrachten wir den öffentlichen Gesundheitsdienst eines Kantons. Er wird in vielen Kantonen überwacht durch eine höhere kantonale Autorität (Sanitätsdirektion, Polizeidirek-

---

[1] Als vortreffliches Handbuch für Aerzte und Gesundheitsbeamte, welche die jetzt geltenden wissenschaftlichen Anschauungen und technischen Verfahren zu studiren haben, wird benutzt: K. B. Lehmann, Methoden der praktischen Hygieine. Wiesbaden.

tion, oder Departement des Innern), welcher eine berathende Behörde — Sanitätsrath — zur Seite steht; nur Glarus, Schaffhausen und Thurgau haben keine derartige permanente kantonale Gesundheitskommission. In 15 Kantonen besteht das Institut der Bezirksärzte, welche den Sanitätsdienst in ihrem Kreise überwachen, die Prophylaxe der ansteckenden Krankheiten (incl. Vaccination) besorgen und hauptsächlich auch gerichtsärztliche Gutachten abzugeben haben.

Die Mehrzahl der Kantone besitzt außerdem gesetzlich geforderte lokale Gesundheitsbehörden, d. h. in jeder einzelnen Gemeinde besteht eine Gesundheits-Kommission von 3 bis 15 Mitgliedern, der womöglich ein Arzt, dann Bauverständige, Fabrikanten, Kaufleute, Lehrer, Landwirthe oder Handwerker angehören. Der Gemeinderath, dem ökonomische und polizeiliche Befugnisse zustehen, ist in der Kommission vertreten, sonst aber hat diese nur einen berathenden Charakter, jedoch — im Gegensatze zu den städtischen Gesundheits-Kommissionen in Frankreich — die volle Initiative beim Gemeinderathe, sowie auch unmittelbar bei der Kantonsregierung.

Es ist interessant zu sehen, wie sich das Leben einer solchen Gesundheits-Kommission an einem ländlichen Orte entwickelt. Die Thüre, durch die das Volk zur Gesundheitspflege herantritt, ist gewöhnlich die Allen verständliche Lebensmittelkontrole. Zuerst fragen die Meisten nur nach einem reellen Glase Wein und einem gesunden Biere; dann wird es klar, daß die Milch, die Butter, das Schlachtvieh, das Brod weit wichtiger ist, und die regelmäßigen Untersuchungen werden jetzt auch auf diese ausgedehnt. Die Fleischschau überträgt man, wo immer möglich, einem Thierarzt.

Mit Strafen ist nur bei groben Fälschungen etwas zu bessern, dagegen erweist sich die in den Lokalblättern erscheinende regelmäßige Veröffentlichung der Untersuchungsergebnisse als eine sehr gute Waffe gegen die kleinen Sünder, die ja wegen ihrer Menge die gefährlichsten sind. Druckerschwärze stärkt das Gedächtniß und schärft das Gewissen.

Dann kommt das Wasser an die Reihe. Manche kleine Typhus-Epidemien, die sonst mit fatalistischer Ergebung hingenommen wurden, regen jetzt zum Nachdenken an, und die

sogenannte Trinkwassertheorie hat sich große erzieherische Ver=
dienste erworben.

Die Gesundheits=Kommissionen besuchen jährlich wenig=
stens einmal, oft mehrmals, die Schulhäuser, die Armen= und
Krankenanstalten, die kleinen Werkstätten, die nicht unter dem
Fabrikgesetze stehen, halten Nachschau bei den Pflegekindern
und berichten auch über den gesundheitlichen und den polizei=
lichen Betrieb der Wirthschaften, weil diese nur allzu oft
einen mächtigen Einfluß auf die Volksernährung, ganz be=
sonders auf das Leben der Frau und Kinder ausüben, das
ja vom Thun und Treiben der Väter abhängt, und von der
öffentlichen Fürsorge aller Länder erst dann berührt wird,
wenn es zu spät ist.

Beim Auftreten epidemischer Erkrankungen arbeiten die
Gesundheits=Kommissionen nach Weisungen der Amtsärzte.
Diese machen auch ihre jährlichen Besuche in den einzelnen
Gemeinden und kontroliren deren Gesundheitszustand. Zu
Ende jedes Jahres geben die Gesundheits=Kommissionen ein=
gehende Berichte über jeden Zweig ihrer Thätigkeit, die,
amtlich zusammengestellt und veröffentlicht, wesentlich dazu
beitragen, den ganzen Gesundheitsdienst im Gange zu er=
halten.

Das ist alles sehr schön und nützlich, aber nur, wenn
es gut gemacht ist. In allen wohlverwalteten Gemeinden ist
auch der Gesundheitsdienst ein guter; die schlecht verwalteten
haben eben wenig Geld und Geist zur Verfügung; einzelne
Beamte sind sehr liebenswürdig oder sehr furchtsam; auch
ab und zu steht ein Gebildeter auf dem Standpunkte des
Katers Hiddigeigei: „Ich sehe schon, ich kann den Haufen —
Nicht auf meinen Standpunkt zieh'n; — Nun, so lass' ich ihn
denn laufen; — 's ist wahrhaft nicht schad' um ihn."

Im Ganzen ist die Thätigkeit einer solchen ländlichen
Gesundheits=Kommission am Anfang sehr gering, allmählich
bessert sie sich, und wer die kantonalen Berichte von Jahr=
fünf zu Jahrfünf vergleicht, nimmt wirkliche Fortschritte wahr,
oft in stillen, bescheidenen Gemeinden. Unheilbare giebt es
überall.

7. Politik und öffentliche Gesundheitspflege.

Wie die Volksschule aus sehr schwachen Anfängen entstanden ist und sich noch vor hundert Jahren mit einem ausgedienten Soldaten oder einem alten Hausknechte als Lehrer begnügen mußte, so entwickelt sich jetzt die Volksgesundheitspflege aus bescheidenen, oft belächelten Anfängen; aber auch sie entwickelt sich, denn sie ist eine Forderung des Verstandes und des Herzens zugleich. Das Kapital aller Kapitale ist die Gesundheit, die Leistungsfähigkeit eines Volkes. Die Staaten bildende und Staaten erhaltende Kraft des Menschen ist das Wohlwollen; wo dieses aufhört, beginnt der Bürgerkrieg. Es ist kurzsichtig, die gewaltigen Hilfsmittel der modernen Naturwissenschaft nur den Starken, sogar den Fälschern und den Gaunern zur Verfügung zu stellen, und die Schwachen zur Verzweiflung zu treiben, denn diese sind schließlich die Mehrheit. Es können wohl noch einige Jahre vergehen, bis unsere vielgestaltige Staatsweisheit die Armuth und das Elend aus der Welt geschafft und die Menschen zu Engeln umgewandelt haben wird; unterdessen dürfen wir nicht müßig zusehen. „Das Mögliche muß der Entschluß — Beherzt sogleich beim Schopfe fassen." Bessere gesundheitliche Lebensbedingungen sind für Millionen unserer Mitmenschen erreichbar, ohne Bellamy's Kinderbewahranstalt, ohne verwüstende Umwälzungen, ohne Kriege und Verbrechen; aber wir dürfen weder zu eitel, noch zu träge sein, bescheiden anzufangen und geduldig fortzuschreiten.

Wir müssen dazu kommen, daß jede Gemeinde, so gut wie sie ihre Kirche, ihre Schulen, ihr Armen- und ihr Waisenhaus, ihr Amtshaus und ihr Gefängniß, ihre Feuerwehr und ihre Vereine hat, ebenso auch ihr zeitgemäß eingerichtetes und betriebenes Krankenasyl, ihre obligatorische Krankenkasse[1] und ihre mit Einsicht und Vollmacht arbeitende Gesundheitsbehörde besitze. Wir müssen von der Volksschule bis zur Universität dazu erzogen werden, unsere Lebensbedingungen wahrzunehmen und mit denselben hauszuhalten.

---

[1] Schuler, „Die obligatorische Krankenversicherung in der Schweiz." Zürich, Schultheß, 1891.

Für den Unwissenden ist das Leben ein Lotterieloos, Treffer oder Niete, für den Gebildeten unserer Zeit aber eine Ernte, die zwar sehr von Sonnenschein und Regen, aber ebenso auch von der Tüchtigkeit der Menschen abhängt.

Die Stellung der Volksgesundheitspflege zur Politik ist einfach und selbstverständlich. Sie gehört keiner Partei an. Ihre Methode ist die naturwissenschaftliche; sie geht vom einzelnen Menschen aus und arbeitet langsam; ihr Fortschritt ist der eines Bergsteigers, welcher sich erst eine Stufe ins Gletschereis haut, ehe er seinen Fuß nachzieht. Die doktrinäre Politik, die auf ihr Ziel losstürzt, ohne den Weg genau zu studiren, ist der Hygieine unverständlich. Ihr Objekt ist der Mensch an sich und für sich, wie er leibt und lebt. Sehr oft erscheint er aber nur als Träger seiner Livrée, seines Systems, seines Katechismus, kurz, als das Mittel, ein Dogma oder einen Staatsbegriff plastisch darzustellen. Sehr viele Socialpolitiker rechnen mit Phantasiegebilden anstatt mit wirklichen Menschen, und müssen deshalb verunglücken.

Die Ideen, unter deren Herrschaft die Völker auch jetzt noch großentheils stehen, sind diejenigen des alten römischen Rechtes, des klassischen Manchesterthums. Neben diesen ringen sich die nationalen Anschauungen der verschiedenen Länder langsam empor, und noch viel langsamer die allgemein menschlichen. Unter der Zauberformel der Gewerbefreiheit haben wir das ganze sociale Leben vernachlässigt, und lächelnd zugesehen, wie hier der Wucher, dort der Alkohol ganze Bevölkerungsklassen zu Grunde gerichtet hat. Unser Jammer über die furchtbar anwachsende Zahl der Armen und der Geisteskranken ist kindisch. Wir wollen es so haben und leiden genau, was unsere Thaten werth sind.

Die Politik des Menschenwerthes und der Nächstenliebe steht noch mitten im Kampfe um ihr Dasein. So lange wir bluttriefende Hände zum Himmel emporheben und Gott danken für einen herrlichen Sieg über unsere Mitbrüder, sind wir noch weit vom Ziele der christlichen Weltanschauung, und dürfen wir jeden Versuch, den zu Boden getretenen Menschen aufzuheben, warm begrüßen. Die Volksgesundheitspflege ist in keiner Weise die Lösung der socialen Frage, aber sie leistet

einen brauchbaren Beitrag dazu, unter jeder Konfession und
bei jeder Staatsform. Wer seinen Mitmenschen Nahrung
und Wohnung, Arbeit und Genuß verbessern, das Elend des
Alkoholismus vermindern und eine vernünftige Lebenshal=
tung finden hilft, hat ihm einen viel größeren Dienst erwiesen,
als wer ihm die Fata Morgana zeigt, die über der Wüste schwebt,
in welcher von Zeit zu Zeit die Karawanen der Volksbeglücker
verschmachten.

Wer ideale Ziele erreichen will, muß auf sehr realen
Füßen schreiten. Idealismus ohne Plan und ohne Geduld ist
Schwindel. Das Programm der Volksgesundheitspflege liegt
in dem bekannten Worte Edmund Parkes': „Ein richtiges
System der Hygieine erfordert die Kenntnisse des Arztes, des
Schulmeisters und des Priesters; es muß den Leib, den Geist
und das sittliche Gefühl des Menschen zu einer einheitlichen
und kräftigen Leistung erziehen".[1]

---

[1] Parkes, Manual of practical Hygiene. IV. Ed., Introduct. XX.

XIII. Krankenbesuch.

1. Charakteristik des Kranken.

Man spricht vom „Umgang mit Menschen". Werde Du selber ein möglichst vortrefflicher Mensch und Du kannst mit Allen umgehen, mit Fürsten wie mit Bettlern, mit Gelehrten und Kindern, formlos vielleicht, aber niemals taktlos und selten erfolglos. Man spricht vom „Umgang mit Kranken". Sei Du so gütig, Dich recht in die Lage hineinzudenken, und Du wirst verstanden und nützlich sein.

Es ist kein erträglicher Umgang mit Kranken möglich ohne Mitleid, aber dieses muß nicht gerade Mit=Gefühl sein; das kühle, denkende Mitleid ist sogar oft besser und werkthätiger; noch weniger muß es auf Selbsterlebtem beruhen. Es giebt mehr kränkliche Thrannen als gesunde, und geborne Herren sind oft barmherziger als reich gewordene Bettler.

Unser Umgang mit Kranken und Wehrlosen ist der genaueste Maßstab unserer Geistesbildung und unseres sittlichen Gehaltes. Der Gesunde muß, um gesund zu sein und werthvoll zu bleiben, seinen Schwerpunkt außer sich haben, seiner Familie, seinem Berufe, seiner Liebhaberei leben; der Kranke aber hat seinen Schwerpunkt in sich; er ist unwillkürlich und unbewußt Egoist, das Centrum seiner Welt und von seinem Standpunkte Alles beurtheilend; sein Ich wird empfindlicher als recht ist und der Wille gehorcht vielfach körperlichen Motiven. Du triffst den Kranken bald in fanatischer Hoffnung, bald in elegischer Verzweiflung, bald gereizt, bald stoisch, selten in der den Umständen wirklich entsprechenden Gemüths= lage; darum berühre den Kranken immer als einen Ver= wundeten, berühre ihn sanft, berühre ihn kurz und sei rein= lich im Umgange mit ihm, d. h. wahr, nicht affektirt. Wenn Du Kranke besuchst, so sei eingedenk, „daß Du Rechenschaft geben mußt von jedem unnützen Worte", und noch besser wäre dem Kranken, wenn Du gleich auf der Stelle Fr. 1 für jedes Wort bezahlen müßtest. Selbst von den Angehörigen des Kranken darf nicht vergessen werden, daß sie im Affekt sind und deshalb oft ungebührlich in Hoffnung und Furcht, sowie in Zumuthungen an Aerzte und Wärter.

Krankheitssymptome sind Zahlen; es kommt weniger darauf an, was sie sind, als wo sie stehen. Die Gruppirung ist die Hauptsache, im Rechnungsbuche und am Krankenbette. Es ist fast einfältig, das zu sagen, und doch sieht man alle Tage, daß man sich über Krankheitserscheinungen als solche tröstet oder beunruhigt, daß man ein Symptom „günstig" oder „gefährlich" findet, ohne zugleich zu erwägen, unter welchen Umständen es denn gut oder böse sei. Man macht es selbst mit Nahrungs= und Heilmitteln ebenso und fragt: ist das gesund oder ist es Gift? Alles ist gesund oder unge= sund, Heilmittel oder Gift, gefährlich oder unbedeutend, je nach Ort und Zeit und Maß.

Doch, was läßt sich sagen von „Kranken"? Sind sie nicht so himmelweit verschieden wie die Gesunden? Es giebt dreier= lei Kranke: Solche, die schwer krank sind, aber sich nicht sehr krank fühlen. Ihrer sind viele.
Solche, die schwer krank sind und sich sehr krank fühlen. Ihre Zahl ist groß und bekannt, und endlich:
Solche, die nicht schwer krank sind, aber sich sehr krank fühlen. (Zahnkranke, Hysterische u. s. w.)

Wir überlassen es der Medicin, von jener ersten Klasse der Kranken zu sprechen, welche sich selber unbewußt, die Keime langer Leiden und des Todes in sich tragen, und nur durch ärztliche Beobachtung, durch genau festgestellte Lebens= ordnung und weise Beharrlichkeit ihr Dasein behaupten und

ausnützen, wie die Kandidaten der Schwindsucht, die Herz=
kranken, kurz Alle, die an tiefen, langsam fortschreitenden Ent=
artungen leiden. Ebenso sprechen wir hier nicht von den
Irren, noch von denen, die in Bewußtlosigkeit und Delirium
daliegen; wir begrüßen sie erst dann wieder, wenn sie zum
Bewußtsein ihres Lebens und ihres Leidens zurückkehren.

Die zweite Gruppe sind unbestrittene und sprichwörtliche
Patienten, und die dritte Gruppe enthält viele Mißverstandene
und Mißhandelte, die unserer Beachtung werth sind.

Gesunde können reich oder arm sein, satt oder hungrig,
sie überwinden Alles, wenn sie geistigen Gehalt haben; Kranke
dürfen nicht arm sein, ohne großen Schaden zu nehmen;
tausend Dinge, die dem Gesunden ein angenehmer Luxus
sind: ein weiches Bett, gute Küche 2c., das wird dem Kranken
oft zur Lebensfrage. Man mag über Ursache und Behand=
lung der Armuth denken, wie man will: angesichts der Krank=
heit fallen alle socialen Schranken, es steht der Mensch dem
Menschen gegenüber, und zwischen werkthätiger Nächstenliebe
und dem Verbrechen giebt es keinen Mittelweg! Im Kriege
der gesitteten Völker ist dieser Standpunkt anerkannt; der
Todfeind mit einer Kugel im Leibe ist ohne weiteres ein
Freund und wird als solcher behandelt. Im Frieden aber
nehmen wir uns Zeit, grausam zu sein, unser Auge abzu=
wenden und mit unserm Gewissen zu markten. Grausamkeit
im Kriege wird schnell und schrecklich heimgezahlt, die Grau=
samkeit gegen die verwundeten „Soldaten des Friedens" rächt
sich langsam, aber nicht minder schrecklich. Darum hebe den
Kranken auf, wo Du ihn findest, und behandle ihn als Deinen
Bruder; Du wirst dafür weniger Elend und mehr Wohl=
stand im Volke haben, und persönlich edler werden.

2. Grundsätze der Krankenpflege nach Nightingale.

Wer mit dem Arzte spazieren geht, könnte vielleicht hie
und da zu vieles über Krankheiten und Krankheitssymptome
und zu wenig über Kranke vernehmen. Aber wir inter=
essieren uns hier zu allermeist für den Kranken, für den
Menschen, und halten uns daher an eine Frau; unser häus=

liches und gemüthliches Wohlergehen gedeiht in gesunden und kranken Tagen bei Frauenherzen und. Frauenhänden am besten: wir folgen Miß Florence Nightingale, der aus dem Krimkriege bekannten Diakonisse, die auf dem Wege eines gebildeten Geistes und einer großen Erfahrung zu denselben Schlüssen gelangte, welche die wissenschaftliche Forschung ihrerseits auch gefunden, aber nicht so zur Geltung gebracht hatte, wie die edle Britin, und versuchen eine Blumenlese aus ihrem klassischen Buche über „Pflege der Gesunden und der Kranken". Nebenbei mögen auch die Ansichten des Verfassers zu Worte kommen.[1]) Miß Nightingale sagt:

1. Eine Menge sogenannter Krankheitssymptome sind einfach Folge unpassender Pflege. (1)

2. Die Frauen seien geborne Wärterinnen? Ich finde im Gegentheil, sie kennen nicht einmal den Anfang der Krankenwart. (1) Es giebt vielleicht kein Geschäft, bei dem man so wenig den gesunden Verstand walten läßt, wie bei der Krankenpflege. (15)

Familienmütter aller Stände, Lehrerinnen, Erzieherinnen, Kindsmägde und Spitalwärterinnen kümmern sich viel zu wenig um die Gesetze, welche die Vorsehung dem Menschenleibe zu seinem Leben und Gedeihen vorgeschrieben hat, und wähnen, das seien ärztliche Kenntnisse, die sie nichts angehen. (7)

3. Seinen Kranken gut verpflegen, heißt noch allgemein: „Nichts anwenden". „Etwas anwenden" bedeutet herkömmlich: Medicin eingeben; und doch ist die Wirkung von Medicinen so oft unsicher, die Wirkung richtiger Pflege aber immer wohlthätig und unbestritten. (2)

---

[1]) Notes on nursing for the labouring classes by Florence Nightingale. London, Harrison. Pall Mall 1868.

Da, wo die Verfasserin in freier Uebersetzung spricht, ist jeweilen die Seitenzahl aus obiger Ausgabe beigefügt. Es besteht nun eine gute Uebersetzung, die wir Paul Niemeyer verdanken: Leipzig, 1878. Auf deutschem Boden ist eine klassische Arbeit erschienen, deren Studium für Aerzte wohlthuend und für gebildete Frauen unerläßlich ist: Billroth, Krankenpflege im Hause und im Hospitale, Wien, 1896, IV. Aufl. Und ferner ist auch eine kurze, aber aus reicher Erfahrung geschöpfte und sehr gute Schrift zu nennen: Courvoisier, Häusliche Krankenpflege, Basel, 1885, V. Aufl. und aus neuerer Zeit ein treffliches Buch von Dr. J. Lazarus: Krankenpflege; Handbuch für Krankenpflegerinnen und Familien. Berlin, Jul. Springer, 1897.

4. Zur beruflichen Erziehung der Krankenwärterin ge=
hört es vor Allem, daß sie beobachten, ihre Augen und Ohren,
ihre Nase und ihre Finger gebrauchen und ihre Zunge ruhig
legen lerne, daß sie wisse, was und wie man beobachten
muß, welche Krankheitserscheinungen Besserung und welche
Verschlimmerung anzeigen, welche wichtig und welche un=
wichtig, und besonders auch, welche künstlich gemacht und
Folge unrichtiger Pflege sind. Ueber alles das läßt sich nicht
schreiben noch sprechen, es läßt sich auch nur zum kleinsten
Theile lehren; wer es nicht selber erfaßt, dem macht es Nie=
mand begreiflich und die Gabe, das zu sehen, was vorhanden
ist, und das zu erzählen, was man gesehen hat, ist ein Glück
und angebornes Talent. Sehr viele schauen oberflächlich,
tragen subjektiv gefärbte Brillen, sehen Alles in ihrer eigenen
Stimmung und berichten, was sie meinen und denken, nicht
aber, was sie hätten sehen können. Vor den Schranken des
Gerichtshofes weiß Jedermann, wie schwer ein richtiges
Zeugenverhör ist, am Krankenbette aber deponirt man mun=
ter drauf los und fühlt sich unfehlbar. Charakteristisch ist
die Antwort einer Krankenwärterin: „Ich weiß es, ich lüge
fürchterlich, aber ich habe es nicht gemerkt, bis man mich
darauf aufmerksam gemacht.“ Man kann in Folge ober=
flächlicher Beobachtung in gutem Glauben ungeheuerliche
Dinge behaupten. Man kann aus Tausenden herausfragen,
was man gerne will, vor Gericht und am Krankenbette, und
der Mechanismus des Denkens ist uns von Hause aus so ver=
borgen als der des Gehens. (85) Die Mehrzahl der Menschen
lebt in kranken und gesunden Tagen, in Politik, Kirche und
Medicin, weit mehr in der Welt ihrer Gedanken und Einbil=
dungen, als in der Welt, wie sie wirklich dasteht.

5. Eine Hauptklippe für Alle, die zu befehlen und zu
gehorchen haben, ist außer der Subjektivität die Ungenauigkeit
des Denkens und Sprechens. Man fragt nach dem Schlafe;
ob viel oder wenig? anstatt nach Stunden; man fragt nach
dem Appetit, statt nach den einzelnen Präparaten und Por=
tionen, die verzehrt worden sind; man verordnet leichte
Speisen, nahrhafte Dinge u. s. w., anstatt genau zu sagen,
welche Stoffe und welche Bereitung derselben man darunter

verstehe. Die Ansprüche sind ungleich. Der Eine hat „wenig geschlafen", aber es waren zusammen doch 5 Stunden; der Andere hat „recht gut geschlafen", aber am Ende war's eine Stunde; der Eine hat „viel gegessen", aber es waren eigentlich bloß ein paar Löffel Suppe; der Andere hat „heute keinen Appetit gehabt", aber dennoch eine große Mahlzeit verschlungen. (86)

6. Die Krankenwart muß anfangen und enden mit der Treue im Kleinen. An einem wichtigen Platze wird Alles wichtig, und eine gute Krankenwart muß sich tausend Dinge merken, die allen Kranken gemeinsam, und sehr viele, die jedem einzelnen eigenthümlich sind. Diese feine, ins Einzelne gehende Beobachtung macht den „Hexenmeister" überall, auch am Krankenbette, und giebt allein Einfluß und Macht über diejenigen, für die wir verantwortlich sind. (91)

7. Delirirende, Bewußtlose bedürfen selbstverständlich der allergrößten Sorgfalt, sie sind gleich Neugebornen oder Blödsinnigen, gehen in aller Stille an Hunger, Durst, Schwäche und an vielerlei kleinen Zufällen verloren; man muß beinahe athmen und pulsiren für sie, nicht bloß denken; ihr gebrechliches Dasein liegt in der Hand der Krankenwart.

8. Laß Deinen Kranken nicht aufwecken; wenn er aus dem ersten Schlafe erwacht, ist's mit allem Schlafen für lange vorbei; er verliert mit dem ersten Schlafe die Fähigkeit, weiter zu schlafen.

Wenn Gesunde am Tage schlafen, so schlafen sie bei Nacht nicht; bei Kranken ist es meistens umgekehrt. (40)

9. Du kannst nicht zart genug sein mit Deinem Kranken, aber natürlich mußt Du sein, nicht geziert, und Dir nicht anmerken lassen, daß Du Dich zusammennimmst. Tripple nicht auf den Zehen und flöte nicht unter der Stimme und halte kein Gespräch vor der Thüre: Du regst den Kranken damit gewaltig auf. (40) Wenn der Kranke mit Dir spricht, so setze Dich und höre ihm mit ungetheilter Aufmerksamkeit zu, gieb ihm möglichst genügende Antwort und wenn sein Thema zu Ende ist, laß ihn in Ruhe. (43)

Du mußt Dich gewöhnen zu merken, was der Kranke will; er thut Vieles lieber selber, als daß er erst darum bittet und erträgt lieber manches kleine Ungemach, als daß er dessen Beseitigung förmlich verlangt. (43)

10. Ich habe Niemanden gesehen, der sich jahrelang sehr häufigen, plötzlichen Unterbrechungen seines Denkens und Handelns ausgesetzt hätte, ohne dabei Schaden an seinem Verstande zu nehmen. In noch höherem Maße gilt das für den Kranken; rede ihn nie plötzlich und heftig an, unterbrich sein Denken und Reden nicht unnöthig, laß ihn gewähren. (44) Lärm thut dem Kranken wehe, am meisten unterbrochener scharfer Lärm, anhaltender schadet weniger. (39)

Geht der Kranke herum, so fange nichts Neues mit ihm an, gieb ihm keine Briefe noch Berichte, ehe er sich nieder= gesetzt hat; laß ihm überhaupt Zeit; er verreist nicht nach Indien! (44)

11. Es ist eine Haupttugend der Krankenwart, umsichtig zu sein, zur Hand, zur rechten Zeit am rechten Orte! Sie soll sich nicht unentbehrlich machen, eher eine Ehre darein setzen, Kassen, Bücher und Rechnungen 2c. so zu führen, daß Jeder= mann sie verstehen und bei plötzlichen Abwesenheiten ohne Störung fortführen kann. (39)

12. Lese nie für Dich am Krankenbette, Du beunruhigst und unterhältst nicht.

Kranke, die nicht selber zu lesen vermögen, vertragen auch das Vorlesen schlecht. Willst oder mußt Du aber lesen, so lies langsam. Die Wenigsten lesen so gut, als sie sprechen. Höchst gedankenlos aber ist es, für sich selber zu lesen und dem Kranken bloß ab und zu einzelne Stellen vorzulesen. Man zerreißt ihm seine Gedanken oder seine Ruhe. (49)

13. Kranke bleiben bei großen Schmerzen leichter liebens= würdig als bei großer Schwäche.

14. Gewissenhaft und entschlossen mußt Du jedem Kranken gegenüber sein, ruhig und bestimmt in Worten und Werken; den Zweifel behalte für Dich, besonders in Kleinigkeiten. Leute, die laut denken, kann man am Krankenbette nicht brauchen. (47)

15. Kranke sind für Licht, Form und Farbe, für schöne und freundliche Eindrücke unter fast allen Umständen sehr

empfindlich und sogenannte Phantasien deuten oft in unbeholfener oder unklarer Weise wirkliche Bedürfnisse an. (50)

Es ist oft gut, dem Kranken ein Bild zu zeigen, aber ihm
deren zwölfe nacheinander zu zeigen, ist Unsinn. (51)

16. Das Krankenbett muß auch seine Aussicht und seine
Abwechslung haben, immer in denselben Winkel zu schauen,
bringt den Menschen zur Verzweiflung. (52)

17. Meistens ist eine kleine Arbeit die größte Zerstreuung
für den Kranken, besser als Lesen und Vorlesen. (53)

18. Die erste Regel aller Krankenpflege, ohne die alles
Andere nutzlos ist, heißt: „Die Luft, die der Kranke athmet,
so rein zu halten, wie die Luft im Freien, ohne ihn dabei
zu erkälten." Man „lüftet" das Krankenzimmer und bezieht
die Luft aus Hinterhöfchen, Gängen voll Rauch, Dunst, Speise-
geruch, ja aus Kellern, Senkgruben, Düngerhaufen und
Kloaken, wie ich es selbst mit Schmerzen erlebt habe, und vergiftet so das Krankenzimmer, statt es zu lüften. (8)

19. Die überall verschlossenen Zimmer sind die richtigen
Brutstätten für Pocken, Scharlach, Diphtherie, Masern oder
für was man weiter will. (8)

20. Man fragt so oft: wann soll man denn die Fenster
öffnen? Die Antwort lautet aber: wann soll man sie schließen?
Unsere Kranken lassen sich ganz zufrieden und beruhigt in
schlechter Luft viel kränker machen und schließlich umbringen,
sie wehren sich nicht. (9)

21. Im Bette erkältet sich Niemand.[1] Man bedeckt seinen
Kranken, wärmt ihn mit Bettflaschen, wenn nöthig, und lüftet
dann ruhig und gründlich. Aber sorglose Wärterinnen, auch
von Rang und Stande, halten eine Treibhauswärme während
der Kranke zu Bette ist, und kühlen während er aufsteht,
und erkälten ihn so bei geschlossenen Fenstern und in ganz
ungelüfteten Zimmern. Gleich nach dem Aufstehen erkältet
sich der Kranke am leichtesten. (10)

22. Man kann ein Krankenzimmer lüften, ohne es erheblich zu erkälten, ganz wie man es heizen kann, ohne es in

---

[1] Bekanntlich hat Virchow in seinen Berichten über das Berliner
Lazarethwesen Mai 1871 diesen Ausspruch eingeschränkt, gestützt auf Erfahrungen in den Tempelhofer Baracken.

Brand zu stecken. Man kann niemals lüften bloß mit einer Oeffnung! Im Schlafe sind Gesunde und Kranke empfindlicher für schlechte Luft als im wachen Zustande; also lasse man die ganze Nacht ein Kamin (das Abzugsrohr eines Zimmerofens), ein Fensterchen, einen Ventilator, offen stehen. Man öffne in einem mittelgroßen, von 1—2 Personen bewohnten Zimmer des Nachts einen oberen Fensterflügel etwa 1 Zoll weit, auch im Winter die ganze Nacht.[1]) Sowie man untere Fenster öffnet, lüftet man schlecht und geräth in einen kalten Strom.

Jedenfalls sind alle Gardinen um das Bett her sehr verwerflich. (10, 17) Alkoven sind Luftkloaken.

23. Man besorgt die Pflanzen in Treibhäusern viel genauer als Kinder und Kranke, giebt ihnen die richtige Wärme, frische Luft, direktes Licht, schützt sie vor Zugluft und thut Alles, was man in Krankenzimmern nicht ausführen zu können wähnt. (11)

24. Verlaßt Euch nie auf Räucherungen! Das Gift muß aus der Luft weggeschafft, nicht bloß verdeckt werden. Die wohlthätigste Erfindung wäre ein Räucherungsmittel, das so abscheulich röche, daß man nachher alle Fenster öffnen müßte. (20)

25. Durch unpassende und unzeitige Ernährung sterben in der Privatkrankenpflege weit mehr Kranke als in Spitälern. (54)

Man sieht nicht selten Hektische, die noch gar nicht am Aeußersten sind, ihr Leben rasch verkürzen durch fleißigen Weingenuß oder durch „Austrocknung der Krankheit" nach Schroth, oder durch die ländliche Liebhaberei für Zuckerbäckereiwaaren oder den städtischen Schlendrian mit unverdaulichen Sulzen. Man sieht auch allzuoft Typhöse, denen man in gutem Glauben wochenweise bloß Fleischbrühen gegeben, schließlich mehr der Ausmergelung als der Krankheit erliegen. Miß Nightingale sagt daher ganz richtig:

---

[1]) Bei dieser Forderung hat Miß Nightingale offenbar nur das ihr gewohnte Küsten- und Inselklima im Auge. Die scharfe Kälte kontinentaler Winternächte wird während der Schlafenszeit zuweilen zum gänzlichen Verschluß der Fenster nöthigen.

26. Es ist ein schwerer Irrthum, zu glauben, Fleisch=
brühe (Beeftea) sei etwas sehr Nährendes; sie ist ein Er=
frischungsmittel, ähnlich dem Thee und nur als Zusatz zu
andern Speisen empfehlenswerth. (58)

27. Selbstverständlich ist's ebenfalls ein großer Schaden,
einen Kranken bloß mit Fleisch ernähren zu wollen. (Bloß
mit Gemüsen thut es selten Jemand, und auch der strengste
Vegetarianer giebt in kranken Tagen Milch.) Man kann
bei solcher Fleischkost mitten im größten Reichthum zu Grunde
gehen. Bessere Ergänzungen zum Fleisch sind die Mehlstoffe,
und zwar Gerste, Hafer, Gries, Reis, welche der Arrowroot,
dem Racahout und dergleichen Künsteleien weit vorzuziehen
sind. (59)

28. Sulz ist, in Masse genossen, ein schwerverdauliches
Essen von zweifelhaftem Nährwerthe, und es ist der Gipfel
alles Irrthums, einen Theelöffel voll auf eine Tasse schwache
Brühe zu verrühren; statt zu nähren macht sie noch Durch=
fall. (60)

29. Milch ist in allen Formen meistens eine vortreffliche
und selten hoch genug geschätzte Krankenspeise, frischgemolken,
gekocht, kühl gestellt, am besten, wenn man trockenes Brod
dazu ißt. In vielen Fällen wird saure Milch (rasch und in
offenen Gefäßen bereitet) länger ertragen als jede andere
Speise. Oft ist Buttermilch ein vortreffliches durststillendes,
die Nieren anregendes Getränk, aber sie ist leicht der Ver=
derbniß unterworfen. Neben reichlichem Milchgenuß geht
anderweitige, besonders kräftige, reizende Nahrung nicht wohl
an. Leider giebt es viele individuelle Schwierigkeiten und
Abneigungen gegen die Milch, und ebenfalls schlimm ist, daß
sie bei nicht sehr genauer Behandlung leicht verdirbt und
dann die Verdauung verdirbt.

30. Verdünne dem Kranken seine Suppen und Getränke
nicht allzusehr; gieb ihm lieber die Nahrung allein, und das
Getränk für sich, er ist behaglicher und richtiger bedient. (63)

Die Gelehrten eifern zu viel gegen den Thee, und die
Kranken trinken dessen zu viel. Kaffee restaurirt besser als
Thee, greift aber den Magen mehr an. (62)

31. Der Durst der Kranken ist eine wichtige und niemals

zu übersehende Erscheinung, die Auswahl des Getränkes aber ist oft ganz schlecht, und man hat mit der Verweigerung des Kaffees, Thees 2c. seine Sache nicht gethan. (62) Wasser, gutes Brunnenwasser, ist weit besser als Fruchtsäfte und Tisanen; oft mischt man es passend mit Sauerwasser; nur wo es der Infektion verdächtig ist, soll man es kochen und aufgießen. Bei Darm- und Bauchfellentzündungen muß oft das Ausspülen des Mundes und das Zergehenlassen von Eispillen das Kalt= wassertrinken ersetzen, weil dieses die Schmerzen und den Durst bedeutend steigert.

32. Wer Uebriggebliebenes im Zimmer stehen läßt, da= mit der Kranke ab und zu etwas nehmen könne, der ruinirt ihm seinen Appetit gründlich. Das Essen muß zur rechten Zeit gebracht und wieder abgetragen sein, auch soll es der Kranke nicht zum voraus riechen oder sehen. Sehr oft sind Kranke wegen Schwäche schlaflos und ihr bester Schlaftrunk ist passende Nahrung. (55)

33. Schlaflosigkeit vor Mitternacht ist meistens Folge von Aufregung und wird durch Kaffee, Thee 2c. verschlimmert; Schlaflosigkeit, welche durch die ganze Nacht anhält, ist sehr oft Schwächeerscheinung und wird durch gute Suppen, Thee, Wein gebessert. (62)

34. Während der Kranke ißt, halte Dich ruhig und ganz zu seiner Bedienung; sprich dann wenig mit ihm und laß seine Gedanken beim Essen sein. (56) Die Krankenküche muß die halbe Arbeit des Magens übernehmen und kann deshalb nicht reinlich und genau genug sein. Sehr oft ißt der Kranke bloß deswegen nicht, weil ihm nicht gut gekocht war. (57)

35. Der Krankenwart giebt Miß Nightingale ferner Folgendes zu beherzigen: „Der Kranke stirbt oft ganz un= nöthigerweise an Abschwächung:

    1. weil man ihm schlecht kocht, so daß er es nicht essen mag,

    2. weil man ihm die Speisen unrichtig auswählt,

    3. weil man ihm zur unrechten Zeit zu essen giebt,

    4. weil er durchaus keine Eßlust und Verdauungskraft hat.“

Dennoch spricht man Tag für Tag nur von Nr. 4, von

der Appetitlosigkeit. Man muß in diesen Dingen nicht nur an den Patienten, sondern auch für ihn denken, oft ist er zu unbeholfen, oft zu schwach dazu. Man meint oft, die Abwart sei dazu da, dem Kranken alle Mühe abzunehmen, sie ist aber noch weit eher dazu da, ihm das Nachdenken abzunehmen. Kann ich Ihnen etwas thun? ist die gedankenloseste Frage einer Krankenwart und oft nur eine Entschuldigung bei Nachlässigkeit. (89)

Bei geringem Appetit muß man den Kranken mit einem passenden Gerichte überrumpeln. Bis er sich besonnen hat, hat er die Hälfte gegessen. Spricht man vorher davon, so mag er gewöhnlich gar nichts mehr.

36. Nächst der Luft und der Nahrung kommt die persönliche Reinlichkeit. Man vergiftet sich durch die Haut ebenso sicher als durch den Mund, nur — leider! — langsamer. Landleute fürchten das Wasser weit mehr als Städter, und Arme fürchten es weit mehr als Reiche. (74) Es ist ein Zeichen fortschreitender Kultur, daß alle Dorfbächchen, städtische Badeanstalten, Fluß- und Seebäder, Wasserheilanstalten und Dampfbäder jährlich mehr in Aufnahme kommen. Der intellektuelle und moralische Schmutz hängt mit dem physischen viel inniger zusammen, als man sich gestehen mag.

37. In Spitälern werden die Kranken viel fleißiger gewaschen als in Privathäusern. (74)

38. Man entblöße nie zu viel auf einmal, lasse den Eindruck nie sehr stark werden und hüte sich vor Erkältung. Seife, warmes Wasser und ein zottiges Tuch genügen vollständig und ersetzen allerlei künstliche Apparate.

39. Das Waschen mit großen Mengen Wassers hat ganz andere Wirkung, als bloß die der Reinlichkeit; niedere Temperaturen sind Nervenreize, die man nach ärztlicher Vorschrift sucht oder meidet.

40. Eine Krankenwart, die nicht selber ganz sauber und rein ist, taugt gar nichts. Sie kann sich mit warmem Seifenwasser und einem rauhen Lappen reiner halten, als mit allen Douchevorrichtungen. (76)

41. Das Bett ist der sprichwörtliche Schauplatz menschlicher Krankheit und hat wesentlichen Einfluß auf den Gang

derſelben. Fieberiſche Aufregung iſt weit öfter die Folge vom Bette als man glaubt. Der Kranke ſpeichert ſeine unreinen Ausdünſtungen im Bette auf und athmet ſie Tag und Nacht aus demſelben wieder ein; er kann nicht anders. (64)

Man ſieht in jedem guten Privathauſe täglich, wie man ſein Bett nicht machen ſoll. Hölzerne Bettſtellen; Matratzen, Kiſſen, Decken und Federbetten übereinandergehäuft, nach dem Gebrauche möglichſt bald geſchüttelt und wieder zuſammengepackt, wie ſollten dieſe je durchaus getrocknet oder gelüftet werden? Ehe man dem Kranken ſein Bett zurecht gemacht, hat er warme Ausdünſtungen darin und nachher? kalte; das iſt der ganze Unterſchied. Der Wechſel der Leintücher iſt die einzige unvollſtändige Lüftung, die dem Kranken zu Gute kommt; die Generallüftung und „Bettenſonnung“ iſt ein allzuſelten wiederkehrendes Feſt. (64)

42. Das beſte Bett für Geſunde und Kranke iſt: eiſerne Bettſtelle, Federn= oder Drahtmatratze und Roßhaarmatratze, Wolldecke, Federdecke und Kopfkiſſen; Leintücher ſelbſtver= ſtändlich. Wenn es immer zu machen, ſollte das gebrauchte Bett für ein paar Stunden aufgehängt und gelüftet werden, ehe es wieder zuſammengelegt oder benutzt wird. Beſſer iſt's, das Bett ſtehe an einem hellen, der Sonne zugänglichen Orte, als im dunklen Winkel. (65)

Ueberhaupt ſollten die Betten mit der Stirnſeite an die Wand geſtellt und ſonſt ringsum frei ſein. Geht das nicht an, ſo ſtelle man die Längsſeite des Bettes jedenfalls nicht an die Außenwand, ſondern an eine Zwiſchenwand.

Nicht wenige Fälle von Skropheln kommen von der üblen Gewohnheit der Kinder her, den Kopf unter die Bettdecke zu ſtecken, wenn ſie ſchlafen. Die Verſchlechterung der Athmungs= luft iſt dabei ſehr erheblich und folgenſchwer. (65)

43. Wer einen Frierenden wärmen will, häufe nicht viele kühle Bettdecken und Kiſſen auf ihn, denn er muß ſie ſelber alle wärmen, ehe und bevor ſie ihn wieder wärmen; Bettflaſchen mit mäßig warmem Waſſer und in genügender Anzahl helfen weiter.

Schwache vertragen keine ſchweren Decken, am aller= wenigſten Federbetten. (66)

44. Wärmflaschen dürfen niemals wärmer sein, als daß man sie bequem anfassen kann. Einhüllungen sind unsicher, und Verbrennungen, zumal bei Kindern, gar nicht selten. (69)

45. Das Kopfkissen ist der Kopf des Krankenbettes. Häufig findet der Leidende wegen Schmerzen oder Athembeschwerden sehr schwer die behagliche Lage, die er nöthig hätte. Ein schlecht gemachtes Kissen vermehrt oft Bangigkeiten und verursacht eine schlaflose Nacht, eine Falte oder Naht im Leintuch wird zur Qual und oft zum Ausgangspunkt für lebensgefährliches Durchliegen. Man legt dem Kranken hinter seinem Rücken Kissen auf Kissen wie Mauersteine und lehnt ihn an diese Wand; sein Kreuz wird ins Unterbett hinabgedrückt, erhitzt und wund, der Rücken liegt hohl, die Schultern stemmen sich gegen den Berg von Kissen, der sich über dem Nacken gipfelt und den Kopf gegen die Brust vor- und abwärts drängt. So wird mit einemmale der Blutumlauf im Kopfe, das Spiel des Athmungsapparates und die Darmbewegung gehemmt! So wenig man allgemeine Regeln geben kann und so sehr man sich nach dem einzelnen Falle einrichten muß, so kann man doch sagen:

Der Kranke soll so gelagert sein, daß sein Körpergewicht nicht auf einen einzigen Punkt drückt, sondern auf eine möglichst große Fläche vertheilt wird (den ganzen Rücken oder die ganze Seite).

Er soll auf seiner Unterlage ruhen wie eine Faßdaube an der andern, ohne Zwischenräume, satt und glatt anliegend.

Der Kopf soll sein Kissen ganz für sich haben und es nie mit den Schultern theilen. Das Kopfkissen muß den Raum der Schulterbreite ausfüllen, sonst hängt der Kopf, oder man verschiebt die Schulter und die halbe Brust.

Die Schultern müssen am untern Rande des Kopfkissens Raum finden, sich rückwärts zu senken, wenn die Athmung erleichtert werden soll.

Schlanke leiden bei nachlässig besorgtem Bette mehr als Kurze; am meisten leiden die Sterbenden.

Es giebt kaum einen kleinen Freundschaftsdienst, der rascher nützt und wärmer verdankt wird, als wenn man einem Kranken, der wie ausgerenkt auf seinem Fuder von Bettstücken liegt, sein Lager zweckmäßig zurecht macht.

46. Das mit Recht so sehr gefürchtete Wundliegen wird in erster Linie von der Natur der Krankheit, dann von der Pflege bedingt. Man lege den Kranken niemals auf Wolldecken oder Federkissen, sie wirken wie warme Bähungen und schwächen die Haut; man lasse häufig die Lage ändern, um nicht immer dieselben Hautstellen dem Drucke auszusetzen, beobachte die größte Reinlichkeit, vermeide Salben und Pflaster und halte sich an gute Gummikissen oder Wasserbetten, oder Kissen mit Hirsespreu.

In wohlorganisirten Gemeinden, wo der Mensch als solcher etwas werth ist und gilt, hat man für viele Arme Krankenasyle, für Viele aber Vorräthe von Bettstücken, Luftkissen 2c., und man leistet damit, verbunden mit guter Diät und mit den aufopfernden persönlichen Diensten edler Frauen, unendlich mehr, als mit dem altmodigen Armenarzt und Armenapotheker allein.

47. Beim Krankenbette sei auch des Bettes gedacht, in welchem man krank wird: des winterlichkalten Fremdenbettes im Gasthause oder bei lieben Freunden. Der Ofen sprüht, die Luft ist sehr warm, während die Wände sich kalt anfühlen. Im Bette liegt die bekannte Wärmflasche und durchwärmt die darüber liegenden Decken. Die Matratze hat eine kleine warme Stelle, sonst aber bleibt sie eisig kalt, weil die Wärme ja nach oben geht und nicht nach unten, und weil auch die in den Bettstücken eingeschlossene Luft ein sehr schlechter Wärmeleiter ist. Wer sich da hineinlegt, fühlt sich eisig kalt, gewinnt oft bis zum Morgen keine behagliche Wärme, und trägt häufig einen soliden Muskelrheumatismus oder einen schweren Brustkatarrh davon.

Bei solchen unbenützten Winterbetten thut man am besten, nur die Schuhe auszuziehen und sich übrigens in voller Bekleidung, auch in Mantel und Reisedecke gehüllt, hineinzulegen.

Die einzig richtige Erwärmung gewährt eine flache Blechflasche von $1/2$ Quadratmeter, mit heißem Wasser gefüllt und unter die Roßhaarmatratze geschoben. Bloße Zimmerheizung braucht mehrere Tage, bis sie ein kaltes Bett durchdringt.

48. Viel verhängnißvoller als ein kaltes, kann ein un= reines Bett werden, selbst da, wo man sich über alles Un= geziefer erhaben fühlte. Das Bett ist ja überhaupt nicht mehr noch weniger als ein Nachtgewand. Da der Stoffwechsel im Schlafe langsamer geht und weniger Wärme erzeugt, muß es wärmer halten als eine Tageskleidung.

Das Gasthofbett ist ein entlehntes Kleid, in welches jede Nacht ein Anderer schlüpft. Man ist dringend gebeten an= zunehmen, daß es immer genau gereinigt und erneuert sei. Die gewöhnliche Weise, Betttücher und Ueberzüge auszu= waschen, zu rollen und dann dem neuen Schlafgaste bereit zu legen, leistet nämlich gar nichts, und es ist durch genaue Untersuchungen erwiesen, daß eine Menge von Bacillen da= bei weder beseitigt noch getödtet werden, insbesondere nicht Tuberkel= und Diphtheriebacillen. Als einzig zuverlässiges Verfahren kennen wir nur das Auskochen mit Wasser. Das ist auch leicht möglich, wenn man überhaupt will.

49. Der Topf werde fleißig, das heißt nach jedesmaligem Gebrauche geleert und niemals lasse man etwas darin. Alle Gummideckel dispensiren nicht von dieser Vorschrift. Das wäre kein Geschäft für eine Krankenwärterin! Wer so denkt, ist jedenfalls nicht zu dem edlen Dienste berufen. Ich sah chirur= gische „Schwestern", die mit 2—3 Pfund Sterling die Woche bezahlt wurden, die Zimmerböden ihrer Kranken scheuern, weil sie sonst das Lokal nicht für gut genug erachteten. Das war Kraftvergeudung und nicht ihre Arbeit, aber sie waren geborne Wärterinnen, die das Wohl ihrer Kranken über ihre eigene Bequemlichkeit setzen. (19)

Im Topfe eines Leibstuhles halte man eine starke Cha= mäleonlösung vorräthig; sie ist geruchlos und zerstört üble Gerüche sofort, desinficirt aber nicht genügend!

50. Auch die Krankenstühle dienen häufig zur Qual an= statt zur Erleichterung; meist sind sie zu hoch, ihre Lehnen zu steil, zur Abwechslung auch wieder so tief und rückwärts= gelehnt, daß, wer darinnen sitzt, ohne „Vorspann" nicht wie=

der herauskommt. Gepolsterte Armlehnen und ein verstell=
barer Fußschemel sind unerläßlich.

Geschlossene Nachttische sind oft in sehr guten Häusern
wahre Luftverderber, voll Ammoniakdünste, und müssen wie
ihr Inhalt öfter mit Chlorwasser oder verdünnter Salzsäure
ausgewaschen werden.

Die elegante Vereinigung des gepolsterten Krankenstuhles
mit dem Leibstuhl, wie man sie noch öfter antrifft, ist zwar
sehr geschmacklos, aber leider gar nicht geruchlos, ein Treibbeet
für Ansteckungsstoffe aller Art und eine Sparkasse für Fieber,
kurz: so gefährlich wie eine Pulvermühle im Krankenzimmer.

3. Krankenbesuch.

„Krankenbesuch!" Inbegriff des Mitleids und der Bil=
dung, Heiligthum einer edlen Seele — aber auch Sammel=
platz der Rohheit und Gedankenlosigkeit!

Man kann das Thema nicht behandeln, ohne sogleich zu
verrathen, wer und was man ist. Der Dichter besingt's, der
Priester preist es als gutes Werk, der Arzt schüttelt den
Kopf und beklagt sich bitter, daß er eine Stube voll Besucher
trifft, wenn er keine wünscht, und selten einen, wenn aus=
harrende Hilfe nöthig ist, und die vielerfahrene Nightingale
schüttet bei diesem Anlasse eine Fluth von Vorwürfen über
das gebildete Jahrhundert aus und betitelt den Abschnitt:
„Hoffnungsgeschnatter und Trostschwätzer".

51. Die richtigen Krankenbesucher sind diejenigen, welche
vorübergehend oder dauernd Dienste thun und dann wieder
gehen; die unächten sind die Müßigen und Neugierigen, die
zu dem noch lange sitzen bleiben; jene verehren und unter=
stützen wir, diese theilt Nightingale ein in „Angstmacher"
und „Rathgeber" und sie findet an ihnen zwei hervorragende
Leistungen: 1. Gefühlvolle Gedankenlosigkeit, oder aber: 2. ge=
fühllose Gedankenlosigkeit.

Humboldt sagt dem Menschen nach, er sei von Haus
aus geneigt, große und unbekannte Naturerscheinungen düster
aufzufassen und sich der Furcht hinzugeben. Wir finden Aehn=
liches am Krankenbette und könnten an der menschlichen Na=

tur irre werden, wenn wir hören, was da oft in unbefangen=
ster Weise gesprochen wird. Jedenfalls vergißt der Redner
am Krankenbette, der sich selber so gerne hört, den Grund=
satz aller Redekunst: zu bedenken, wen er vor sich hat, und
welche Wirkung sein Wort unter den gegebenen Bedingungen
machen muß; jedenfalls fühlt er sich nicht in die Lage des
Kranken hinein, so wenig wie ein schlechter Wärter, der nicht
daran denkt, daß seine schwere tappige Hand dem Verwunde=
ten wehe thun könnte. So Mancher wirft am Krankenbette
mit unnützen Worten und Räthen um sich, wie ein Betrunkener,
der seine brennende Cigarre an eine Scheuer schleudert und
nicht daran denkt, daß er einem armen Mann sein Hab und
Gut in Brand steckt. Und diese ewigen Rathgeber werden nie
nüchtern und bei allem Elend, das sie anrichten, bringen sie
es nicht einmal zum Katzenjammer, geschweige zur Bekehrung.
„Geben Sie Ihren Beruf auf!" — armer Schullehrer und
leben Sie von Ihren Renten. — „Liquidiren Sie Ihr Geschäft"
— zwar zur Unzeit und zu Ihrem Verderben — „Sie haben
ein organisches Herzleiden; Sie sind hektisch; Sie werden
noch blind und erwerbsunfähig!" . . . . kurz das Schrecklichste
mit lächelndem Munde, dem Kranken ins Gesicht, oder wenig=
stens seiner Frau, die ohnedies zerknirscht genug ist. Die
Blume der Hoffnung, die einzige Freude und der Trost des
armen Kranken, wie wird sie mit roher Hand und ohne
Noth geknickt; die gütige Vorsehung hat sie mitten unter den
Dornen des Krankenbettes noch bewahrt; wer hat ein Recht,
sie abzureißen!

52. Da, wo die Gemüthsruhe des Kranken oder die
Familienverhältnisse es verlangen, die Nähe des Todes an=
zuzeigen, kann man jene Unglückspropheten vollends nicht
gebrauchen und ist ein schonendes, ruhiges Verfahren nöthig.
Ebenso wehethuend sind die Tröstungen und Versicherungen,
die man oft wider Wissen und Gewissen Unheilbaren giebt;
sie werden zur schneidenden Ironie, zum Hohn auf das Un=
glück oder auf den Verstand des Patienten. Die fromme
Lüge ist noch schlechter als die gemeine Lüge, und wenn die
Wahrheit sich nicht anständig zu kleiden weiß, mag sie zu
Hause bleiben.

53. Miß Nightingale beklagt es auch, daß man den Kranken oft unnöthigerweise die Aerzte verleide und die Pfuscher anpreise. Wegen der Aerzte ist's gleichgültig, sie müssen sich das gefallen lassen und es gehört zum Dienst, aber den Kranken beunruhigt man mit dem Mißtrauen in hohem Maße. Als man dem Luftschiffer eröffnete, der Boden seiner Gondel sei bloß geleimt, war's mit seiner Seelenruhe vorbei! Es ist ein schweres Unrecht, Jemandem unnöthige und eingebildete Leiden zu bereiten; hat er an den wirklichen noch nicht genug?

54. Der Kranke will nicht, daß Du mit ihm weinest, er hört gern, wenn Du munter bist und sieht gern, wenn Du etwas für ihn thust. Wer wie Joh. Peter Hebel, seinen Zartsinn in einen Witz verstecken kann, ist Meister; wer Reden hält, ist zum Lehrling zu schlecht.

55. Nimm Deine Worte und Bemerkungen wohl in Acht und mache Deine Krankenbesuche kurz ab; ganz kurz, wenn der Kranke fiebert; ist er fieberfrei, so kannst Du länger bleiben; aber bist Du langweilig, so ärgerst Du ihn und fügst Deine Last zur Last der Krankheit; hast Du ihn dagegen ausge= zeichnet unterhalten, so ist er aufgeregt, er bedankt sich für Deine Gesellschaft und bezahlt sie mit einer schlaflosen Nacht. (46)

56. Eine gute Gesellschaft für Kranke sind wieder Kranke — in richtiger Auswahl! — und die beste Gesellschaft sind, zeitenweise, kleine Kinder. Die Luft des Krankenzimmers darf für die Kinder nicht zu schlecht sein, sonst taugt sie auch für den Kranken nichts. Der Anblick eines Kindes erheitert und tröstet, sein unschuldiges Gespräch hat eine beruhigende Kraft; auch ein unruhiges Kind schmiegt sich meistens rasch und mit unbewußtem Verständniß an Kranke an und wird selten lästig. (70)

57. Und was könnte man Alles dem Sterbenden er= sparen, wenn man ihn gut lagerte und ruhig ließe, nicht immer fragte, wie es geht, nicht immer bäte, ein Zeichen zu geben, nicht immer ihn der Seligkeit versicherte, nicht immer Abschied nähme! Du marterst den sterbenden Vater mit dem Mahnrufe: was soll aus uns werden, und ich habe

ein Kind sagen hören: liebe Mutter, ich kann nicht sterben, so lange Du so jammerst! (82)

Wie oft drängen sich Familienscenen, Vermächtnisse, kirchliche Handlungen, kurz Alles, was das Leben Aufregendes hat, in die letzten Stunden oder Minuten zusammen, in jene Zeit der tödtlichen Ermattung, der Verwirrung durch Krankheit, Medikamente und Menschen! (83) Muß denn der Mensch immer mißhandelt sein, auch im Todeskampfe? auch aus Liebe?

In jenen Tagen und Stunden der tiefen Abenddämmerung, die dem Tode vorangeht, in jener Zeit der Ermattung, in welcher der Kranke zu Allem „ja" sagt, wenn man ihn nur in Ruhe läßt, werden vielerlei Testamente geschmiedet, die „bei klarem Bewußtsein" und dennoch nicht bei Trost gemacht sind. Wer sich nicht von den Wegelagerern des Todtenbettes will plündern lassen, muß in gesunden Zeiten seine Sachen ordnen.

58. Das Krankenbett giebt sehr oft Aufschluß über den Charakter des Menschen, das Todtenbett nie; dieses trägt die Züge der Krankheit, nicht aber die des Kranken. Auszehrende sterben oft mit Freude und himmlischer Seelenruhe, zuweilen steigert sich ihre Schwäche zu Verzückungen, die mit Ohnmachten wechseln; dagegen sterben Cholera-, Peritonitis- und manche andere Kranke mit einem Ausdruck der Verzweiflung. (84)

Es ist ein Verdienst, würdig zu leben, aber nur ein Glück, nicht unwürdig zu sterben.

4. Genesung.

Ein alter, schwerer Irrthum, der die Kranken und ihre Angehörigen unnöthig plagt, ist die Meinung, die Genesung nach schweren Leiden wäre rasch oder angenehm; sie ist keines von beiden. Dem Schwerkranken ist Vieles gleichgültig, dem Genesenden thut Alles weh, er ist empfindlich; das Mißverhältniß zwischen seinem Wollen und seinem Können wird peinlich, und dabei geht es so langsam vorwärts; die ganze Körpermaschine ist aus den Fugen, auch da, wo sie nicht

fchadhaft gewefen fein foll; die ganze Seele findet fich nicht
zurecht in diefer veränderten Welt. Der Typhusgenefende
fucht langfam feine zerftreute Habe zufammen und füttert
haftig, aber ebenfalls langfam feinen ausgemergelten hunge=
rigen Körper auf. Der glücklich operirte Blinde fieht nichts,
wird ins Dunkle gefperrt, langfam zum Lichte geführt, und
fehr allmählich findet er aus der überfchneiten, farblofen
Welt feine alten lieben Bilder wieder heraus. Genefung ift
Morgendämmerung, froftig und unklar; Genefung ift Früh=
lingsanfang, Stürm und Regenfchauer; Genefung ift eben
noch nicht — Gefundheit, mit der man fie ungeduldig ver=
wechfelt. Bewahren wir darum dem Genefenden noch alle
die Schonung und Geduld, die wir dem Schwerkranken un=
willkürlich gewidmet!

59. So richtig meiftens der Inftinkt der Kranken ift, fo
unzuverläffig find die Neigungen der Genefenden, und wenn
nicht Aerzte und Wärter für fie forgen, fo verunglücken fie
oft noch nachträglich. Der Appetit des Genefenden und die
Liebenswürdigkeit feiner Freunde find oft gleich gefährlich.
Was kann mir diefe Paftete denn fchaden? fragte übermüthig
der Typhus=Genefende. Das wird die Sektion lehren, ant=
wortete ihm trocken fein Arzt.

Ebenfo genau muß die körperliche Uebung, zum Sehen
und Lefen, zum Sitzen, Gehen und Arbeiten überwacht wer=
den. Man kann den Genefenden nicht die freie Wahl ihres
Anzuges laffen, kurz, man muß fie mit Plan und Liebe zum
wiedergewonnenen Leben „erziehen", zuweilen wie Kinder.

60. Oft fördert ein Luftwechfel die Genefung bedeutend,
aber er darf nicht auf Koften der Sorgfalt und der häus=
lichen Behaglichkeit, und nicht mit Ueberbietung der vorhan=
denen körperlichen und ökonomifchen Kräfte gemacht werden.
Man fchickt den Bewohner der Berge oft ins Tiefland oder ans
Meer, den Küftenbewohner ins Hochgebirge, und verbindet
damit die eigentliche medikamentöfe Nachhilfe in Form von
Brunnenkuren und Bädern; immer handelt es fich darum,
die Rückkehr ins thätige Leben möglichft fchonend zu voll=
ziehen.

61. Am beften wird ein Kranker behandelt, wenn er arm

und in einem guten Spitale, auch wenn er wohlhabend ist und im Spitale oder bei Hause besorgt wird; am schlechtesten ergeht es ihm, wenn er sehr vornehm ist; da macht man oft der Hoheit den Hof, anstatt am kranken Mitmenschen rücksichtslos eine Pflicht zu erfüllen.

62. Keine Krankheitsformen sind lästiger und widerwärtiger für den Kranken und seine Umgebung, als die nervösen Leiden in Folge sexueller Verirrungen, die seit Menschengedenken das Glück des Einzelnen untergraben, die Kraft von Familien und Völkern gebrochen haben und in allen möglichen Formen auch bei den civilisirtesten Völkern das ungebändigte Thier repräsentiren. Der Arzt braucht sie nicht zu erklären für die Unglücklichen, die sie kennen, und mag sie nicht nennen für die Glücklichen, „die reinen Herzens sind und Gott schauen". Die Kranken verkünden ihr Elend selber aufs Fleißigste, mit dürren Worten, alle Halbjahr einem andern Arzte oder Priester, alle Jahr andern Freunden oder Freundinnen — allen als tiefes Geheimniß. Dieser halblaute Jammer, diese Melancholie, die des Schmerzes nicht mehr Meister wird und ihn durch Mitleid mildern möchte, ist eine sehr regelmäßige Folge. Arme Tagelöhner und Mägde werden dabei so grillenhaft und hypochondrisch wie der reichste Stammhalter; jene verfallen der kleinen Charlatanerie wie dieser dem höhern Kurschwindel, und erst ein späteres Alter macht sie für ihre Umgebung genießbarer, wenn sie nämlich nicht unterdessen unerträglich langweilige Philister geworden, oder ins Irrenhaus gewandert, oder an Lungentuberkulose gestorben sind. Ein bischen Blutspeien, ein rührender Abschied von Beruf und Familie ist weit häufiger das Ende jener Fehltritte, als die bekannte Rückendarre, die auch ganz andere Ursachen hat. Ein Almosen übrigens für den Geist desjenigen, der die meisten Gehirn- und Lungenleiden auf diese Rechnung schreiben wollte! Es giebt Gründe genug zum Krankwerden und Sterben, und thut Jedermann wohl, das Unglück, welches er antrifft, milde auszulegen und vorläufig für sich selber zu bedenken, daß er unter einem ehernen Naturgesetze steht, das ihn heute oder morgen zwingt, seine Lebensgeschichte selber zu verkünden!

5. Oeffentliche Krankenpflege.

1. Miß Nightingale sagt: Man kann nicht bloß fragen, ist diese oder jene Krankheit heilbar, sondern muß sogleich auch fragen, unter welchen Umständen und unter welcher Pflege?[1] Unsere socialen Verhältnisse, für die man nicht nur eine einzelne Regierungsform oder Kirche, sondern die ganze menschliche Natur verantwortlich machen muß, und die vielfach eine Parodie dessen sind, was man Christenthum heißen möchte, unsere socialen Verhältnisse bringen es mit sich, „daß im hochkultivirten England jeder fünfte bis siebente Mensch zu Grabe geht, ehe er ein Jahr alt ist, und fast die Hälfte vor dem fünften Lebensjahre, und das hauptsächlich aus Mangel an genauer häuslicher Gesundheitspflege",[2] und daß es bei den übrigen Kulturnationen ebenso ist. Alle großen Seuchen, die Cholera, der abdominale und der Fleck=Typhus u. s. w. holen ihre zahlreichsten Opfer aus der Reihe der Armen: darum ist es ein Gebot der Menschlichkeit und der Klugheit zugleich, die Gesundheit des Volkes zu überwachen und zu unterstützen, und die Krankheiten der Armen durch möglichst gute und rasche Pflege zu heilen. Mixturen und Armenärzte hat man längst in alle Spelunken geschickt, barm=herzige Seelen sind auch fleißig hingegangen, aber doch am allerbarmherzigsten und am allerhäufigsten die Leichenträger.

2. Man hat deshalb Asyle eröffnet; sie werden getadelt und überfüllt. Man sagt: das Volk hat eine Abneigung gegen Spitäler und jeder ist in den Tagen der Noth und des Leidens, vielleicht in der Todesstunde, gerne im Kreise der Seinigen, getragen von den Händen der Liebe, umgeben von einer rührenden Theilnahme und Sorgfalt, die den bittern Kelch noch versüßen, zur Genesung vorbereiten oder aber mit dem Erdenleben aussöhnen kann. Das ist gar nicht zu bestreiten. Der Glückliche, der im Unglück noch eine Heimath hat, geht selten ins Spital; aber wie viele Tausende macht Armuth, Noth und das geschäftige Drängen des Lebens und Erwerbens selbst zu Hause heimathlos und fremd? Wie viele

---

[1] L. c., pag. 1.
[2] L. c., pag. 7.

läßt das hereinbrechende Unglück die ferne Heimath nicht mehr erreichen? Diese Alle segnen ein Spital.

Die Städte sind in dieser Frage mit gutem Beispiel vorangegangen, das Land folgt langsam nach. Die großen Spitäler sind gefährlich, weil es jede Anhäufung vieler Menschen ist, besonders kranker, und weil unsere Reinlichkeit mit der so entstandenen Luftvergiftung noch nicht Schritt zu halten vermag. Unter großen Spitälern versteht man solche von über 500 bis 600 Betten. Es ist gewiß, daß ein wohlverwaltetes, großes Krankenhaus noch besser ist, als ein leichtfertig verwaltetes kleines. Ebenfalls gewiß ist, daß für Arme und Reiche Centralanstalten, an denen sich Specialisten der Augenheilkunde, Chirurgie, Gynäkologie u. s. w. zusammenfinden, unentbehrlich sind. Das Gemeindekrankenhaus entspricht der Volksschule, das Landeskrankenhaus der Hochschule; sie ergänzen sich gegenseitig.

Kleine Asyle, im Umfange großer Privathäuser, sind am besten, und sollten in jeder Gemeinde errichtet werden; einzeln stehend, im Grünen gelegen, mit Luft und Licht und Wasser wohl versorgt. Man macht mittelgroße, helle, gut zu lüftende, heizbare Krankenzimmer mit höchstens 2—4 Betten. (Die gegenwärtig in Musteranstalten beliebten großen Krankensäle, von 20—40 Betten, erfüllen alle hygieinischen und administrativen Anforderungen in vollem Maße, sind aber „ungemüthlich", psychologisch schwer verständlich.) Die Kranken liegen dort behaglicher und ungestörter als in großen Sälen und versöhnen sich leichter mit der oft gefürchteten Spitalbehandlung; und um auch Keinen je hülflos zu lassen, führt man neben jedes Bett den Haustelegraphen. Die Betten müssen in bester Weise gemacht sein, wenn sie nicht bald zur Folterbank werden sollen; eiserne Bettstelle, Drahtmatratze, Roßhaarmatratze, Wolldecken und Federdecken nebst Kissen sind unbedingt nöthig, genügende Leintücher selbstverständlich. Kleiderschränkchen, Thermometer, Lampe, Uhr, Lehnstuhl, ein bloß mit kleinen Gardinen verschlossener Nachttisch vollenden vorläufig die Einrichtung einer solchen Stube. Gelegenheit im Zimmer zu baden, sowie ein besonderes, warmes Badegemach ist unerläßlich. Ebenso nöthig, mehr Zimmer und

Betten zu haben, als man gewöhnlich bedarf, um wechseln, scheuern, tünchen und anstreichen zu können. Die Kranken=wart besorgen ein Ehepaar, oder Ordensschwestern, oder eine prosaische Wittwe, nach Gelegenheit und Geschmack. Auch hier ist die Tugend an kein Kleid gebunden. Wer das Geschäft der Krankenwart nicht mit Liebe und Begeisterung treibt, ist gänzlich unbrauchbar; es giebt selten mittelmäßige Kranken=wärter, meistens ganz gute oder ganz schlechte.

Wo nur immer möglich, nehme man, nach dem Vorbild der sonst so prüden Engländer, weibliches Wartepersonal. Man findet leichter fünfzig gute Wärterinnen als einen guten Wärter.

Die Zahl und Leistungsfähigkeit der inkorporirten Wär=terinnen wird wesentlich dadurch erhöht, daß sie in socialer Beziehung gedeckt und geborgen sind und nicht für ihre alten Tage sorgen müssen. Unter dieser Bedingung führt denn die Unentgeltlichkeit der Dienstleistung viele der edelsten Cha=raktere in die Reihe der Diakonissen und Spitalschwestern. Diese wohlthätigen Orden haben sich in Krieg und Frieden Ehre und Dank redlich verdient.

Auch das kleinste Gemeindeasyl muß täglich vom Arzte besucht werden; dieser muß persönlich verantwortlich sein für Alles, was daselbst vorgeht, für ärztliche Behandlung, Haus=ordnung, Reinlichkeit und Nahrung, und er soll ein kleines Honorar empfangen; hat er hiezu nicht Praxis oder nicht Gemeinsinn genug, so ist er für sociale Medicin nicht zu gebrauchen.

Den Betrieb bestreiten die Leute, denen das Asyl zunächst dienen soll, am besten selber; Arbeiter und Dienstboten wer=den zu Krankenkassen=Beiträgen angehalten und nicht mit mephistophelischer Handhabung der „persönlichen Freiheit" ihrem Schicksal preisgegeben; für Arme zahlen von rechts=wegen die öffentlichen Fonds. Wenn der Betrieb ein geord=neter, das Krankenasyl eine freundliche Hilfe und eine rich=tige Elementarschule der Barmherzigkeit und Krankenpflege ist, so wird es nie ganz ohne selbstzahlende, wohlhabende Patienten sein; diese geben das beste, weil freiwillige Zeug=niß, und halten den Ton der Anstalt auf der richtigen Höhe, sie verhindern das Herabsinken auf die zweideutige Stufe eines Armenhauses.

3. Es ist eine Aufgabe unserer Zeit, der Krankenunterstützung auch im Frieden die Makel der Armenunterstützung, die ihr noch vielfach anklebt, abzunehmen; im Kriege ist die Krankenpflege ein Ehrendienst, sie muß es auch im Frieden werden; die türkische Resignation, die den Hilflosen in seinem verschuldeten und unverschuldeten Elend umkommen läßt und ihm höchstens, wie zum Spott, Mixturen und Priester schickt, muß überall der lebendigen Nächstenliebe und regelmäßigen Krankenpflege Platz machen. Millionen Menschen wäre geholfen, wenn wir einmal auf unsere Liebe so eitel wären wie auf unsern Glauben, auf unsere Schulen und Krankenasyle so eitel wie auf unsere Kirchen, Glocken und — Kanonen! Wie viele schmucke Dörfer prangen mit stattlichen Rathhäusern und Glockenthürmen, haben aber kein Krankenasyl, und in vielen stolzen Städten bewundern wir die Theater und Gemäldegalerien, und dann die harten Strohsäcke und die Aermlichkeit, oft wo wir es am wenigsten erwarten, auch den Schmutz und die Rohheit der Spitäler! Wo ist da die „Macht der Kunst, die das Gemüth veredelt?" Der Vandalismus der Massen handelt immer unbewußt und unsinnig, aber nicht immer unberechtigt.

Der Kultus des Glaubens hat alle Blätter der Geschichte mit Blut und Thränen befleckt und in Krieg und Frieden die Laster des verkommensten Heidenthums nicht verhindert, sondern nur, gegen billige Entschädigung, verziehen; wenden wir uns zum Kultus der Liebe, indem wir die Unwissenden lehren und die Kranken verpflegen und so den Grund legen zu socialen Verhältnissen, in denen wir uns gegenseitig weder verfluchen noch erschießen! Schulen, Waisenhäuser und Krankenasyle müssen ebenfalls unsere Tempel sein.

Liebenswürdiger und gebildeter Leser! Könntest Du doch nur ein Jahr lang den Pastor oder den Arzt begleiten und mit offenen Augen sehen, welches Leiden und welche Verwahrlosung selbst inmitten einer wohlhabenden Bevölkerung, geschweige an armen und entlegenen Orten vorkommt — Dich erfaßte das Gefühl wieder, mit dem Du am Kranken-

und Sterbebette Deines Kindes gestanden, Du würdest Alles liegen lassen und vorab die hilflosen Kranken besorgen; Du sähest auf einmal wieder den lebendigen Gott, der in Krankheit und Armuth verhüllt, an den Ehrenbogen und Gabentempeln Deiner Feste, an den Thüren Deiner Rathssäle und Kirchen steht und Dir klagt: „Ich bin krank, besuche mich!"

Gedenke im Glücke des Armen und Kranken, nicht einmal aus Barmherzigkeit, sondern schon, um Deines Glückes bewußt und für dasselbe dankbar zu werden. Bist Du aber selber krank und unglücklich, so hilf Andern, das ist das einzige Mittel, Dich selber zu trösten; verwandle Deinen Schmerz in Wohlthun, dann wird er milder!

Und für den Fall, daß Du stürbest, schicke Allen, die nicht so weich wie Du gebettet und nicht so liebevoll gepflegt werden, Deinen freundlichen Gruß in den Gotteskasten eines Krankenhauses; solcher milde Nachklang Deines Daseins ist das beste Schlummerlied!

XIV. Ein Besuch im Irrenhause.

„Freund, es geht um Deine Sache
Wenn es brennt in Nachbars Dache.“[1]

1. Die Gesellschaft kann groß werden. Der Mensch liebt das Geheimnißvolle und Schauerliche; beides ist zu haben. Ein zart besaitetes Gemüth will in Mitleid schwärmen und wohlthun; ein klarer Geist will in den Trümmern das Wunderwerk der Welt studiren, dessen Bau und Einheit er nicht zu fassen vermag; ein roher Sinn sucht ein erregendes Schauspiel und ahnt nicht, daß er selber zunächst berufen ist, die Tragödie handelnd mitzumachen. Welchen Weg schlagen wir ein? Das ist Geschmack und Zufall. Alle möglichen Wege führen uns dahin. Die Pädagogik und die Naturwissenschaf= ten, die philosophische Spekulation und die praktische Medicin, die Freundschaft für Angehörige und die socialen Wissen= schaften sind bei der Angelegenheit lebhaft betheiligt.

2. Irrenhaus hieß noch im vorigen Jahrhundert soviel als Hölle; „laßt alle Hoffnung draußen, die Ihr hineingeht!“ Im alten Hôtel Dieu waren noch Irre, Kranke und Invaliden aller Art zusammengepfercht und im Bicêtre eine wahre Mena= gerie menschlicher Zerrüttung, so daß, als der edle Pinel, der Vater der Irrenheilkunde, vorschlug, die Angeketteten freizulassen und ärztlich zu behandeln, der Wohlfahrts=Aus= schuß (Conthon) ihm mitleidig versicherte: Du selber bist ein Narr! Irrenhaus hieß dann eine Spelunke, eine Bettler= herberge voll Verzweiflung und Elend, mit einem festen Riegel und einem rohen Büttel zur Bewachung, wie sie Kaul= bach in seinem prächtigen und trostlosen Bilde dargestellt hat. — Heutzutage heißt Irrenhaus ein Spital ersten Ranges,

---

[1] „Nam tua res agitur, paries quum proximus ardet.“
Hor. Ep. I. XIII.

so schön und bequem, als es der Geist und das Geld eines
Landes zu wege bringen. Schöne Gartenanlagen bezeichnen
den Ort, den wir suchen, und friedlich leuchtet das sauber ge=
haltene Haus aus Büschen und Bäumen hervor. Da ist es
ein altes mit viel Arbeit und Geld umgebautes Kloster, dort
sind es Neubauten, die, nach dem Ideale jetziger Kranken=
häuser, verstreut und einstöckig an der Sonne liegen und sich
lüften. Nirgends sind „Burgen mit hohen Mauern und
Zinnen", überall ganz mäßige Einfriedungen. Ein Netz von
Höfen und Gärten, die gegenseitig abgeschlossen aber mit dem
Hause in Verbindung sind, umgiebt die Anstalt und überall
herrscht reges Leben, hier Gemüsebau und Blumenkultur,
dort Musik oder einfaches Bummeln. Wir unterscheiden nicht
leicht Kranke und Wärter und grüßen gerne die friedliche
Gesellschaft.

3. Ein Assistenzarzt, noch halb Student, der uns empfing
und durch das, zufällig immer verschlossene Portal einführte,
und der unsere Fragen nach Namen und Personen hart=
näckig überhört und ausweicht, und den wir vorläufig nichts
weniger als Alles fragen, sagt uns freundlich: Suchen Sie
nur keinen Roman in diesem Hause und überhaupt nichts
Neues; es ist Alles wie draußen, ein bischen anders angeord=
net; ferner glauben Sie nicht den Klagen, die Sie über
unsere gottlose und materialistische Zeit gehört, sondern sehen
Sie, was sie thut für Irre und andere Kranke, für Arme
und Gefangene, für Schulen und Waisen, und Sie werden
sich mit Manchem aussöhnen. „Geisteskranke" wollten Sie
hier sehen; das finden Sie nicht; es sind alles „Gehirnpatien=
ten", sei es, daß der Thron des Geistes unmittelbar oder
durch Umwälzungen in tiefen Regionen erschüttert wurde.
Geisteskrank, das heißt am Leibe gesund und nur am Geiste
krank, sind die Lasterhaften, die bestraften und nicht bestraften
Verbrecher. „Das Irresein aber ist kein Charakterfehler, keine
Leidenschaft, keine Narrheit, keine Sünde, sondern eine Krank=
heit wie jede andere."[1])

---

[1]) Zinn, Eröffnungsrede in dem Hilfsverein für genesende Gemüths=
kranke, 1871.

„Geisteskrankheit sucht ihr Opfer unter Gerechten und Ungerechten; sie ist wie jede andere Krankheit oft unverschuldet, oft selbstverschuldet, kann aber auch ehrenvoll und die Folge außerordentlicher, übermenschlicher Anstrengung sein."[1]

Darum wohnt die Schande längst nicht mehr in diesen Asylen und es ist nicht schimpflicher, irre zu werden, als den Typhus zu bekommen oder ein Bein zu brechen.

4. Wir sind in ein freundliches Empfangszimmer gekommen und lassen unsern jungen Freund noch nicht los. — Warum behandeln Sie denn diese Leiblichkranken nicht bei Hause wie Andere? Und warum eine ganz eigenthümliche Kurmethode für Irre? Eine solche besteht in der That nicht; dieselben Grundsätze, nach denen wir bei einem Gehirnleiden handeln, das einen Schlaganfall macht, oder Epilepsie, oder Kopfweh, oder Erblindung hervorrief, gelten auch bei der Behandlung derjenigen, deren Gehirnleiden sich als Geistesstörung äußert, und wir könnten alle diese Kranken in der Familie behandeln, wenn sie nicht so vielbedürftig wären, daß sie jede Hausordnung umkehrten, und wenn Jedermann verstände, so gut (?) mit ihnen umzugehen wie mit andern Kranken; so aber heben wir den Kranken aus den beruflichen und familiären Verhältnissen heraus, unter denen er erkrankte, bringen ihn an einen möglichst behaglichen Ort, wo er nichts zu befehlen und nichts zu befürchten hat, und legen ihm die Anstalt mit ihrer systematischen Ordnung als einen schützenden und stützenden Schienenverband um den gebrochenen Geist, bis daß sein Organ wieder gesund und brauchbar geworden ist; ähnlich wie wir es bei einem gebrochenen Bein machen.

5. Man bringt einen Kranken. Schlau hat man ihn bethört und er kommt „um ein Geschäft zu machen". Der Direktor der Anstalt begrüßt ihn sehr freundlich, aber gemessen, und erklärt ihn in aller Form als krank, sagt ihm auch, er sei in ein Krankenhaus geführt worden und dürfe auf Genesung hoffen. „Nichts Krankheit, nichts Genesung! Betrug

---

[1] Hardegger, Vierter Bericht des St. Gallischen Hilfsvereins für genesende Gemüthskranke, St. Gallen, 1871.

und Schlechtigkeit!" — und nun geräth der Kranke außer sich vor Wuth, er verwünscht seine treulosen Begleiter, den Arzt und das ganze Haus. Die ganze Welt muß anders werden. Tagelang, nächtelang, ruhelos, witziger als gewohnt, hat der aufgeregte Mann gedacht, gesprochen, gearbeitet und wenig gethan; die eilende Feder holte den jagenden Gedanken nicht ein, der Pinsel zauberte und warf die Bilder förmlich auf die Leinwand hin, nichts ausgeführt, alles übertrieben, doch bezeichnend. Trauer wechselte mit hohem Selbstgefühl, das Jedem in den Weg trat; wenig Verwirrung und dennoch vollendete Unordnung in Wort und That; und bei dem geringsten Anstoß geht ein Lärm los, wie das Weckerwerk einer Uhr und folgen die wildesten und erschütterndsten Auftritte, wie wir es erleben. Die Zornesader schwillt auf der gerötheten Stirn, die Augen funkeln, geballte Fäuste und stampfende Füße sind die Mimik zu den Flüchen und Vorwürfen, die wie ein Hagelschauer daherfahren. Man führt ihn sachte und mit wenig Worten auf sein einsames Zimmer. Noch lange wird der Schmerz und das Mißtrauen anhalten, und der Irrenarzt wiederholt zum tausendsten Male die Bitte an die Gesunden, doch ja solche Kranke nicht durch Betrug und falsche Vorgaben in die Anstalt zu führen. Wahrheit und Strenge ist besser. Zwischen der Feigheit einer Lüge und der Mißhandlung und Knebelung giebt es stets noch einen Mittelweg, den jeder Verständige findet, wenn er ernstlich will. Wir müssen den Gemüthskranken behandeln, als wäre er ein sechsjähriges Kind; Reden halten und Schläge geben verdirbt ihn; er gehorcht am liebsten bei ruhigen Worten und sanfter Gewalt. Wer einen aufgeregten Kranken aus seinem Hause wegnehmen und in eine Anstalt bringen muß, thut gut, seine Absicht ehrlich auszusprechen, und gleich mit vier Mann aufzumarschiren. Der Widerstand erscheint auch dem Schwerkranken nutzlos. Wäre er allein gekommen, hätte es eine gemeine Rauferei abgesetzt.

6. Nun werden die Papiere untersucht. Eine Krankengeschichte vom Hausarzt, der selbstverständlich persönlich verantwortlich ist für das, was er aussagt, ist dem Kranken vorausgegangen, ebenso ein Heimathschein und ein Gutschein

für die Kosten; heute folgt nur ein amtsärztliches oder privates Begleitschreiben, das die Identität des Angemeldeten und des Angekommenen erweist.

Bei allen diesen Akten sind so viele Beamte und Private betheiligt, daß schon dadurch das Einschmuggeln eines Gesunden sehr erschwert wäre, und auch nach der Aufnahme ist dafür gesorgt, daß außer der Anstalt stehende Aerzte die Kranken besuchen können oder müssen. Kein Irrenarzt wird Gesunde aufnehmen oder — mißkennen. Die glühendste Leidenschaft eines Gesunden, die zügelloseste Zerfahrenheit eines Lumpen, der Groll und die Wehmuth des Gekränkten: sie unterscheiden sich deutlich vom Irresein. Anderseits verleugnet sich der Wahnsinn nicht, wenn er auch im Gewande der feinsten Umgangsformen und des witzigsten Gespräches auftritt. Und dennoch ist in ebenso oberflächlichen als unverantwortlichen Romanen viel gesündigt worden, nicht gegen Irrenärzte — diese müssen sich von Amtswegen eine gute Dosis „Narrheit" von vielen Gesunden gefallen lassen — sondern gegen Geisteskranke, deren Familien man mit Phantasiebildern ängstigte, statt mit der Wahrheit zu belehren; gegen heilbare Kranke, die man zu Grunde gehen ließ, ehe man sich entschloß, sie als krank zu erkennen und heilen zu lassen, und nicht auch zum mindesten gegen den ruhigen Bürger, der noch an die Vorsicht seiner Regierung glaubt. Morde und Brandstiftungen durch frei herumlaufende Irre kommen jedes Jahr und ganz regelmäßig vor, meistens durch Alkoholiker und Epileptische, oft auch von Verrückten oder Blödsinnigen, die alle für geistig gesund erklärt werden — so lange sie Geld haben, einen Agenten zu bezahlen, oder wenn sie einem Streber als Aktenstücke dienen können. Wer allen mißtraut, der wähle Staatsanstalten. Diese sind meistens überfüllt und haben mehr Neigung, Kranke zu entlassen als zu behalten.

7. Mancher nimmt einen Kranken erst dann für irre, wenn er tobt wie ein Thier, oder ganz verworrenes Zeug spricht. Und doch kann Jemand auch schwindsüchtig sein, ohne daß er zugleich noch lahm und taub und blind und wassersüchtig wäre. Es ist interessant zu sehen, wie naiv unwissend

auch Hochgebildete in diesen Fragen sein können, nicht aus=
genommen die Realisten und Naturalisten unter den Dichtern.
Wer richtige Bilder vom Geisteskranken sucht, muß immer
noch Shakespeare lesen.

Denken Sie an Alles, was wir Traum nennen, an die
Thränen, den Eifer und den schlauen Unsinn, schließlich an
die platten Dummheiten, die uns im Schlafe quälen können,
so haben Sie alle Grundformen des Irreseins. Das Irresein
im Schlafe nennen wir Traum, das Träumen im wachen Zu=
stande Irresein. Aus dem Traum erwachen wir rasch, aus
dem Irresein langsam, in beiden Fällen unter materiellen
Veränderungen des Gehirns. Wir haben aber auch noch eine
andere Gelegenheit, alle Formen des Irreseins in kurzer
Zeit an uns vorübergehen zu lassen: Die Berauschung.
„Trunkenheit ist ein kurzer Wahnsinn", sagten schon die alten
Griechen.

Der Direktor hat uns das alles gesagt, aber besser und
bündiger. Der richtige Irrenarzt predigt nie; er giebt's in
kurzen Sprüchen Salomonis.

8. Es kommt noch eine Kranke. Wir dürfen diesmal
bleiben. Die hat man nicht betrogen. Man versichert sie,
daß sie ins Spital komme, und sie kommt, geführt und ge=
schoben, in sich versunken und jammernd. Nein ich bin nicht
krank, aber sehr unglücklich und grenzenlos schlecht, überall
verachtet und ewig verdammt; hier ist es viel zu schön für
mich, man ist zu gut mit mir; werft mich in einen Kerker,
tödtet mich! Keine Thräne verkündet ihr Weh. Sie wird
tagelang, wochenlang schweigen, die Nahrung verweigern und
ruhelos stöhnen, wenn Andere schlafen. Dennoch ist sie heilbar.

Und jene Andere, die gestern gekommen, wie ist sie noch
aufgeregt: sie versichert uns ebenfalls, nicht krank zu sein.
Ich war überreizt, habe Kummer und Nachtwachen gehabt,
habe nicht gegessen und nicht geschlafen, und nicht mehr ar=
beiten können, aber Ihr hättet Geduld mit mir haben sollen.
Es wäre besser gekommen. Jetzt erst werde ich verrückt, vor=
her war ich's nicht! O wenn ich nur ein einziges Wort nicht
gesprochen, einen einzigen Entschluß nicht gefaßt hätte!
Wenn ich nur eine gute Seele fände, der ich mein Herz ganz,

aber ganz ausschütten könnte! Mich will Niemand hören; Niemand erbarmt sich meiner. Die eigene Familie verstößt mich, das ist schlecht von ihr, — hätte Geduld haben sollen, ... und so geht es fort, so ging es seit Wochen. Das Gefühl, sich nicht genügend aussprechen zu können, ist stündlich neu, und die Klage stündlich dieselbe. Auch Du wirst wieder genesen, Schmerz und Entrüstung werden von Dir weichen, die Arbeit wird Dich segnend wieder begrüßen, der Schlaf wird Dich wieder erquicken, und Du wirst Dein betrübtes Haus wieder freundlich beleben!

Es ist ganz auffallend, wie gleichartig die Klagen, Vorwürfe und Versicherungen der verschiedensten Ankömmlinge sind; man könnte sie für viele Krankheitsformen zum voraus drucken; und dennoch meint jede Familie, so, wie bei ihrem Patienten wäre es noch nirgends gewesen, und gewärtigt sehr oft lieber die Unheilbarkeit ihres Schwermüthigen, als dessen Versorgung im Irrenhause! Warum nicht wenigstens ein Versuch in der Wasserheilanstalt? Der gewissenhafte Kurarzt bedankt sich für solche Pfuscherei und weist den Kranken ab, um ihn vor einer erheblichen Verschlimmerung zu bewahren. Warum nicht Zerstreuungen und Reisen? Herzerhebende Kunstgenüsse und eine großartige Natur müssen dem Kranken wohl thun, meint die kluge Unwissenheit. Das Ergebniß ist alltäglich und traurig genug, ohne deswegen belehren und warnen zu können. Schwere Krankheitsausbrüche, und nicht selten ein ebenso erschütternder wie auch vermeidbarer Tod sind die Folgen solchen Dilettantenthums, welches nicht einmal weiß, daß ein krankes Gehirn der Ruhe bedarf, nicht aber der Aufregung.

Die Aufsicht der Angehörigen ist trotz aller Betheuerungen eine ungenügende und unzuverlässige. Ein ganz konfuser Ehrbegriff besiegt die Gewissenhaftigkeit!

9. Mit geringer und nicht hochfahrender Phantasie hüllen wir uns nun in das Gewand eines Arztes, denn nur unter dieser Bedingung können wir den Anstalts-Direktor auf seiner Visite begleiten. Für Gesellschaften und humane Neugierige hat man stets etliche leere Zimmer und Höfe, die Anstaltsküche und die Kirche zur Verfügung.

Wir wandern durch verschiedene Gänge, breite, helle, freundlich bemalte Korridore mit lieblicher Zimmerwärme, trotz des kühlen Tages; da und dort stehen die Thüren der Schlafsäle offen und zu den gegenüberliegenden Fenstern strahlt die warme Herbstsonne herein, und zieht reine Luft durch die Säle. Diese gleichmäßige Wärme ist die Leistung einer Dampfheizung, die mit größter Genauigkeit ihren Dienst thut und gegenüber zahlreichen Zimmeröfen Geld und Arbeit spart. In den Zimmern stehen die mit erhitztem Wasser gefüllten Heizkörper, halten die Wärme nach und gewähren dem Kranken den gewöhnten Komfort der heimatlichen Stube.

Aus den Fenstern der Anstalt überblicken wir eine großartige Landschaft. Hinter den Höfen und Gärten liegt das weite Gemüsefeld und ein Theil der Wiesen und Aecker, deren Bebauung die Anstalt zum Theil mit Kranken betreibt. Das prophetische Wort des alten Hippel ist in Erfüllung gegangen, der sagte: „Ich würde, wenn der Mensch an der Seele krank ist, die Kur des Leibes vorschlagen."

Der Arzt verordnet die Arbeit, ihre Art und Dauer, zum Heilzwecke für jeden Einzelnen täglich; er bestimmt, wer angehalten und wem die Wahl freigestellt werden soll; Werkmeister und Wärter haben wie Apotheker, nach Rezept zu verfahren. In dieser Weise wird zu St. Pirminsberg selbst eine Alpenkolonie, eine Stunde von der Anstalt entfernt, und unter regelrechter ärztlicher Leitung, seit vielen Jahren betrieben, von den Kranken mit Freuden bewohnt, und was noch mehr ist, mit gutem Erfolge.

Nur ausgedehnte Besitzungen und großartige vielgliedrige Gebäude gestatten die gehörige Individualisirung in der Behandlung; daher ist es gekommen, daß fast nur öffentliche, staatliche Anstalten allen Erfordernissen der Zeit zu genügen vermögen, und Privatasyle sich immer mehr auf einzelne Stände und einzelne Krankheitsformen beschränken müssen, wenn sie nicht sehr theuer werden, oder aber in grausamster Weise alle möglichen Kranken zusammenpacken wollen.

10. Endlich sind wir am Anfang der Visite; in ganz guter Gesellschaft, wie in irgend einem sommerlichen Kurhause; bloß weniger Toilette und mehr Arbeit. Die einen

Kranken ſticken, ſtricken, nähen, andere ſchreiben Briefe, andere
packen zur Abreiſe, andere ſind im Garten thätig. Da hat
der Direktor ein Wort des Troſtes, dort eine Ermahnung
oder einen Witz bereit. Dieſe Leute wiſſen alle ganz gut,
daß ſie irre geweſen ſind und verlaſſen zufrieden und dank=
bar die Anſtalt. Manche möchten noch länger verbleiben als
nöthig; Manche bleiben jahrelang in Korreſpondenz mit ihrem
Arzte und ziehen ihn bei Lebensfragen zu Rathe; Manche
ſehnen ſich zu früh nach Hauſe. Allen wirklich Geneſenden
bleibt eine auffallend klare Erinnerung mit richtiger Schätzung
ihrer Erlebniſſe. Bei dieſen Kranken iſt der Anſtaltsgeiſtliche
meiſt ein lieber Gaſt, der Troſt und Seelenruhe bringt.

11. Wem hat nicht Liebenswürdigkeit und Bildung,
Gelehrſamkeit und Thatkraft imponirt, wo er ſie im Leben
angetroffen! Hier ſtimmt ſie uns wehmüthig, dieſe ausge=
wählte Geſellſchaft, obſchon ſie in Geneſung iſt, und wir fragen
den Irrenarzt aufs Gewiſſen: Iſt's denn nicht doch der Zwei=
fel und der Unglaube unſerer Zeit, die Genußſucht und die
Spekulationswuth, das raſtloſe Jagen, welches die Menſchen
gehirnkrank und irre macht? Hat nicht Lauvergne Recht,
wenn er ſagt: „Bekennen wir es aufrichtig, die Seelenruhe
und die Hoffnung auf ein beſſeres Leben werden in dieſer
Welt nur dem genügſamen Sinne zu Theil. Dieſer iſt auch
die reine Weisheit. Dagegen iſt es der hochfliegende Geiſt des
Menſchen, der in ſeinen Nächten voll peinlicher Betrachtungen
den Zweifel, die Verzweiflung und Vernichtung erſchaffen
hat."[1] Zählen Sie dieſe Gebildeten und dann ſpäter die
Andern! ſo lautet die Antwort. Jede Krankheit iſt vorläufig
das Produkt einer Schädlichkeit auf einen lebendigen Organis=
mus; ſolcher Schädlichkeiten giebt es ſo viele als Lebens=
bedingungen; der Organismus wird aber zuweilen da zuerſt
ergriffen, wo er am ſchwächſten iſt. Hunger und Elend machen
den Einen ſchwindſüchtig, den Andern herzkrank, den Dritten
irre. Ob der Schwelger im Irrenhauſe und im Blödſinn
ſterbe, oder daheim an der Waſſerſucht, das kommt nur dar=

---

[1] Lauvergne, „Die letzten Stunden und der Tod in allen Klaſſen
der Geſellſchaft", Leipzig, 1843, I, pag. 265.

auf an, ob sein Gehirn oder seine Leber widerstandsfähiger gewesen u. s. w. Wie die äußern, so wirken auch die innern Krankheitsursachen: „Friede ernährt, Unfriede verzehrt." Kummer und Sorge machen den Lungenschwachen hektisch, den Gehirnschwachen irre. Die Liebe, auch die triumphirende, macht wahnsinnig oder selig, je nach der Konstitution des Menschen.

Wir gelangen unterdessen auf eine andere Abtheilung. Da sind lauter Bauern, Handwerker, dort Hausfrauen und Mägde, Tagelöhner aus Feld und Wald, Fabrikarbeiter aus gelüfteten und ungelüfteten Sälen, die wenigsten aus den Städten, die meisten aus Dörfern, und sehr viele aus „der idyllischen Einsamkeit, wo der Mensch noch unverdorben und mit Wenigem in Gott vergnügt ist". Diese armen Leute haben alle niemals spekulirt noch revolutionirt noch gezweifelt, sie haben gebetet und gearbeitet wie ihre Väter und Vorväter. Und ihrer sind so viele, selbst nach Bevölkerungsprocenten berechnet so erschreckend viele. Die Logik gewisser Moralisten muß schlecht sein, und ich möchte eher sagen: Wer die Kartoffeln selber baut, die er ißt, und möglichst einfach und alt= herkömmlich lebt, der wird am ehesten geisteskrank! Wäre ebenfalls nicht richtig, bemerkt uns der Arzt; sie sind alle gleich sehr gefährdet, weil Denkgesetze, Sittlichkeit, Tugend und Leidenschaft in allen Ständen wesentlich dieselben und nur formell verschieden sind. Wichtiger sind andere Ursachen. Die größte Ursache zum Irresein, wie für so viele Krankheiten, liegt in Ernährungsstörungen. Ausgemergelte Arbeiter, die absolut zu wenig oder doch nur sehr einseitig und schlecht ge= nährt werden, oder Guternährte, deren Verdauung und Blut= bildung durch allerhand Krankheiten, Gram und Leidenschaf= ten Noth gelitten, ebenso Guternährte, die unerschwingliche Kräfte=Ausgaben gemacht, sei es in verzehrenden Gemüths= bewegungen, sei es in Verirrungen, oder in Entbindungen und Nachtwachen, sie alle liefern das größte Kontingent ins Irrenhaus, und es ist nicht Zufall, daß weit mehr Geistes= kranke geheilt werden, seit man Aderlässe und Entziehungs= kuren abgeschafft, dagegen einfache, sehr regelmäßige und ausgesucht gute Ernährung in den Anstalten eingeführt hat.

Die Geſchichte des Hexenweſens und der epidemiſchen Geiſtes=
krankheiten ſagt uns auch, daß dieſe beſonders nach großen
Kriegen und Seuchen, bei Verarmung und Elend der Völker
maſſenhaft überhand nahmen.

Der gewöhnlichſte Ausdruck der Gehirnermüdung iſt die
Melancholie. Man hat ſeit Guislain den Seelenſchmerz
überhaupt als das, wenn auch oft ſehr kurze oder unbemerkte
Anfangsſtadium alles Irreſeins betrachtet und wurde darin
beſtärkt durch die Unterſuchungen von Meynert, welcher das
Gehirn der Melancholiſchen meiſtens erheblich blutleer und
unter dem Mittelgewichte fand.[1])

Seither haben wir allerdings erfahren, daß manches
ehemals als Folgezuſtand aufgefaßte Irreſein auch ganz ur=
ſprünglich auftreten kann, wenigſtens ſo weit es das Indivi=
duum und nicht ſeine Vorfahren betrifft. Es giebt eine pri=
märe Verrücktheit, ebenſo ein Irreſein, das periodiſch oder
in Wechſelformen (cirkulär) oder auf Grundlage von Nerven=
ſchwäche, von Epilepſie, und verſchiedener Allgemeinleiden
auftritt, ohne daß eine Störung des Gemüthslebens voran=
gegangen wäre.

Ja noch mehr. Es giebt „minderwerthige Menſchen“
mit angeborenem Mangel an Gefühl, Intelligenz und Willen.
Keine Erziehung vermag ſie vollwerthig zu machen; ſich ſelber
unklar, von der Welt mißverſtanden, verachtet und beſtraft,
drücken ſie ſich zwiſchen dem Irrenhauſe und dem Zuchthauſe
herum. Ein Glück, wenn ſie ohne Nachkommen ſterben.

Eine zweite große Urſache der Erkrankung iſt die Erblich=
keit. Wie die äußeren Lebensformen, Wuchs und Hautfarbe,
Stimme und Gang, ſich auf Kinder und Enkel forterben, ſo
wird ganz beſonders auch die Thätigkeit und Widerſtands=
fähigkeit des Gehirns vererbt: Talent oder Krankheit. Die
Formen können wechſeln. Die Anlage kann vorübergehend
verſchwinden, kann auch erlöſchen. Wer hätte in ſeinem
ganzen Stammbaume nicht Irre! Es giebt bekanntlich ein=
ſame Bauerndörfer und giebt vornehme Familien, in denen
ſich durch kaſtenmäßige Abſchließung und Verwandtſchafts=

---

[1]) Meynert, Primärformen des Irreſeins, Oeſterr. Zeitſchrift für
praktiſche Heilkunde, XVII.

heirathen Reichthümer und Gehirnkrankheiten durch Genera=
tionen anhäufen. Auch ohne das iſt der Vermittler und
Senſal des erblichen Irreſeins gewöhnlich „Gott Mammon",
der mit höhniſcher Gerechtigkeit zum Brautſchatze der Ver=
dächtigen auch das Samenkorn des Wahnſinnes legt.

Eine der verhängnißvollſten Vererbungen iſt der Alkoho=
lismus, ein ganz regelrechtes Stück „Erbſünde" ganzer Völker.
Das Kind des Trinkers bringt den Hang zum Trunke mit auf
die Welt. Er entſteht aber ebenſo leicht auch friſch, wie wir
bei allen Naturvölkern ſehen, die mit den Segnungen unſerer
Civiliſation auch das „Feuerwaſſer" zu genießen bekommen.
Was in unſeren Zonen die Erſchöpfung und die Vererbung
verſchonte, das bedroht der Alkohol, der furchtbare Werbe=
offizier für alle öffentlichen Anſtalten, ganz beſonders auch
für die Strafanſtalten und die Irrenhäuſer. Viele bevölkert
er mit einem Drittheil bis zur Hälfte mit ſeinen Opfern.

Und endlich giebt es noch eine große Urſache der Er=
krankung, die im Völkerleben zeitweiſe und als Epidemie
auftritt: die Anſteckung. Das Mittelalter litt unter vielen
ſolcher Epidemien: Kinderkreuzzüge, Tanzwuth, Geißler, Wehr=
wolfwahn, Hexenwahn. Wir kennen viele triebartige, nicht
von Gedanken, ſondern von anſteckenden Gefühlen bewegte
Erſcheinungen der erſten franzöſiſchen Revolution, des Bou=
langismus, des Eiſenbahnfiebers und ſo weiter ohne beſondere
Anzüglichkeiten. Auch kleine Lokalepidemien des Aberglau=
bens, der Furcht, der Raſerei, ſind beſonders bei Seuchen
und bei Kriegen gar nicht ſelten. Die Bataillone, die bei
Solferino ſich mit Fingernägeln und Zähnen zerfleiſchten,
befanden ſich in einer maniakaliſchen Aufregung, ſo korrekt
als man ſie beim verwahrloſeſten Irren beobachten kann.
Der Menſch kann durch pſychiſche Anſteckung für kurze Zeit
zum wildeſten Thiere werden.

12. Wie groß muß ein Irrenhaus ſein, um den Be=
dürfniſſen eines modernen Kulturvolkes zu genügen? Man
rechnete noch vor 50 Jahren einen Irren auf jedes Tauſend
der Bevölkerung. Wenn wir aber heutzutage genauer zählen,
alle Verſorgungsbedürftigen, friſche und alte, heilbare und
unheilbare Fälle, müſſen wir 3—9 %00 annehmen.

Auf 100,000 Einwohner hatten

Irre in Anstalten verpflegt:[1]

Deutschland 94	Italien 69	Belgien 157
Oesterreich 35	Niederlande 119	Schweiz 196[2]
Norwegen 68	Frankreich 134	England 268

Diese Zahlen bezeichnen nicht das Bedürfniß, sondern nur den Umfang der Irrenpflege im Jahre 1889, die durchschnittlich weniger als die Hälfte der Anforderungen erfüllt.

13. Setzen wir unsere Wanderungen fort. Wo wir im Irrenhause herumgehen, überall treffen wir einzelne Gruppen von Kranken; die einen gehen spazieren, andere arbeiten im Freien, die einen sind in Werkstätten thätig und andere in den Hilfsräumen der Küche, der Wäscherei und Lingerie; die einen füttern Tauben und Sperlinge und andere pflegen Topfpflanzen; kurz, ein vielgestaltiges emsiges Treiben erfüllt das Haus und reißt mit sanfter Gewalt so manchen Kranken mit, der seit langer Zeit stumm und still in der Ecke gestanden. Da trillert Eine vor sich hin und Jene grüßt huldvoll. Dort ist die schwermüthige Kranke wieder, die wir ankommen gesehen, noch lautlos, aber zutraulicher. Ihr eigener Schmerz ist so groß, daß sie von gar nichts Notiz nimmt. Und wenn sie später aufwacht, wird sie die Andern richtiger beurtheilen als sich selber; denn auch die Irren erkennen den Splitter in des Nächsten Auge früher als den Balken im eigenen.

Seit Monaten kehrt jene andere Kranke ihrer Gesellschaft den Rücken und spricht kein Wort; sie ißt nicht und trinkt nicht und muß mit der Schlundsonde ernährt werden, aber abseits, denn vor Kranken würde ihr Beispiel bald ansteckend und die Nahrungsverweigerung häufig werden. Dennoch wird sie genesen.[3]

---

[1] Arbeiten des kais. deutschen Reichsgesundheitsamtes, Bd. V, Heft 3.
[2] Erhebungen des Verf.
[3] Sonderbarerweise kommt der Tod durch Nahrungsverweigerung auch bei frisch eingefangenen Thieren (Vögeln und Schildkröten) öfter vor. Stopft man die Thiere eine Zeit lang, so nehmen sie später ihr Futter wieder selber, und gedeihen.

Eine hagere ältliche Kranke stürzt sich auf uns zu und überschüttet uns mit den schrecklichsten Bekenntnissen; sie sei schuld, daß ihre ganze Familie gestorben und daß noch Viele sterben werden; sie habe auch schwere Hagelwetter gemacht, Häuser durch Blitz entzündet und sei seuchebringend in Vieh-herden gefahren. Das sagt sie ohne Aufhören, und welche Gegengründe hält man ihr vor? Gar keine; so wenig man Typhus-Delirien mit Zusprüchen behandelt. Jede Gehirner-krankung kann alle gewohnten Standpunkte und Richtungen verändern, Liebe in Haß, Reinheit in Frivolität verkehren, und ein Schluß vom Delirium auf den Charakter ist niemals erlaubt. Ein freundliches Wort, Einladung zur Arbeit, ärzt-liche Behandlung ihrer körperlichen Leiden, — die Haus-ordnung giebt ihr den nöthigen äußeren Halt, und erst in besseren Zeiten wird psychische Behandlung wirksam. Die arme Frau hat wohlgethan, in diesem Jahrhundert zu er-scheinen, früher wäre sie als Hexe mit tausend Schicksals-gefährtinnen verbrannt worden.

Jene Kranke flieht vor uns. Sie sieht ihren Henker. Sie sieht ihn aber auch in der Wärterin, sie sieht im Hof eine Bank für das Schaffot an, wo sie heute noch und immer heute, hingerichtet wird. Die unsägliche Angst, die sie erfüllt, täuscht ihr Gesicht, verändert die wirklich vorhandenen Bilder; man nennt das Illusionen. Auch Gesunde haben sie; sie sehen den Erwarteten kommen, während es ein Anderer ist; sehen Gespenster, während es Weidenstümpfe sind. Aber die Gesun-den lassen sich durch den Augenschein belehren, oder ver-bergen ihren Aberglauben bis zur nächsten Mondnacht. Geisteskranke vermögen das nicht mehr; die Illusion, das Produkt der Krankheit, beherrscht sie und steigert die Krankheit.

Unsere arme Kranke hört auch ihre Todtenglocke läuten, während Alles still ist. Auch Gesunde hören sie oft läuten, berichtigen dann aber ihr Urtheil durch Befragen Anderer. Man nennt diese Sinneswahrnehmungen ohne allen äußern Anlaß Hallucinationen; sie umfassen nicht weniger als den gesammten Inhalt unserer Erfahrung: „Wir können durch äußere Ursachen keine Art des Empfindens haben, die wir nicht auch ohne äußere Ursache, durch Empfindung der Zustände unserer Nerven haben können."[1]) Große Gelehrte und Künstler (Raphael, Goethe und Johannes Müller) haben auch solche Hallucinationen des Gesichtssinnes: Visionen, gehabt, aber sie waren sich derselben bewußt und konnten sie willkürlich unterbrechen; das eben kann der Geisteskranke nicht mehr.

Der Gesunde empfindet es nicht, daß er ein Gehirn hat, und wenn er hört und sieht, riecht, schmeckt oder fühlt, so nennt er das nicht Erregungszustände des Gehirns, sondern bezieht es erfahrungsgemäß auf außer ihm liegende Dinge, die den Eindruck veranlaßt haben; ja dieser Eindruck ist für ihn das Ding selber und ohne diese Sinneseindrücke wüßte er gar nichts von dem Dinge. Wenn nun in einer ganz neuen und ungewohnten Weise Sinneseindrücke entstehen, Bilder, Worte, Gefühle, so nimmt er sie gewohnheitsmäßig als die Wirkung außer ihm liegender Ursachen, und wenn dieses Spiel mehrmals und lange nach einander stattfindet, so ist ihm gar nicht möglich zu glauben, daß es nur „Gehirnreiz" sei. Ich sehe den Gerichtsdiener, ich höre ihn reden, fühle seine rauhe Hand, warum soll er nicht da sein? er muß da sein! er ist da! und ich empfinde eine namenlose Angst, ich muß etwas Böses begangen haben; ja ich habe es gethan!

Der Visionär lügt nicht, er berichtet subjektive Wahrheit; Kinder glauben, daß er die objektive Wahrheit berichte; sie glauben es um so leichter, weil in leidenschaftlich erregten Zeiten Visionen ansteckend sind.

Die Wahnvorstellungen sind die Erklärungen, die Illusionen und Hallucinationen die subjektiven und handgreiflichen Belege zu der überwältigenden Stimmung der Gehirnkranken.

Ich kann mich nicht ohne meinen Namen denken, ohne meine Eltern, meine Familie, meine ganze Lebensgeschichte; was bin ich denn sonst noch, als die Summe alles dessen, was ich bisher gewesen, als das Bewußtsein dessen, was ich heute fühle? Jedes äußere Erlebniß verändert die Seele, ob es einmal stark, oder häufig wiederkehrend sanft einwirke, der

---

[1]) J. Müller, Ueber die Entstehung unserer Gesichtswahrnehmungen, Hallesche Jahrbücher, 1868, pag. 69—123.

Eindruck wird schließlich ein Bestandtheil des persönlichen Bewußtseins, des „Ich". Der Menschengeist ist wie ein reicher Mann, der täglich Summen einnimmt, aber auch wieder ausgiebt; er kann falsche Münzen annehmen, welche ihm die Welt als werthlos zurückweist, und endlich kann er Alles verlieren, verarmen. Immer aber ist sicher: er hat nichts in die Welt gebracht, und sein ganzer Reichthum ist aufgebaut und bestimmt durch die Natur der Werthe, die er erworben und behalten hat. Sage mir, was Du empfangen hast, und ich will Dir sagen, wer Du bist! Diese Thatsache verwerthet das Haus, die Schule, die Kirche, der Staat. Die Menschenseele ist ein Baum, in den Jeder einen Nagel hineintreiben kann, wenn er nur lange genug hämmert; sie ist ein Garten, der schließlich Alles trägt, was man hineinpflanzt und zweckmäßig pflegt: Weintrauben oder Tollkirschen.

Während wir also disputiren, sind wir längst wieder auf den Korridor herausgekommen und rücken langsam vor. In Gegenwart der Kranken hat der Arzt mit bemerkenswerther Gewandtheit seine uns gewidmeten Mittheilungen unterbrochen und eine muntere freundschaftliche Konversation mit Kranken geführt, dort nach dem Schlaf der letzten Nacht, dort nach Berichten aus der Heimath, dort nach Appetit und Kleidern gefragt, überall in höflicher und gemessenster Form, die auch dem Wartepersonal zur strengsten Pflicht gemacht ist. Der Irrenarzt weiß ganz gut, was Erzieher und Arbeitgeber so häufig vergessen, daß die Menschen das sind oder werden, als was wir sie behandeln. In den Umgangsformen muß eine Ermuthigung liegen.

14. Wieder eine Thüre. Wir sind im Garten, im schwellenden Grün, im Glanz und Duft der Blumenwelt, die der Gärtner so sorgsam pflegt, und der Kranke meistens geringschätzt. Was kümmert uns Sonne und Frühling, wenn weltbewegende Gedanken in uns auf- und niedersteigen! Ein Held hat keine Zeit zu vertändeln. Wir sind wirklich in der Region der Helden, wir sind im Garten der Wahnsinnigen, der Könige und der Weisen, der Götter und der Heiligen, der Propheten und Seher. Mit Jedem unterhalten wir uns vortrefflich; aber sie selber unterhalten sich gegenseitig nicht; sie nehmen

möglichst wenig Notiz von einander und nur Bildung und Stellung hält sie ab, ihre Geringschätzung der Gesellschaft kundzugeben.

Hier treffen wir zahlreiche unverstandene und mißverstandene Kranke. Durch materielle Veränderungen im Gehirn ist ihr, den vorhandenen Verhältnissen entsprechendes Bewußtsein verschoben, verrückt worden. Von dem falschen Standpunkte aus schreitet der Kranke aber logisch richtig vor, oft durch viele Jahre: „Der Wahnsinn hat Methode", sagt Shakespeare. Da erscheinen uns die Don Quixote-Gestalten, die Weltverbesserer, Perpetuum mobile-Erfinder, Prozeßnarren (Quärulanten) und sehr viele andere arme Tröpfe: erst die Qual ihrer Familien, dann die Qual der Anstalten.

Ist man nicht zu freigebig mit der Diagnose der Verrücktheit? Wo Niemand einen Zweck oder eine wirkliche Leistung, und Niemand einen Zusammenhang zwischen Grund und Folge der Handlungen — nicht bloß der Worte — zu begreifen vermag, da wird der Verdacht berechtigt. Ein Genie kann auch verrückt werden, aber ein Verrückter kann keine geniale, überhaupt keine Leistung aufweisen. Beethoven ist stocktaub geworden, aber ein Taub-Geborner hat noch niemals komponirt.

Man ruft den Arzt hinaus, und wir sitzen gerne in Gesellschaft eines weitgereisten Kranken, der uns in geistreicher Weise seine Erlebnisse erzählt. „Doch krank bin ich nicht, gewiß nicht; damit hat meine Familie sich blamirt und mir schändlich Unrecht gethan. Ich habe in meinem Leben mehr gearbeitet als Dutzende zusammen, ich habe mir eine Stellung erworben, die weit über die Begriffe der Meinigen geht, und neue Pläne liegen im Werk, die mein Vermögen verzehnfachen; aber sie wollen vorsichtig ausgeführt sein; ich arbeite auch hier rastlos, herkulisch und bin nebenbei zur Ueberwachung des Direktors da!" Und er zeigt uns ein Büchlein mit etlichen Konto-Korrent-Ueberschriften und Rechnungsköpfen ohne Inhalt. Die Familie weiß allerdings nur zu gut, daß der kranke Geschäftsmann in kürzester Frist sein halbes Vermögen in wahnsinnigen Spekulationen verschleudert hat, und so gescheidt das eine Zeitlang scheint, was der

Kranke spricht, so krankhaft ist das, was er thut. Nicht bloß
das Gefühl ist krankhaft verändert, durch Sinnesdelirien irre-
geleitet und durch Erklärungsversuche verschoben, sondern
auch die Intelligenz nimmt an der Krankheit Theil. Der
Kranke wird sich auch hier der Selbsttäuschung nicht bewußt,
„plötzlich, in dämonischer Weise steigen die Vorstellungen, durch
die Stimmung hervorgerufen, in ihm auf, und während er
anfangs darüber vielleicht freudig erschrocken oder schüchtern
und zaghaft mit ihrer Aeußerung zurückhalten kann, so drängen sie sich ihm doch so fest und beharrlich auf, daß er bald
an ihrer Realität keinen Zweifel mehr haben kann, und ihnen
zulieb nun oft auf seine ganze geistige Vergangenheit ver-
zichten, sein früheres Ich aufgeben und dem Zeugniß seiner
Sinne Trotz bieten muß“.[1]

Es ist ein Zufall, welcher Art diese fixen Ideen seien, und
sie sind nie die Ursache, immer nur eine Theilerscheinung der
Krankheit. Jeder Mensch nimmt seine Weisheit und seine
Delirien nur aus dem Materiale, das er hat, und niemals
aus dem, das er nicht hat. Für Millionen ist ihr Katechismus ihre ganze Lebensphilosophie, und deshalb sind auch
ihre Traumgestalten biblisch; in besonderen Zeitläuften werden sie aus gleichem Grunde kriegerisch, politisch, und aus sehr
menschlichen Gründen können sie überall auch der Liebe und
dem Gelde angehören. Der Wahn wechselt, aber der Wahnsinn
bleibt. Die fixen Ideen sind nicht fix, sondern zufällig und
wechselnd, sind auch keine Ideen, sondern eher Suchten, falsche
Standpunkte und Richtungen des Denkens, Fühlens und Wol-
lens. Ein Gehirnkranker hat so wenig „bloß eine fixe Idee“,
als ein anderer Patient „bloß eine kranke Herzklappe hat“.
Ehe es dazu gekommen, war Vieles unrichtig, und seit es so
ist, kommt noch mehr außer Ordnung.

Welche schreckliche Sammlung vom Kriminalverhandlun-
gen spielt in diese Gesellschaft hinein! Jener feingekleidete
Mann erzählt uns in allerverständigster Weise, was er einstmals vor Gericht deponirte, wie zwei, drei Bekannte ihm
einen Raubmord eingestanden hätten, um ihr Gewissen zu

---

[1] Griesinger, Psych. Krankheiten, II. Aufl. 1861, pag. 311.

erleichtern, und es stört ihn nicht im mindesten, daß jene ihr alibi bewiesen oder der Ermordete schon lange vorher gestorben war. Die Beamten und Journalisten, die von diesem Kranken monatelang in Athem gehalten worden, waren ganz kluge Leute, und ihre einzige Thorheit bestand darin, gar nicht zu merken, daß sie es mit einem Verrückten zu thun hatten.

Ach, lassen wir die Thüre offen, seufzt der Arzt, in den Garten zurückkehrend. Hier sind Kranke, draußen sind Narren! Doch hat er sie geschlossen. Der Umgang mit Geisteskranken ist leicht, aber der Umgang mit den Familien derselben ist schwer, und alle Wahnsinndelirien reichen nicht an die Zumuthungen, welche die Gesunden an Irrenärzte und Irrenanstalten so oft stellen. Bald wirft man ihnen vor, zu gutmüthig, und bald, tyrannisch zu sein; heute verlangt eine Familie ungestüm die Entlassung eines Kranken, und morgen wirft man es der Anstalt vor, daß sie gehorchen mußte. Jeder Mann und jede Frau korrigirt den Arzt, den nur sein Gewissen und eine stramme Geschäftsordnung rettet.

15. Unsere Gesellschaft wird immer lärmender und ernster. Wir treten in einen Saal, in welchem lebhaftes Gespräch und emsige Arbeit herrscht. Wir werden willkommen geheißen und etwa so gut unterhalten wie in manchem Kasino. Und was wissen wir am Ende? Nichts. Was haben wir am Ende für Arbeit gesehen? keine! Hier herrscht der geschäftige Müßiggang und die kurze Logik. — Was uns die Kranken sagen, ist meistens richtig, ihre geheimen kranken Grillen offenbaren sie nicht dem ersten Besten, aber das Gespräch hält nicht lange am gleichen Thema aus, springt nach allen Seiten ab und verliert oft den Ausgangspunkt; es ist ein kleingeschnittener Salat, schmackhaft vielleicht, aber kein „organisches Ganzes", wie der Herr Lehrer sagt.

Wie Pulverkörner in die Hornhaut einheilen und sitzen bleiben, ohne das Auge zu zerstören, aber seine Leistung dennoch vernichten, so sitzt der kranke Wahn als neuer Bestandtheil im Bewußtsein. Der neue, krankhafte Eindruck hat die gesunde Wahrnehmung und deren Produkt, das gesunde Urtheil, verschoben, „verrückt".

Der besuchende Anverwandte findet seinen Kranken weit

besser, der Arzt beklagt die große Verschlimmerung; die affekt=
lose Verwirrung treibt dem Blödsinne zu. Das ist auch der
Zustand vieler Alkoholiker, die man wegen Aufregungszu=
ständen ins Irrenhaus brachte, und jetzt wieder nach Hause
nimmt, als „ganz ruhig und nett, gar nicht krank gewesen".

16. Wir finden alle Krankheitsformen doppelt, für
Männer und für Frauen. Beide Geschlechter haben
gleichen Anlaß zur Erkrankung, beide ringen um ihr
Dasein, ob im Familienleben oder in Politik und
Gewerbe, beide müssen oft Jahr und Tag kämpfen, ohne
Ruhm und ohne Erfolg; von beiden sterben viele fürs Vater=
land, ob auf dem Kreißbette oder auf dem Schlachtfelde.

Aber, hören wir fragen, wo sind denn alle jene vom
Liebeswahn Verrückten, von denen man so oft liest? Im
Irrenhause nicht häufiger als auf jedem Balle und an jedem
Markte. „Freudvoll und leidvoll, gedankenvoll sein, hangen
und bangen in schwebender Pein, himmelhoch jauchzend, zum
Tode betrübt", das macht alljährlich Tausende glücklich und
unglücklich, auch krank, schwindsüchtig, wassersüchtig, gehirn=
krank und irre, je nachdem; und auch diese Kranken können
alle möglichen Formen von Geistesstörung darbieten, und
auch sie können sich vor fremden Leuten noch lange zusammen=
nehmen.

Wir machen unterwegs im Bade einen kurzen Besuch.
Wie einfach schön, wie dauerhaft und bequem hier Alles ein=
gerichtet ist; die emaillirten Eisenwannen, auch Marmor=
becken, leicht versenkt mit Stützen und Lehnen; Vorrichtungen
zu Douchen aller Art; trockene Fußböden, Wärme und Ruhe!
helle, mildverhängte Fenster!

Noch vor 30 Jahren sah man in den besten Irren=
häusern den Zwangsstuhl tagelang und die Zwangsjacke
Wochen und Monate im Gebrauche und glaubte mit diesen
Mitteln sicherer und schonender zu sein, als mit „Wärter=
fäusten". Nun aber macht man's eben nicht mit Fäusten,
sondern hat ein bischen gelernt, daß eine Mischung von Ge=
währenlassen und Hemmen selbst den Rasenden weniger be=
leidigt, als der mechanische Zwang, die Methode der Schlacht=
bank. Jetzt können Monate und Jahre vergehen, ehe selbst

in großen Anstalten die Zwangsjacke angewendet wird, und
es gilt mit Recht als Ehrensache für jede Anstalt, das Zwangs=
mitteljournal recht lange leer zu halten. Der Krankendienst
wird allerdings dabei viel strenger, oft geradezu aufreibend;
wenn der Kranke nicht in der leinenen Zwangsjacke steckt, so
müssen Aerzte und Wärter in der moralischen-Zwangsjacke
stecken. Die Resultate sind aber besser so, und das Bewußt=
sein für Aerzte und Wärter ist schöner, wenn sie mit Klug=
heit und Geduld, als wenn sie mit dem Stricke gesiegt
haben.

Sie schauen zum Fenster hinaus! Jene Arbeiter dort sind
Kranke, die Holz zerkleinern, mit Säge und Axt arbeiten und
sich dennoch nicht todtschlagen. Man stellt sich die Verrückten
denn doch oft zu verrückt vor; sie sind in der Anstalt besser
als draußen, wo ein guter Theil des Jammers und der Wahn=
thaten auf Rechnung der unzweckmäßigen Behandlung von
Seite der Gesunden zu setzen ist.

Sie wundern sich über die Ordnung im Garten und Ge=
müsefeld? Sie ist nur möglich durch Auswahl der Arbeiten
und der Arbeiter.

17. Und welches beneidenswerthe Stillleben dort unten,
da gehen wir hin! Das ist der Garten der Paralytiker, die
ebener Erde wohnen, weil sie, wenn auch nicht ganz gelähmt,
doch schwer beweglich sind. Sie genießen lächelnd und zu=
frieden ihr Dasein, in dem Größengefühl, das so häufig ein
Begleiter der geistigen Schwäche ist, ob es als Hochmuth der
Jugend auftrete, oder als Eitelkeit des Greisenalters. Jener
stottert ein bischen, dieser geht gespreizt, ein Anderer hat eine
leicht verzogene Physiognomie, ungleiche Pupillen und der=
gleichen „Kleinigkeiten", die dem Arzte schwere Sorgen
machen; glücklich aber sind sie Alle. Keine Klage, keine In=
trigue, zuweilen eine Zornesaufwallung, aber sofort wieder
Beruhigung. Wie so häufig Lungenschwindsüchtige wahre
Fanatiker der Hoffnung sind und um so kühnere Pläne ent=
werfen, je näher sie dem Tode rücken, so sind diese Kranken
Optimisten höchsten Grades: reich und weise, sehr gesund und
glücklich; sie sind selbst noch bis auf einen gewissen Grad
arbeitsfähig; aber der Brief ist armselig, die Zeichnung un=

genau und die vertändelte Zeit ungeheuer groß. Der Wahn=
sinnige hat keine Langeweile, weil er mit seinen „Gedanken"
vollauf beschäftigt ist, und der Paralytiker hat keine, weil
er mit seinen Gefühlen gänzlich gesättigt ist. Mit welcher
unheimlichen Gleichgültigkeit empfängt und giebt der einst so
zärtliche Familienvater seine Berichte; wie liederlich geht der
sonst so behutsame Rechner mit seinen Sachen und den enormen
Summen um, die er zu besitzen wähnt; und als er nach
langen Jahren harter Arbeit und Sorge, nach Entbehrungen
und Aufregungen aller Art, am Ziele äußeren Glückes, in
sein schweres Hirnleiden verfiel, mußte er zuvor noch in
aller Eile durch Trunk und Extravaganzen seinen ganzen
Charakter verleugnen und sich den entbehrendsten Mißver=
ständnissen aussetzen. Das plötzliche Umschlagen eines soliden
Charakters ist fast ausnahmslos ein Zeichen schwerer Er=
krankung!

Man hat außer allen Musen, dann außer Minerva,
Mars, Merkur, Venus, Bacchus und dem übrigen Olymp auch
noch den Tabak als Ursache dieser Krankheit angeklagt. Selten
zieht sie sich durch ein paar Jahre hin; meist folgt schon nach
Monaten der Tod durch hinzukommende andere Krankheiten
oder durch allgemeine Lähmung unter sehr greifbaren Ge=
hirnveränderungen; selten Einer entrinnt!

18. Und abermals ebener Erde ist die letzte Station, die
wir besuchen: die der Unruhigen und Blödsinnigen. Hier
braucht es große Mühe, die gewohnte Ordnung des Hauses
aufrecht zu halten, und man hat statt der Dampfheizung
Luftheizung mit starker künstlicher Ventilation eingeführt.
Hier wohnt der Irrsinn, den die Welt kennt und dem nicht
mehr zu helfen ist, hier langen schließlich viele Unheilbare an,
nachdem sie, wie Würden und Kleider, eine menschliche Eigen=
schaft um die andere abgelegt haben. Die Vergangenheit
ist ausgelöscht auf den Tafeln der Erinnerung, die Gegen=
wart wird theilnahmslos angeschaut, nicht gesehen, und er=
regt keine neuen Vorstellungen; alle alten gewohnten Begriffe
sind zerschlissen, wie ein Tuch zu Charpie; die Phantasie
sogar, die fertigste und leichtfertigste aller Seelenkräfte, liegt
gelähmt; und der Wille? Wille ist Unsinn. Nichts will der

arme Kranke; jedenfalls nichts ernsthaft, außer vielleicht sein Essen, wenn er es gerade vor sich sieht; das schlingt und würgt er hinab, oft mit Erstickungsgefahr, und es ist ihm völlig eins, ob's schmackhaft oder schlecht sei. Darum liegt auch hier ein Maßstab für die Sorgfalt der Anstalt. Sind diese mit Allem Zufriedenen gut genährt, gewaschen und versorgt, dann ist's mit der Humanität wohl Ernst; Urtheilsfähige und Heilbare gut zu versorgen, versteht auch die gemeine Spekulation. Von Arbeit oder Gespräch ist hier keine Rede mehr; schließlich vergißt der Aermste selbst seinen Namen, das Letzte, was ihm noch von seiner Persönlichkeit übrig geblieben.

Wie reizend ist ein kleines Kind in aller seiner Hilflosigkeit, und wie schrecklich ein erwachsener alter Mensch mit den Bedürfnissen und Schwächen eines Kindes, den man schieben muß, wo man ihn haben will, den man waschen und kämmen, aus seinem Bette aufnehmen und reinhalten, den man ankleiden und füttern oder wenigstens beim Essen überwachen muß! Der Löwe des Schlachtfeldes und der Wolf an der Börse sind traurige Erscheinungen, aber noch weit demüthigender, weil nicht mehr zu verbessern, ist das Gespenst des Menschen im Blödsinn, unser Mitbruder als Vierhänder!

Wie Sonnenschein über Brandruinen, so leuchtet zuweilen ein heller Strahl aus bessern Zeiten über diese Geistestrümmer: ein freundliches Wort zur guten Stunde, eine melodische Musik, ein funkelnder Christbaum zaubern wieder menschliche Züge und locken ein Wort, ein paar Worte hervor. — Vorbei ist Alles, krächzend, grinsend die Gesellschaft, wie sie gewesen, in Nacht versunken.

Hier braucht es die tüchtigsten Wärter, wenn sie nicht roh werden sollen, und zeitweiser Wechsel derselben ist durchaus nöthig.

19. Wollen wir zum Schlusse noch ein Anstaltsfest mitmachen? einen der Bälle, wie man sie so oft geschildert liest, wo der Wahnsinn elegant und die Verrücktheit geistreich wird und Jeglicher sich so zusammen nimmt, daß er die draußen zu Schanden macht? Unser Arzt haßt diese aufregenden Schau-

stücke und beschränkt den Tanz auf das Erntefest unter den
Linden. Heute ist Familienabend, Versammlung zu Musik
und Gesang. Kranke, Aerzte und Wärter deklamiren, musi=
ciren, toastiren, daß man gar keine Spur von der geheimen
Polizei hat, und sie sitzen bei einer Tasse Thee oder einem
Glase Limonade so munter, wie man's beim üppigsten Mahle
selten findet. Auch hier hat Arbeit den Genuß gewürzt,
Vorbereitung die Freude gesteigert. Der Umgang mit sonst
nicht gesehenen Kranken und mit ausgewählten fremden
Gästen und die Rückkehr zu gewohnten Lebens= und Umgangs=
formen enthält eine Ermuthigung für die Genesenden, die
meistens um so ängstlicher und schüchterner werden, je näher
sie ihrer Entlassung rücken.

Die armen Seelen haben eine Ahnung, oft traurige Ge=
wißheit, wie wenig sie manchmal verstanden werden, wie
mißtrauisch Viele ihnen entgegenkommen, wie erbarmungs=
los alles Elend des Lebens, das sie krank gemacht, wieder
auf sie einstürmt!

Mit den Heilanstalten ist auch die öffentliche Meinung
gebildeter und besser geworden. Der fühlende Mensch erkennt
die Irren als Kranke und erbarmt sich ihrer um ihres Un=
glückes willen, und der denkende Mensch sieht bald, auf welchem
lecken Schiffe er selber fährt, an welchen zarten Nervenfäden
sein Lebensglück vor Anker liegt.

XV. Samariterdienst.

Am Willen zu helfen erkennen wir den guten, an der Art zu helfen, den gebildeten Menschen. Mit dem bloßen guten Willen ist bekanntlich nichts gethan, weder bei socialen Fragen, noch bei Feuersbrünsten, noch bei körperlich Verunglückten; überall ist eine gewisse Kunstfertigkeit oder Uebung nöthig, überall die Fähigkeit, das, was man weiß und kann, im gegebenen Augenblicke auch zur Hand zu haben: die Geistesgegenwart.

Das Alles läßt sich nicht aus Vorträgen noch aus Büchern lernen. Nur Derjenige versteht ein Buch, der dessen Inhalt an schon vorhandene Gedanken und Erfahrungen anknüpfen kann; im andern Falle wird er durch sein Lesen eher irre geführt.

Und wenn wir den ganzen Widerstand der persönlichen Schwierigkeiten besiegt haben und das Hilfswerk beginnen, tritt uns mahnend die Forderung des Vaters Hippokrates entgegen: „Nicht schaden!" Das ist leider gar nicht so selbstverständlich. Eine Menge Hilfsleistungen sind positiv schädlich durch die Anwendung verkehrter oder durch die Unterlassung bewährter Mittel, und sehr oft sehen wir theilnehmende Menschen rastlos an einem Verunglückten herumhantiren, dem es viel besser ergangen wäre, wenn man ihn hätte ruhig liegen lassen.

Wenn wir von diesem Standpunkte aus einen Gang durchs Leben antreten und uns die Erinnerungen an Unglücksfälle, die wir Alle schon gesehen, wieder wachrufen,

so hat es zunächst den Zweck, uns selbst über einige leitende
Grundsätze klar zu werden und dann zu weiterem Nachdenken
anzuregen.

1. Ohnmachten.

Sprechen wir zuerst vom allergewöhnlichsten Vorfalle,
von der Ohnmacht. „Nachbarin, Euer Fläschchen!“ Das
arme Gretchen sinkt vom Stuhle; ihre Nachbarinnen, rastlos
geschäftig, retten sie wirklich, und die rührende Scene wird
nicht gestört durch die frivole Frage, was denn eigentlich
geschehen wäre, wenn man die Ohnmächtige nicht „gerettet“
hätte?

Treten wir der Sache näher. Ohnmacht nennen wir den
Zustand, in welchem die zunächst im Gehirn wohnende Seele
die Macht verloren hat, Eindrücke aufzunehmen und Bewegungen anzuregen. Dem Ohnmächtigen wird es schwarz
vor den Augen, er hört nichts mehr, ausgenommen öfters ein
Rauschen im Kopfe, er wird blaß, schwindlig, fällt hin, sein
Puls ist klein, oft gar nicht mehr zu fühlen, die Athmung ist
oberflächlich und langsam, die Gliedmaßen hängen schlaff am
Leibe herab; es tritt oft Erbrechen ein, kühler Schweiß bedeckt
den ganzen Körper, der, regungslos daliegend, dem Tode in
die Arme zu gleiten scheint. Nach Minuten oder Viertel-
stunden schlägt der Kranke die Augen auf, meist erstaunt und
träumerisch, selten gleich ganz bei Bewußtsein; die Pulse
werden kräftiger, die Athemzüge tiefer, ins Antlitz kehrt die
Farbe und in die Glieder die Bewegung wieder — der Anfall
ist vorbei. Dauert eine Ohnmacht $1/_2$ bis 1 Stunde, so ist
sie lebensgefährlich, d. h. sie ist das Zeichen, die Theilerscheinung, eines lebensgefährlichen Zustandes. Der Mensch kann
leicht während einer Ohnmacht sterben, aber nicht leicht wegen
der Ohnmacht.

Der Mechanismus dieses Zustandes ist in hohem Grade
merkwürdig. Ganz verschiedenartige Vorgänge können das
Gehirn vorübergehend funktionsunfähig machen. Zuerst
heftige Eindrücke auf das Gehirn selber, die durch das Auge
vermittelt werden: Blitz, plötzliche Dunkelheit, oder durch das
Ohr: ein Donnerschlag, Kanonenschuß, oder aber es sind

seelische Empfindungen: Schreck, der Anblick von Blut und Wunden; und da sehen wir, daß oft die robustesten Männer noch schneller unterliegen, als Frauen. — Bei Blutarmen genügt anhaltendes Stehen, um eine Ohnmacht hervorzurufen. —

Ferner machen grobe mechanische Erschütterungen, durch Fall, Stöße, Schläge, oft ohnmächtig.

Dann kennen wir eine Reihe von Giften, die leicht zur Ohnmacht führen, Chloroform, Kohlendunst, Alkohol in sehr großen Gaben, starker Tabak beim Neuling; ja sehr oft genügt schon die schlechte Luft eines vollgepfropften Versammlungslokales.

Starke Erhitzung des Körpers, verbunden mit Muskelanstrengung und Blutandrang zum Gehirn macht ohnmächtig, wie wir es bei strengen Militärmanövern erleben können, und endlich macht auch großer Blutverlust ohnmächtig; kurz, es ist wunderbar, daß wir Alle nicht öfter umsinken, als es wirklich der Fall ist.

Die regelmäßigste Vermittlung und nächste Ursache der Ohnmacht ist die Herzschwäche, Nachlaß (aber nicht Stillstehen!) des Blutumlaufes und infolge dessen Blutleere des Gehirns; deshalb ist auch die allgemeine Regel der Hilfeleistung: Erleichterung der Blutzufuhr zum Gehirn durch Niederlegen des Kranken, weil das Blut leichter in horizontaler Bahn als senkrecht aufwärts fließt. Ferner ist es nöthig, alle kreislaufhemmenden Kleidungsstücke zu lüften. Sehr oft sind die engen Hemdkragen und Halsbinden der Männer, oder die engen Kleider der Frauen Veranlassung der Ohnmacht erzeugenden Kreislaufstörung des Gehirns, und die schleunige Lösung dieser hocheleganten Fesseln ist besser als jedes Riechmittel.

Uebrigens sind Ohnmachten das Geringste, was aus diesen unsinnigen Moden entsteht.

Die zweite Regel heißt: Antreibung der Herzthätigkeit durch äußere Reize: Kälte (Wasseranspritzen), starke Riechmittel, Hautreize, oder aber durch innerliche Mittel: Aether, Wein 2c., insofern als der Kranke noch zu schlucken vermag. Man kann nämlich gar nicht genug darauf aufmerksam machen, daß es gefährlich ist, einem ganz Bewußtlosen eine Flüssigkeit in den Mund zu schütten, denn der Schlingapparat ist ebenfalls ohnmächtig geworden und die vermeintliche Labung läuft anstatt in den Magen in die Luftröhre hinab und kann den Bewußtlosen, schwach Athmenden ersticken. Bei Sterbenden ist dieses peinliche Ereigniß leider keine Seltenheit.

Bei Erhitzten, durch Durst und gehemmte Wärmeabgabe ohnmächtig Gewordenen, deren Gesicht roth und deren Auge glotzend erscheint, kann es ausnahmsweise geboten sein, sie aufrecht zu setzen und den Kopf mit kalten Umschlägen zu behandeln.

Im ganzen aber gilt die Regel, den Ohnmächtigen flach liegen zu lassen; wird er am Zusammenstürzen und der dadurch erfolgenden Tieferlegung des Kopfes verhindert, so kann tödtliche Blutleere des Gehirns eintreten. —

Die Ohnmacht von Gehirnerschütterung, bei einem Menschen, der einen Schlag erhalten oder — in des Wortes besserer Bedeutung! — auf den Kopf gefallen ist, werden wir am passendsten behandeln, wenn wir den Verunglückten auf einem guten Lager eben liegen lassen, ihm Wein oder leichte Reizmittel einflößen, und nicht zu viel an ihm herumprobiren.

Die Ohnmacht bei Blutverlusten bekämpfen wir in gleicher Weise durch Niederlegen des Kranken, vor allem aber — was so oft versäumt wird! — durch die Blutstillung. Wenn sich zu den Ohnmachten Blutender Konvulsionen hinzugesellen und der vorhin gelähmte Körper nun von schnellen heftigen Stößen der Arme und Beine erschüttert wird, dann steht meistens der Tod bevor, und nur eine energische und zielbewußte ärztliche Behandlung kann ihn vielleicht noch abwenden.

Ohnmächtig liegt auch der vom Schlage Getroffene, der Apoplektische da. Es ist hier ganz charakteristisch, daß meistens nur eine Körperhälfte, oft auch nur ein Arm oder ein Bein gelähmt ist. Da es sich hier um Bluterguß ins Gehirn mit Zertrümmerung einzelner Centralstellen der Bewegungsnerven handelt, nützt die Behandlung der Ohnmacht wenig und schadet sie sehr leicht durch Anregung der Gehirnblutung. Ein Aderlaß kann zuweilen erleichtern, noch öfter den glimmenden Funken vollends auslöschen. Wenn Korn oder Kaffee aus einem Sacke auf die Straße rieselt, ist das kein Zeichen, daß zuviel im Sacke war, sondern nur ein Zeichen, daß dieser mürbe gewesen und zerrissen ist. So ist's auch bei Schlaganfällen. Die Blutgefäße des Gehirns können mürbe werden, brechen und ihren Inhalt in die Gehirnorgane auslaufen lassen. Ein Aderlaß macht diese mürben Gefäße nicht stärker, und ein geschäftiges Herumzerren des Kranken vermehrt den Blutaustritt: also ist auch hier Ruhe des Bürgers erste Pflicht.

Schließlich giebt es aber auch eine tiefe, durch Stunden oder Tage andauernde Ohnmacht bei Hysterischen, die weniger auf tiefgehende örtliche Störungen als auf sehr empfindlichem Gehirn und schwachen Nerven beruht. Dieser höchst unheimlich aussehende und von der erhitzten Phantasie oft sogar für Scheintod ausgegebene Zustand tritt meistens langsam und ruckweise ein und ist schließlich gefahrlos. Ruhe ist besser als Geschäftigkeit.

An diese lähmungsartigen Zustände schließen sich die Zufälle an, bei denen tiefe Ohnmacht und Bewußtlosigkeit mit heftigen Zuckungen verbunden sind: die hysterischen und epileptischen Anfälle, vor deren schrecklichem Anblick Niemand sicher ist, denen wir auf den Straßen und in Versammlungen begegnen können. Das Gesicht der Kranken ist verzerrt, die Augen glänzen und glotzen, sind oft erheblich geröthet; die Glieder und der Stamm zucken, daß es die ganze Umgebung erschüttert; die Athmung ist ungleichmäßig, zeitweise tief und äußerst angestrengt, oft mit Stöhnen und gellendem Aufschreien, oft mit Aussprudeln schäumenden Speichels verbunden; kurz, der ohne Wahl hinstürzende, bewußtlose, von Krämpfen geschüttelte und bis zur Unkenntlichkeit entstellte Kranke lehrt uns die phantasievolle Auffassung der alten Völker verstehen, welche meinte, daß der Mensch von einem Dämon besessen sei, der ihn bald ins Feuer und bald ins Wasser werfe. So ernst das Leiden ist, so selten ist es für den einzelnen Anfall gefährlich, insofern als man den Kranken nicht mit Hilfsmitteln plagt und mißhandelt. Das Aufreißen des eingeschlagenen Daumens, das Festhalten und

Bändigen, die Tropfen und die vielgestaltigen Mittel, mit denen die erschreckte Umgebung ihrer Seelenangst Luft macht, sie schaden dem Kranken, und wir bitten auch hier um Ruhe. Man entferne den Kranken von der Stelle, wo er sich beschädigen kann, lasse ihn liegen und erwarte geduldig den Ablauf des Anfalles. Allfälliges Einschreiten ist Sache ärztlicher Erwägung, und an sehr komplicerte Bedingungen geknüpft.

2. Erstickungen.

Leider treffen wir im Leben nicht bloß die gewöhnlichen Zufälle von Ohnmacht, sondern nicht selten auch die schweren Formen, die zum Tode führen und energische Hilfe verlangen; das sind vor allem die Vergiftungen durch Gase: Kohlenoxyd, Leuchtgas und Kohlensäure. Manche Fälle werden jeden Winter, aller Erfahrung zum Trotze und aller Aufklärung zum Hohne, durch Zimmeröfen, und manche durch das Kohlenplätteisen — eine der unglücklichsten Erfindungen der Neuzeit — veranlaßt. Meist treffen wir den Vergifteten halb oder ganz bewußtlos, mit geröthetem Gesichte und glänzenden Augen; die Arme sind schlaff und die Beine versagen ihren Dienst; zeitweise treten Zuckungen auf, die an epileptische erinnern; allmählich werden diese schwächer, der Vergiftete athmet langsam, seine Pulse verschwinden, und mit blühend rothen Wangen sinkt er in den Todesschlummer. Solche, die im Bette vom Kohlendunst ihres Ofens oder durch entweichendes Leuchtgas vergiftet wurden, erwachen nicht selten mit rasendem Kopfschmerz, ahnen ihr Unglück und greifen sofort nach dem besten Mittel, der Oeffnung des Fensters. Aber sehr oft erreichen sie dieses mit ihren schon gelähmten Beinen nicht mehr, und man findet sie dann, zwischen Bett und Fenster, todt am Boden. Unsere Hilfe heißt hier vor allem: frische Luft, rücksichtsloseste Oeffnung aller Fenster, erst im Unglücksrevier, dann in den besseren Gemächern, in die der Kranke zu bringen ist. Dann kommen Versuche zur künstlichen Athmung, die oft noch erfolgreich sind.

Nachher kommen andere Hilfsmittel: Belebung der Haut durch warme Tücher und Decken, durch Reibungen, Senfteige ober =papiere, Antreibung des Herzens durch kräftigen Wein, sobald der Kranke nämlich schlingen kann.

Leuchtgas, Kohlenoxyd und Kohlensäure sind Gifte, die das Gehirn und die Blutzellen lähmen, diese zur Aufnahme des Luftsauerstoffes unfähig machen, also durch Luftmangel tödten, d. h. ersticken.

Der Tod im Wasser ist ein Erstickungstod. In diesem Falle wird die Luft mechanisch abgeschlossen. Auch der Ertrinkende erfährt sehr bald tiefgehende Störungen seines Gehirnlebens; er stellt seine Schwimmbewegungen ein, verfällt in Apathie, sieht Funken und Blitze vor seinen Augen, hört ein Brausen und Donnern und wird dann bewußtlos. Je kälter das Wasser, um so bälder erfolgt der Tod; bei mittleren Temperaturen tritt er nach 3 bis 5 Minuten ein. Ist der Ertrinkende durch eingedrungenes Wasser erstickt, so sieht er meistens gedunsen und blauroth aus; ist er in tiefe Ohnmacht gesunken, so erscheint er blaß und zusammengefallen. Letzteres kommt oft vor und bietet bessere Aussichten. Hier können auch nach 10 bis 15 Minuten langem Aufenthalt im Wasser die Belebungsversuche noch erfolgreich sein.

Sie beginnen immer damit, die Mundhöhle zu entleeren und den Schlund frei zu machen. Man wendet den Verunglückten, während er liegt, auf das Gesicht und senkt einen Augenblick seinen Kopf, um das Auslaufen von Ertrinkungsflüssigkeit zu bewirken. Dagegen ist das altmodige „auf den Kopf stellen" ein ebenso widersinniges wie schädliches Verfahren.

Bekanntlich ist das Baden bei vollem Magen sehr gefährlich. Einige Untersuchungen haben erwiesen, daß es sich dabei sehr oft um eine leicht eintretende Brechbewegung handelt, die Mageninhalt in den Schlund hinaufwirft, von wo er dann, bei dem geschlossenen Munde und dem unwillkürlichen Tiefathmen des Schwimmenden, rasch in die Luftröhre hinabgezogen wird und sofort Ersticken veranlaßt. Nägeli (Ermatingen) fand in den Lungen von vielen nach der Mahlzeit Ertrunkenen reichlichen Mageninhalt.

Nachdem Mund und Schlund von Wasser und Schlamm befreit sind, folgt die Vornahme der künstlichen Athmung.

„Diese hat den Zweck, den Brustkasten abwechselnd auszu=
dehnen und zusammenzupressen, damit frische Luft in die
Lungen eindringe.

Man legt den Scheintodten flach auf den Rücken, Kopf
und Schultern etwas erhöht durch ein zusammengefaltetes
Kleidungsstück.

Nun stellt man sich hinter denselben, ergreift beide Arme
oberhalb der Ellbogen, erhebt sie sanft und gleichmäßig bis
über den Kopf und hält sie hier zwei Sekunden fest. Dadurch
wird der Brustkorb ausgedehnt und Luft in die Lungen ge=
zogen.

Dann führt man die Arme auf demselben Wege zurück und
drückt sie, sanft aber fest, zwei Sekunden lang an die Seiten
des Brustkastens. Dadurch wird die Luft wieder aus den
Lungen ausgepreßt.

Sind zwei Helfer zur Hand, so stellt sich einer auf jede
Seite des Erstickten; jeder ergreift einen Arm und auf Kom=
mando 1, 2, 3, 4, machen nun beide dieselben Bewegungen.

Diese Bewegungen werden, ungefähr 15mal in der
Minute so lange vorsichtig und beharrlich wiederholt, bis
man bemerkt, daß selbstthätige Athembewegungen beginnen.

Gewöhnlich kündigt sich der erste Athemzug durch eine
plötzliche Farbenveränderung des Gesichtes an. Das blasse
röthet sich, und umgekehrt."[1]

Hier erreicht eine heldenmüthige Beharrlichkeit oft uner=
wartete, fast wunderbare Erfolge. Aber wenigstens eine
Stunde muß die künstliche Athmung fortgesetzt werden.

Leider müssen wir auch davon sprechen, was der Unglück=
liche zu thun habe, der auf einen Strangulirten stößt.
Fast ausnahmslos handelt es sich hier um Fälle von Selbst=
mord, dessen jährlich wachsende Häufigkeit ein erschreckendes
Zeugniß für unsere socialen Zustände ablegt. Ein kleiner
Theil dieser Strangulirten sind Verbrecher, ein großer Theil
aber Schwermüthige, und unter diesen wenigstens die Hälfte
Opfer des Trunkes. Das Trinken macht zuerst durstig, dann
faul, dann arm, dann krank und zuletzt lebensüberdrüssig.

---

[1] Esmarch, Leitfaden für Samariterschulen, 1882, pag. 54. Dieses
klassische Büchlein wird den Samariterkursen fast überall zu Grunde gelegt.

Während die bürgerliche Gesellschaft mit fast stupider Gleich=
giltigkeit, beruhigt und begnügt mit ein paar Phrasen von
Gewerbefreiheit, auch an diesem Elende vorbeigeht, zeigt
ebenso der Einzelne sehr oft eine fast unbegreifliche Kopf=
losigkeit. Es ist selten, daß man einen Erhängten sofort
abschneidet, gewöhnlich aber, daß man zuerst vom Pontius
zum Pilatus läuft, und dann erst nach Erfüllung aller Forma=
litäten das allein Richtige thut. Nach dem Abschneiden kommt
wieder die künstliche Athmung an die Reihe, dann Reiben des
Körpers und Erwärmung; meistens Alles vergeblich, weil
der Tod nicht durch Erstickung, wie bei Ertrinkenden, sondern
vom Gehirn aus und ganz unabänderlich eingetreten ist.

3. Temperaturwirkungen.

Der Tod durch Blitzschlag ist kein sehr seltenes Er=
eigniß. Bei den alten Römern galt dieser Tod als eine Gunst
der Götter. „Rasch tritt der Tod den Menschen an — Es
ist ihm keine Frist gegeben, — Er stürzt ihn mitten auf der
Bahn — Er reißt ihn aus dem vollen Leben." Der Ver=
unglückte ist oft leicht angebrannt, selten zeigt er tiefe und
ausgedehnte Spuren des sengenden Strahles, meistens ist er
an der ungeheuren Erschütterung seines Gehirns plötzlich ge=
storben und die Leiche sieht frisch und blühend aus. In
seltenen Fällen liegt der Getroffene nur in tiefer Ohnmacht,
und dann ist es gerathen, ihn liegen zu lassen, ihn auf ein
nahes gutes Lager zu bringen und die Behandlung der Ohn=
macht, wie sie schon mehrfach besprochen worden, einzuleiten.
Bei gesteigerter Gesichtsröthe sind Eisumschläge auf den Kopf,
Hautreize durch Sinapismen, Aderlaß ꝛc. am Platze. —
Sehr häufig sind in unserm Zeitalter der Elektrotechnik
die Unglücksfälle durch Kontakt mit elektrischen Stark=
stromleitungen geworden. Oft — sogar meistens — tritt
der Tod blitzähnlich ein; hie und da handelt es sich nur um
Scheintod durch Stillstand der Athmung, weshalb in solchen
Fällen längere künstliche Athmung angezeigt erscheint. Wo
der verunglückte Körper noch mit der Leitung in Verbindung
steht, ist Vorsicht beim Abnehmen geboten! (Isolirung vom

Boden mit untergeschobenen trockenen Tüchern; Anfassen mit Kautschukhandschuhen.)

Verbrennungen kommen bei unserm vielgestaltigen industriellen Leben immer häufiger und selbstverständlich in allen möglichen Abstufungen vor. Maßgebend für das Schicksal des Verunglückten ist meistens nicht die Tiefe, sondern die Ausdehnung der Verbrennung. Wer Jemand trifft, dessen Kleider in Brand gerathen, der verliere keinen Augenblick mit dem Suchen nach Wasser, sondern rolle den Brennenden auf dem Boden, schlage so schnell als möglich Tücher oder Kleider um ihn, um die Flammen zu ersticken; aber fest, sonst fangen diese ebenfalls Feuer.

Bei Verbrannten ist vor allem darauf zu achten, daß man nicht, wie es so oft geschieht, mit den Kleidern des Verunglückten auch seine Oberhaut wegreiße, sondern mit Scheere und Messer sorgfältig alle Hüllen entferne. Die Behandlung ist wichtig, kann vieles verderben oder retten und hat vor allem darauf zu sehen, daß die verbrannten Theile schnell, vollständig und sehr reichlich bedeckt und von der Luft abgeschlossen werden. Das vielgeschäftige Ein- und Auspacken, das Schmieren, Oelen, Bähen, der planlose Wechsel mit allen möglichen, in der Bestürzung herbeigebrachten Mitteln vermehrt die Schmerzen und die Gefahr in hohem Grade. Verbrennungen werden am besten mit Eßöl oder mit der bekannten Salbe aus Leinöl und Kalkwasser dick bestrichen, in reine Baumwolle eingepackt und zugebunden, bis sie dem Arzte übergeben werden, der heutzutage mit einer genauen Lister'schen Wundbehandlung noch Erfolge erzielt, die in früheren Zeiten unerhört waren. Bei großen Verbrennungen kann der Kranke in ein laues Bad gesetzt, oder auf einem eingesenkten, gut gespannten Leintuche hineingelegt werden, und für Stunden, ja Tage, drinnen verbleiben, wobei allerdings das Festhalten einer gleichmäßigen Temperatur durch Zugießen und Ablassen, sowie die Ueberwachung des Schlafes eine sehr schwierige Arbeit wird.

Erfrorene sind nicht in die warme Stube noch an den Ofen zu legen, das ist die populärste von allen Unglücksregeln und auch buchstäblich richtig. Man bringt sie in einen kühlen

Raum, reibt sie mit Schnee, flößt ihnen, sobald sie schlucken können, Wein oder kalten Kaffee ein, macht auch künstliche Athmung und fährt vor allem lange und geduldig mit den Wiederbelebungsversuchen fort. Es sind Fälle bekannt, in welchen dieselben erst nach 12 Stunden ununterbrochener Arbeit noch von Erfolg gekrönt wurden.

4. Vergiftungen.

Was aber sollen wir bei Vergiftungen anfangen? Auch diese kommen bei unsern jetzigen Gewerbsverhältnissen sehr oft vor. Wo das Gift noch nicht bekannt ist, wird die Erkenntniß desselben auch für den Arzt oft recht schwer und die Behandlung ist immer sehr vielgestaltig, bald mehr nach den Grundsätzen der Chemie gegen das Gift selber, bald nach allgemeinen medicinischen Grundsätzen gegen die verschiedenen Vergiftungserscheinungen gerichtet.

Für die erste Hilfe gelten wenige, einfache Regeln: vor allem Herausbeförderung des Giftes durch Erbrechen, das man durch massenhaftes Eingießen einer milden Flüssigkeit: Wasser, Milch, Haferbrühe, Eßöl oder Seifenwasser, dazu auch durch Reizung des Gaumens mit dem Finger oder mit einer weichen Feder zu bewirken strebt. Die scharfen Gifte, Säuren, Laugen und Metallsalze, machen meistens von selber heftiges Brechen, und wir haben dieses nur mit schleimigen Mitteln zu unterstützen; die betäubenden Gifte, wie Opium, Tollkirsche, giftige Schwämme u. s. w. hindern das Erbrechen, sobald sie zu wirken anfangen, und man muß deshalb eilen und nicht schüchtern sein, es zu erregen, so lange noch Zeit ist: Die zweite Regel heißt: Abschwächung des Giftes. Sie wird theilweise schon durch die oben genannten Flüssigkeiten erfüllt. Handelt es sich um Säuren, so giebt man gestoßene Kreide in Wasser, Magnesia, die als Hausmittel vielorts gefunden wird, Holzasche mit Wasser angerührt. Handelt es sich um Laugen, so sind Säuren am Platze, am besten Essig oder Citronensaft in Wasser. Handelt es sich um Metallsalze (Grünspan, Blei, Sublimat), so ist reichliches Trinken von Hühnereiweiß zu empfehlen, bei Arsenik gebrannte Magnesia, oder Eiſenoxydhydrat (in jeder Apotheke zu haben), und, das darf man nicht vergeſſen! bei Phosphor ja kein Oel, weil dieſes das Gift auflöſt und deſſen Aufnahme ins Blut mächtig befördert.

Bei Pflanzengiften, Opium, Tabak, Tollkirſchen, iſt nach dem Brechmittel die Verabreichung von ſchwarzem Kaffee, ſtarkem Thee und Rothwein ſehr zu empfehlen.

Mehr als bei jedem andern Unglücksfalle muß bei Vergiftungen ſobald als möglich ein Arzt oder Apotheker herbeigerufen werden. Bei den verwickelten und trügeriſchen Vergiftungserſcheinungen leiſtet der bloße geſunde Menſchenverſtand nichts, die techniſche Kenntniß alles, was ſich überhaupt leiſten läßt.

Vergiftungen durch Thiere kommen in heißen Klimaten ſehr häufig vor: ſo zählt Britiſch-Indien jährlich 5000—10,000 Todesfälle durch Schlangenbiß. Man wandelt wirklich nicht ungeſtraft unter Palmen. Bei uns kann es ſich — und dann nur höchſt ſelten — um einen Biß der Kreuzotter oder der Viper handeln, der wenig brennt, aber baldiges Aufſchwellen der betroffenen Stelle, nachher Schwindel und gefahrdrohende Gehirnerſcheinungen herbeiführen kann. In neueſter Zeit iſt die Auswaſchung mit Chamäleonlöſung, übermanganſaurem Kali, das in jeder Apotheke zu haben iſt, zu großem Anſehen gekommen.

Weit gefährlicher ſind in unſerem Klima die tollen Hunde, und die meiſten Unglücksfälle kommen durch die kleinen Köter und Schoßhündchen vor, weil dieſe, bei ihrem auffälligen Unwohlſein gekoſt, die empfänglichſten Stellen: Geſicht und Hände verletzen. Allerdings bleiben 70—90 Procent aller Tollwuthbiſſe ohne weitere Folgen; wo das Gift aber wirklich gefaßt hat, da führt es unter den Qualen langſamer Erſtickung und unter verzweifelten Delirien nach mehreren Tagen zum Tode.

Die erſte Hilfe in ſolchen Fällen hat folgende Regeln zu beobachten: 1) Wo es eine Extremität betrifft, Anlegung einer mäßig feſten Binde oberhalb der Wunde, ganz wie bei einem Aderlaſſe, um den Rücklauf des Blutes zu hemmen. 2) Ausſaugen der Wunde. Die heilige Mutterliebe hat das ſchon, kurz entschlossen, mit dem Munde gethan, und, wenn dieser keinerlei Verletzungen trug, auch ungestraft. Die gewöhnliche Nächstenliebe bedient sich besser eines Schröpfkopfes, den man bekanntlich aus jedem Liqueurgläschen sofort darstellen kann. Man wiederholt das Aussaugen längere Zeit und hütet sich wohl, die Blutung zu stillen. 3) Zerstörung des Giftes. Ein glühendes Eisen in die Wunde gestoßen; Schießpulver drein und angezündet! — warum nicht gleich eine Dynamitpatrone? — lehrt die Weisheit des Kneiptisches, aber mit Unrecht. Die Verbrennung dringt nicht weit genug ein, um Alles zu zerstören, und was sie verschont, das bedeckt sie mit dem Brandschorfe, damit es ja recht sicher in die Tiefe dringe. Viel besser ist hier ein flüssiges Aetzmittel, Salmiakgeist, wiederholt eingeträufelt und eingerieben. Dieser ist auch das beste Mittel, die Wirkung von Bienen=, Wespen= und Hornissen= stichen aufzuheben. Als bestes Schutzmittel gegen den Aus= bruch der Wuthkrankheit bei von tollen Thieren Gebissenen muß zur Zeit die von Pasteur eingeführte Schutzimpfung betrachtet werden, welche in besonderen Instituten vorge= nommen wird. Leider versagt ausnahmsweise auch diese nach streng wissenschaftlichen Erwägungen aufgebaute Methode einmal.

Die sehr oft von der Tagespresse besprochenen Blutver= giftungen durch Briefmarken, Stahlfedern, Nägel, Küchen= gabeln u. s. w. beruhen fast ausnahmslos auf Impfung mit einer faulenden Substanz, mit eingetrocknetem Schmutz. So auch die so gefürchteten Verletzungen durch den Schwarzdorn (Prunus spinosa L.), welcher dadurch giftig wird, daß gewisse Vögel, namentlich der Buntspecht, einen Vorrath von ihrer Beute (Maikäfer rc.) daran aufspießen, um sie bei Bedarf zur Verfügung zu haben.[1] Da diese Verletzungen anfänglich kaum bemerkt werden, sind sie nicht Gegenstand der ersten Hilfe bei Unglücksfällen, sondern eine oft recht peinliche Aufgabe der späteren ärztlichen Behandlung.

---

[1] Prof. Aug. Reverdin, Revue médicale de la Suisse Romande 1896/12.

5. Fremdkörper.

Wir gelangen nun auf das weite Schlachtfeld der mechanischen Verletzungen, die überall und immer den größten Theil der Unglücksfälle ausmachen.

Fremdkörper im Auge werden immer unerträglich und wichtig. Ein kleines Kohlensplitterchen vom Rauch der Lokomotive verursacht sofort starkes Thränen und nach $^1/_2$—2 Tagen schon heftige, oft gefährliche Entzündungen. Man muß sich üben, aber lernt es leicht, das winzige Pünktchen zu sehen. Am besten faßt und entfernt man es mit der, durch rechtwinklige Zusammenlegung gebildeten Ecke eines reinen Taschentuches, während das althergebrachte Krebssteinchen den winzigen Splitter niemals abstreift, dagegen ihn meistens tiefer ins Auge drückt.

Eisensplitter bei Metallarbeitern, und Grannen von Kornähren bei Bauern, gehen vollends nicht auf diesem Wege und erfordern unbedingt den Arzt, wenn nicht, wie es leider sehr oft vorkommt, wegen der an sich unbedeutenden Verletzung das Auge verloren gehen soll.

Verbrennungen des Auges mit heißem Wasser oder mit Schießpulver werden zunächst mit kalten Umschlägen behandelt, Verbrennung durch Kalk dagegen mit reichlichem Oel. Wirft man Wasser darauf, wie es sehr oft geschieht, so geht die Zerstörung erst recht an, und der blinde Eifer hat den Kranken blind gemacht.

Fremde Körper im Ohr, Käferchen bei Erwachsenen, Erbsen und Steinchen bei Kindern, dürfen ja nicht mit Zängelchen und Häklein gesucht, sondern müssen mit lauem Wasser ausgespült werden.

Verhängnißvoller werden Fremdkörper in der Nase. Meistens sind es Böhnchen, Knöpfchen u. dgl., die spielende Kinder sich selber beibringen. Wenn Schnäuzen nicht hilft, so lasse man die Sache stecken, bis ein Arzt kommt. Das Warten schadet hier wenig. Sucht und bohrt und häkelt man da dran herum, so schlüpft das Ding sehr leicht durch die hintere — weitere — Nasenöffnung in den Schlund, fällt in die Luftröhre hinab und führt unter grausamen Qualen den Tod herbei.

Und was kann Alles im Halse stecken bleiben? Große weiche Bissen, gekautes Brot, Wursthaut u. dgl. haben sehr oft sich im Schlunde eingeklemmt, auf den Kehldeckel gelegt und der Kranke ist in einer Minute erstickt. Kleine Dinge, Knochensplitter, Stecknadeln, Münzen können an verschiedenen Stellen hängen bleiben und auch dem Chirurgen schwere Aufgaben stellen. Alles Suchen oder Hinabstoßen ist streng zu vermeiden, dagegen ist es zu empfehlen, durch Kitzeln des Gaumens Erbrechen zu erregen und zugleich die Zunge weit hervorzuziehen. Dabei kommt nicht selten der Fremdkörper faßbar zum Vorschein. Wer aber die Zunge gut herausziehen will, der muß sie mit einem Taschentuchzipfel anfassen, sonst gleitet er ab. Mit einiger Energie und Beharrlichkeit sind so eine Menge von Knochensplittern noch herauszubringen, die den Magen oder den Darm in hohem Grade gefährdet hätten. In der Chirurgie bilden Fremdkörper ein sehr interessantes, oft geradezu abenteuerliches Kapitel.

6. Verletzungen.

Zu den alltäglichsten Verletzungen gehören die Quetschungen, Beulen, geschwollene teigige, schmerzhafte Stellen am Kopf oder an den Extremitäten. Da ist durch mechanische Gewalt Blut in die Gewebe ausgetreten, und dieses kann, bei unpassender Behandlung, eine Entzündung mit allen ihren Folgen hervorrufen. Man kann bei gehöriger Uebung das ausgetretene Blut durch Kneten und Streichen (Massiren) zur Aufsaugung bringen. Leichter und gefahrloser ist es, Kaltwasserumschläge aufzulegen, dieselben alle $1/4$ Stunden, später langsamer zu erneuern und den gequetschten Theil in Ruhe zu stellen. Damit aber nicht bloß dem Schaden, sondern auch der Phantasie des Menschen Recht geschehe, thut man gut, so und so viele wohlgezählte Tropfen Arnikatinktur, Bleiessig oder einen beliebigen anderen unschädlichen Stoff ins Wasser zu mischen.

Die Quetschungen gehören übrigens zu den sehr zahlreichen Zuständen, bei denen nicht das Fehlen der ersten Hilfe, sondern die spätere Mißhandlung gefahrvoll wird, und mancher Gequetschte ist länger gelegen und schlechter genesen, als wenn er einen Knochen gebrochen gehabt hätte.

Verrenkungen kommen oft vor und werden wesentlich dadurch gekennzeichnet, daß die Gestalt des betreffenden Gelenkes auffallend verändert und die Funktion desselben erheblich gestört oder aufgehoben ist. Sehr oft werden Beulen und Quetschungen für Verrenkungen angesehen und von allerlei Gliedersetzern und Kurpfuschern erfolgreich „eingerichtet". Wirkliche Verrenkungen einzurichten ist Sache der Uebung und erfordert große Sorgfalt, oft auch genaue anatomische Ortskenntniß.

Die vielgelobte Rohheit, eine Verrenkung des Unterkiefers durch eine tüchtige Maulschelle einzurichten, führt leicht zum Bruche des Gelenkes und zu bleibender Verstümmelung. Auch an Schultern und Ellbogen, an Hüften, Knieen und Füßen ist es sehr gefährlich herumzuprobiren, und man thut am besten, dem ausgerenkten Gliede diejenige Lage zu geben, in der es am wenigsten schmerzt, es in dieser Lage festzubinden, auf die Ausrenkungsstelle kalte Umschläge zu machen und das Weitere der regelrechten Chirurgie zu überlassen — aber nicht erst nach Wochen und Monaten! Alte, unter allerlei Hausmitteln unheilbar gewordene Verrenkungen kommen in jeder ärztlichen Praxis oft genug vor. Eine schlecht eingerichtete Verrenkung macht meistens das ganze Glied unbrauchbar, oft sogar lästig; wie ein winklig verbogenes Bein oder ein gerade gestreckter Arm. Eine nicht eingerichtete Verrenkung des Daumens macht die ganze Hand werthlos, weil die wundervolle Zange zu einem bloßen Haken wird. Man kann deshalb die Verrenkung nicht ernst genug nehmen und erwirbt sich ein großes Verdienst, wenn man nicht viel daran herumprobirt, sondern den Arzt ruft.

Oefter als Verrenkungen verlangen Knochenbrüche eine rasche und verständige Hilfe; sie sind die allerhäufigsten chirurgischen Vorkommnisse. Am zahlreichsten sind die Brüche des Vorderarms und des Unterschenkels, obschon beide je zwei Röhrenknochen besitzen; sie sind eben die Vorposten und Prügeljungen des Körpers im Kampfe mit der Welt! Dann kommen die Rippenbrüche, nachher Oberschenkel und Ober-

arm, zuletzt die Brüche des Schädels und der Hüftbeine.
Vorderarmbrüche im vordern Viertheil werden sehr oft für
Quetschungen des Handgelenkes gehalten, mit allerlei Um=
schlägen und Pflastern behandelt und erst, wenn die bleibende
Funktionsunfähigkeit der Hand dem Kranken bedenklich wird,
geht dieser zum Arzte, der dann eine ebenso schwierige als
undankbare Aufgabe zu übernehmen hat. Mit dem Bruche
eines Vorderarmknochens oder mit dem Bruche des Waden=
beines ist die Funktion des Gliedes oft noch eine Zeit lang
möglich, ebenso bei Brüchen einzelner Mittelhand= oder Mittel=
fußknochen; dadurch entstehen vielerlei Täuschungen und
Schmerzen. Beim Bruche der größeren Röhrenknochen der
Extremitäten hört die Funktion sofort auf, und der Kranke
ist in sehr hilfloser Lage.

Bei sogenannten komplicirten Brüchen hat auch Verletzung
der Weichtheile stattgefunden, und oft genug ragt ein Stück
des gebrochenen Knochens weit aus der Wunde hervor. In
allen diesen Fällen giebt es für den Kranken nichts Schmerz=
hafteres und Schrecklicheres, als die Bewegung der gebrochenen
Knochenstücke, die entweder aufeinander reiben oder wie Dolche
in die anliegenden Weichtheile hineinfahren. Der Kranke ist
deshalb ängstlich bestrebt, ruhig zu bleiben, und wer es gut
mit ihm meint, der zieht ihm die betreffenden Kleidungsstücke
nicht ab, sondern schneidet sie auf und sorgt durch Festhalten
des abgebrochenen wackelnden Stückes, daß es bei dieser Bloß=
legung nicht erschüttert werde. Ein langsames, stätiges,
kräftiges Anziehen in der normalen Richtung ist dem Kranken
oft angenehm und erleichtert die Richtigstellung des Gliedes,
die dadurch bewirkt wird, daß man z. B. das gebrochene Bein
an das gesunde hinbindet, oder daß man ihm eine Schiene,
ein Lineal, eine Latte oder einen Stab aufbindet, der aber
nach oben wie nach unten über das nächste Gelenk hinaus=
reichen muß, wenn es etwas nützen soll. Selbstverständlich
müssen diese Schienen mit dicken Lagen zusammengefalteter
Leinwand oder Baumwolle tüchtig unterlegt werden. Die
Befestigung geschieht am besten mit halsbindenförmig zu=
sammengelegten Taschentüchern, die man über dem Stabe,
nicht auf der Haut des Kranken, knüpft. Bei Quetschungen

und Wunden legt man ein reines, in kaltes Wasser getauchtes Tuch auf, ehe man den Nothverband anlegt; hat man ganz reine Baumwolle (sog. Verbandsbaumwolle, aber ja nicht Watte!), so ist diese am besten und am angenehmsten zugleich.

Einen gebrochenen Oberarm bindet man an den Brustkasten fest, und einen gebrochenen Vorderarm legt man in eine breite Schlinge, mit oder ohne Nothschiene. Diese ist am leichtesten als eine Rinne aus starkem Karton herzustellen.

Bei Schlüsselbeinbrüchen ist die Armschlinge für den Anfang ausreichend. Bei Rippenbrüchen mache man einen recht massigen, aus einem Leintuche hergestellten festen Verband, der wie ein Korset die Athmungsbewegung des Brustkastens und damit auch die Reibung der Bruchenden vermindert. Der alte geniale Prießnitz hat seine wasserärztliche Laufbahn mit solchen sehr schmerzlindernden und hilfreichen Rippenbruch-Verbänden begonnen, und den Erfolg dem kalten Wasser zugeschrieben, in welches er das Tuch getaucht hatte. Pflaster, Salben und Wundwasser und alle möglichen Mittel helfen hier, wenn über dieselben ein guter Verband angelegt wird, und keine dieser Mittel helfen, wenn der richtige Verband fehlt. Reinlichkeit, Ruhe, Unbeweglichkeit sind die größten schmerzstillenden und entzündungswidrigen Mittel — alles Andere kommt lange nachher.

Wenn wir übrigens von Unglücksfällen sprechen, denkt Jedermann zuerst an Blut und Wunden; diese sind für den Wilden wie für den Hochgebildeten das Merkmal und der Maßstab aller Verletzungen überhaupt. „Blut ist ein ganz besonderer Saft"; sein Anblick erschreckt und verwirrt, hemmt das Denken, bedrängt das Gefühl und wühlt alle Leidenschaften der Menschenseele mit einem Schlage auf, die edlen des Samariters wie die wilden des Mörders. Das alte mosaische Wort: „Des Menschen Leben ist im Blute", ist eine ererbte menschliche Anschauungsform, von der sich Niemand frei macht. Blutstillen! wer das kann, der ist ein Helfer und Freund in der Noth. Und was hat man alles dazu herbeigebracht! Wasser, Essig, Zunder, schmutziges schwarzes Spinnengewebe, Tischlerleim, Gummi und Pappe, Tücher, viele Tücher und Binden, eingewickelte Münzen, Erde, Kohlenstaub — und Zaubersprüche aus dem Schatze aller Religionen. Die Leidenschaft zu handeln und zu helfen ist auch hier das größte Hinderniß der Hilfe von jeher gewesen.

Wenn einem Fuhrmann aus einem Fasse der Zapfen herausspringt und der kostbare Wein im Strome auf die Gasse läuft, dann fällt es ihm nicht ein, den ganzen Faßboden mit Leinwand zu bedecken und mit allen möglichen Stoffen voll zu schmieren, sondern er hält seine Hand auf die Oeffnung, oder steckt seinen Finger in dieselbe und wartet, bis einer mit einem richtigen Zapfen kommt. Genau so muß man es aber auch bei blutenden Menschen machen. Man sucht die Stelle, wo das Blut ausströmt und verschließt sie mechanisch, an Armen und Beinen mit festangelegten Binden, mit mehrmals zusammengelegten Taschentüchern u. s. w. Am Halse, an der Brust oder am Leibe, wo die feste Binde nicht zulässig ist, schließt man die blutende Stelle mit dem aufgedrückten Finger oder mit der Hand, welche, wie eine Zange, die klaffende Wunde zusammenhält. Ist der Eine müde geworden, so löst ihn ein Anderer ab und das so lange, bis Jemand kommt, der Bescheid weiß, die blutenden Gefäße aufzusuchen und einzeln zu unterbinden versteht. Ich habe schon mehrmals das Unglück gehabt, eiligst zu Frauen gerufen zu werden, denen eine Krampfader am Bein gerissen war. Ich traf gewaltige Blutlachen im Zimmer, eine Unmasse blutdurchtränkter Leinwand lose! um das Bein gewickelt — und die Frau als Leiche. Und doch ist in allen diesen Fällen die blutende Stelle nicht größer als eine Erbse, ganz oberflächlich, und mit einem leichten Fingerdrucke vollständig zu verschließen.

Vor langen Jahren wurde ich zu einer Frau geholt, die überfahren worden sei und sich zu Tode blute. Ich traf sie am Straßenrand in ihrem Blute liegend, aber nicht mehr blutend und aus ihrer tiefen Ohnmacht wieder erwacht. Eine arme Tagelöhnerin war auf sie losgestürzt, sah, wie über dem rechten Ohre das Blut in weitem Bogen und dickem Strahle heraussprang (die große Schläfenpulsader war zerrissen) und nahm dann sofort einen glatten Stein, wickelte ihn in einen reinen Lappen, legte ihn, mitten in der sehr großen Kopfwunde, genau auf die spritzende Stelle, band mit einem Taschentuche den Stein fest, und rettete damit ein Leben, das für eine große Familie unersetzlich war. Ohne diesen Nothverband wäre ich jedenfalls viel zu spät gekommen; so nun konnte ich mit aller Muße die Unterbindung machen, die Wunde reinigen und schließen. Die Genesung ging rasch und war wesentlich das Werk der unwissenden, aber verständigen Tagelöhnerin. Umgekehrt sah ich wiederholt, wie Verletzte unter den Händen weitberühmter Kurpfuscher verbluteten, weil diese in der Polterkammer ihres Gehirns nur Pflaster und Salben, aber keine Gedanken aufgespeichert hatten.

Ist durchaus kein Mensch zur Hand, der geduldig genug wäre, seinen Finger auf die blutende Stelle zu drücken, bis Hilfe kommt, oder fließen die Quellen der Blutung so zahlreich, daß dieses Verfahren nicht ausreicht, dann muß man sich erinnern, daß das Blut vom Herzen aus in die Glieder strömt und daß eine Binde, die über der Wunde, also näher gegen das Herz zu, recht fest angelegt wird, den Blutstrom hemmen oder unterbrechen kann.

Wird diese Binde nicht fest angelegt, so hemmt sie nicht den Zufluß des Blutes, sondern nur den Rückfluß und verstärkt dadurch die Blutung ganz erheblich. Was hier zu lose oder zu fest sei? läßt sich nur durch Uebung lernen und muß, wie mit dem Kopfe, so auch mit den Fingern begriffen werden. Am schwierigsten sind Leinwandbinden zu handhaben, viel geschmeidiger ist Flanell, am bequemsten die elastische Binde.

Esmarch, dem wir so manche Bereicherung der Chirurgie und viele Belehrung in Schule und Leben verdanken, hat für Operationen wie für Unglücksfälle eine blutsparende Behandlung erfunden, die darin besteht, das betreffende Glied vom äußersten Ende bis über die Wunde oder Operationsstelle mit einer Binde fest einzuwickeln, damit das vorhandene Blut in den Körper zurückzudrängen, und dann erst die vorhin besprochene Hemmungsbinde anzulegen. Man wird auf diese Weise jeder Blutung an Armen und Beinen Meister; aber wehe dem, der sich nun damit zufrieden giebt und diesen Verband lange liegen läßt: der Brand und die Amputation des Gliedes, oder der Tod des Kranken kann sein Werk sein. Darum sprechen wir hier eben von der ersten Hilfe bei Blutenden: die fernere Hilfe bleibt Aufgabe der ärztlichen Kenntniß und Uebung.

Bei Blutungen an Armen und an Beinen erweist sich oft schon eine starke Beugung, mit Festhalten in dieser Stellung als hilfreich. Die scharfe Knickung der Gefäße hemmt den Blutstrom.

Um eine elastische Binde möglichst oft und leicht zur Hand zu haben, hat Esmarch einen, jetzt vielfach gebrauchten Hosen=träger konstruirt, der ganz vortreffliche Dienste thut und sich sehr oft als „ein Freund in der Noth“ bewährt hat.

Man gebraucht ihn:

1. zur Stillung einer Blutung bei Wunden an den Glied=maßen, wo er ganz sicher wirkt;

2. bei Scheintod durch Verblutung, indem man alle Glied=maßen — selbstverständlich mit mehreren Hosenträgern — einwickelt und so das Blut zu den ersterbenden Centraltheilen: Herz und Lunge, treibt, und endlich

3. bei vergifteten Wunden, um zu verhindern, daß das Gift mit dem Blutstrome weiter geführt werde.

Also die blutende Stelle aufsuchen, den Finger fest auf=legen, oder fest zusammendrücken, und wo es angeht, fest verbinden, das ist die ganze Hausapotheke bei Blutungen, alles Andere ist Phantasie und Verderben!

Wo möglich noch schrecklicher als Blutungen sind Wunden, welche Körperhöhlen aufgerissen haben und Theile von deren Inhalt heraustreten lassen. Wir können so ein bloßgelegtes Gehirn, hervorquellende Därme treffen und dann sehr leicht durch wohlmeinende Geschäftigkeit den Tod des ohnehin be=drohten Kranken herbeiführen. Bedeckung dieser Theile mit einem sehr reinen, weichen, in lauwarmes Wasser getauchten Tuche ist Alles, was wir thun können, bis der Chirurg sein Amt antritt. Damit der feuchtwarme Umschlag nicht ver=trockne, bedeckt man ihn mit Guttapercha, Wachstaffet oder einem in Oel getauchten Tuche. Der rasche Wechsel dieser Verbände ist so wenig erlaubt wie bei Verbrennungen.

7. Allgemeine Regeln.

Wenn wir nun die lange Reihe von Unglücksfällen über-
schauen, auf welche wir so oft im Leben hingestoßen werden,
und die unser rasches Denken und Handeln herausfordern, so
finden wir, daß einzelne wenige Grundsätze und Handgriffe
maßgebend sind und deshalb der Erinnerung jedes Gebildeten
fest eingeprägt werden müssen:

1. Ruhe bei Ohnmachten und Verletzungen aller Art.
2. Luftbeschaffung bei den vielfachen Formen der Erstickungsgefahr (künstliche Athmung).
3. Luftabschluß bei Wunden und Verbrennungen.
4. Erregen von Erbrechen bei Vergiftungen.
5. Mechanische Verschließung, Zuhalten und Zubinden bei
   Blutungen, und vor allem:
6. Größte Reinlichkeit.

Ein unsauberer Lappen oder eine nicht mit peinlicher
Sorgfalt gereinigte Hand kann jede Wunde verderben und
dem Verwundeten durch Blutvergiftung das Leben kosten. Wir
wissen das erst, seit uns Lister gelehrt hat, daß der größte
Theil der Wundfieber oder der Eiterung mit allen ihren
bösen Folgen gar nicht von der Wunde als solcher, sondern
von den Verunreinigungen derselben herrühren und deshalb
vermieden werden können — und müssen. Ist eine Wunde
anfänglich, bei der ersten Hilfe, verunreinigt, so macht auch
die strengste Lister'sche Behandlung den Schaden nicht
mehr gut!

Als Bedeckungsmittel ist die jetzt sehr verbreitete Ver-
bandbaumwolle, oder =Gaze, und wo sie nicht zu haben ist,
frisch gewaschene, reine Leinwand oder Baumwollenzeug allein
zulässig. Die berühmte alte Leinwand und die staubige
Charpie hat oft eine sehr zweifelhafte Vergangenheit, und
dient zur Verunreinigung, nicht aber zur Heilung von Wunden.
Am allerverwerflichsten ist die gemeine Watte, ein Bodensatz
und Kehrichtfaß der Baumwollenindustrie.

Bei diesem Anlasse sei auch eines sehr populären und
sehr schädlichen Blutstillungsmittels gedacht, der „blutstillen-
den", mit Eisenchlorid getränkten Baumwolle. Große

Blutungen stillt sie niemals anders als mechanisch bei festem Ausstopfen der Wunde, für kleine Blutungen ist sie nicht nöthig; immer und ausnahmslos aber verschmiert und ätzt sie die Wunde und verhindert sie eine rasche Heilung. „Nicht schaden!" mahnt Hippokrates auch hier wieder!

8. Krankentransport.

Eine große Gefahr bei allen Unglücksfällen liegt in der Bestürzung, die sie verbreiten, und in der rathlosen Hast, mit der man ihnen beispringt. Am grellsten tritt das zu Tage, wenn es sich darum handelt, Verunglückte aufzuheben und weiter zu transportiren. Wer hat nicht schon den Leiterwagen voll Stroh und Bettstücke gesehen, in welchem jämmerlich zusammengekrümmt, schlechter als ein Lamm auf der Schlachtbank, der verpflasterte und begossene Verwundete lag, qualvoll zerrüttelt, bald in der glühenden Sonne, bald im strömenden Regen; und voraus, ringsum und hinterdrein die theilnehmende Schaar der Jungen und Alten, Alle so rathlos, als wäre das erste Mal, seit die Welt steht, ein Unglück begegnet! Wem kommt dabei nicht das bittere Wort aus Hermann und Dorothea in den Sinn:

„So sind die Menschen fürwahr! und Einer ist doch wie der Andere,
Daß er zu gaffen sich freut, wenn den Nächsten ein Unglück befället!"

Die Neuzeit hat sich nun wirklich ernsthaft mit den Transportmitteln für Kranke beschäftigt, und alle größeren oder besser verwalteten Gemeinden haben sich Krankenwagen angeschafft.

Das erste Aufheben eines Verunglückten geschehe möglichst langsam und ruhig. Zwei bis vier Personen, die sich gegenüberstehen und sich die Hände reichen, sind die allerbesten Krankenheber. Ein einzelner Mann kann einen Kranken nur dann aufheben, wenn er überschüssige Kraft dazu hat. Wer alle seine Kraft aufbieten muß, der arbeitet immer ruckweise, stoßend und schlecht. Hat man den Kranken auf den Armen, so beuge man sich zurück: man trägt ihn dann auf der Brust, und auffallend leichter.

Es ist wichtig, die Lage eines Verletzten nicht ohne die höchste Noth zu ändern, den Liegenden nicht aufzusetzen, den

Sitzenden nicht niederzulegen. Das Transportmittel soll sich dem Kranken anpassen.

Das sanfteste Fahrzeug für Verwundete ist das Schiff, dann kommt der Eisenbahnwagen, dann die Tragbahre, dann der Krankenwagen und die Kutsche. Als Tragbahre kann zur Noth jede Glaserbahre, die Leinwandbahre, wie sie als Brankard vom Militärdienst bekannt ist, zur Noth auch jedes Brett dienen. Auch der Krankenwagen geht von der Bahre aus und ist wesentlich so eingerichtet, daß diese durch ein Dach und eine Decke den Kranken schützt und verbirgt, und ferner, daß sie zum Kranken hingetragen, dann mit ihm befrachtet auf den Wagen festgelegt und endlich vom Wagen abgehoben und neben das Krankenbett gestellt werden kann, so daß es sich schließlich nur um ein sanftes Hinüberschieben, nicht aber um größere Lageveränderungen handelt.

Die zweirädrige, auf weichen, guten Federn liegende Bahre, eine Art Kabriolet oder Gig für Kranke, ist mit großer Freude begrüßt und vielfach angeschafft worden, hat sich aber nicht bewährt, während der vierrädrige Krankenwagen sich behauptet hat und in allen möglichen Modifikationen Anwendung findet.

Einen lehrreichen Fall, wie der gesunde Verstand sich in der Noth zu helfen weiß, habe ich in einem entlegenen armen Bergdorfe vor einigen Jahren erlebt. Ein Mann erlitt einen Knochenbruch des Oberschenkels. Da kein Arzt näher als auf drei Stunden Entfernung zu haben war, sah er die Schwierigkeit einer sorgfältigen Behandlung wohl voraus und entschloß sich, in die Stadt zu reisen. Er ließ sich eine lange schmale Kiste machen, Decken hineinlegen, sich selber darauf, dann wieder Decken, und so ging es mit der Kiste auf einem Bauernwagen voll Stroh zur Eisenbahn, dann in den Packwagen, schließlich auf einem Handwägelchen vom Bahnhof in das Spital, wo das gebrochene Bein in unveränderter Lagerung und ohne vermehrte Schmerzen, überhaupt in so gutem Zustande ankam, als wäre der Kranke gar nicht transportirt worden. Auch der sehr normale Heilungsverlauf rechtfertigte die Reisemethode.

Man hat in jeder Gemeinde Feuerspritzen und Rettungs=

apparate verschiedenster Art, und es ist geradezu unbegreif=
lich, warum man nicht wenigstens auch einen großen leichten
Tragkorb oder Wagen bereit hält, Verunglückte zu trans=
portiren. Die Ausgaben sind so gering, daß der gebräuchliche
Mangel aller anständigen Krankentransportmittel nur mit
dem Mangel an Bildung zu entschuldigen ist.

9. Samariterschulen.

So wären wir „mit bedächtiger Schnelle" im Spitale
oder im Krankenzimmer des Privathauses angelangt und
können wider unsern Geschäften nachgehen.

Werden wir beim nächsten Unglücksfalle, der unsere Hilfe
verlangt, nun sofort Alles thun, was wir nachher gethan zu
haben wünschen? Schwerlich. Muth, das Unglück zu sehen,
die Besonnenheit, Alles was wir eigentlich wissen, jeden
Augenblick zur Hand zu haben, und die Fertigkeit, es richtig
auszuführen, wird nur durch Uebung erlangt. Diese Uebung
läßt sich nicht durch bloßes Zuschauen im Spitale erwerben,
abgesehen davon, daß dieses nur für eine kleine Anzahl Aus=
erwählter möglich und schicklich ist, sondern sie verlangt
längeres und geduldiges Handanlegen, praktische Unterrichts=
kurse, wie wir sie wenigstens den Militärkrankenwärtern und
den Sanitätssoldaten geben.

Gegenwärtig werden in allen größeren Städten Europas
und Amerikas die Polizeimannschaften wie für die Behand=
lung eines ausbrechenden Feuers, so auch für die Behandlung
von plötzlichen Unglücksfällen eingeübt, und Esmarch hat
es mit großem Erfolge unternommen, zu diesem Zwecke so=
genannte Samariter=Schulen und =Kurse einzurichten. Er sagt
in einem zu Berlin gehaltenen Vortrage:

„Die praktischen Engländer sind uns damit bereits mit
gutem Beispiel vorangegangen. Schon seit Jahren besteht dort
die Ambulance Association, die, von Mitgliedern des eng=
lischen Johanniter=Ordens mit Hilfe der angesehensten Aerzte
ins Leben gerufen, durch Errichtung von Schulen an den
verschiedensten Orten des Landes die Kenntniß von der ersten
Hilfe bei Unglücksfällen überall zu verbreiten sucht. Welchen
außerordentlichen Erfolg diese Bestrebungen gehabt, beweisen

die Thatsachen, daß jetzt schon in allen Städten Englands
solche Schulen in mehr oder weniger großer Zahl gehalten
werden, so daß bereits mehr als 40,000 Personen beiderlei
Geschlechts und aus allen Klassen der Gesellschaft in diesen
Schulen ausgebildet worden sind, und daß die englischen
Zeitungen fortwährend von Unglücksfällen berichten, bei denen
die Schüler dieser Klassen Leben und Gesundheit ihrer Mitmenschen gerettet haben."

Er erzählt weiter, „daß er in London im Garten des
Kensington-Museums die Uebung dieser freiwilligen Noth-
helfer mit angesehen und darauf beschlossen habe, in Kiel die
erste Samariterschule zu gründen."

Zu gleicher Zeit wurde in Wien unter der Leitung der
Professoren v. Mosetig und v. Mundy die freiwillige
Rettungsgesellschaft gegründet, die sehr eingehenden Unterricht ertheilt und mit ihren mannigfaltigen und höchst zweck-
mäßigen Einrichtungen auf der Hygieineausstellung zu Berlin
allgemeine Anerkennung fand. Seither haben sich in Deutschland, in Oesterreich und in der Schweiz eine große Zahl
von Samariter-Vereinen gebildet, die Unterrichtskurse nehmen
und regelmäßige Uebungen abhalten, ganz wie die Feuerwehr,
und welche auch, gleich dieser, ihre Sache zu Ehren gebracht
haben.

Die anfängliche Furcht, Kurpfuscher heranzuziehen, war
sehr unnöthig. Wo nichts zu verkaufen und kein Geld zu ver-
dienen ist, da bleiben die Schwindler von selber ferne.

Esmarchs gutes Werk hat sich glänzend bewährt und
ist für das Volksbewußtsein bereits etwas Selbstverständliches
geworden.

XVI. Volkskrankheiten.

„Die Krankheiten überfallen den Menschen
nicht urplötzlich, sondern erst nachdem sie sich
langsam vorbereitet, brechen sie massenhaft
hervor.“

Hippokrat. de Diaeta, I. 2. 44,

Völker korrigiren ihre Rechnungsfehler auf Schlacht=
feldern, Individuen auf dem Krankenbette. Der ideale Staat
lebt im ewigen Frieden, und der ideale Mensch stirbt nur
an Altersschwäche. So wie die Sachen aber seit einiger Zeit
stehen und voraussichtlich noch länger gehen werden, heißt:
„Mensch sein, ein Kämpfer sein“. Von allen Seiten ist er
bedroht, nicht zum mindesten von sich selber. Die Krankheit
ist ein Kampf ums Leben. Hier ist sie angeboren, dort hat
sie der Mensch durch seine Lebenshaltung selber erworben,
dort stürzt sie von außen her auf ihn los, und überall fordert
sie seinen Scharfsinn und seinen sittlichen Werth heraus.
Keinen läßt die Krankheit kühl. Der Egoist fühlt Erbarmen
wenigstens mit sich selber, der Menschenfreund auch mit den
Andern.

1. Die Krankheiten.

Unser Kampf gegen die Krankheit hängt zunächst ab von
unserer Ansicht über dieselbe, und die Gesundheitspflege ist
wesentlich vorbeugende Medicin. Naturvölker haben die
Krankheit von jeher als einen bösen Dämon betrachtet, der
in den Menschenleib fährt und nur durch Zauber auszutreiben
ist. Genau in dem Maße der ganzen geistigen Entwicklung
ist dann überall das Bewußtsein erwacht, daß die Krankheit
nur zum Theil von außen komme, zum Theil aber modificirte
Gesundheit und deshalb durch alles zu verhüten sei, was
den regelmäßigen Verlauf des Lebens bedingt und fördert.
„Kranksein ist leben unter veränderten Bedingungen,“ sagt

Virchow. Auf diesem Standpunkte grüßen uns die Aegypter, die Juden und die Griechen des Alterthums, und sie bieten uns Schätze von Beobachtungen und Erfahrungen, die auch heute noch wertvoll sind. Im Geiste unserer modernsten Gesundheitspflege lehrt Hippokrates, daß die Ausdehnung und der Gang der Seuchen keine Zufälligkeit, sondern die Folge unrichtiger Lebensführung sei, und ganz gesetzmäßig fortschreite.

Im Mittelalter haben sich Araber, Germanen und Romanen weniger mit den Ursachen und der Vorbeugung von Krankheiten beschäftigt, als mit dem Aufsuchen erfahrungsmäßiger Heilmittel. Der sogenannte gesunde Verstand, der keiner Wissenschaft bedarf, und ja auch mit Augen sieht, wie die Sonne wandelt und die Erde feststeht, war ungesund genug, ernten zu wollen, wo Niemand gesäet hatte. Die Ernte war dann auch darnach; ganz dieselbe, wie sie heutzutage von der „Volksmedicin" eingeheimst wird: ein Haufen Heilmittel. Vor dem Haufen aber stand Molière und verhöhnte den „Doctor doctrinæ — De la Rhubarbe et du Séné."

Mit dem Wiedererwachen der Naturwissenschaften entstand auch die Anatomie der Krankheiten, und man entdeckte, daß sie in denselben Formen und in denselben Mischungen vor sich gingen, wie alle gesunden Funktionen, und sich von diesen nur durch andere Anordnung unterschieden: die Krankheit erschien als eine Art sinnstörenden Druckfehlers, alle Buchstaben normal und berechtigt, aber verstellt. Die Ursache dieser Umstellungen blieb unklar, soweit sie nicht als Fortsetzung mütterlicher Zustände oder als Wirkung äußerer Einflüsse erschien. Diese äußeren Einflüsse sind in unserer Zeit, zuerst durch Pasteur und durch Koch, genauer erforscht worden und haben eine ungeahnte Bedeutung erlangt. Eine große Zahl von Krankheiten erweist sich als die Wirkung einer von außen her eingedrungenen Ursache, eines Mikroben, z. B. eines Bacillus. Der tödtet zuweilen durch die ungeheure Masse, zu der er, in geometrischer Progression, rasch heranwächst (Milzbrand), meistens aber durch seinen Lebensproceß, indem er raschwirkende, oft betäubende, oft heftig reizende Gifte erzeugt, als deren Wirkung wir die Cholera, den Typhus, die

Diphtherie kennen. Es giebt auch Bacillen, die langsam wirken, aber sehr ausdauernd sind, wie der Tuberkelbacillus.

Der böse Dämon der Alten ist wieder erstanden, aber nicht als Hypothese, sondern als ein sichtbares, naturgeschichtlich bestimmbares lebendiges Wesen.

2. Volkskrankheiten.

Alle Krankheiten, die sich als hervorragende Todesursachen in bestimmten Ländern eingebürgert haben (Endemien), oder die plötzlich, in einzelnen Zügen verheerend durch die Völker gehen (Epidemien), nennen wir auf deutsch Volkskrankheiten. Sie beruhen alle, ohne Ausnahme, auf äußern Einflüssen, auf Infektion durch Bacillen und ähnliche Mikroben. Ausgestorben sind diese niemals, aber das Menschenmaterial, welches sie zu überfallen und zu tödten vermögen, ist zum Glück nicht immer geeignet zu ihrer Vermehrung. Hier treten die bekannten örtlichen und zeitlichen Dispositionen in ihre Rechte. Im unsäglichen Schmutze eines chinesischen Bettlerquartiers entwickelt sich auch jetzt noch die Pest. Schmutzige Städte und Dörfer Europas sind als zeitweise Standquartiere der Cholera und des Typhus bekannt und nur durch sehr eingreifende Reinigungsarbeiten (Wasserversorgung, Kanalisation ꝛc.) von ihren Kalamitäten befreit worden.

Den Aussatz treffen wir auch heute noch in den Tropen und in der Polarzone, als Begleiter elendester Lebensbedingungen.

Bei den meisten Volkskrankheiten ist der Mensch für die örtliche Disposition verantwortlich; bei sehr wenigen, wie etwa bei der Influenza, kann er sich mit dem Klima entschuldigen.

Weit weniger bestimmbar ist die zeitliche Disposition; inwiefern wir sie überhaupt kennen, ist es eine persönliche Anlage zur Krankheit. Ein Volk, das durch Mißwachs, Geschäftskrisen oder Krieg in seiner ganzen Lebenshaltung gelitten hat, ist auch zu allen Volkskrankheiten disponirter geworden; ebenso ist es, mitten in einer gesunden Bevölkerung, der einzelne Mensch bei unordentlicher Lebensweise, ganz besonders der biedere Kneipbruder; der geht mit jedem Bacill, um in der Maienblüthe seiner Tage „in die Grube zu fahren."

Die Völker aber überstehen ihre Epidemien — wenn auch schlecht genug, wie die Geschichte des Mittelalters lehrt — und sehr viele einzelne Menschen genesen wieder; das heißt also: die örtliche und die zeitliche Disposition hat auch ihre Schranken; ja diese sind in der Natur der Bacillen selber begründet.

Der Weingeist, den die Hefenpilze aus einer Zuckerlösung entwickeln, tödtet diese Pilze, so wie er 18% der Lösung erreicht hat. So entwickeln auch viele Bacillen durch ihren Lebensproceß Stoffe, welche die Bacillen tödten und die von ihnen gebildeten Gifte neutralisiren. Wäre es anders, so müßte jede auf Bacillenwucherung beruhende Krankheit zum Tode führen. Es geht bei der Genesung wie bei Wein, der nach dem Untergang der Gährungspilze noch Zucker übrig hat. Diesem Zucker entspricht die alte abgeschätzte Lebenskraft des Patienten, die wir jetzt potentiale Energie, latente Spannkraft nennen — ohne von derselben mehr zu wissen.

3. Die Ansteckung.

Da diese Eindringlinge sich nicht nur in geometrischer Progression vermehren, sondern auch viele derselben den Körper wieder verlassen, auf sehr verschiedenen Wegen, aber lebendig und vermehrungsfähig, so werden diese Krankheiten auch ansteckend. Die Ansteckung und epidemische Verbreitung ist bekannt, so lange die Menschheit besteht, die sichtbare und greifbare Feststellung der Träger dieses Vorganges aber ist eine Errungenschaft unserer Tage. Bei den Giften richtet sich die Wirkung genau nach der in den Körper eingeführten Menge; nicht so bei den Ansteckungsstoffen. Diese wirken immer als lebendige Keime; die kleinsten Mengen können auf günstigem Nährboden, in Stunden oder Tagen, massenhaft wuchern und die größten Wirkungen hervorbringen.

Man kann sich die Bedingungen der Ansteckung sehr leicht klar machen, wenn man den Bacillus mit einem Feuerfunken vergleicht. Das Feuer steckt an, aber nur einen brennbaren Körper. Dieser kann sehr brennbar sein: ein Holzhaus mit

Schindeldach; aber es liegt Schnee darauf, oder es regnet, und der Funke erlischt. Das Haus kann durch Sonnengluth ausgetrocknet sein; aber anstatt des sanften Windzuges, der das Feuer anfachte, weht ein Sturm, der den Funken auslöscht. Kurz, es müssen auch bei der größten Brennbarkeit die günstigen Momente zusammentreffen, wenn es wirklich brennen soll. Und auch unter den allergünstigsten Umständen bleibt die Wirkung des Funkens zuweilen aus. Als 1838 das große Dorf Heiden abbrannte, stand mitten unter den Ruinen ein hölzernes Haus, ganz wohlerhalten und als vollgültiger Beweis, daß das Feuer nicht ansteckt, und daß das Holz, selbst in einer gluthheißen Luft, nicht brennt. Solche Ausnahmen kommen auch bei Epidemien vor, und werden dann Veranlassung zu den konfusesten Streitigkeiten. Die Gegner aller Schutzmaßregeln rechnen vorzugsweise mit den Ausnahmen, und finden großen Anhang, weil die Minderzahl der Menschen nur mit Qualitäten, die kleinere Minderheit aber auch mit Quantitäten zu rechnen versteht.

Also mit Ausnahmen sollen wir nicht rechnen. Welchen Trost giebt uns aber die Regel? Was nützt uns die ganze epochemachende Botanik der Spaltpilze? Können wir die Tuberkulose, den Typhus, die Cholera besser kuriren, seit wir deren Träger kennen? Es ist die beste Antwort, wenn wir zu fragen fortfahren und sagen: Kann man heutzutage, und seit man die Eiterungs-Mikrokokken kennt, das Wundfieber, das Kindbettfieber und die dem Zeitungsleser so geläufige „Blutvergiftung“ sicherer heilen als ehemals? Die Antwort lautet: Nein. Quetelet hat Recht, „die Heilkunst übt nur einen beschränkten Einfluß auf die Zahl der Todesfälle“. Aber die Hygieine hat einen sehr großen Einfluß auf die Zahl der Erkrankungen. Seit wir, ganz genau auf dem Standpunkt der Bacillenforschung, wie sie von Panum bis auf Pasteur, Lister und Koch sich entwickelt hat, gegen die Eiterungs-Pilze ankämpfen, haben wir das Unerhörte erlebt, daß auch nach den größten Operationen keine Eiterung und kein Wundfieber mehr eintritt, ja daß dieses alte Verhängniß aller Spitäler und Entbindungsanstalten überwunden ist, so daß es zur Gewissenssache und zum Ehrenpunkt der Anstaltsärzte ge=

worden, solche Erkrankungen gar nicht mehr, oder nur sehr ausnahmsweise zu haben. In den 10—15 Jahren, seit der Bacillus von der Chirurgie beherrscht wird, sind Hundert= tausende von Menschenleben erhalten worden, die früher un= rettbar verloren waren. Durch die genaue Kenntniß der Mikroben hat die ganze operative Medicin eine Verbesserung erfahren, die nur mit derjenigen zu vergleichen ist, welche die Schifffahrt durch die Dampfmaschine gewonnen: Unab= hängigkeit, Schnelligkeit und Sicherheit, mit Allem, was daraus folgt.

Anders gestaltet sich die Frage, wie wir diejenigen Krank= heitskeime bekämpfen, deren Angriffspunkte wir nicht so in unserer Gewalt haben, wie eine Operationswunde. Der Operateur erwartet den Feind am Eingangsthore und schlägt ihn sicher zurück; der gewöhnliche Arzt aber muß ihn auf dem offenen Felde bekämpfen, auf dem weiten Gebiete des Trinkwassers, der Nahrung und des Bodens, der Wohnung und des Verkehrslebens; er kann ihm den Proviant ab= schneiden, die Wege verlegen, kurz mit allen Mitteln der Assani= rung ihm den Aufmarsch erschweren, aber ihn ganz abzuhalten, vermag er noch nicht. Bacillendichte Menschen und bacillen= dichten Boden haben wir nicht.

Ist der Feind in den Menschen eingedrungen, dann sucht man diesen möglichst abzusperren und die in ihm neu er= standenen Bacillen an allen Ausfallsposten abzufangen und zu zerstören: Isolirung und Desinfektion.

Das Alles ist noch lückenhaft; dennoch sind wir dabei schon sehr viel weiter gekommen als bei der alten Annahme der atmosphärisch=tellurischen Einflüsse, Miasmen u. s. w.

Auch das große Ereigniß, die Ursachen der epidemischen Krankheiten entdeckt zu haben, warf seinen Schatten vor sich her. Schon der 1723 verstorbene holländische Naturforscher Leeuwenhoek, der Entdecker der Infusorien, hat gelehrt: „daß die Ursache der Infektionskrankheiten in kleinsten Or= ganismen zu suchen sei, die in den Körper des Menschen ein= dringen, sich da vermehren, von da aus verbreiten und dadurch eine ihrer Natur entsprechende Krankheit hervorrufen.“[1]

---

[1] v. Ziemssen, Volkskrankheiten, pag. 8.

Dennoch war mit dieser wissenschaftlichen Hypothese wenig anzufangen. Erst seit die neuere Naturwissenschaft mit sehr vervollkommneten Instrumenten und Methoden diese kleinsten Organismen wirklich sieht und beschreibt, willkürlich vermehrt, züchtet und durch Ueberimpfung auf Thiere prüft, ob sie wirklich die betreffende Krankheit hervorrufen, erst seit den Arbeiten von Davaine, Pasteur und ganz besonders von Koch und seiner Schule, ist der Krankheitskeim ein Objekt und eine Macht geworden, mit der man rechnen kann und muß. Die Ungeduld der Welt, ohne eine Ahnung von den Schwierigkeiten bakteriologischer Untersuchungen, betrachtet die großartigen Errungenschaften der Chirurgie und die Assanirung der Städte schon als etwas Selbstverständliches und ist oft recht erbittert, daß die Wissenschaft noch nicht ein Verfahren gefunden hat, die neu entdeckten Bacillen abzufangen und unter allen Umständen zu vernichten. Man könnte ebenso gut Galvani und Volta tadeln, daß sie nicht auch gleich den Telegraphen und das Telephon erfunden.

4. Bacilläre Krankheiten.

Auf Grund genauer mikroskopischer Diagnose, Züchtung, und großentheils von absichtlichen Impfversuchen bei Thieren — auch von sehr unabsichtlichen bei Menschen — gelten heutzutage folgende Krankheiten des Menschen als durch Mikroorganismen (Mikroben) hervorgebrachte:

Durch Mikrokokken, runde Spaltpilze: die Eiterung, die Pyämie (Wundfieber und Blutvergiftung geheißen), das Wochenbettfieber, die Rose, Gelenkentzündung, und eine Form der Herzentzündung, die epidemische Gehirnentzündung und die Lungenentzündung, ebenso Gonorrhoe. Sehr wahrscheinlich gehören auch hierher: das gelbe Fieber und der Keuchhusten.

Durch Bacillen, stäbchenförmige Spaltpilze, entstehen: Starrkrampf, Diphtherie, Milzbrand, Rotz, Typhus, Tuberkulose, Rückfalltyphus, Cholera, Aussatz und Influenza.

Wernich zählt 70 Spezies von Spaltpilzen auf, die ansteckende Krankheiten bei Menschen oder bei Thieren erzeugen und die alle in entwickelungsfähiger und ansteckender Form auch außer dem Körper gezüchtet werden können.[1]

Einer anderen Gruppe von ansteckenden Krankheiten liegen keine Spaltpilze, sondern kleine Lebewesen zu Grunde, die dem Thierreiche angehören und vorzugsweise als Parasiten der Blutkörperchen erscheinen: Protozoën, Amöben, Plasmodien. Für die tropische Ruhr und für das Wechselfieber (Malaria) ist das jetzt unzweifelhaft festgestellt, für Masern, Scharlach, Pocken und Lues nach Pfeiffer's Untersuchungen sehr wahrscheinlich. Diese Gebilde sind größer als Bacillen, ja bei der Ruhr zeigen sich im Darmschleim Amöben, die sogar größer sind als Blutkörperchen. Die Plasmodien des Wechselfiebers leben in den rothen Blutkörperchen, vermehren sich dort und zerstören sie. Früher galt das Wechselfieber als das Urbild einer miasmatischen, an den Boden gebundenen, von einem Menschen auf den andern nicht übertragbaren Krankheit. In der gemäßigten Zone scheint das immer so zu sein, und haben bisher künstliche Uebertragungen nur durch Einspritzung von Malariablut stattgefunden. In den Tropen gestaltet sich die Sache anders, die Wechselfieber sind die stationären und häufigsten Krankheiten, sie sind nicht nur viel schwerer und führen oft zum Tode, sondern sie werden auch ansteckend. Auf der Insel Mauritius hat eine sehr bösartige Malaria die Zahl der Eingebornen von 120,000 auf 100,000 herabgebracht. Aber sie herrscht dort erst seit 1865 und wurde durch ein Auswandererschiff mit Malariakranken eingeführt.[2]

Zu Ende des Jahres 1890 wurde der leidenschaftlich erregten Welt das große Ereigniß verkündet, daß es Robert Koch gelungen sei, den von ihm entdeckten Tuberkel-Bacillus in allen Tiefen des lebendigen Körpers aufzuspüren, ihm die

---

[1] Flügge, Grundriß der Hygieine. Leipzig.
[2] Deutsche Medic. Wochenschrift 1890, pag. 826.
Neuere Forschungen unterscheiden drei, durch Gestalt und Entwickelung verschiedene Arten des Malariaträgers: 1. das Plasmodium des Quartanfiebers, 2. das des Tertianfiebers und 3. das des täglichen, unregelmäßigen, bösartigen Wechselfiebers. Diese schwere Infektionsform ist in den Tropen allgemein, in Italien im Sommer vorherrschend, in Deutschland selten. Kruse, Hygien. Rundschau 1892, pag. 467.

Lebensbedingungen abzuschneiden, und damit die verheerendste aller Krankheiten mit Erfolg zu bekämpfen. Man hat dem großen Forscher, dessen Name schon genügte, um zu sehen und zu glauben, seine Arbeit aus den Händen gerissen, ehe sie vollendet war, und wird nun in Geduld warten müssen bis zum wirklichen Abschlusse. Dennoch hat Lister, einer der berufensten und größten aller Urtheilsfähigen in dieser Frage, am hygieinischen Kongresse in London, 1891 erklärt: „Selbst wenn die therapeutischen Hoffnungen, die sich an Robert Koch's Entdeckungen knüpfen, nicht erfüllt werden sollten, so ist diese doch eine That von transcendentaler Bedeutung für die gesammte Pathologie."

Das erste, bisher großartigste, aber rein empirisch durchgeführte Experiment dieser Art ist bekanntlich die Jenner'sche Kuhpockenimpfung zur Verhütung der Pocken, und in kleinerem Maßstabe, auch mit einem statistischen Mangel behaftet, die Pasteur'sche Impfung zur Heilung der Wasserscheu. Vielleicht gehört das Tuberkulin noch demselben Stadium an, in welchem ehemals die Variolation stand, und können wir auf ein lebendiges Filter hoffen, das die Stoffe nach Bedürfniß abschwächt oder scheidet.

Die Idee, bacilläre Krankheiten durch bacilläre Produkte zu bekämpfen, erscheint naturwissenschaftlich ganz annehmbar, und bei dem kläglichen Mißerfolge bisheriger Mittel ist jeder wissenschaftlich und moralisch zulässige Versuch auch sehr gerechtfertigt. Wie die Flamme, die ja immer Kohlensäure und Wasser (dieses zunächst in Dampfform) liefert, durch diese ihre Verbrennungsprodukte sicher gelöscht werden kann; wie der Hefenpilz durch den Alkohol, den er aus der Zuckerlösung gebildet, schließlich abstirbt, so kann auch der Tuberkelbacillus an seinen Stoffwechselprodukten zu Grunde gehen.

In dieser Weise heilt auch ein Stoffwechselprodukt des Starrkrampfbacillus den Starrkrampf.[1]

Die größte, auch praktisch wichtigste Errungenschaft der wissenschaftlichen Medicin ist gegenwärtig das durch den Thierleib filtrirte und abgeschwächte Gift des Diphtherie-

---

[1] Behring u. Kitasato, Deutsche Medic. Wochenschrift 1890, Nr. 49.

Bacillus: das Behring'sche Heilserum. Nebenbei ist es auch
eine unwiderlegbare Rechtfertigung Jenner'scher Anschauungen.

Der Antagonismus unter den Bakterien ist seit Jahren
eifrig studirt worden und wir haben durch Garrè und andere
Forscher erstaunliche Thatsachen kennen gelernt.

„Wenn auch die therapeutische Verwendbarkeit der Antagonisten eben erst ins Stadium des Thierexperimentes getreten ist, hat dieses doch schon zu sehr ermuthigenden Resultaten geführt. Eine Bakteriotherapie, wie wir sie als Prophylaxe in verschiedenen Schutzimpfungen bereits kennen,
scheint für die Behandlung von Krankheiten nicht mehr in
das Reich der Träume zu gehören."[1]

Die Infektionskrankheiten entwickeln keimfähige Mikrokokken, Bacillen oder Plasmodien im Leibe des Patienten und
geben diese auf verschiedenen Wegen ab: der Kranke steckt
unmittelbar an, wo er auch hinkommt und verbreitet die
Krankheit, am leichtesten auf die nächste Umgebung.

Zu diesen kontagiösen Krankheiten gehören vor allem
die Blattern, Scharlach und Diphtherie, die Rose, die Pest,
Flecktyphus, Lues, und auch die Tuberkulose. Der Tuberkel-
bacillus bleibt im trockenen Zustande Jahre lang lebensfähig,
aber vermehrt sich außerhalb des Kranken nicht.

Eine Gruppe dieser Krankheiten bezieht ihre Bacillen
ursprünglich aus dem Boden, entwickelt im Kranken lebens-
fähige Keime, die aber nicht immer unmittelbar in einen
andern Menschen übergehen, sondern meistens auf einem Umwege durch den Boden, oder durch Gebrauchsgegenstände.
Dieses Verhalten kommt auch bei vielen Eingeweidewürmern
vor, die einen Theil ihrer Entwicklung in einer andern Thier-
species durchmachen, als in derjenigen, die sie endgültig bewohnen.

Man nennt diese Krankheiten miasmatisch-kontagiöse.

---

[1] Garrè, Ueber Antagonisten unter den Bakterien. Korr.-Blatt für
Schweizer Aerzte 1887, Nr. 13.

Behring, Blutserumtherapie und Immunisirungsmethoden. Leipzig
1892. Verwerthung bakterieller Stoffwechselprodukte anstatt der Bakterien
selber, und Benutzung des lebenden Thierleibes anstatt der Nährgelatine.

Der Kranke steckt an, im Gegensatze zur leichteren Malaria; aber er steckt in der Regel zuerst den Boden an, und durch diesen dann den Menschen, im Gegensatze zu den Blattern.

Hierher gehören vor allen: Typhus (Unterleibstyphus) und Cholera. Bald erscheint ihre Umgebung in hohem Grade gefährdet, bald gar nicht. Typhus und Cholerabacillen leben außerhalb des Kranken nicht sehr lange, immerhin auch in der Jauche noch 14 Tage; aber sie sind der Vermehrung fähig. Auf feuchter Unterlage (Wäsche, Erde) entwickeln sich schon innerhalb 24 Stunden ganze Reinkulturen von Cholerabacillen. Die Geschichte des Typhusbacillus ist noch viel dunkler und seine im Wasser lebenden Formen sind noch theilweise bestritten. Die Erforschung der betreffenden Bacillen, ihrer Lebensbedingungen und Wanderungen, wird auch diese bange dunkle Frage immer mehr aufhellen. Vor fünfzig Jahren war die jetzt bekannte Geschichte vieler Eingeweidewürmer auch noch ein Räthsel. Wir kennen keine als kontagiös bekannte Krankheit, die sich nachträglich als eine miasmatische erwiesen hätte; dagegen sind unanfechtbare Beobachtungen vorhanden, daß eine sogenannte miasmatischkontagiöse Krankheit unmittelbar ansteckt, also rein kontagiös werden kann: Cholera und Typhus.

Es ist interessant, den Gang der Ansichten zu verfolgen. Noch vor 50 Jahren stritt man sich darüber, ob die Milbe wirklich die Ursache der Krätze sei, oder nicht vielmehr eine Begleiterscheinung des konstitutionellen Leidens, eine Käferlarve, die nur kranke Bäume angreift. Zur selben Zeit haben noch viele über Semmelweiß' „Schmutztheorie" gelacht, und für so gräuliche Thatsachen, wie die Massensterblichkeit in Entbindungsanstalten, die Gründe in der Atmosphäre gesucht, im Erdmagnetismus, im „Krankheitsgenius", nur nicht im Contagium. Derselbe Gedankenablauf hat sich zu unserer Zeit wiederholt bei der Lehre von der Cholera, ja von der Tuberkulose und vom Typhus; hier allerdings nur für besonders poetische Gemüther.

Die Geschichte der alten Volkskrankheiten enthüllt uns grauenvolle Thatsachen, giebt uns aber unverhältnißmäßig wenige nutzbare Aufschlüsse. Die Pest des Thukydides beschleu=

nigte den Untergang des alten Griechenlandes, die Antoni-
nische, die Cyprianische und die Justinianische Pest den Verfall
des römischen Weltreiches. Der Aussatz, ganz besonders aber
der schwarze Tod, hat im Mittelalter, und die Blattern haben
noch bis ins vorige Jahrhundert ganze Länder entvölkert,
geistig und leiblich verwüstet. Unsere Zeit hat mit andern
Volkskrankheiten zu kämpfen, mit stätigen: Tuberkulose, Unterleibstyphus, Diphtherie, Scharlach, Masern 2c.; ferner mit
stoßweise auftretenden: Blattern, Gelbfieber, Flecktyphus und
am alleraugenfälligsten mit der Cholera.

Als Schulbilder und zur Erklärung hygieinischer Forderungen mögen folgende Volkskrankheiten aus der großen Anzahl herausgegriffen und kurz erwähnt werden.

5. Die Blattern.

Die Blattern, Pocken, sind wohl die älteste aus geschicht-
lichen Ueberlieferungen zu erkennende Krankheit, zugleich auch
die ansteckendste. Es giebt weit mehr Menschen, die für Pest
und für Cholera, ja für den Biß wasserscheuer Hunde unempfänglich sind, als es Menschen giebt, welche den Pocken
widerstehen; und dabei ist dieses Gift eines der dauerhaftesten
und transportfähigsten, die wir kennen, es haftet, oft jahrelang wirkungsfähig, an festen Stoffen, und fliegt auch in
der Luft. Das ist wohl ein Grund, warum in früheren Zeiten
die Epidemien so groß geworden sind, thatsächlich niemals
ganz aufgehört haben. Und wer entrann, ohne blind oder
verkrüppelt zu sein, der war gezeichnet und gegen die Krankheit fast gänzlich geschützt. Nicht nur die kleinen Leute starben
schaarenweise dahin, sondern es starben auch wohlgepflegte
Fürsten. Ganz besonders aber wüthete die Krankheit unter
den Naturvölkern Amerikas, denen die Europäer außer ihrem
„Feuerwasser" und ihrer Bildung auch die Blattern gebracht
hatten.

Die ärztliche Welt ist in ihrer ungeheuren Mehrheit davon
überzeugt, daß die großartige Abnahme, ja das zeitweilige
Ausbleiben der Pocken in unserem Jahrhundert die Folge
der von Eduard Jenner 1796 entdeckten und eingeführten
Schutzimpfung mit Kuhpocken sei. Die Kuhpocke ist als ein,

im Leibe des Wiederkäuers gemildertes (attenuirtes) Menschen-
blatterngift zu betrachten. Selbstverständlich hat auch diese
Lehre, wie jede andere, sogar die kopernikanische von der
wandernden Erde, ihre Gegner, und ebenso selbstverständlich
kann sie auch zur politischen Agitation benutzt werden.
Während die Thatsache des Impfschutzes sehr augenfällig vor-
liegt und zahlenmäßig erwiesen ist, gehört die Theorie desselben zu den verwickeltsten Fragen der Medicin, und sie wird
niemals allem Volke klar gemacht werden. Forschungen der
Neuzeit, ganz besonders die Arbeiten von Pasteur und
Behring, haben uns, wenn nicht Aufschlüsse, so doch eine
Reihe von Analogien gegeben, indem organische Keime bös-
artiger, auf den Menschen übertragbarer Thierkrankheiten,
wie der Wasserscheu oder des Milzbrandes, durch künstliche
Züchtung fortgepflanzt, abgeschwächt und dann zum Schutze
gegen die betreffende Krankheit mit Erfolg eingeimpft werden
können.

Für die Volksgesundheitspflege sind folgende Punkte maßgebend:

Ausgestorben sind die Pocken durchaus nicht, und wo
sie eine Bevölkerung treffen, welche nicht durch die Impfung
unempfänglich gemacht worden, da brechen sie mit ihrer alten
Bösartigkeit wieder los.

Die vollständige Absperrung der Pockenkranken und ihrer
Wärter, für Unerfahrene sehr einleuchtend, hat sich gar nicht
bewährt. Der Sicherheits-Kordon kostet große Summen, und
hat dennoch Lücken genug, die Seuche ausbrechen zu lassen.

Die Kuhpocken-Impfung schützt in sehr hohem Grade
vor der Erkrankung an Menschenblattern. Das neueste und
großartigste Experiment hierüber hat der deutsch-französische
Krieg von 1870—71 gemacht. Während die beiden großen
Heere in ganz gleichartiger Weise an Typhus und an Ruhr zu
leiden hatten, starben bei den sorgfältig durchgeimpften
Preußen 316 Mann an Pocken, bei den unvollständig und auch
gar nicht geimpften Franzosen dagegen 23,469 Mann. Diese
unwiderlegbare Thatsache hat denn auch 1874 das deutsche
Impfgesetz ins Leben gerufen. Es hat sich glänzend bewährt,
und bei einer amtlichen, langen Konferenz zu Berlin,

Oktober 1884, an der auch die hervorragenden Impfgegner theilgenommen, wurde es aufs neue befestigt.[1])

Die Impfung schützt selten lebenslänglich, und es ist durchaus nöthig, sie nach 10—15 Jahren zu wiederholen, weshalb das deutsche Gesetz die Impfung im ersten Lebens=jahre und dann wieder beim Austritt aus der Volksschule vorschreibt. Da es möglich ist, daß bei der Impfung von Arm zu Arm, unter hunderttausenden von Fällen, auch eine schwere Krankheit übertragen werden kann, hat man die menschliche Lymphe verlassen und sich dem Verfahren mit thierischer Lymphe zugewendet. Das Thier, meistens Kalb, läßt sich lebendig und ebenso nach der Abschlachtung genau kontroliren, und ist unter allen Umständen ein Filter, welches Syphilis nicht durchläßt. Dieses Gift haftet beim Wiederkäuer gar nicht. Damit ist die segensreiche Entdeckung Jenner's zeit=gemäß reformirt, und die Aufgabe, die individuelle Disposi=tion für eine der verheerendsten Krankheiten fast vollständig beseitigt zu haben, für ganze Länder gelöst.

Die Vaccination ist eine der delikatesten ärztlichen Auf=gaben, ein Experiment, das nur dann gelingt, wenn es mit der äußersten Sorgfalt, also auch mit allen Kautelen der Chirurgie, ausgeführt wird; als bloße Ceremonie und in den Händen von Hebammen, wie in Frankreich, wird sie nie=mals ihren Dienst leisten.

Es wäre eine Freude, Arzt zu sein, wenn man gegen die Tuberkulose, den Typhus oder die Cholera ein so zuver=lässiges und so gefahrloses Schutzmittel besäße, wie gegen die Pocken.

6. Diphtherie.

Diese schon von den alten Griechen deutlich beschriebene, im Mittelalter in schweren Epidemien aufgetretene, dann scheinbar verschwundene Krankheit ist auf unserm Kontinente und auch in Nordamerika, von 1856—65 wieder zur eigent=lichen Volkskrankheit geworden und seither besonders in den Städten eingebürgert; sie kommt aber auch in verkehrsarmen Landbezirken zeitweise als Lokalepidemie vor. Die bekannte=

---

[1]) Reichstagsverhandlungen, 6. Legislaturperiode. Nr. 287.

ften Formen find Rachenbräune und Kehlkopfkroup. Gut=
artige Angina, sowie auch der heimtückische Scharlach lockern
die Schleimhäute und disponiren zur Aufnahme des Giftes,
des Loeffler'schen Diphtherie=Bacillus, der jetzt genau be=
kannt und durch zahlreiche Thierversuche als der wirkliche
und alleinige Träger des verhängnißvollen Krankheitspro=
cesses festgestellt ift. Er zeigt sich in der 59. Reinkultur noch
so giftig wie in der erften, und seine abfiltrirten Stoffwechsel=
produkte wirken so scharf wie die Bacillen selber. Er ift zäh=
lebig und hält durch Monate aus, weshalb die Krankheit
sich oft faft unabtreibbar einniftet.[1]

Abgesehen von der Krankenbehandlung, ift es zum Schutze
der Gesunden nöthig, den Kranken zu isoliren, Hände und
Geräthe sehr rein zu halten, alle unnöthigen Wollenstoffe,
Betten u. s. w. zu entfernen, nach abgelaufener Krankheit
die Tünchung, das Waschen, Scheuern und Lüften, sowie die
eigentliche Desinfektion ganz genau zu betreiben. Für die
Gesunden bleibt die wichtigfte Maßregel: Reinlichkeit in allen
Dingen; namentlich sollen die Hände vor jeder Mahlzeit sorg=
fältig gewaschen und die Mundhöhle recht oft — vornehmlich
vor dem Schlafengehen — gereinigt werden. —

Zudem wird die Milch einer sorgfältigen Ueberwachung
bedürftig, da sie auch für diesen Bacillus eine sehr geeignete
Nährflüssigkeit ift und dessen Vermehrung und Verschleppung
leicht vermittelt. Längeres Kochen unmittelbar vor dem Ge=
brauche schützt am leichteften.

Wenn wir mit längeren Zeiträumen rechnen, sehen wir
mit Schrecken, daß die Diphtherie nur der Tuberkulose nach=
fteht, sonst aber eine der verheerendften Volkskrankheiten ift,
und im ganzen weit schlimmer als die Cholera. Die Behand=
lung mit dem von Behring erfundenen Heilserum ift eine
große Errungenschaft, segensreich für die Kranken, und ehren=
voll für die Medicin, die ihre, von Jenner begründete,
dann durch Pasteur und durch Koch so hoch entwickelte
Lehre von den specifischen Krankheitsursachen täglich mehr
befeftigt, und die Wissenschaft auch durch ihre Leistungen
rechtfertigt.

---

[1] D'Espine & de Marignac, Revue médicale de Genève, 1890.

Die Wirksamkeit der Prophylaxe und der Therapie der
Diphtherie mit Heilserum ist durch zahllose an allen Orten
der Welt gemachte Beobachtungen über alle Zweifel erhoben.
Beispiele: Die Sterblichkeit an Diphtherie betrug in Paris
vor der Behandlung mit Heilserum 1432 jährlich, nachher
354. In Italien ist seit Einführung der Serumtherapie die
Mortalität der Diphtherie um $2/3$ gesunken.[1]) Besonders über-
zeugend sind die Erfahrungen mit den operirten Diphtherie-
fällen. Krönlein (Zürich) hatte in der Vorserumperiode
59,6—73,7% Todesfälle bei Tracheotomirten, seit der Anwendung des Serum: 35,6%. Die Gesammtmortalität aller auf
seiner Klinik behandelten Diphtheriefälle betrug mit Serum
17,5%, ohne Serum 35,7—47,4%.

7. Tuberkulose.

Die Tuberkulose wurde im Alterthum und durch alle
Jahrhunderte zeitweise immer wieder, als eine ansteckende
Krankheit betrachtet; zu andern Zeiten wurde die Ansteckungs-
fähigkeit bestritten, dafür aber die Erblichkeit der Anlage be-
tont. Koch hat auch dieses Dunkel erhellt, mit klassischer
Schärfe und Vollständigkeit, ohne eine Lücke in der objektiven
Beweisführung. Man kann mit einer Reinkultur von
Tuberkelbacillen eine Reihe ganz gesunder Thiere tuberkulös
machen, wann und wie man will. Wir kennen jetzt nicht nur
den Träger dieser Krankheit, sondern auch viele seiner Lebensbedingungen, wissen, daß er sehr verbreitet ist und im ein-
getrockneten Zustande 6—9 Monate, ja nach Untersuchungen
von Stone über 3 Jahre! lebenskräftig bleibt, daß er mit
der ungekochten Milch von Kühen — die bekanntlich oft an
Tuberkulose leiden — in den Verdauungsapparat und mit
dem Staube der Wohnungen in die Athmungsorgane einwandern kann. Wir kennen zahlreiche Schutzvorrichtungen
des Körpers, die auch diesen Eindringling abfangen, hinaus-
befördern oder vernichten — so weit möglich. Eine kräftige
Konstitution besiegt den Bacillus fast regelmäßig, aber nicht
immer; auch kerngesunde Leute werden zuweilen plötzlich
tuberkulös. Weit öfter, aber auch nicht immer, unterliegen

---

[1]) Riv. d'Igiene e sanità publ. 1/VI. 1900.

Menschen mit dünnem Blute, unkräftigen Gewebezellen, kurz: Schwächlinge.

Bei der großen Verbreitung des Tuberkelbacillus tritt ganz besonders die Aufgabe an uns heran, die persönliche Anlage, die Aufnahmsfähigkeit zu vermindern. Diese ist vielfach angeboren, noch weit öfter anerzogen oder überhaupt erworben.

Unter den Schädlichkeiten, die zur Tuberkulose veranlagen, treffen wir beinahe alle, gegen welche die Gesundheitspflege überhaupt ankämpft, sogar den unreinen Baugrund. Es war eine angenehme Ueberraschung für viele englische Städte, die sich in den Jahren 1860—70 zu großen Wasserversorgungen und Kanalisationen angestrengt hatten, daß nicht nur die Cholera, wegen der die Arbeiten zunächst unternommen worden, wegblieb, sondern daß auch der Typhus seltener wurde, und die Todesziffer der Tuberkulose ganz erheblich, oft auf die Hälfte herabging.

Dann kommt die schlechte Luft in überfüllten Wohnungen, wo so oft ein Alkoven oder sonst ein verlorenes Loch als Schlafstätte dient, die schlechte Luft in Miethkasernen und in sorglos betriebenen Fabriklokalen, als deren allerschlechteste der Arzt die Privatwerkstätten und die Winkelkneipen kennen lernt. Da erzieht jede Regierung die Rächer ihrer Sünden; der Wirth aber verfällt, wenn nicht dem Trunke, so doch häufig der Tuberkulose; sein Gewerbe ist sehr ungesund.

Ferner kommt die Einsperrung, auch in den elegantesten Strafanstalten, und in den besten Menagerien und Ställen. Straßenräuber, Löwen oder Milchkühe unterliegen, so wie ihre Einsperrung lange dauert, sehr oft der Tuberkulose. Diese ist die Akklimatisationskrankheit der Zuchthäuser, und wer mehr als zehn Jahre bekommt, hat halbe Anwartschaft auf ein Todesurtheil. Der Tod durch Tuberkulose ist in Strafanstalten 4—6 mal häufiger als bei den gleichen Altersklassen der Freien. Die Sterblichkeit überhaupt aber 2—3 mal größer.

Zur Tuberkulose disponiren Hunger und Mangel, hier bei nothleidenden Armen, dort bei gedankenlosen Wohlhabenden, zumal sehr gebildeten Töchtern, die jedes solide Essen verachten und hochgradig bleichsüchtig werden. Kinderbälle, zahllose Gesellschaften, Korsets und allerlei Tand befördern das Verhängniß.

Schließlich, aber nicht zum mindesten, wird die Anlage zur Tuberkulose auch durch Kummer und durch Unfrieden mächtig entwickelt, oft wo die Welt keine Ahnung davon hat. „Wie ist doch so manches seidene Kleid — Inwendig gefüttert mit Herzeleid!"[1])

Wenn aber alle diese Schädlichkeiten wirklich zu Tuberkulose veranlagen, dann ist es ja ein Wunder, daß diese nicht häufiger ist! Glückliche Täuschung! Ist sie nicht häufig genug? In den Kulturstaaten Europas und in den Vereinigten Staaten Nordamerikas kommt $1/7$ aller Todesfälle auf Rechnung der Tuberkulose, in manchen Städten $1/5$ bis $1/4$.

Nach neuesten Untersuchungen von O. Naegeli (Ueber Häufigkeit, Lokalisation und Ausheilung der Tuberkulose nach 500 Sektionen des Züricherischen pathologischen Instituts) ist die Tuberkulose im Kindesalter nicht so häufig, wie man bisher annahm (bei 88 Kindersektionen 15 mal), aber sie ist meist tödtlich. Im mittleren und höheren Lebensalter trifft man sie fast regelmäßig an, aber sie ist meist nicht tödtlich. Für die Jahre 10—30 ergiebt sich ein Verhalten, das zwischen beiden Extremen in der Mitte liegt. Da Naegeli in 97 %! der Erwachsenen Tuberkulose nachweisen konnte, so glaubt er an die fast allgemeine Giltigkeit des Satzes: Jeder Erwachsene ist tuberkulös.

Die Tuberkulose fängt bei der Gehirnwassersucht des Kindes an, beschränkt sich als Lungenschwindsucht gar nicht, wie man einst geglaubt, auf die Zeit der reiferen Jugend, sondern fordert ihre Opfer bis in die hohen Jahre, und rafft im Laufe eines Jahrhunderts eine sehr viel größere Zahl von Menschen hinweg als die Cholera. Diese erhebt eine fürchterliche Kriegssteuer, die Tuberkulose einen regelmäßigen Zoll. Die Hygieine kann ihn im Laufe der Jahre bedeutend beschränken. Aber besser als der mächtigste Hydrant ist doch die Verhütung des Brandes.

----

[1]) Luther, Tischreden.

Aber auch die unmittelbare persönliche Vorsorge gestaltet sich anders als früher. Der Auswurf Schwindsüchtiger enthält Tuberkelbacillen, die auch eingetrocknet lebensfähig bleiben und sehr ansteckend sind; wir treffen sie in den Taschentüchern, im Sand und in den Sägespänen der Spucknäpfe, auf den Böden von ärmlichen Wohnstuben, von Eisenbahnwagen, Wirthschaftslokalen und Gasthofzimmern, zumal eleganten, mit Teppichen belegten, auch auf öffentlichen Promenaden u. s. w. Man kann mit diesem aufgewirbelten Staube Versuchsthiere absichtlich und ganz sicher, die Umgebung des Kranken unabsichtlich aber oft sehr tuberkulös machen. Die Untersuchungen von Kitasato haben allerdings ergeben, daß von den ausgehusteten Tuberkelbacillen der größere Theil abgestorben, also nicht mehr fähig ist anzustecken. Schwacher Trost! Die Menge der von einem Schwindsüchtigen täglich ausgeworfenen Bacillen beträgt viele Millionen, weßhalb der lebensfähig gebliebene Rest immer noch groß genug ist, um sehr gefährlich zu sein.[1] Die eingenistete Schwindsucht manches Hauses und mancher Familie findet ihre Erklärung und Verhütung ganz so, wie sie das Wundfieber und das Wochenbettfieber gefunden haben. Was unsere Ur-Alten, auf gute Erfahrungen gestützt, geglaubt haben, das wissen wir jetzt, gestützt auf mikroskopische Beobachtungen, Reinkultur, Thierexperiment und Menschenschicksal: daß die Tuberkulose ansteckend ist. Gegenüber dem kranken Menschen liegt der Schwerpunkt aller Schutzmaßregeln in der sorgfältigsten Besorgung und Beseitigung des Auswurfes. Dettweiler'sche Taschenspuckfläschchen, Zimmernäpfchen mit Wasser und schließlich Ueberlieferung an die Fäulnißbakterien des Aborts. Gegenüber den zahlreichen kranken Kühen schützt am besten das gewissenhafte Kochen der Milch oder die Sterilisirung.

Damit eröffnet sich ein neues Pflichtenheft für Familien, Schulen, Spitäler und Kurorte, das sich z. B. Davos gehörig zu Herzen genommen und in Ausführung gebracht hat. Wir treffen dort schon Zimmer, die gleich Operationssälen überall

---

[1] Nuttal, Hygien. Rundschau 1892, pag. 504. Kitasato, ebenda, pag. 506.

waschbar sind, Linoleum anstatt Wollenteppiche, rationelle Spucknäpfe, und Desinfektionsanstalten für Betten.[1]

Ein mächtiges Mittel in der Bekämpfung der Tuberkulose, dieser verheerendsten aller Volkskrankheiten, bilden die überall (in der Schweiz durch die Initiative des bekannten Philan=thropen Pfarrer Bion) in's Leben gerufenen Heilstätten für Lungenkranke, welche — abgesehen von ihren reellen Heil=erfolgen (nach Egger[2] über 20 % Heilungen und über 60 % Besserungen) namentlich auch dadurch erfolg= und segens=reich wirken, daß die dort Verpflegten als wohlerzogene Pioniere der Hygieine und kräftige Bundesgenossen im Kampfe gegen die Tuberkulose nach Hause zurückkehren.

8. Wochenbettfieber.

Es wäre Unrecht, hier von einer Krankheit zu schweigen, die in verstreuten Fällen immer, nicht selten aber auch in kleineren Orts=Epidemien vorkommt, und unsägliches Herze=leid verursacht; es ist das Wochenbettfieber. Sehr selten liegt seine Ursache im Körper der Kranken selber, in der großen Mehrzahl der Fälle aber ist es übertragen, durch Betten oder Geräthe, besonders aber durch Hände; es ist also auch ver=meidbar, sobald man sich diejenige Reinlichkeit und Kontrole gefallen läßt, welche sich in der Chirurgie so glänzend bewährt hat. Schon 1848, als die Chirurgie noch schmierte, hat Jgn. Semmelweiß das gefunden und tapfer gelehrt. Auf diesem Wege hat man es bereits dazu gebracht, daß die Todesfälle von Wochenbettfieber in allen gut verwalteten Anstalten von 30 auf 2 bis $\frac{1}{2}$ % herabgegangen, selbst für längere Be=triebsperioden gänzlich verschwunden sind.[3] Nicht so ist's in den Privathäusern. Da kommen noch bedeutend mehr Erkrankungen und Todesfälle vor, verschuldet, ja regelrecht

---

[1] Sahli: Wie schützt man sich und Andere gegen Tuberkulose? Populärer Vortrag. Schweiz. Blätter für Gesundheitspflege. Zürich 1891, Nr. 7. Eine vortreffliche Arbeit.

[2] Korr.-Bl. für schweiz. Aerzte 1900, pag. 459.

[3] Die Charité in Berlin hatte 1859 bis 1862 Todesfälle bei Wöch=nerinnen: 16 bis 13 %; nach Einführung strengster Reinlichkeit 1879 bis 1881 noch 2 bis 0,9 %. Berlin. klin. Wochenschrift 1882, Nr. 32.

gemacht durch Unwissenheit und Nachlässigkeit bei der gewöhn=
lichen Hilfeleistung und Pflege. Gesundheitsbeamte und ge=
bildete Laien bekämpfen allerorts diese Menschenopfer; un=
fehlbare Wehemütter und fehlbare Richter nehmen sie vor=
läufig noch in Schutz. Mehr Weise und weniger Waisen!

9. Typhus.

Der Typhus, Unterleibstyphus, rücksichtsvoll auch
„Schleimfieber" geheißen, bietet weit mehr das Bild einer
gewaltsamen Vergiftung als die Tuberkulose. Keine Schwäch=
lichkeit und Kränklichkeit braucht den Anfall vorzubereiten
oder zu entschuldigen, auch die Blühendsten und Stärksten
sind gefährdet, nicht selten am allermeisten.

In England und Nordamerika gilt der Typhus kurzweg
als eine „Schmutzkrankheit" (filth-disease), und wer auch auf
unserm Kontinente oft mit Typhus zu thun hat, ist selten in
Verlegenheit um sehr schmutzige Ursachen. In den zahllosen,
jetzt längst beseitigten Versitzgruben in München lagen die
Wurzeln der ehemals ständigen, nun überwundenen Typhus=
Epidemien; in den Hausgruben und im Baugrunde voll kon=
centrirter Fäulniß liegt eine Ursache der auch auf dem Lande
und besonders bei Metzgereien regelmäßig wiederkehrenden
Typhus=Epidemien. Der Brunnen kann tadellos sein, und
es können Menschen erkranken, die ganz gewiß kein Wasser
getrunken, ja kaum sich ordentlich gewaschen haben. Dasselbe
kann man in stark bevölkerten Anstalten beobachten, wo bei
gemeinsamer und guter Wasserversorgung doch in den
Räumen, die über der Hausgrube liegen, und nur in diesen,
jedes Jahr Darmkatarrhe und Typhusfälle auftreten. Wenn
man auch den Ersterkrankten sofort in den Spital schickt, folgen
dennoch sehr oft weitere schwere Erkrankungen im Hause:
kurz, der Verdacht, daß der Bodenschmutz, das transportable
Miasma, krank gemacht habe, wird erdrückend, und die Forde=
rung, den Boden wenigstens für die Zukunft rein zu machen,
unerläßlich.

Ebenso aber sehen wir bei einem reinen, oder doch ganz
gleichartigen Baugrunde und Wirthschaftsbetriebe eines Ortes
die einen Bewohner massenhaft erkranken und sterben,

während die andern frei bleiben, und sehen, daß diese so ver=
schiedenen Schicksale sich um verschiedene Wasserleitungen, be=
sonders um einzelne Sodbrunnen, gruppiren. Ja noch mehr:
wir haben eine große Literatur über genau beobachtete und
glaubwürdig geschilderte Typhus=Epidemien, deren Gang sich
lückenlos und nur in der Richtung der Trinkwasserversorgung
verfolgen läßt.

Gar nicht selten erkrankt aber auch in Privathäusern
und in Spitälern, wo Baugrund und Trinkwasser tadellos
sind, das Wartepersonal, und der Verdacht einer unmittel=
baren Ansteckung wird unabweisbar. Von 1861—70 er=
krankten in einem Londoner Typhus=Spital 179 Wärterinnen
und starben 42. Zu Newcastle up. T. erkrankten 1882 von 14
Typhus=Wärterinnen 9 und starben 2.

Dagegen erkrankte in 3 Londoner Pockenspitälern, in den
Jahren 1861—70, von 734 revaccinirten Wärterinnen nicht
eine einzige.[1]

Wir glauben an eine Ansteckung durch die Luft und den
Baugrund, wie an eine solche durch das Trinkwasser und durch
den Kranken selber, und wissen leider in keinem dieser Fälle
genau, wie sie zu Stande gekommen. So wohlbekannt die aus
den Entleerungen der Kranken und aus Leichen stammenden
Typhus=Bacillen auch sind, so vielumstritten sind die reisen=
den, im Boden, in dem Wasser und auf Nahrungsmitteln
aufgefundenen.[2] Hier fehlt noch die Reinkultur, und der
Thierversuch wird wohl unmöglich sein, weil die Thiere für
den Abdominaltyphus unempfänglich sind.

Es sind viele große und kleine Städte, auch Dörfer und
Weiler bekannt, die durch Jahrzehnte als gefährliche Typhus=
Nester berüchtigt waren, und die von der Zeit an gesund und
typhusfrei geworden sind, da sie ihre Pumpbrunnen schlossen
und sich mit gutem Quellwasser versahen, ohne nebenbei an
ihrem Grubenwesen etwas zu ändern oder ihren Baugrund

---

[1] Thorne-Thorne, The progress of preventive Medicine during
The Victorian Era. 1888, pag. 11.

[2] Verschiedene deutsche und französische Beobachter haben insgesammt
in etwa zehn Fällen Typhusbacillen im Brunnenwasser nachgewiesen."
Flügge, Hygieine.

reiner zu machen. Dagegen giebt es andere Orte, und unter
diesen steht die Stadt München obenan, bei denen die gute
Wasserversorgung keine so auffallende Aenderung der Typhus-
todesziffer hervorbrachte, dagegen die Beseitigung der Versitzgruben und Metzgereien und anderer den Boden beschmutzen-
den Einrichtungen, eine hochgradige und anhaltende Abnahme
des Typhus zur Folge hatte. Für die Gesundheitspflege ist
der Bürgerkrieg zwischen Bodenmännern und Wassermännern
unerheblich, weil unreines Wasser immer auch den reinen
Boden inficirt, und umgekehrt auch reines Wasser den
schmutzigen Boden zur fauligen Gährung und zur Typhus-Er-
zeugung befähigt. Trinkwasserversorgung und Kanalisation
gehen meistens Hand in Hand und ihre gute Wirkung ist eine
gemeinsame.

Da der Typhus nicht nur sehr häufig und an vielen
Orten stationär vorkommt, sondern auch vorzugsweise das
leistungsfähigste Lebensalter gefährdet und dabei die Armen-
und Waisenanstalten bevölkert, wie es — mit längeren Zeiträumen gerechnet — kaum eine andere Krankheit thut, so hat
er überall einen mächtigen Anstoß zur Volksgesundheitspflege
gegeben. Wasserversorgung, Wohnungshygieine, Beseitigung
der Abfallstoffe, Drainage, Kanalisation, kurz: Reinlichkeit
in einem Maße, wie sie sonst nicht gebräuchlich gewesen, das
ist unsere Waffe gegen den Typhus.

Die persönlichen Schutzmaßregeln sind wesentlich dieselben: man bewohne kein schmutziges und kein mit Kloaken-
luft verunreinigtes Zimmer, lüfte überhaupt siebenmal mehr
als gewöhnlich, führe eine einfache und sehr mäßige Lebensweise, und sorge dafür, daß die gewohnten Speisen und Getränke möglichst gut und frisch zubereitet seien. Waschungen
und Bäder sind immer, jetzt dringend nöthig. Wo kein richtiges Trinkwasser zu haben ist, desinficire man dasselbe durch
Auskochen, ebenso die Milch, — obschon sie ja niemals Wasser-
zusätze enthält. Hat man Kranke zu besorgen, so halte man
diese und sich selber äußerst rein, koche ihre Wäsche sofort
tüchtig aus, und behandle die frischen Entleerungen nach dem
jeweiligen Stande der Wissenschaft mit einem Desinfektionsmittel. Die Desinfektion der Hausgruben kommt immer viel

zu spät und hat sich nicht bewährt. „Es wär' zu schön ge=
wesen!"

10. Hungertyphus,

Kriegstyphus, Kerkerfieber oder exanthematischer Typhus, ist
eine wesentlich andere Krankheit, in hohem Grade ansteckend,
für Wärter und Aerzte viel gefährlicher als der Unterleibs=
typhus oder die Cholera. Der Ansteckungsstoff ist noch nicht
genauer bekannt, aber äußerst dauerhaft, durch Menschen wie
durch Waaren leicht verschleppbar. Wo Hunger und Zu=
sammenpferchung, überhaupt sociales Elend herrscht, da tritt
er oft verheerend auf. Im dreißigjährigen Kriege, auch in
den Napoleonischen Feldzügen, wurde er durch ganz Europa
verbreitet. Gegenwärtig sind seine Standquartiere in Ruß=
land, Galizien und zeitweise in Schlesien. Im übrigen
Europa wird er nicht selten durch Vagabunden eingeschleppt,
aber durch strenge Abschließung und Desinfektion meistens
überwunden.[1]

11. Die Pest.

Die Seuche der Beulenpest hatte in früheren Jahr=
hunderten außerordentliche Ausdehnung und war der
Schrecken von Asien, Afrika und Europa. In letzterem Erd=
theile gewann sie, von China hereingeschleppt, die größte Aus=
breitung im 14. Jahrhundert als sogenannter „schwarzer
Tod"; in Neapel starben dazumal 60,000, in Venedig 100,000
Menschen, in ganz Europa 25 Millionen (Hirsch). Kein Dorf,
kein Hof, keine Burg blieb davon verschont. —

In unserm Jahrhundert schien die Pestgefahr fast ganz
erloschen, als sie Anfang der 70er Jahre aufs neue auftrat
und zwar sowohl in Mesopotamien (mit Ueberspringen auf
Südrußland — Astrachan —), als in Südchina, von wo sie sich
über Formosa nach Hongkong und über Tonkin nach Vorder=
indien verbreitete. Seit September 1896 hat sie in Bombay
trotz energischer sanitätspolizeilicher Maßregeln nie mehr auf=
gehört.

---

[1] Virchow, über Hungertyphus, 1868.

Der Erreger der schrecklichen Krankheit ist ein von Kitasato und Yersin im Jahre 1894 unabhängig von einander entdeckter Mikroorganismus, der im Blute, sowie im Beuleneiter und im Auswurf der Pestkranken gefunden wird und leicht auch auf Thiere übertragbar ist. Mäuse und Ratten werden epidemienweise befallen[1]) und spielen bei der oft räthselhaften Ausbreitung der Seuche — speziell auf Schiffen — eine große Rolle; ebenso Schweine und Fliegen.

Der Verlauf der Krankheit ist meist ein rascher: Kopfschmerz und von Delirien begleitetes Fieber leiten sie ein; dann erscheint eine Drüsenschwellung (meist isolirt in den Leistendrüsen). Der Tod erfolgt oft schon in den ersten 48 Stunden — Die Inkubationszeit der Pest beträgt 2 bis 7 Tage. —

Aus dem sichern Gefühle, in dem sich Europa gegenüber der Pest wiegte, wurde es jäh aufgeschreckt, als in allerneuester Zeit plötzlich in verschiedenen Hafenstädten (Oporto, Hamburg, Konstantinopel) vereinzelte Pestfälle auftauchten und sich in Glasgow, ausgehend von einem im dortigen Krankenhause verstorbenen Kinde, sogar eine kleine Epidemie entwickelte. Es zeigte sich als gar nicht überflüssig, daß im Jahre 1897 eine internationale Sanitätskonferenz zur Berathung der Maßnahmen gegen die drohende Seuche nach Venedig einberufen worden war. —

Der beste Schutz gegen die Krankheit ist Reinlichkeit am Körper, in den Wohnungen, der Luft, an Grund und Boden. Dann ist vor allem eine sachgemäße sanitätspolizeiliche Kontrole des Personen- und Waarenverkehres aus pestverseuchten Orten am Platze — Quarantaine, Desinfektion, Ein- und Durchfuhrverbote gegenüber gewissen Waaren, insbesondere gegen gebrauchte Leibwäsche, Kleider, Hadern, alte Teppiche und Säcke, rohe Häute und Felle, frische thierische Abfälle und Menschenhaare (Schweiz. Maßnahmen zum Schutze gegen die Pest vom 30. Dez. 1899[2]), Ueberwachung der Reisenden ꝛc. Da die Pestbacillen schon bei 50—60° vernichtet werden, und

---

[1]) In Kanton wurden 1894 an einem Tage 22,000 todte Ratten aufgehoben.

[2]) Sanitarisch-demograph. Wochenbulletin der Schweiz, 1900 Nr. 1 u. 2.

keine Dauerformen bilden, ist die Ausführung der Desinfektion durch Hitze leicht durchführbar.

Daß es möglich ist, durch rasches und energisches, zielbewußtes Einschreiten eine Pestepidemie im Keime zu ersticken, hat der in's Eppendorfer Krankenhaus zu Hamburg verbrachte, mit Hilfe der bakteriologischen Untersuchungsmethoden rasch diagnosticirte und dank ausgiebiger Maßregeln isolirt gebliebene Pestkranke (August 1900) bewiesen, und auch nicht weniger die so tragischen Laboratoriumserkrankungen im Oktober 1898 in Wien, welchen Dr. Müller in so heldenhafter Weise zum Opfer fiel, und ebenso der zuersterkrankte Laboratoriumsdiener Barisch und die eine der beiden kranken Wärterinnen, Albertine Pecha.[1])

12. Cholera.

Die alte indische Seuche, seit 1817 aus ihrem Standquartiere am Ganges ausgebrochen, 1831 in Europa eingedrungen, ist immer in Pausen, dann aber einige Jahre nacheinander aufgetreten und hat große Verheerungen angerichtet, wenn auch niemals solche, wie einst die Pest, oder der schwarze Tod, oder die Pocken. Sie hat durch ihr plötzliches Erscheinen, ihren standrechtlichen Verlauf und durch ihre, von keinerlei Behandlung beeinflußte Mortalitätsziffer von 60 Procent allgemeines Entsetzen verbreitet. Aus diesem hat sich dann nachher und bei den höherstehenden Völkern eine wissenschaftliche und erfolgreiche Gesundheitspflege entwickelt.

So blitzartig, wie die Zeitungen berichten, tritt übrigens auch die Cholera nicht auf, und den großen Ausbrüchen sind immer eine gute Zahl einzelner, verheimlichter Fälle vorangegangen. Die Krankheit ist transportfähig, reist mit dem menschlichen Verkehr, setzt sich fest, wo sie gute Bedingungen, vor allem recht viel Schmutz trifft, und geht vorbei, wo gute sanitäre Verhältnisse bestehen. Diese kennen wir noch nicht alle, und wir verstehen nicht immer, warum von zwei sehr gleichartig gefährdeten Orten der eine stark, der andere aber gar nicht ergriffen wird. Dennoch haben eine große Zahl

---

[1]) Wiener klin. Wochenschrift 1898, 43.

von Städten, besonders in England und Deutschland, den Beweis geleistet, daß sie in dem Maße, als sie ihren Boden reingemacht, auch cholerafrei geworden sind.

„Die Cholera ist eine miasmatische Krankheit und steckt nicht an; Wärter und Aerzte sind bekanntlich nicht vorzugsweise, und erst bei Uebermüdung, gefährdet", so glaubte man noch vor wenigen Jahren, verlegte daher seine ganze Kraft auf die Assanirungsarbeiten, auf die Verminderung der örtlichen und der persönlichen Empfänglichkeit.

Da sich aber um den einzelnen Kranken sehr oft Hausepidemien entwickeln, mußte doch angenommen werden, daß die Cholera das Haus und dessen Baugrund inficire, also miasmatisch-kontagiös sei.

Nun kam aber die Thatsache immer wieder zur Beobachtung, daß ganz besonders die Wäscherinnen und alle, die mit frischbeschmutzten Effekten der Kranken zu thun hatten, rasch und schwer erkrankten; das Kontagium wurde wahrscheinlicher, und jetzt ist es festgestellt durch Koch's Entdeckung des Cholerabacillus. Dieser Forscher hat ihn im Wasser indischer Tanks, in Cholerawäsche, in den Entleerungen der Kranken und in den Leichen derselben nachgewiesen, als Species festgestellt, gezüchtet und mit den Reinkulturen bei verschiedenen Thieren, soweit diese überhaupt hierfür empfänglich sind, auch Choleraanfälle erzeugt.[1] Ja ein unvorsichtiger Arzt hat in cholerafreier Zeit und an einem cholerafreien Orte, bei der Beschäftigung mit Cholerabacillen, sich selber einen regelrechten und schweren Anfall geholt und millionenweise neue Bacillen geliefert.[2]

Dieselbe Bacillenvermehrung zeigten auch die heroischen Versuche, die v. Pettenkofer und Emmerich im Oktober 1892 zu München an ihrem eigenen Leibe anstellten. Glücklicherweise traten bei Pettenkofer nur jene Diarrhöen ein, die man bei jeder Cholera-Epidemie massenhaft beobachtet.

---

[1] Nikati und Rietsch fanden den Cholerabacillus im Wasser des Hafens von Marseille. Flügge, Hygieine 1889, pag. 211; man fand ihn auch im Trink- und Brauchwasser zu Nietleben.

[2] In Hamburg ist 1894 (nicht 92!) ein gleicher Todesfall vorgekommen. Rdsch. 1895, pag. 744.

Emmerich hatte schon einen schwereren Anfall. Obschon Pocken= oder Scharlach=, ja Pestinfektionen nicht bei allen haften, und nicht allemal eine tödtliche Erkrankung verursachen, ist die Kontagiosität doch nicht bestritten. So verhält es sich auch bei der Cholera. Wäre es anders, so müßte jede Epidemie ihren Standort geradezu entvölkern. —

Der Bacillus ist die Ursache der Cholera. Das hölzerne Bergdorf ist die örtliche, der Föhnwind die zeitliche Disposition, der Feuerfunke ist der Bacillus; dieser hätte unter ganz andern Umständen wohl keine Feuersbrunst veranlaßt, aber daß er die Ursache des Unglücks gewesen, ist dennoch unbestritten. Der Föhn allein hat noch niemals ein Dorf angezündet.

Der Cholerabacillus, jetzt als ein Spirillum bestimmt, kommt regelmäßig und ausschließlich in den Entleerungen bei akuter Cholera vor; er bleibt im Wasser und an feuchten Stoffen mehrere Tage bis Wochen lebensfähig, ist aber sehr empfindlich für Säuren und für Austrocknung.

Indem diese große Entdeckung die Cholera zu den kontagiösen Krankheiten stellt, macht sie keine der bisherigen, gegen die örtliche Disposition gerichteten Schutzmaßregeln der Münchener Schule hinfällig, denn alle sanitären Schädlichkeiten des Berufes, der Nahrung, der Wohnung, des Wassers und des Bodens erhöhen die Empfänglichkeit für den Cholerabacillus. Dagegen besitzen wir jetzt deutliche und sichtbare Angriffspunkte gegenüber dem Kranken, der ja immer dazu angethan ist, die Epidemien zu verbreiten, „das Miasma zu transportiren", wie man ehemals sagte. Wir werden seine Entleerungen sofort desinficiren und nicht erst in der Grube oder im Kanale, wo sie unfaßbar geworden; wir werden ebenso die Wäsche, das Zimmer und alles, was darin ist, als ansteckend betrachten und darnach handeln.

Neue Untersuchungsergebnisse von Hueppe bezeichnen den gegenwärtigen Gang unserer Erkenntniß in folgenden Sätzen:

1. Der Cholerabacillus (Koch) ist gar keine Frage mehr, sondern in jeder Beziehung und allgemein anerkannt.
2. Während seines Aufenthaltes in dem leicht alkalischen

und sehr sauerstoffarmen Dünndarm erlangt der Bacillus nicht nur eine ungeheure Vermehrung, sondern auch seine höchste Giftigkeit.

3. Gleich nach seiner Ausstoßung ist er äußerst empfindlich und leicht zu ertödten.

4. In feuchter Wäsche, auf Nahrungsmitteln, in feuchtem, schmutzigem Boden, kurz, überall, wo Fäulnißbacillen leben, vermehrt sich auch der Cholerabacillus; dabei wird er weniger giftig, aber viel widerstandsfähiger und transportfähiger.

So erklärt es sich, warum wir die unmittelbare Ansteckung seltener beobachten als die mittelbare, und ferner: warum die Desinfektion der frischen Entleerung entscheidend wird. Die örtliche und zeitliche Disposition des Bodens behält ihre schwere Bedeutung, und fordert die bekannten Reinlichkeitsmaßregeln im Bau und im Betriebe.[1]

Für den Gesunden aber folgt immer die Lehre, seine ganze Lebenshaltung: Arbeit und Vergnügen, Nahrung und Getränke, besonders aber die persönliche Reinlichkeit so gut und so strenge zu handhaben als nur möglich, und nichts zu essen, was nicht unmittelbar vorher gekocht — nicht bloß aufgewärmt! — worden. Das gilt ganz besonders auch bei der Milch. Die Uebertragung der Cholera erfolgt ausschließlich auf dem Wege des Verdauungskanales. Für die Krankenwart kommt noch der Rath hinzu, die Hände sehr oft und nach jedem Gebrauche tüchtig zu waschen, ferner im Krankenzimmer gar nichts zu essen oder zu trinken, und endlich, sich vor Uebermüdung zu hüten.

Die ersten Kranken einer Choleraepidemie hat man noch in seiner Gewalt wie ein angehendes Feuer; später spottet die elementare Macht aller menschlichen Anstrengung. Aus diesem Grunde wird es für die Volksgesundheitspflege bei Cholera wie allen Volkskrankheiten entscheidend, daß die Anzeigepflicht strenge gehandhabt und daß der einzelne Kranke genau isolirt werde, sei es im Privathause, wenn dieses gut genug ist, sei es im Spital. Dieses muß aber wohl

---

[1] Ferdinand Hueppe, Aetiologie der Cholera asiatica. Prag. Med. Wochenschr., 1889, Nr. 12, und Deutsche Medic. Wochenschr., 1891, Nr. 53.

eingerichtet schon bereit stehen und sofort zu beziehen sein, wenn es kein bloßes Spielzeug werden soll.

Auch hier handelt es sich, im Gegensatze zur volksthüm= lichen Vielgeschäftigkeit, um wenige Maßregeln, aber diese müssen klar ergriffen und stramm durchgeführt sein.

Diese Grundgedanken bilden auch das schweizerische „Bundesgesetz betreffend Maßnahmen gegen gemeingefährliche Epidemien", Oktober 1886.

15. Englische Sanitäts=Polizei.

Es ist lehrreich, zu sehen, wie es die Engländer anstellen, deren manche ehemals, gegenüber den Amerikanern, Fran= zosen, Italienern und Deutschen, gegenüber Schweizern, Oesterreichern und Russen die Ansicht vertheidigten, daß die Cholera nicht kontagiös sei, und daß die — von Allen aus= nahmslos als unerläßlich anerkannten! — Assanirungs= arbeiten allein ausreichen.

In dem Cholerareglement vom Jahre 1882 für die Truppen in Indien, Eingeborne und Engländer, werden unter anderem folgende Forderungen in strengster Fassung auf= gestellt:

Schleuniges Verlassen der inficirten Orte und häufiger Wechsel der Lagerplätze. Daß stets sofort nach dem Lager= wechsel die Krankheit gänzlich aufhöre, könne nicht erwartet werden, da klar sei, daß die Mannschaften den Keim der Cholera oft mit sich nähmen.[1]

Isolirung der Verdächtigen und der Kranken. Vermei= dung aller Eisenbahnaborte. Isolirspitäler, mit Ausschluß aller nicht Hineingehörenden. Größte Aufmerksamkeit auf das Trinkwasser, und Auskochung desselben.

Desinfektion der Hände des Wartepersonals. Desin= fektion aller Entleerungen, sofort und in ausgiebigster Weise. Desinficirende Waschungen der Krankenräume und Mobilien. Verbrennen von Stroh und Bettstücken.[2]

---

[1] „It is clear, that men often take with them the seeds of cholera", pag. 173.

[2] Procès-verbaux de la Conference sanitaire internationale de Rome, 1885, pag. 269, Annexe Nr. 13.

In England selber arbeitet der Sicherheitsdienst folgendermaßen:

Jedes einlaufende Schiff wird von einem Gesundheitsbeamten ispicirt. Cholera=Kranke werden in das Spital verbracht und ihre Effekten, noch auf dem Schiffe, theils desinficirt, theils zerstört.

Cholera=Verdächtige können 2 Tage auf dem Schiffe zurückbehalten werden, um dann in das Spital zu gehen oder frei zu sein. In letzterem Falle muß der Reisende angeben, wohin er geht. Dort wird er angezeigt und noch unter Beobachtung gestellt, so lange nöthig.[1] — Im Erkrankungsfalle wird Anzeigepflicht, Isolirung, Desinfektion aller Entleerungen und Gebrauchsgegenstände genau vorgeschrieben und mit rücksichtsloser Strenge durchgeführt.[2]

Diese Maßregeln enthalten den Beweis, daß sie einer ansteckenden Krankheit gelten, und sind für eine solche sogar mustergiltig. Nicht nur die Humanität, sondern auch die Nationalökonomie hat ihre Rechnung dabei gefunden, und das war ein zureichender Grund zu hoffen, daß alle anderen Staaten in gleicher Weise vorgehen werden. Sie haben es gethan.

14. Die Dresdener Konvention vom 15. April 1893.

In Erfahrungsfragen originell zu sein, ist meistens eine Thorheit, oft ein Verbrechen. Ist das Originelle brauchbar, so wird es Gemeingut und findet die Anerkennung der Mehrheit, die niemand ungestraft als dumm behandeln darf. Insbesondere im Kampfe gegen Epidemien ist das Freischaarenthum schädlich. Nur der Anschluß an eine möglichst große und wohlorganisirte Armee verhilft zum Siege. Sogar ganze Völker können hier nicht originell vorgehen, sondern müssen sich miteinander vereinbaren. So haben Deutschland, Oesterreich, Belgien, Frankreich, Großbritannien, Italien, die Niederlande, Rußland und die Schweiz folgende Grundsätze für die Bekämpfung der Cholera festgestellt:

[1] Local Government Board, 31. Aug. 1892.
[2] Hygiein. Kongreß zu Wien, 1887, Heft XX, pag. 34. Shirley F. Murphy.

1. Obligatorische Anzeige jedes einzelnen Falles in jedem Lande, und gegenseitige Anzeige, so wie sich in einem Staate ein Seuchenherd gebildet hat.

2. Regelmäßige Berichterstattung über den Gang der Epidemie.

3. Die Schutzmaßregeln werden jeweilen auf den verseuchten Bezirk beschränkt. (Provinz, Stadt, Kanton).

4. Verseucht ist jeder Bezirk, der nicht bloß einzelne verstreute Fälle, sondern einen Krankheitsherd aufweist; seuchenfrei aber ist jeder, der seit 5 Tagen keine neuen Fälle mehr angemeldet, und regelrecht desinficirt hat.

5. Als Infektionsträger werden betrachtet und von der Einfuhr ausgeschlossen: gebrauchte Leibwäsche und Bettstücke; Hadern und Lumpen, insofern diese nicht in hydraulisch gepreßten Ballen und als Transitgut erscheinen.

6. Für Waaren giebt es nur Ausschluß oder Desinfektion, keine Quarantänen, sowohl beim Land- wie beim Seetransport.

   Desinfektion ist obligatorisch für schmutziges Reisegepäck und Umzugsgut aus verseuchten Bezirken. Briefe und Bücher erfordern keine Desinfektion.

7. Wagen werden im Lande wie an den Grenzen zurückbehalten und desinficirt, wenn sie inficirt geworden, sonst aber nicht.

8. Landquarantänen für Menschen sind nicht mehr zulässig.

9. Nur Kranke oder verdächtige Personen dürfen zurückgehalten werden.

10. Die aus einem verseuchten Orte oder Hafen kommenden Reisenden sollen an ihrem Bestimmungsorte durch 5 Tage einer ärztlichen Ueberwachung unterstellt werden.

11. Für Personen, die truppenweise und unter gesundheitlich ungünstigen Verhältnissen reisen, können besondere Vorkehrungen getroffen werden.

12. Für Flußläufe werden die deutschen Reglemente als wohlbewährt empfohlen.

13. Ein Schiff ist verseucht, wenn es Cholera an Bord hat, oder in den letzten 7 Tagen neue Cholerafälle gehabt hat; es ist verdächtig, wenn es nur seit den letzten 7 Tagen keine neuen Cholerafälle mehr gehabt hat. Man kann dann der Schiffsmannschaft das Aussteigen verbieten.

14. Schiffe, die einen Arzt und einen Dampf-Desinfektor haben, sind früher frei zu geben als die anderen.

15. Jedes Schiff, das sich diesen Maßregeln nicht unterziehen will, darf wieder in See gehen.

16. Das verseuchte Schiff kann seine Ladung löschen, aber:

es muß sein Kielwasser desinficiren und auspumpen;

sein Trinkwasser erneuern;

die Reisenden können sich ausschiffen, gegen fünftägige sanitäre Ueberwachung am Bestimmungsorte;

jedes Land muß wenigstens einen Hafen einrichten zur Isolirung verseuchter Schiffe.

Damit ist eine Reihe widerwärtiger und unnützer Gebräuche beseitigt. Sind die Beamten zuverlässig und die Regierungen stark, so genügen diese Vorkehrungen vollständig. Schließlich hängt alles davon ab, ob und wie weit die öffentliche Meinung eines Volkes schon in guten Zeiten zur Gesundheitspflege erzogen und darin geübt ist. Wer improvisirt, kommt immer zu spät. Die körperlichen Strafen sind nur in der Schule abgeschafft; Naturgesetze und Weltgeschichte prügeln ohne Erbarmen. Darum die Hygieine.

15. Quarantänen.

Wenn man in einer Gesellschaft hört, daß die Cholera dem Lande nahe, so ist der Ausruf: Laßt sie nicht herein! Die Quarantäne ist eine instinktive Forderung der Völker. Wenn man zusieht, wie sie sich bisher überall, und zunächst wieder 1884 in Italien und 1885 in Spanien bewährt hat, so möchte man glauben, sie wäre zum Schutz für die Cholera erfunden worden. Die quarantänefreien Länder blieben größtentheils verschont und die „geschützten" litten furchtbar. Die Land-Quarantäne ist als thatsächlich unausführ-

bar, als unnütz, ja als positiv schädlich erwiesen: ein Trug=
bild der Angst.[1]

Bei kleineren Inseln, die nur einen Zufahrtshafen haben,
ist Quarantäne möglich, und die Engländer handhaben sie
z. B. in Malta und in Cypern ganz gehörig. Ebenso hand=
haben die meisten Mittelmeerhäfen von Spanien, Frankreich,
Italien, Oesterreich und der Türkei eine Quarantäne für alle
einlaufenden, verseuchten oder verdächtigen Schiffe. Die
Ausführung ist schwierig und der Erfolg unsicher. Den wirk=
samsten Schutz erwartet unser Kontinent und das in Cholera=
fragen mit ihm solidarisch verbundene Amerika von einer
richtigen und redlichen Sanitätspolizei am Suezkanal. Bisher
waren die Handelsinteressen maßgebend, und die Rücksichten
auf das kontinentale Menschengewimmel untergeordnet.

Auch die Vereinigten Staaten von Nord=Amerika haben
ihre Seequarantänen, für die sie jährlich ihre 50,000 Dollars
verwenden und deren Leistungen besonders bei der Gefahr
des gelben Fiebers sehr anerkannt sind.[2]

16. Desinfektion.

Ueber Desinfektion zu sprechen, gehört nicht zur Aufgabe
von „Vorposten". Die ganze Frage ist eine streng wissenschaft=
liche, sowohl ärztlich als chemisch, und in raschem Flusse
begriffen.

Die meisten Mikroben, glücklicherweise ganz besonders die
Träger unserer ansteckenden Krankheiten, gehen bei feuchter
Siedehitze zu Grunde. Die Dauerformen (Sporen) halten
aber viel höhere Temperaturen aus, und beinahe allen scheint
die Kälte, selbst — 200° C. nichts zu schaden.[3]

---

[1] Im größten Maße gelten diese Vorwürfe der berühmten Land=
quarantäne zu El Tor am Sinai, die nach den Beobachtungen von Kauf=
mann und von Karlinski ganz dazu angethan sind, Pest, Pocken und Cho=
lera zu verbreiten!

[2] Die Seequarantänen sind: Delaware Breakwater; Cape Charles
Virg.: South atlantic. Georg.; West Quarantäne Florid., Gulf Quarant.
Mexic., San Diego Quarant. Calif.; San Francisco Calif.; Port Townsend
Wash. Annual report. Marine hospit. Service. Washington 1891.

[3] Raoul Pictet. C. rend. de la Soc. helv. de Sc. Nat. Lausanne
1893, pag. 24.

Im allgemeinen läßt sich bei allen hier besprochenen Krankheiten nur folgendes empfehlen:

Werthlose Dinge, die beschmutzt oder ansteckungsfähig geworden, sind sofort zu verbrennen.

Die gebrauchte Leib- und Bettwäsche soll nicht herumliegen und aufbewahrt, sondern sofort mit Wasser eine Stunde lang gekocht werden. Wolldecken, Federkissen u. s. w. sind in einen heißen Backofen zu stecken, oder besser mit strömendem Dampfe zu behandeln. An größeren Orten schickt man sie in wohlverschlossenen Blechkasten und eingepackt in reine Tücher, die mit 5 Procent-Karbolsäure getränkt sind, in die Desinfektionsanstalt.

Am ganzen Leibe, besonders aber an den Händen, ist die peinlichste Reinlichkeit zu beobachten.

Wie weit stehen wir noch zurück hinter der mosaischen Vorschrift für persönliche Desinfektion nach ansteckender Krankheit! Der Genesene soll: „alle seine Haare abscheeren, auf dem Haupte, am Bart und an den Augenbrauen; er soll seine Kleider waschen, und sich in Wasser baden.[1]

Im Krankenzimmer ist jeder Klecks und jeder Tropfen sogleich aufzuwaschen und der Lappen zu verbrennen. Das Zimmer selber ist während seiner Benutzung so rein zu halten als menschenmöglich, und nachher lange Zeit stark zu lüften. Die beliebten Chlorräucherungen, meistens viel zu schwach und zu trocken, wirken erst bei technisch richtiger Ausführung.

Mit Karbolsäure und Sublimat zu hantiren, ohne ganz genaue Dosirung und Methode, ist immer unnütz, oft gefährlich. Gefährlich für die Gesundheit und für den Geldbeutel sind auch die zahlreichen, mit Vorliebe als „hygieinisch“ angekündigten Präparate, die meistens zu Cholerazeiten massenhaft vertrieben werden. Sie sind, mit sehr seltenen Ausnahmen, viel zu kraftlos, nur für die Nase und die Phantasie der Betrogenen berechnet.[2]

Ungebildete fragen wohl beim Geld nach der Quantität, sonst aber bei allen Dingen nur nach der Qualität. Daß diese

---

[1] III. Mos., Kap. 14, V. 9.
[2] G. Sternberg, Desinfection and individual Prophylaxis. Lomb Prize Essay. Concord. N. H. 1886.

erst bei einer bestimmten Quantität zur Geltung kommt, wissen sie gar nicht. Der Schwindler weiß das besser und verkauft ihnen gute Mittel in gewinnbringendster Verdünnung.

Wirkliche Desinfektion ist eine schwierige wissenschaftliche Aufgabe; populäre Desinfektion ist Astrologie und Alchemie in neuer, salonfähiger Gestalt. Wenn Desinfektionen nicht durch ein ganz zuverlässiges und sorgfältig eingeübtes Personal vorgenommen werden, sind sie nutzlos, ja schädlich, weil sie Gelder verschleudern und das Vertrauen zur wirklichen Hilfe untergraben.

Die Desinfektion muß von der Gemeinde betrieben und unentgeltlich sein, ganz wie die Feuerwehr.[1]

---

[1] Eine treffliche, auch dem Laien nützliche Vorschrift zur Desinfektion findet man in dem vom schweiz. Gesundheitsamt unter Zuzug von Fachgelehrten ausgearbeiteten Reglement betr. die Desinfektion bei gemeingefährlichen Epidemien vom 4. Dez. 1899.

XVII. Aerzte und ärztlicher Beruf.

„Die Medicin ist der edelste Beruf, aber das erbärm=
lichste Handwerk." (Riv. Pariset.)

Der Arzt.

1. Die Medicin eine brennende Frage.

Der Tod überfällt den Thoren von hinten, den Weisen
greift er von vorne an, nicht immer unvermuthet, seltener
als es scheint ohne Vorboten. Der Feldherr zählt seine
Kranken und Verwundeten so genau wie seine Kampffähigen;
der Geschäftsmann und der Familienvater vergißt in seinen
Voranschlägen nicht, mit der Krankheit und dem Tode zu
rechnen und sieht sich für alle Fälle möglichst vor; in neuern
Zeiten steigt auch der Staatsmann von der hohen Pyramide
seiner Politik zu ihrer breiten Basis herab, zählt Geburts=
und Todesziffern und fängt an, den Lebens= und Gesund=
heitsverhältnissen der Völker nachzufragen: denn das Glück
der Schlachten, die Macht der Staaten, Schönheit und Reich=
thum der Länder, die Blüthe der Gemeinden und der Segen
des Familienlebens, Alles ist abhängig von dem gebrechlichen
Dasein des einzelnen Menschen; es giebt schließlich eine ein=
zige Macht und ein einziges Kapital auf Erden: das ist Leben
und Gesundheit!

Im Kriege starben bis in die neueste Zeit vier bis fünf=
mal mehr Menschen an Krankheiten als an Wunden, aber
auch in den gesundesten Friedenszeiten treffen, ganze Ge=
meinden und Länder, Gesunde und Kränkliche ineinander ge=

rechnet, auf jeden Einzelnen etwa 20 Krankentage im Jahre.[1]

Also 5 Proc. der ganzen Lebenszeit eines Volkes sind nicht bloß unangenehm und gefahrvoll, sondern auch unproduktiv und geldraubend! Wo die jährliche Todesziffer um 1 heruntergeht, sinkt die Krankenziffer um 34. Die Frage wird daher nicht bloß für die Humanen, sondern auch für die reinen Rechner wichtig.[2]

Zu allen Zeiten und auf allen Kulturstufen der Menschheit ist deshalb die Medicin eine brennende Frage; für die Ungebildeten bezeichnet sie den letzten Akt im Kampfe ums Dasein, für den Denkenden den ersten. Wer dem Menschen rathen und helfen soll, der muß ihn verstehen. Wer in naturwissenschaftlicher Erkenntniß, an Geist und Charakter ein Mustermensch wäre, der wäre „der Arzt wie er sein soll".

2. Der Arzt wie er sein soll.

Darum rathe Niemandem, Arzt zu werden! Wenn er es dennoch werden will, mahne ihn ab, wiederholt und eindringlich, — will er aber nichtsdestoweniger: dann gieb ihm Deinen Segen, insofern er etwas werth ist, er kann ihn brauchen!

Es giebt auf Erden nichts Größeres und Schöneres als der Mensch, er ist die schwerste und erhabenste Aufgabe des Denkens und Handelns, sein Werden und Sterben, sein Leben und Leiden, Alles ist im höchsten Grade merkwürdig und rührend. Helle Augen und feine Ohren mußt Du mitbringen, ein großes Beobachtungstalent und Geduld und wieder Geduld zum endlosen Lernen, einen klaren kritischen Kopf mit eisernem Willen, der in der Noth erstarkt, und doch ein warmes bewegliches Herz, das jedes Weh begreift und mitfühlt; religiösen Halt und sittlichen Ernst, der die Sinnlichkeiten, das Geld und die Ehre beherrscht; nebenbei auch ein anständiges Aeußeres, Schliff im Umgang und Geschick in den Fingern, Gesundheit des Leibes und der Seele: das Alles mußt Du haben, wenn Du nicht ein unglücklicher oder ein schlechter

---

[1] Pettenkofer, Werth der Gesundheit, 1873, pag. 9.
[2] Ebendaselbst, pag. 31.

Arzt sein willst; Du mußt die Kameellast des Vielwissers schleppen und die Frische des Poeten bewahren, Du mußt alle Künste der Charlatanerie aufwiegen und dabei ein ehrlicher Mann bleiben; die Medicin muß, darauf läuft Alles hinaus, Deine Religion und Politik, Dein Glück und Dein Unglück sein!

3. Der Arzt wie er sein kann.

Treten wir der Sache näher! Mit den Zeitungsartikeln der wilden Medicin ist schon darum nichts gethan, weil alle ihre Größen rasch und spurlos wieder verschwinden und damit ihre Nichtigkeit besiegeln. Unter der Satire, mit der die Literatur aller Länder die althergebrachte Medicin von jeher überschüttet, ruht der tiefe Schmerz darüber, daß es nicht besser ist, und das peinliche Bewußtsein, der verhöhnten Heilkunde doch zu bedürfen.

Unter den socialen Uebeln leiden gewöhnlich Diejenigen, die davon sprechen, weit weniger als ihre Zuhörer, und in dem hoch=ernsten Geschäfte, zu welchem sich der Arzt mit dem Kranken verbindet, hat dieser den gewagteren Antheil; er muß die Folgen der ärztlichen Handlungen tragen und interessirt sich darum für das Fach und seinen Mann.

„Ich wäre ein guter Doktor geworden," rühmt sich so oft ein Roher, der Alles sehen und antappen kann. Ein Glück, daß er es nicht wurde. Der künftige Doktor muß kein Wunderkind sein und auch in späteren Jahren nicht zum Genie auswachsen, aber das gewöhnliche Maß geistiger Begabung ist ihm unerläßlich; er muß eine Liebhaberei zum Lernen besitzen und die Fähigkeit, sich bei Fleiß und Geduld etwas anzueignen. Gut ist, wenn er Augen und Ohren, Nase und Finger frühe und mit instinktiver Gewandtheit gebraucht (die Zunge bleibt kaum zurück). Ein unbeholfener träumerischer Junge wird selten ein Arzt.

Cuvier hat gesagt: „Genie ist die Geduld eines talentvollen Mannes". Das wirkliche Genie ist immer fleißig, sehr oft in unerhörtem Maße. Fleiß ohne Genie kann noch recht werthvoll sein; Genie ohne Fleiß ist eine Uhr, die nicht aufgezogen wird, thatsächlich werthlos. Die Jungen hören das von ihrem Lehrer; die Alten fühlen es in ihrem Schicksal.

Wer nicht schon als Knabe wißbegierig, fleißig und gut=
müthig ist, soll nicht Arzt werden. Immer ist die Gutmüthig=
keit des Charakters maßgebend; überall muß der Mann seinen
Beruf adeln, der Beruf adelt ihn nie. Ueber die Körperkraft
entscheidet nicht die Waage, wie bei Schwindsuchtsverdächtigen,
und die Dicksten sind nicht immer die Ausdauerndsten.

4. Vorbildung.

Durch unsere höheren Schulen geht Diogenes, der Schalk
mit der Laterne, und sucht Menschen. Er findet ja solche in
Menge und in Prachtexemplaren; wenigstens sind viele Eltern
davon überzeugt. Aber er findet auch dressirte Pudel, deren
Kunststücke weiter keinen Zweck haben, Grammatikfüchse, die
mit ihrer Muttersprache gar nichts anzufangen wissen, kurz=
sichtige Gymnasiasten, die klassische Hexameter machen und
in die Formen der alten Sprachen so vertieft sind, daß sie
nach dem Geiste derselben gar nicht mehr fragen; er trifft
Encyklopädisten, denen nur Einband und Titel fehlt, um
Konversationslexikon zu sein; er trifft angehende Gelehrte,
welche alle Kaiser und Päpste und die ganze Krystallographie
auswendig wissen, ohne etwas davon zu verstehen, trifft sogar
zuweilen Turner, die sich frisch, fromm, fröhlich und frei zu
Grunde richten, anstatt dauerhaft zu werden: kurz, es sind
nicht Alle Menschen, die sich dafür ausgeben, und nicht Alle
gebildet, welche Schulen genossen haben.

Die Schulbildung unserer Mittelstufen leidet an demselben
Uebel wie ehemals die Krankenbehandlung: gewaltiger Heil=
mittelschatz und prachtvolle Anwendungsmethoden, aber un=
verschämte Todesziffern.

Auch auf dem Gebiete der Geisteswissenschaften ist einige
Gesundheitspflege nöthig: mehr Erziehung und Selbstthätig=
keit und weniger Vollstopfung mit Fremdartigem; in allen
unteren und mittleren Schulen mehr Klassen= als Fachsystem,
damit der Schüler nicht wie ein gehetzter Patient an einem
Tage zu fünf Specialisten laufe, als der bedeutungslose Be=
sitzer von fünf wichtigen Organen.

Der künftige Arzt soll eine menschenwürdige Bildung
(Humaniora) genießen, und diese findet er weder in der

Grammatikſchule noch in der Induſtrieſchule im nöthigen Um=
fange. Er muß beide Mächte verſtehen, welche unſere Welt
bilden: die Natur und den Menſchen.

An die Natur tritt er naiv heran, wie es der Jugend
geziemt, ſammelt und beſtimmt Pflanzen, Steine und Thiere,
ſchärft ſein Auge und entwickelt ſeine Beobachtungsgabe; er
wird in die Anfänge der Phyſik und der Chemie eingeführt,
um überhaupt ſehen und denken zu lernen. Der Bergkryſtall
iſt ein greifbares Ding, die Elektricität aber iſt eine Abſtrak=
tion; der Stein darf kein Ballaſt und die Naturkraft kein
leeres Wort ſein, und es iſt ſehr wichtig, daß ſchon in der
Mittelſchule der Geiſt dazu erzogen werde, die reale Welt
„mit klammernden Organen" zu erfaſſen. Wer erſt auf der
Univerſität damit beginnt, wird wie ein Muſiker mit unge=
lenken Fingern, oder wie ein Sprachſchüler mit ſchlechtem
Accent; wenn er nicht über ein ungewöhnliches Maß von
Geiſt und Zeit verfügt, bleibt er immer zurück.

Die ſogenannte Vollſtändigkeit und das Syſtem gehören
dem akademiſchen Studium zu. Der allgemein bildende Unter=
richt darf nicht einſeitig und kann nicht allſeitig ſein, er muß
vieles und vielerlei bieten und vor allem für die Einheit
des Bewußtſeins ſorgen; er muß auch dem künftigen Arzte
den Hunger nach Erkenntniß wecken und ihn die Freude des
Beobachtens kennen lehren.

Dieſe Freude wird durch nichts ſo ſehr gefördert als durch
das Zeichnen. Es iſt eine Weltſprache, eine Erziehung zum
räumlichen Denken, ſtärkt das Gedächtniß und belebt die Vor=
ſtellungskraft. Wer nicht zu zeichnen verſteht, iſt oft ein ge=
ſchlagener Mann, ganz beſonders der Arzt.

Wer die beſchreibenden Naturwiſſenſchaften, Chemie und
Phyſik, erſt an der Univerſität ernſthaft betreibt, der geht in
der Fluth von Thatſachen und Begriffen, die über ihn her=
ſtürzt, ruhmlos zu Grunde, unfähig, auch dem beſten akademi=
ſchen Lehrer zu folgen. Es muß gut gehen, wenn er ſich nicht
reſignirt beim Humpen tröſtet, ſondern wenigſtens die Schätze
der Anatomie und Phyſiologie zuſammenrafft, die er zum
Brodſtudium braucht.

Weder auf der Univerſität noch im Leben läßt ſich die

Versäumniß naturhistorischer Vorbildung gut machen, aber gerächt wird sie bis zum Grabe des Arztes. Er hat den Standpunkt nicht, die Dinge anzuschauen, wie sie physikalisch und chemisch sind, hat das Bedürfniß nicht, die reale Welt mit seinen Sinnen zu erfassen; er hat die naturhistorische Methode nicht, eine Erfahrung zu machen, und bis er alt wird, hat er mehr den Umgang mit Menschen im Sinne der Klugheit, als den Umgang mit der Natur im wissenschaftlichen und sittlichen Ernste gelernt. Er wird bei allen klassischen Sentenzen, die ihm hängen geblieben sind, ein Nachbeter und Doktrinär, ein Idealist zweiter Sorte, dem die formal=philosophische Bildung auch wieder fehlt — oder er wird noch öfter ein roher Empiriker, Fremdling in der realen Welt und in seiner Wissenschaft, ein fleißiger Receptschreiber und oft auch geschickter Behandler von Krankheiten, aber nichts liegt seinen Augen und seinen Gedanken ferner, als Gesundheits=pflege. Er geht ins Feuer für eine philosophische oder kirch=liche Idee, kann aber einen Typhösen in einem Kloakenraume und einen Verwundeten im Schmutze behandeln, und kann ganze Waisenhäuser mit Leberthran begießen, ohne in Küche und Schlafräumen nachzuschauen; es fehlt ihm der Sinn für grundsätzliche Handhabung der Seuchenpolizei und Ver=werthung der Lehre vom festen lebendigen Kontagium. Und diese „klassisch erzogenen“ Leute lassen sich, zur Unehre der Medicin, dann später von gebildeten Laien zur öffentlichen Gesundheitspflege drängen und peitschen. Die Erziehung hat es verschuldet, wenn ein solcher Fremdling ein geringes Examen macht und nach wenigen Jahren alles andere treibt, nur nicht naturwissenschaftliche Medicin, mit aller Welt an=bindet, aber gegen Aerzte nothgedrungen eine verschlossene und bissige Seite herauskehrt, um sich nicht in die Karten gucken zu lassen.

Der Arzt muß lernen die Gegenwart zu sehen und es einem Andern überlassen, die Vergangenheit zu ergründen; schließlich können sich beide aushelfen.

Wer nicht ans Zählen, Messen und Wägen, ans Schauen, Hören, Riechen und Fühlen glaubt, der werde um Gottes Willen kein Arzt!

Alle Erfahrung bedarf langer Uebung. Ein Klavier=
virtuose übt von der Kindheit bis ins hohe Alter Jahr und
Tag. Paganini hat, wie seine Biographen erzählen, durch
20 Jahre täglich 6 Stunden geübt und jeder kleinere
Meister in Künsten und Naturwissenschaften nicht weniger.
Die Erziehung der Sinnesorgane und das Beobachten=lernen
bedarf sehr langer Zeit und muß spätestens auf dem Gym=
nasium begonnen werden. Man nimmt zuerst, was am
leichtesten ist und in freier Luft und bei gesunder Leibes=
übung betrieben werden kann: Botanisiren und Mineralogi=
siren. „Wer nicht Kraut und Unkraut kennt, wird nie ein
rechter Präsident," schrieb der alte Heim, das Urbild des
geborenen und gelernten Arztes, seinem Freunde Mutzel.

Nach dem Sammeleifer kommt, getragen und belebt von
den mathematischen Studien, Physik und Chemie. Dem an=
dächtigen Schüler gehen die Augen auf darüber, wie ge=
dankenlos und blind er in die Welt hineingetappt, in welcher
sich mit jedem Schritte tausend physikalische Experimente und
tausend chemische Umsetzungen vollziehen; nicht bloß das Ge=
witter über seinem Haupte, sondern auch das Talglicht vor
seiner Nase wird dem angehenden Naturforscher interessant,
die Welt belebt sich, die Luft, dem Kinde „nichts", ist jetzt ein
Arsenal von Stoffen und Kräften, die wechselweise auf ihn
eindringen. Und er hinwiederum begrüßt seine gewohnten
Lebensgefährten mit kritischem Blicke und fragt das Brod,
die Milch, das Wasser, auch das Glas, woraus er's trinkt:
was bist du? Das „Ding an sich" kenne ich nicht, aber ein
paar Schichten weiter gegen den Kern muß ich noch dringen!
— Ein junger Mensch, der sich lernend seine Heimath erobert,
ist ein fröhlicher Anblick; ein Mensch, der träumend durch die
Welt geht, erregt Mitleid, und wenn er sich zum „Bergführer
für Kranke" aufwirft, Verachtung.

Aber „aller Dinge Maßstab ist der Mensch", und wer die
Welt verstehen will, muß nicht nur den Reichthum ihrer Ge=
stalten, sondern auch das Auge kennen, das sie anschaut.
Die sogenannten Geisteswissenschaften sind die andere Hälfte
der menschenwürdigen Bildung. Sie betrachten den Menschen
wie er ist, wie er denkt, spricht und rechnet; sie betrachten

ihn wie er geworden, in der Geschichte, und ebenso wie er strebt, in Kunst, Gesittung und Religion.

Da die Kranken keine zerbrochenen Uhren, sondern Menschen sind, ist schon deswegen eine bloß technische Auffassung des ärztlichen Berufes und eine ausschließlich naturwissenschaftliche Vorbereitung für denselben unzulässig. Die Natur ist weder weise noch thöricht, weder gütig noch grausam, weder fromm noch gottlos: sie ist für den Menschen so, wie er sie anschaut. Die Naturwissenschaften allein und von aller weiteren Bildung abgelöst, führen zu derselben rohen Lebensauffassung, wie es eine einseitige Mathematik oder eine pulverdürre Philologie thut.

Der Arzt bedarf, abgesehen vom menschlichen Bildungswerthe der Sprachen, einer gewissen Summe von Latein und besonders von Griechisch, schon um sich in seinem Gebiete bequem zu bewegen und seine Kunstausdrücke nicht wie ein Papagei zu lernen. Zum Studium des Hippokrates und des Celsus braucht er die alten Sprachen so wenig, wie ein gewöhnlicher Reisender die Sonnenuhr. Da genügt die Uebersetzung.

Die alten Sprachen erfreuen sich des widerspruchvollen Ruhmes, daß sie idealen Schwung und zugleich auch eine scharfe Denkweise erzeugen. Die Erziehung zum klaren Denken und zur ausnahmslosen Wahrheit besorgt aber die Mathematik besser, und sie wäre diesfalls der Philologie vorzuziehen, wenn nicht, wie Billroth sehr richtig bemerkt, die Talente für Mathematik viel seltener wären, als diejenigen für Sprachen.[1]

Das Denken ist überhaupt niemals gegenstandslos, und kann deshalb in einzelnen Richtungen, Sprache oder Mathematik oder Naturbeobachtung u. s. w. sehr hoch entwickelt und in andern Richtungen recht unbeholfen sein. Das ist der Grund, warum alle Bildung nichts taugt, wenn sie einseitig wird. Da liegt ebenfalls der Grund, warum auch Hochgebildete von Kurpfuschern übertölpelt werden können.

Der Geist des klassischen Alterthums soll im Gymnasium

---

[1] Billroth, Lehren und Lernen der medic. Wissenschaften, pag. 142.

über den Jüngling kommen, er soll ihn erwärmen, erleuchten, und überall Zeugniß ablegen vom Segen einer humanistischen Bildung. Es ist nur ausnahmsweise so. Bei der Philosophie, Geschichte und Literatur haben die meisten unserer Gebildeten ihr prometheisches Feuer geholt; die Wenigen, welche, noch in späteren Jahren in Hellas und Rom zu Hause, antikes Geistesleben mit moderner Bildung verbinden, sind bald gezählt. Wie die Naturgeschichte mit der Systematik und die Religion mit dem Katechismus, so hat man die Philologie mit der Grammatik umgebracht; über dem peinlichsten Studium der Form ist der Genuß des Inhaltes vernachlässigt worden, und auch hier gilt Goethes Wort: „Wer will etwas Lebendiges erkennen und beschreiben — Sucht erst den Geist hinauszutreiben; — Dann hat er die Theile in seiner Hand — Fehlt leider nur das geistige Band."

Der gegenwärtige Kampf gegen das alte Literargymnasium gilt eigentlich nur der scholastischen Grammatik mit ihrem unverantwortlichen Aufwande von Zeit und Arbeit. So wie die alten Sprachen sich in den Dienst der Kulturgeschichte und der Literatur stellen, werden sie dem künftigen Mediciner nicht nur nützlich, sondern auch sehr lieb sein.

Ferner ist aber ohne ein sorgfältiges Studium von ein paar lebenden Sprachen heutzutage jede allgemeine Bildung, und ganz besonders diejenige des Arztes, ebenfalls lückenhaft. Der Homunkulus, Volapük genannt, ist todtgeboren; für die Wissenschaft ist das Latein längst keine Weltsprache mehr, und die Gelehrten schreiben stolz in ihrer Landessprache. Die Literatur der jetzt lebenden Völker ist nicht weniger edel und dabei viel reicher als die alte, und die ungeheure Beweglichkeit der jetzigen Menschenwelt erfordert die Beherrschung von mehr als einer lebenden Sprache.

Die Vorbildung des Arztes kann nicht breit genug und nicht sorgfältig genug angelegt sein, aber es ist keine unbillige Forderung, daß sie zugleich auch brauchbar sei. Wir berühren hier eine scharf besprochene, aber nicht ebenso scharf gestellte Streitfrage. Ein Realgymnasium, das nicht nebenbei auch alte Sprachen, und ein Literargymnasium, das nicht nebenbei auch Naturwissenschaften lehrte, ist heutzutage undenkbar.

Bisher haben sich die künftigen Aerzte weit mehr mit der Philologie beschäftigt, als die künftigen Theologen und Juristen mit den Naturwissenschaften. Die rückwärtsblickende Gelehrsamkeit beherrscht die Gebildeten unserer Zeit: deshalb straucheln wir über das Zunächstliegende und müssen wir das Zukünftige fürchten. Daß fast alle unsere großen Männer aus strengen alten Literargymnasien hervorgegangen, beweist gar nichts, weil es überhaupt keine andere Vorbildung gab, und weil aus so und so vielen Millionen eines Kulturvolkes mit statistischer Nothwendigkeit eine Anzahl bedeutender Menschen hervorgehen müssen, auch bei der unpassendsten Erziehung. Edle Menschen sind immer dankbar, und das kommt auch ihrem Elternhause und ihren Schulen zu gute. Daher manche warme Vertheidigung der alten philologischen Gymnasien.

Aerzte, die eine sorgfältige und strenge Vorbildung in einem Realgymnasium durchgemacht haben, finden wir überhaupt nur ausnahmsweise, und wir gehen sicherer, wenn wir in dieser Frage ehemalige Schüler von Literargymnasien hören, die in Wissenschaft und Leben zu Männern ersten Ranges geworden sind, und deren Ansicht schwer wiegt. Helmholtz sagt: „Wir bedürfen strengerer Schulen des Denkens, als die Grammatik zu gewähren im Stande ist. Was mir in eigener Erfahrung bei den Schülern, die aus unsern grammatikalischen Schulen zu naturwissenschaftlichen und medicinischen Studien übergehen, aufzufallen pflegt, ist erstens eine gewisse Laxheit in der Anwendung streng allgemein giltiger Gesetze. Zweitens finde ich sie meist zu sehr geneigt, sich auf Autoritäten zu stützen, auch wo sie sich ein eigenes Urtheil bilden könnten. Beide Fehler beruhen auf einer gewissen Trägheit und Unsicherheit des Denkens. Gegen beides sind aber gewiß die mathematischen Studien das beste Heilmittel."[1]

John Stuart Mill glaubt: „daß die induktiven Wissenschaften in neuerer Zeit mehr für die Fortschritte der logischen Methoden gethan haben, als die Philosophen von Fach."

---

[1] Helmholtz, Verhältniß der Naturwissenschaften zur Gesammtheit der Wissenschaft, Braunschweig, 1865, pag. 22 und 23.

Billroth sagt: „Sind Realschulen oder Gymnasien zur Vorbildung für Mediciner zu empfehlen? Diese Frage kann kein Professor der Medicin beantworten, weil nur das Maturitätsexamen an einem Gymnasium zur Immatrikulation berechtigt. Die Kenntniß der lateinischen und griechischen Sprache ist für einen Medicin Studirenden unerläßlich; doch halte ich es für ausreichend, wenn die Grammatik beider Sprachen gelehrt und im Lateinischen etwa Cornel. Nepos, Cäsar, Cicero, Ovid, im Griechischen Xenophon und Homer gelesen und verstanden werden. Geometrie, Arithmetik und Physik sollen in ihren Grundzügen gelehrt werden. Geographie und Geschichte können nicht genug in anregender Weise gelehrt werden; der Sinn für das „Werden" muß früh geweckt sein, wenn die Naturwissenschaften richtig erfaßt werden sollen."[1] „Das richtige Erfassen der wissenschaftlichen modernen Medicin macht eine lange Vorbereitung des Geistes im Denken und Vorstellen nothwendig, und es giebt dafür keine bessere Schule, als die auf dem Gymnasium gelehrten Fächer der Naturwissenschaften. Das Talent der einfachen exakten Beobachtung ist nur Wenigen angeboren; von den meisten muß es mühevoll erlernt werden."[2]

5. Das akademische Studium.

Alles hat seine Zeit, am allermeisten die Erfahrungswissenschaft. Der junge Mann darf ruhig seine 19 bis 20 Jahre alt werden, ehe er ans Fachstudium geht, er wird dann um so selbstbewußter arbeiten. Lücken im Bau lassen sich ergänzen, Lücken im Fundamente niemals.

Ein Student der Medicin ist das glücklichste Wesen auf Erden; er steht am Eingange der Welt, er sieht den lebendigen Gott durch die Schöpfung schreiten und darf einen Schöpfungsmorgen mitfeiern, schauen wie die Kräfte auf- und niedersteigen, Menschen kommen und gehen; und er sieht es als ein täglich neues spannendes Schauspiel, ohne Gram und Sorge

---

[1] Billroth, Aphorismen, Wien, 1886, pag. 4.
[2] Billroth, Lehren u. Lernen d. medic. Wissenschaften, Wien, 1876, pag. 67.

und ohne persönliche Verantwortlichkeit. Genieße in vollen
Zügen, Beneidenswerther! Religion und Rechtsbewußtsein
sind, so gut wie die Mathematik, naturgeschichtlich nothwendige
Funktionen des Menschengeistes: darum achte die Theologie
und ehre die Jurisprudenz, aber studire die Natur; ihr Text
ist ächt, die göttliche Inspiration unbestritten, ihre Geschichte
ist nicht mit böswillig vergossenem Menschenblute befleckt,
und ihre Moral ist das Evangelium der werkthätigen Nächsten=
liebe, spesenfrei, und ohne den frechen Kontokorrent mit dem
allmächtigen Gott!

Humboldt sagt mit Recht: „Der Einfluß der physischen
Welt auf die moralische, das geheimnißvolle Ineinanderwirken
des Sinnlichen und Außersinnlichen giebt dem Naturstudium
einen eigenen, noch zu wenig erkannten Reiz,"[1]) und Kepler
sagt: „In der Schöpfung greife ich Gott gleichsam mit
Händen."[2])

Anatomie zu treiben ist schrecklich für den Aesthetiker und
für ein sentimentales Gemüth; für den Verstand das
Reizendste, was es giebt. Die Mechanik der Gelenke ist nicht
minder wundervoll als das Saitenwerk in den Ohren, das
für etwa 3000 Töne abgestimmt bereit liegt.[3]) Jedes einzelne
Organ und jeder Abschnitt des Körpers ist ein Bauwerk,
eine Maschine, die unsere höchsten technischen Leistungen in
Verwerthung der Naturkräfte weit übertrifft; die Zierlichkeit
der Gewebe wetteifert mit ihrer Dauerhaftigkeit, die Ein=
fachheit der Vorrichtungen mit ihrer Zweckmäßigkeit. Ob
Du mit dem Mikroskope arbeitest oder mit dem Messer Organe
und Theile zergliederst, ob Du die Theile vom Standpunkte
des Wundarztes betrachtest oder die Veränderungen studirest,
welche die Krankheit gesetzt hat, ob Du den fertigen Menschen=
leib mit dem Thiere, oder mit seinen eigenen Entwicklungs=
zuständen vergleichest, immer wird Dir die Arbeit unter der
Hand größer, die Ausbeute reicher und die Ausschau weiter.
Wie auf Bergesgipfeln und am Meeresstrand, so kannst Du

---

[1]) Humboldt, Ansichten der Natur, II, pag. 20.
[2]) Kepler, de causis obliquitatis in Zodiaco.
[3]) Nach Kölliker 2800 Fasern, also 400 für jede Oktave 33$\frac{1}{3}$ für
jeden halben Ton.

auch im Secirsaale überwältigt werden von der Majestät der Natur, und Dich in ihrem Anschauen glücklich fühlen.

Die Physiologie, die Lehre vom Leben der Organe, ist großentheils angewandte Anatomie, Chemie und Physik, gestützt auf möglichst zahlreiche Experimente und Rechnungen. Wer in der Physiologie ein schlechtes Examen gemacht hat, erholt sich in der Praxis selten und wird ein Stümper. Alle Theorie ist Praxis in der heutigen Medicin, und alle gute Literatur ist Reisehandbuch von Männern, welche die Gebiete kennen und für solche, die sie wirklich besuchen. Theoretisches Studium ohne fortlaufende praktische Belege erzieht Schwätzer und ist von allen ärztlichen Schulen, die auf der Höhe der Zeit stehen, grundsätzlich verbannt. Bloße praktische Uebung ohne theoretische Vorbereitung, ohne die Wiederholung durch literarische Hilfsmittel und ohne schriftliche Ausarbeitung, ist bei der überwältigenden Masse des Materials unmöglich; wer Geist besitzt, arbeitet in beiden Richtungen; wer träge ist, entschuldigt sich bei sich selber dadurch, daß er sich für ein Genie hält.

Auch Vivisektionen wirst Du heutzutage mitmachen; wenige zwar, denn sie sind eine Arbeit selbständiger Forscher, nicht Anschauungsunterricht für Anfänger. Aristoteles und Hippokrates, Harvey und Haller, Graefe, Pasteur, Lister und Koch, ja alle, welche die Wissenschaft wirklich gefördert, und für die Verhütung wie für die Heilung von Krankheiten Großes geleistet, sie haben auch am Thier untersucht. Die Sentimentalität, eine salonfähige Form der Rohheit, sieht weder die allgemeine Thierquälerei im Dienste der Feinschmecker, noch die zum Vergnügen der Jäger, und am allerwenigsten scheint sie die Menschenquälerei zu belästigen. Die ernste Wissenschaft kann die Vivisektion nicht entbehren, aber das Publikum entbehrt sie leicht, und wer es muthwillig damit behelligt, hat seine Strafe verdient.

Der Gang ärztlicher Studien ist selbstverständlich. Kaum sind die rein naturwissenschaftlichen, ferner die anatomischen und physiologischen Arbeiten bewältigt, das heißt so weit gediehen, um den Anfang ferneren Studiums zu bilden, und kaum hat sich der Student bei seinen Vorexamen darüber aus-

gewiesen, so beginnt die rein ärztliche Verwerthung des Ge=
lernten und die Beobachtung am Krankenbette; hier äußere
Schäden, vom einfachen Knochenbruche bis zur verwickeltsten
Verwundung und zur schwierigsten Operation; dort innere
Krankheiten, von den schematischen und cyklisch ablaufenden,
bei denen der Mensch bloß das Verdienst hat, Schädlichkeiten
wegzuräumen, bis zu den vielgestaltigen Fällen, in denen ein
klares energisches Handeln augenscheinliche Verbesserungen
hervorruft. Wie der Botaniker eine Pflanze genau unter=
sucht und bestimmt, so entwickelt der Lehrer am Krankenbette
das vorhandene Bild durch Abschätzung der einzelnen Züge
(Symptome) und durch Abgrenzung von andern ähnlichen
Formen (Diagnose), die, wie Grenzgebiete einer Landkarte,
in Hauptzügen mit verzeichnet werden. Das Erkennen der
Krankheiten war einst eine Sehergabe, dann eine ganz per=
sönliche, unübertragbare Kunst, jetzt ist sie eine lehrbare und
lernbare Wissenschaft und Technik für Jeden, der überhaupt
seine Sinne zu gebrauchen gelernt hat. Die Perkussion hat
den Menschenleib mit einem physikalischen Experimente an=
gegriffen, mit welchem, schon einige Zeit vorher! die Spechte
die Bäume angriffen, um aus dem Klang der Rinde auf den
Inhalt des Darunterliegenden zu schließen. Wir belauschen
horchend die Mechanik der Athmung und des Herzschlages,
leuchten in die Tiefen des Auges wie in eine Kammer, deren
Einzelheiten wir ausspähen wollen; wir gucken um die Ecke
des Zungengrundes tief in den Kehlkopf und in die Luftröhre
hinab, waschen den Magen aus, wie man den Mund ausspült,
umschreiben und umtasten die Unterleibsorgane der Reihe nach
und lassen in manche tief verborgene Höhle ohne Schmerz
und Gewalt das helle Licht hineinfallen, wenn es sein
muß; ja, wir durchleuchten den ganzen Körper (Röntgen).
Das Blut, und ebenso die normalen und krankhaften Aus=
scheidungen des Patienten werden unter dem Mikroskope ent=
ziffert und im Reagensglase gesichtet; wir zählen nicht bloß
Pulse, sondern zeichnen ihre Bewegung, wir messen den Grad
des Fiebers mit dem Thermometer, und über die Frage von
Zu= und Abnahme des Körpers berathen wir die Kranken=
wägung; kurz, die Untersuchung eines innerlich Kranken ist

nicht weniger Kunstfertigkeit, Technik, als die Ausführung einer Operation. Die Fertigkeit der Arbeit zeigt den Ge=lehrten, die Anordnung derselben den Meister.

Wer sorgfältig beobachten gelernt und sich mit den Haupt=formen genau bekannt gemacht hat, in denen das Leben und Kranksein uns bisher erfahrungsgemäß erschienen ist, der hat gut studirt; wer technisch streng erzogen worden, ist gut vorbereitet.

Wie häufig hören wir über die Schulgelehrsamkeit und über die Jungen spotten von Leuten, die sich vorstellen, man studire Medicin bloß aus Büchern und Vorträgen, und die akademischen Lehrer seien junge unerfahrene Männer. Wenn irgendwo die Schule aus Grundsatz und mit ernstem Fleiße bei der alltäglichen Erfahrung in die Lehre geht, so ist es in der Medicin.

Das Unglück des Studiums ist der Reichthum desselben: innere Medicin, Chirurgie, Operationslehre, Orthopädik, die Technik der zahlreichen einzelnen Hilfeleistungen, die Behand=lung der Schußwunden, Augenheilkunde, für sich allein groß genug, um ein ruhmvolles Menschenleben auszufüllen, Ohren=heilkunde, Gehirnkrankheiten mit und ohne Irresein, die speciellen Leiden der Kinder und Greise, der Frauen und der Wöchnerinnen, die Behandlung und Beurtheilung streitiger Fälle, alles mit Beobachtungen und Erfahrungen am Kranken=bette und am Leichentische.

Der Studirende ist im beneidenswerthen Falle, des Menschen Leben und Leiden als unbetheiligter Zuschauer zu beobachten; was in der Praxis oft erschütternd und erdrückend wird, das ist hier bloß interessant, und geht auf Rechnung des Professors.

Durch Selbststudium und in der Praxis lernt man unter Sorgen und Gefahren, langsam und unsicher; die hohe Schule giebt es sorgenfrei und ausgiebig, oft nur zu bequem, um es fest zu fassen.

Der klinische Lehrer lüftet seine Krankenzimmer in aus=giebigster Weise und versäumt nicht, auf die Art und das Maß der Luftgifte aufmerksam zu machen; die Lehre vom festen lebendigen Ansteckungsstoffe wird beharrlich verwerthet und die Desinfektion von Orten und Auswurfsstoffen, von Geräthen, Betten und dienstthuenden Personen genau durchgeführt, die peinlichste Reinlichkeit wird bis in alle Winkel des Hauses beobachtet; Nahrung und Getränke werden nach ihrem chemischen und physiologischen Werthe und nach den jeweiligen Erfordernissen der Krankheit ausgewählt und zugemessen, planmäßige Fütterung oder Hunger, reichliches Getränk oder Durst unter sorgfältiger Wägung der Einnahmen und Ausgaben des Körpers durchgeführt; die Lagerung im Bette wird mechanisch verwerthet, dort ein Glied hoch, dort ein anderes abschüssig gelegt; Wärme und Kälte, Ruhe und Bewegung sind ausgiebig gehandhabte Heilmittel, und die Verwendung des Wassers zu Getränk, Waschungen und Bädern kommt in zahllosen Abstufungen und zu sehr verschiedenen Zwecken vor; Thermometer, Mikroskop und Reagensglas begleiten Lehrer und Schüler wie der Kompaß den Schiffer: von dem Allem aber sieht so mancher klassische Versemacher nichts und hält es theils für selbstverständlich, theils für gelehrte Pedanterie, er sieht eine Mixtur auf dem Tische, und von der Unzahl von Dingen, mit denen wir auf den gesunden und kranken Menschen einwirken, hat er vorzugsweise nur Sinn für diejenigen, welche aus der Apotheke bezogen werden. Der richtige Arzt ist immer Naturarzt, er rechnet mit Allem, was die Natur ihm zeigt, und verwendet Alles, was sie ihm darbietet. Sein Gegenfüßler, der sogenannte Naturarzt, ist der unnatürlichste von Allen, weil er die ganze Welt auf seine kleine Specialität zuspitzt, und Alles auf gleiche Weise behandelt.

Die Heilmittellehre und Receptirkunde ist das allereinfachste und selbstverständlichste Fach für einen gebildeten Mediciner, der Standesschrecken und das Heiligthum des unvorbereiteten Fremdlings, das goldene Faulbett des gedankenlosen Arztes und die breite Zielscheibe aller Vorwürfe, die man der Medicin von jeher gemacht hat.

Daß ein Kraut in Kleinasien gewachsen ist, gilt dem Einen als höchster Vorzug, dem Andern als größter Fehler desselben, und Beide haben gleich sehr Unrecht, weil jedes, inländische wie fremde, einfache wie zusammengesetzte Mittel niemals an

und für sich, sondern immer nur nach der Art seiner Anwen=
dung gut oder böse, Heilmittel oder Gift ist.

Der Wahn einer populären Heilmittellehre ist der Tropfen
Gift im Becher der Medicin und verderbt das gesunde Haus
des Hippokrates. Auf diesem Gebiete treffen sich die klaren
Geister und die Kurpfuscher, um dann für immer Abschied von
einander zu nehmen.

Es war eine Zeit, da man nach Heilmitteln suchte, ohne
sich um die Natur der Krankheiten viel zu bekümmern; es war
eine andere Zeit, da man die Krankheiten studirte, und auf
deren Behandlung verzichtete; heutzutage schenken wir dieser
wieder sehr viel größere Aufmerksamkeit, verwenden aber
unsere besten Kräfte auf die Verhütung von Krankheiten, auf
persönliche und auf öffentliche Gesundheitspflege und Schutz=
maßregeln gegen Ansteckungen und gegen Epidemien. Hier
sind die großen Errungenschaften unserer Zeit zu finden.
Die Hygieine ist eine grundlegende Wissenschaft der Medicin
und ein Standpunkt für alle Gebildeten geworden. In edlem
Wetteifer errichten gegenwärtig alle bedeutenden Universi=
täten ihre hygieinischen Institute, und der Student wäre
„gründlich blamirt“, welcher wähnte, sich mit bloßer Lektüre
behelfen zu können.

Auch die „gerichtliche Medicin“, in des Wortes alter Be=
deutung, kann nicht ernsthaft genug betrieben werden. Vor
den Schranken der Gerichte wird der Arzt ganz unbarm=
herzig zusammengehauen, wenn er der strengen Zucht der
Logik entlaufen ist und vergessen hat, daß Worte ganz wie
Zahlen zu behandeln sind. Jonathan, laß Andere geistreich
sein, und werde Du lieber genau!

Noch ein paar Bemerkungen, Rückerinnerungen wenn man
will, für den glücklichen Bruder Studio.

Es hat keinen Sinn, alle paar Semester an einen andern
Ort zu ziehen, um berühmten Männern nachzueifern, sondern
es ist viel besser, den ganzen Kurs der Medicin an demselben
Orte durchzumachen. Jeder richtige akademische Lehrer bietet
Jedem vollauf genug, der arbeiten will, und keiner erspart
uns ein langes und geduldiges „Schanzen“.

Kleine Schulen sind für den Anfang den großen vorzu=

ziehen, weil da der Einzelne mehr beobachten, unter die Augen und unter die Finger bekommen kann, in persönlichen Verkehr mit seinen Lehrern tritt, und dabei zugleich wissenschaftlich wie moralisch gehoben wird.

Anatomische Demonstrationen, Operationen, und Untersuchungen am Krankenbette vor Hunderten von Zuhörern sind niemals für Hunderte; die Wenigsten sind belehrt, die Meisten bloß — erbaut.

Wer das ganze Gebiet seines Faches einmal durchgearbeitet hat, der erst soll reisen, und dann nur hat er reichen Gewinn von großen Schulen und großen Namen.

Der Amerikaner macht häufig den Fehler, seinen Aerzten zu wenig Vorbildung zu geben; wir machen vielerorts den ebenso schlimmen, eine solche zu geben, die abwegs führt und einer unbefangenen Naturbeobachtung entschieden ungünstig ist.

Die Vereinigten Staaten, deren ärztliche Schulen und Lehrgänge im ganzen nach deutschem Muster eingerichtet sind, geben einmal im Jahre eine lange Ferienzeit und verlangen vom Studenten, daß er dieselbe bei einem praktizirenden Arzte zubringe und sich von diesem ein Zeugniß geben lasse, oder daß er eine wissenschaftliche Arbeit ausführe. Dieses Verfahren gewährt den großen Vortheil, bei aller Abwechslung den Geist des Lernenden doch im Zuge zu erhalten, ihm frühe fühlbar zu machen daß er nicht Krankheiten, sondern Kranke zu behandeln und mit zahllosen Zufälligkeiten des täglichen Lebens zu rechnen hat. Der größte Vortheil solcher Ferien aber ist unbedingt die Nöthigung zu produktiver Arbeit und zur Verwendung des Gelernten. Wer immerdar nur essen soll, kann nie gedeihen, und wer Jahr um Jahr nur lernen soll, der wird leicht matt und überdrüssig. Es ist besser, die Wissenschaft mit Ferienarbeit schmackhaft, als sie dadurch erträglich zu machen, daß man ihr für ein paar Monate den Rücken kehrt.

Und noch eine Frage. Das Studentenleben ist der sprichwörtliche „Himmel auf Erden" und schon deswegen nicht so glänzend als sein Ruf. Willst Du unbändig lustig sein, so arbeite zuvor auch ganz unbändig, dann kommst Du in richtige

Stimmung. Handwerksmäßige Heiterkeit ist das Traurigste, was es giebt.

Da Du den Lorbeer der Wissenschaft und Namen und Stellung im Leben Dir erst noch erringen wirst, allerdings sicher erringen wirst! so sei Du wenigstens bis dann ein bischen bescheiden; nachher hast Du die Wahl. Junge Löwen werden gar zu gerne alte Pudel, die allerunterthänigst apportiren und über mehr Stöcke springen als nöthig wäre.

In England wird das Studium der Medicin sehr weise betrieben, immer im Spitale, immer mit Rücksicht auf die Praxis, und bei sorgfältiger Körperpflege. Gymnastik und Sport erziehen Kraftgestalten; das entnervende Kneipenleben fordert hier keine Opfer. Aber wer wird dieses tadeln, ohne „ein dummer Junge" zu sein? Der große Alte hat das Wort. Bismarck sagte (IV. 1895): „Wenn ich an mein Corpsverhältniß denke, so muß ich doch sagen, daß die schwarzen Punkte, die ich beim Zurückblicken in die Jugend finde, in meinem Corpsverhältniß liegen; ich hätte mehr gearbeitet, wenn ich nicht im Corps gewesen wäre, und weniger Schulden gemacht. Mich haben die Schulden, mit denen ich Göttingen verließ, jahrelang in üble Laune gebracht." So erging's einem Herkules seiner Nation. Der gewöhnliche Corpsbursche aber läuft große Gefahr zu versumpfen, und dann im Leben ein griesgrämlicher Philister oder ein John Falstaff zu werden. Alt wird er selten.

Und nun zum Examen. Es ist Ehrensache, daß es gemacht sei, auch da, wo es nicht verlangt wäre. Was man nicht zeigen kann, hat man nicht, und was man nicht sagen kann, weiß man nicht. Nur unbefangen heraus mit der Wahrheit, daß man sie freudig anerkenne! Auch in der Wissenschaft verdeckt die Prüderie meistens nur einen schlechten Lebenswandel.

6. Praxis.

Die Praxis steht vor Dir, Freund Jonathan! und was wir uns darüber anzuvertrauen haben, dürfen auch Andere hören.

Du hast eine lehrreiche Stellung. Thue Deine Augen auf

und Dein Herz! Die Leute machen Toilette, ehe sie, schriftlich oder persönlich, in Gesellschaft erscheinen, sie machen Toilette, wenn sie ihren Priester empfangen oder abweisen; dem Arzte gegenüber giebt sich der Mensch weniger feierlich und wenig verhüllt; die Gebrechen des Leibes werden absichtlich und die Geistesrichtungen unabsichtlich gezeigt; Du wirst dabei nicht nur manche Schwäche verstehen und verzeihen, sondern auch sehr oft geistige und sittliche Heldenthaten an den Kranken oder ihren Angehörigen bewundern lernen. Wenn Du in Kirche und Staat das speculirende Raubthier auch manchmal gefürchtet hast, am Krankenbette lernst Du den Menschen lieben und hochachten!

An der Schwelle Deiner ärztlichen Laufbahn lauert das Gespenst des Geheimnisses auf Dich und hängt sich bleibend an Deine Fersen. Man kann Dir nicht nachrechnen, und Deine Fehler büßen Andere. Das ist prächtig für einen Betrüger und traurig für einen ehrlichen Mann. Sehr oft liegt im Ruhm, der vor Dir hergeht, die Ironie der Selbsterkenntniß, und im Tadel, der über Dich ausgeschüttet wird, der Balsam eines guten Gewissens. Du hast kein Mittel, Dich vor dem Schwindler und dem Stümper augenfällig auszuzeichnen und nur die Wahl zwischen einem Komödianten und einem Philo=sophen: darum schaffe Dir ein Gewissen an, das sich von Niemandem besänftigen läßt, und für Wissenschaft und Ehre und Barmherzigkeit gleichmäßig empfindlich ist.

Ehe Du in die Praxis gehst, lege einige schädliche Irr=thümer ab: Bilde Dir nicht ein, wenn Du tüchtig gelernt hast und voll heiligen Eifers bist, Du müßtest damit sofort An=klang finden; der erste beste Schwindler kann Dir den Rang ablaufen, und ein entschlossenes Maul kann Dich rasch in den Schatten stellen. Man kann sehr unwissend sein und dennoch eine große Praxis haben. „Galenus dat opes?" Willst Du Geld? dann werde auch eine wissenschaftliche Größe ersten Ranges oder verabschiede die Wissenschaft ganz; letzteres ist sicherer. Hätte Friedrich Schiller geistige Getränke ver=kauft, anstatt geistiger Nahrung, er wäre besser bei Kasse ge=wesen; ebenso Kepler, Humboldt und einige Andere.

Ein Recept, reich zu werden, giebt es auch für Aerzte

bekanntlich nicht. Nur bei denen, die „auf der Menschheit Höhen" stehen, halten sich Arbeit und Geld die Waage; im gewöhnlichen Leben kann man oft eines ohne das andere haben. Aber ein sicheres Mittel, arm und verachtet zu werden, giebt es für den Arzt, und wenn er auch reich wäre von Hause aus: er sei geizig und schmutzig und lasse lieber drei Wissenschaften fahren als eine Rechnung; dabei wird er sicher kleinlich und klein.[1]) Es giebt überhaupt kein dümmeres Geschöpf als einen Geizhals, der auf Liebe spekulirt! Darum sei milde mit den Geplagten; hast ja selber gesehen und weißt es am besten, wie übel sie's haben! Beleidige aber auch die Großen nicht mit Deiner Bescheidenheit, denn sie würden Dich ungern schlechter bezahlen als ihren Schneider!

Die Medicin ist ein um so besseres Geschäft, je weniger sie als Geschäft betrieben wird.

Dank? Wer Dank erwartet, dem gehört von Rechtswegen der Undank. Sind wir Gott und unsern Mitmenschen wirklich auch dankbar für alle Güte, die wir täglich empfangen? sind wir nicht selber auch ein Theil der „bösen Welt", deren Lohn der Undank ist? Wer Geld will, der ist noch zu verstehen und ist ein ehrlicher, wer aber Dank will, ist ein maskirter und widerwärtiger Egoist. Wenn Du wissenschaftlich strebsam, barmherzig gegen Deine Kranken und anständig gegen Deine Berufsgenossen bist, dann wird Dich der Undank niemals plagen, und der freundlichste Dank sehr oft überraschen. Ist denn die Freude der Jagd nicht größer als der Werth der Beute, und ist das Vergnügen, Elend zu verhüten oder zu lindern, nicht größer als jeder erworbene Dank! Kurz, mache Dir's bequem und kehre die Frage um, danke Du dem Kranken, der glücklich davon kommt, Dir Herzeleid erspart und Freude bereitet hat! Der Lehrer kann auch seinem Zögling danken, wenn er ein tüchtiger Mann wird.

Erwarte nicht, daß Du im beseligenden Gefühle, ein Helfer und Erretter zu sein, Deinen Tag beschließest. Ein Schwindler freut sich der Schülerarbeit, die er gethan; der rüstige Geist

---

[1]) „Perdidit arma, locum virtutis deseruit, qui
Semper in augenda festinat et obruitur re."
Hor. Epist. I. XVI. 67.
36*

aber strebt vorwärts und empfindet, was noch alles zu thun ist. Selbstzufriedenheit ist nur um den Preis der Faulheit zu haben. Wer ein hochmüthiger und kühner Doktor werden und Aufsehen erregen will, der lerne möglichst wenig Medicin, und möglichst viel „Umgang mit Menschen!"

Es ist ein Irrthum, wenn Du denkst, bloß der Universitäts= professor könne wissenschaftlich sein; sein Altarfeuer hat ja nur dadurch einen Werth, daß es die Feuerstätten seiner Schüler und Kollegen versorgt. Die rechte Wissenschaft ist das Hand= lichste, was es giebt. Du kannst auch als geplagter Praktiker wissenschaftlich streben; wo Du das Leben anpackst, „da ist's interessant".

Es giebt allerdings sehr wenige Lebenswege, die der strengen Wissenschaft so ungünstig sind wie der ärztliche. Der Landarzt ist ein geplagter Mann, wissenschaftlich überfordert, weil er in allen möglichen Specialitäten Bescheid wissen soll, gemüthlich oft unglücklich, weil er die sociale Hälfte des Krankenelendes gar nicht bessern kann, und schließlich auch körperlich abgehetzt, zum Studium viel zu ermüdet, vom Durste bedroht und von einer nichtssagenden Gesellschaft gefährdet.[1] Er ist wahrlich nicht aus schlechterem Stoffe als sein Kollega in der Stadt, und dennoch geht er öfter zu Grunde als dieser. Die Entvölkerung der Landbezirke und die Ueberfüllung der Städte auch mit Aerzten ist kein Zufall.

Unter denen, die alle Mühsal der Landpraxis glücklich überwunden, treffen wir aber manche Kraftnaturen, Aerzte und Menschen mit zartfühlenden, trotzigen Seelen.

Der Stadtarzt lebt besser — wenn er einmal zu leben angefangen hat. Geistige Anregung, Gelegenheit zu wissen= schaftlicher Arbeit, reichere Hilfsmittel für die sociale Noth seiner Kranken, Leichtigkeit der Konsultation und der Stell= vertretung: Alles kommt ihm zu statten. Dagegen bedroht ihn die Theilung der Arbeit: der Specialist kann etwas größer werden als der Arzt, und viel größer als der Mensch! dieser

---

[1] „Zerstreuungen bestehlen den Menschen auf eine entsetzliche Weise,
Sie stehlen ihn sich selbst."   Hippel.

„Die Menschen, die nicht hören, reden, denken, fühlen,
Was thun sie denn? — Sie spielen."   Lichtwer.

muß überdies noch alle Kraft anwenden, um zwischen dem Geschäftsmann und der Frau Base hindurchzuschreiten ohne anzustreifen. Der Stadtarzt kann den besten Kollegen vom Lande an persönlichem Werthe erreichen, und ihn an wissen=schaftlicher Bedeutung leicht überbieten.

Ganz besonders dem mühebeladenen Praktiker gilt das Wort von Helmholtz: „Das Wissen allein ist nicht der Zweck des Menschen auf der Erde . . . . . Nur das Handeln giebt dem Manne ein würdiges Dasein; also entweder die prak=tische Anwendung des Gewußten, oder die Vermehrung der Wissenschaft selbst muß sein Zweck sein."[1]

Eben recht hat selten einer zu thun, stets zu wenig oder zu viel, und in beiden Fällen leidet die Schnellkraft des Leibes und der Seele. Die Zeit ist zerschnitten, die Arbeit zerrissen, die Sammlung schwer. Du mußt im Fluge nehmen, was Du nicht systematisch zusammenbringen kannst, und ganz besonders im Anfang der Praxis darnach trachten, nicht hinter der Kolonne zurückzubleiben. Das Nachmarschiren ist fast un=möglich, das Schritthalten aber eine vergebliche Arbeit.

Es ist ein schwerer Fehler unserer akademischen Bildung, daß wir nicht mehr Sorgfalt auf die Methode der ärztlichen Buchführung verwenden. Im Spitale verstehen sich Kranken=geschichten von selber, in der sauren Praxis des Lebens aber sind sie unmöglich; und doch ließe sich im Siebe eines passen=den Schemas und wohlberechneter Rubriken manches Gold=korn zurückhalten, was jetzt vom Strome der Zeit verschlungen wird; das müde Haupt des alten Praktikers nimmt oft große Schätze von Erfahrungen mit in die Gruft, nur weil ihm die Methode fehlte, sie zu verwerthen.

Lies wenig und recht, mache Dir Auszüge, Tabellen und Tagebuchnotizen. Nicht bloß unsere Häuser, sondern auch unsere Gedanken und Eindrücke müssen gewissenhaft registrirt und eingeschrieben werden, wenn sie unser wirkliches Eigen=thum sein sollen. Mit dem bloßen Gedächtniß kommt zur Noth ein Krämer aus, ein Kaufmann nie; wer nicht Buch führt, geht zu Grunde. Mit den bloßen Erinnerungen magst

---

[1] Helmholtz, Populäre Vorträge, Braunschweig, pag. 24.

Du vor der Welt als ein erfahrenes Haus gelten, vor Deinen Berufsgenossen und vor Deinem Gewissen wirst Du aber oft wie ein Anfänger aussehen. Wo die Beherrschung des Materials verloren geht, geht auch die Liebe zu genauer Beobachtung verloren, entsteht der Dünkel und die Rechthaberei. Es ist so schwer, zu leben und dabei wirklich etwas zu lernen! Erlebnisse sind noch lange keine Erfahrungen. Der Reichthum an Jahren ist wie der Reichthum an Gold: wenn er einem Weisen gehört, so ist's ein Thron, und wenn ein Thor auf ihm sitzt, ein Pranger.

Das bloße Altsein schützt am allerwenigsten in der Medicin vor Thorheit, deren größte wohl die wäre, aus eigener Erfahrung allein schöpfen zu wollen. Wer bist Du denn und was ist Dein Erfolg gegenüber den Jahrhunderten und den vielen Tausenden ebenso tüchtiger Menschen, welche dieselben Fragen bearbeitet haben und noch bearbeiten? Darfst Du sie verlassen, und in Deiner Spanne Leben und mit Deinen 1430 Gramm Menschenhirn den Gang der Kulturgeschichte selbstständig zu durchlaufen versuchen?

In Erfahrungssachen, wie die Medicin, originell sein zu wollen, ist ein schweres Unrecht.

Außer dem Lesen und Schreiben ist auch das Zeichnen und Mikroskopiren ein täglich frisches Verjüngungsmittel für Dich. Hartnack, Leitz, Zeiß und Komp., die sich bekanntlich schon der Bruder Studio „zusammentemperenzelt", kosten Dich weniger Geld als die bescheidenste Liebhaberei und reißen Dich dafür in Privat- und Gerichtspraxis aus mancher Verlegenheit.

Die unerläßlichste Bedingung zum Fortschritte sind die Leichenöffnungen. Die Todten trösten Dich, wenn Deine Ansicht richtig war; sie entschuldigen Dich vor Dir selber, wenn sie Dir die Größe ihrer Schäden offenbaren; die Todten belehren Dich, und zwar jedesmal, denn die Natur ist unerschöpflich auch in den alltäglichsten Erscheinungen. Wenn Du irgend einem gebildeten Laien gesunde oder kranke Organe anziehend demonstrirst, wenn Du nicht von dannen gehst, bis Alles sauber und der Leichenschmuck wieder geordnet ist, und wenn Du es bei Aermeren immer unentgeltlich thust, so kannst Du selbst auf Dörfern fortstudiren; und das mußt Du, sonst bist Du verloren, gehst ohne genügende äußere Anregung im Becher zu Grunde, oder geräthst auf andere, glänzendere Abwege. Die kunstgerechte Reinigung Deiner Hände ist dann allerdings eine furchtbare Arbeit, und ohne wissenschaftliche Gewissenhaftigkeit bist Du ein gefährlicher Mann. Das Gewissen ist ein Produkt der Erziehung, es richtet sich nach dem Wissen, „Niemand ist so frech als ein blinder Mann," sagt ein Sprichwort, und Goethe ruft uns ermahnend zu: „Jeder sieht nur, was er weiß!" Du mußt etwas Rechtes wissen, um nur lernfähig zu sein. Des Arztes Unwissenheit wird an den Kranken bestraft, und sie ist deshalb eine Sünde, gegen die keine Ausrede von Gewissenhaftigkeit hilft.

Ob Du ein guter Chirurg bist, das sieht man oft bald. Wenn Dein Kranker, gleichviel ob reich oder arm, auf seinem Lager daliegt wie eine zerrissene Taube auf einem Haufen Stroh, so taugst Du nicht. Dein Patient muß bequem gelagert, sein Verband schön, alles sauber sein und den Eindruck möglichster Behaglichkeit machen.[1]) Diese materielle Sauberkeit deutet auf ein klares wissenschaftliches Denken und auf eine zarte, wohlwollende Hand. Ein schmieriges Genie ist in der Chirurgie unmöglich.

So war es einst. Heutzutage ist die Forderung der Reinlichkeit mit wissenschaftlicher Klarheit und noch weit schärfer gestellt; ihre Erfüllung durch Lister hat eine Umwälzung in der Chirurgie und Geburtshilfe hervorgerufen, die nicht kleiner ist als diejenige, welche Kolumbus in der Geographie gemacht. Es ist eine neue Welt aufgethan, in der ungezählte Tausende leben, die früher ausnahmslos dem Tode verfallen waren. Die Asepsis ist, wie alles Gute, selbstverständlich geworden. Der junge Arzt unserer Zeit läßt sich die Kümmernisse und Niederlagen seiner Vorgänger als Geschichte erzählen. Man muß diese selbst erlebt haben, um den Glanz und den Segen der aseptischen Chirurgie ganz zu genießen. Ein neidloses Glückauf der nachrückenden Generation!

Du kannst in kürzester Zeit alt und grau werden, wie

---

[1]) Astley Cooper, Lectures I.

Byron's „Gefangener von Chillon". Wenn Du stehen bleibst, und die Jahreszahl Deines Doktordiploms auch auf ein gut goldenes Vließ eingebrannt ist, so erscheinst Du doch als ein Schaf!

Darum hüte Dich vor dem Altwerden, edler Jonathan! Das erste Zeichen Deines beginnenden Verfalles — der regressiven Metamorphose des Arztes — ist Bissigwerden. „Vous vous fâchez, vous avez tort!" Der Arzt ist von allen Menschen am allermeisten ein geselliges Wesen[1]), die Materialisten würden sagen: „Heerdenthier", und in der Einsamkeit verdirbt und verderbt er. Es ist eine Wohlthat, in Krankenhäusern und bei Konsultationen der Privatpraxis sein Denken und Thun klar legen zu müssen; man nimmt sich vor Andern mehr zusammen als vor sich selber; es ist eine Wohlthat, das eigene, aus wissenschaftlichen und praktischen Gründen unvollständige Urtheil an dem Anderer zu ergänzen oder zu befestigen. Es wäre ja traurig, wenn Du der einzige tüchtige Arzt wärest; dann gäbe es besser gar keinen.

Deine Fachgenossen schätzen Dich richtiger als Deine Patienten, und wenn Du ein unkollegialer Kollege wärest, so vermöchte alle Ehre und aller Glanz der Erde Dich nicht vom Verdachte zu reinigen, daß Du mit richtigem Instinkte Unwissenheiten oder Charakterfehler verbergest. Deine Kollegialität ist Deine Ehre, Deine Uebereinstimmung in wissenschaftlichem Denken und humanem Streben Deine Kraft! Ganz gewiß sind Dir auch darin alle Deine akademischen Lehrer mit gutem Beispiel vorangegangen.

In Deinen alten Jahren halte Dich an die Jungen, damit Du nicht alt werdest. Sie wissen in vielen Stücken mehr als Du; aber wie ein feiner, alter Kollege aussieht, das wissen sie noch nicht, Du mußt es ihnen zeigen. Wie Einer Konkurrenz macht, daran erkennt man seinen Charakter, und wie er die Konkurrenz erträgt, seine Weisheit. Eine Konkurrenz liebenswürdig zu betreiben, ist immer viel leichter, als sie auch liebenswürdig zu ertragen.

Ueber alle diese Klippen kommst Du hinweg, wenn Dein Beruf Dir wirklich lieb ist.

---

[1]) Animal sociale, Cicero.

Es giebt ein einfaches Mittel, etwas lieb zu gewinnen: man braucht bloß dafür zu arbeiten und zu leiden. Von Kerkerwänden und vom Krankenlager kann man gerührten Abschied nehmen; man gewinnt ein Kind um so lieber, je mehr es uns durch seine Hilflosigkeit und seine Leiden geplagt hat; warum könnten wir nicht auch die dornenvolle Schönheit des ärztlichen Berufes lieben? Aber Fühlung mußt Du behalten mit der lebendigen Natur, vorsichtig Dich bewahren vor bloßer Büchergelehrsamkeit und den Wegen der Spekulation, die in das Reich der Phantasie führen, wo das edle Korn Deines Geistes zu Goldschaum ausgetrieben, aber nicht zu Münzen geprägt wird, wo kirchliche, politische und soziale Klostermauern nöthig sind, um Dein luftiges Dasein gegen die reale Welt zu schützen. Ob Du Dich in Grillen betrinkest oder in Alkohol, so bist Du dem Untergange geweiht. Die derbe Kost der nüchternen Beobachtung und der Umgang mit Kollegen, besonders mit jüngern, erhalten Dich jung und stark. Die Wurzeln echter Lebenspoesie sind grimmige Prosa!

Es giebt nichts Leichteres als den Umgang mit Patienten; denke Dich an ihre Stelle und Du verstehst sie, und bist verstanden. Ein richtiger Patient hat allerdings die Verpflichtung, alles was ihm Böses begegnet, auf Rechnung der Krankheit, und was gut geht, auf Rechnung des Arztes zu schreiben; aber er ist eben auch ein Mensch und macht es darum oft umgekehrt. So unsicher er in der Beurtheilung Deiner Wissenschaft und Kunst ist, so feinfühlend ist er in der Beurtheilung Deines Charakters und Deiner Klarheit; er läßt sich zur Gesundheit erziehen, sobald er merkt, daß Du Dir Mühe giebst, geht auf Deine Pläne ein, wenn Du geduldig bist, und erfreut Dich sehr oft durch sein richtiges Urtheil und seine liebenswürdige Beharrlichkeit. Wenn er Dir desertirt, so rufe ihm den großen mosaischen Segen nach und freue Dich — denn Du hast eine Verantwortung weniger; zudem ist er nicht Dein Leibeigener, sondern sozusagen frei, und wenn er übermorgen wiederkommt, so ist er Dein alter Freund. Vielleicht erntet ein Anderer das Gute, was Du gesäet hast; gönne es ihm; Du hast auch schon die Garben Deiner Kollegen für Dich eingeheimst.

Unheilbare Kranke sind oft unendlich gehorsam und brav, und lassen Dich Deine Hilflosigkeit bitter empfinden. Tausende können sich nicht entschließen, zur rechten Zeit das Nöthige zu thun, aber leisten das Unmögliche, wenn es nichts mehr nützt. So lange Du sehr vieles leisten kannst, traut man Dir meistens viel zu wenig zu, und wenn Du nichts mehr helfen kannst, viel zu viel.

Sollst Du es dem Kranken sagen, daß Du ihn für verloren hältst? Der Pfuscher thut es mit Pathos, denn er will den Propheten zeigen; der Arzt behält seinen Kummer öfter für sich und klagt seinem Schöpfer: „Warum gabst Du mir zu sehen, — Was ich doch nicht ändern kann? — Das Verhängte muß geschehen, — Das Gefürchtete muß nah'n!" Der Kranke verlangt unbedingt die Wahrheit, aber nicht immer in Wahrheit, manchmal nur um Trostgründe aus Dir herauszupressen. Man kann sich langweilen im Wartesaale einer Eisenbahn, noch mehr im Krankenzimmer, wenn es das Wartestübchen des kommenden Leichenzuges ist. Es ist leichter, ein paar Stunden ein Held zu sein, als ein paar Wochen oder Monate auch nur leidlich tapfer zu bleiben. Die alte Fabel vom Holzbauer, der in der höchsten Noth den Tod rief, und als dieser erschien, ihn bat, daß er ihm das abgeworfene Reisigbündel wieder auflade, hat gewiß einmal ein Arzt erfunden.

Versetze Dich an die Stelle des Kranken, Freund Jonathan! und es wird Dir klar sein, was zu thun ist. Dem Vater einer Familie, dem Vorstande eines Geschäftes, dem Manne mit weitausgreifenden Plänen und Verbindungen wirst Du früher eine bestimmte Antwort geben, als dem alleinstehenden Jüngling, der um so heftiger von Genesung schwärmt, je rascher er seinem Ende zueilt.

Du kannst wahr bleiben und doch schonend sein, so wie Du am Schicksale des Kranken Antheil nimmst. Im zweifelhaften Falle ist allerdings eine unbeholfene Härte besser als eine fromme Lüge; diese schadet Dir, weil sie Dich in Verdacht setzt, nicht orientirt gewesen zu sein; sie schadet aber noch weit mehr der Seelenruhe der Angehörigen, weil sie sich mit dem Gedanken abhärmen, man hätte anders handeln sollen, hätte ihr Unglück voraussehen und verhüten können. Es ist bitter, den Leuten zum gerechten Schmerz, den sie erdulden müssen, auch noch einen irrthümlichen hinzuzufügen. Daß Du einen glimmenden Docht, der vielleicht wieder auflebt, niemals aus Rücksicht auf ein Testament oder eine Kirche vollends aus= löschest, versteht sich von selbst. Wer erst noch versichern will, während es schon brennt, verdient mehr Mitleid als Hilfe!

Das Beste, was Du in der Praxis treiben kannst, ist die vorbauende Medicin, Gesundheitspflege. Alle Welt spricht davon und sehr Wenige machen Ernst damit; man will Deine Hilfe in Krankheiten und bezahlt diese; aber den Rath, wie man gesund bleibe, honorirt Niemand, und wenn Du ihn nicht schmackhaft zubereitet auftischest, kannst Du Dich damit sehr widerwärtig machen.

„Wahr ist es, diese Tugend kostet Müh"; und doch ist sie der einzige Weg zu Deinem Glücke. Laß Dich überhaupt nie verleiten, es auf anderm Wege zu suchen, als auf dem des Be= rufes. Ich habe Aerzte gesehen, die nebenbei Roßhändler oder Industrielle waren, oder in Papierchen spekulirten — es ist Allen übel bekommen. Ebenso sind die meisten politischen Größen als Aerzte zu Grunde gegangen. Virchow nach= machen ist schwer. In eines Menschengehirn haben selten zwei große Gedanken Raum! Bist Du Arzt, so sei es ganz und ausschließlich, Du befindest Dich geistig, gemüthlich und ökonomisch am besten dabei.

Ob Du früher oder später von Deinem Arbeitsfelde abge= rufen werdest, sorge, daß Du doch einiges Unkraut ausgereutet und einige gute Samenkörner zurückgelassen habest. Wenn nicht Du ein Anwalt der Hilflosen und der Kranken, ein Er= zieher zur Gesundheit Deines Volkes bist, wer soll es denn sein! Auch in beruflicher Beziehung, und ganz besonders für den Arzt gilt das Dichterwort: „Ans Vaterland, ans theure schließ' Dich an. Das halte fest mit Deinem ganzen Herzen. Hier sind die starken Wurzeln Deiner Kraft." Hier arbeite Du!

Tausend einsichtige Leute arbeiten und schweigen, wenige Schwindler aber schreiben die Skandalchronik der menschlichen Wissenschaften und geben den Ton des Mißtrauens oder der Verwirrung an.

Darum werde Schulmeister, Freund Jonathan, und sei nie müde, Dir selbst und Anderen die Augen aufzuthun für das, was vor uns und um uns liegt und uns erfüllt; bekämpfe den türkischen Fatalismus, der Gesundheit und Seuchen als Verhängniß ansieht, und zeige im täglichen Leben an jedem Einzelnen, wie man sich gesund oder krank macht.

Du mußt wieder ein Physikus werden (a physician), wie der alte Ausdruck Dich nennt, nicht nur mit einzelnen Kräutern und Handgriffen arbeiten, sondern das ganze Menschenleben in den Kreis Deiner Heilmittel hineinziehen und als Physiker alle Kräfte verwerthen, die uns Leben und Nahrung, Krankheit und Tod bereiten.

Nicht das, was wir für vier Wochen thun, während wir in ärztlicher Behandlung oder an einem Kurorte sind, sondern das, was wir alle 52 Wochen durch treiben, entscheidet unser Schicksal.

Lehre die Menschen haushälterisch zu sein mit dem eigenen Leben, und barmherzig mit dem Leben Anderer! Medicin und Chirurgie, private und öffentliche Gesundheitspflege, Einrichtung und Handhabung einer geordneten Krankenpflege, in Familien und öffentlichen Asylen: Alles ist gleich sehr Deine Lebensaufgabe; willst Du sie recht erfüllen, so muß die Kraft Deines Charakters wenigstens so groß sein als Deine wissenschaftliche Bildung, und der Mensch immer größer als der Arzt.

Ein armes und unwissendes Volk ist eine Schande für sich und seine Regenten; ebenso ein krankes Volk! Lehrer und Aerzte müssen sein wie Soldaten, möglichst geschult und tapfer der Einzelne, aber jeder in Reihe und Glied mit seiner Heeresabtheilung und nach dem Plane kämpfend, den die Naturwissenschaften mit zwingender Klarheit vorzeichnen; das romantische Fechten bloß mit dem Apothekerspieß und mit den Landsturmwaffen nach jedes Einzelnen Erfindung, das ist ein überwundener Standpunkt! Nur die treue Liebe zur Wissenschaft giebt dem persönlichen Werthe des Arztes eine feste Unterlage, macht ihn strebsam, bescheiden und leistungsfähig.

Schluß.

Es giebt nur eine Macht, die den Menschen vor der Ver=
zweiflung und die Völker vor dem Untergange bewahrt: das
Wohlwollen, das Erbarmen mit der Noth, die Freude am
Wohlergehen der Mitmenschen, das Glück zu helfen. Das
ist Jedem möglich und dazu ist Jeder verpflichtet.

Unberührt von den kurzen Erfolgen der Roheit und der
Selbstsucht, unbeirrt vom Wirrsale der Welt, arbeitet die
Liebe auf allen Gebieten des bürgerlichen Lebens, sie allein ist
auch die Seele der Volksgesundheitspflege.

Ihre geborene Feindin ist die wilde Medicin, eine sociale
Erscheinungsform der Geistesträgheit und der Geldgier, und
ein Stück des politischen Manchesterthums, das seinem
schlechten Ende entgegen geht. Sie wird noch lange herrschen,
hier im Talar einer vornehmen Staatskunst, dort im Schmucke
der phrygischen Mütze: schließlich wird sie unterliegen.

Die Macht der Wahrheit wächst langsam, aber unwider=
stehlich, und auch auf dem Gebiete der Gesundheitspflege wird
einst das heilige Gesetz der Menschheit herrschen: „Was ihr
wollt, daß euch die Leute thun sollen, das thut auch
ihnen!"

Register.

*

Im Verlag von **J. Huber in Frauenfeld** ist erschienen und durch alle Buchhandlungen zu beziehen:

Dr. L. Sonderegger

in seiner Selbstbiographie und seinen Briefen.

Herausgegeben von

Dr. Elias Haffter.

Mit dem Porträt Sondereggers in Stahlstich.

Preis fein gebunden 6 M.

Urteile der Kritik:

„Wer den berühmten St. Galler Arzt persönlich kannte und seine „Vorposten der Gesundheitspflege" gelesen hat, der wird mit Jubel zu diesem Buch greifen. Die Selbstbiographie ist ein Juwel, geistreich, tiefsinnig, fromm und schalkhaft wie selten eine. In den Briefen sind eine Fülle Goldkörner für Aerzte, Pfarrer, Lehrer, Politiker — Hiebe hageldicht, aber in Liebe erteilt, von einem seltenen Menschen, der viel Faust und gelegentlich auch ein wenig Mephistopheles war. Wenn wir nicht irren, wird dieses Buch seine Leser massenhaft finden und jeden ein wenig bessern, indem es ihn hoch ergötzt."
(Schweiz. Protestantenblatt 1898, Nr. 49.)

„Was Sonderegger in seiner meisterhaften Beherrschung der Sprache geschrieben hat, wird immer und überall mit Genuß gelesen werden. Wo wir das Buch auch aufschlagen, in der Autobiographie, in den Briefen, in der „Meine Bilanz" überschriebenen, edlen und unvergleichlich schönen Zusammenstellung der Faktoren und Resultate seines glücklichen Lebens und in dem aus der letzten Zeit stammenden Aufsatz „Gott und Unsterblichkeit, ein Glaubensbekenntnis", überall erkennen wir nicht nur den großen Schriftsteller, den bedeutenden Arzt und Hygieiniker, sondern besonders auch den bescheidenen, wohlwollenden, edlen, genialen, im innersten Herzen frommen Menschen, glücklichen Gatten und Vater, das Ideal eines glücklichen Arztes. Darum wirkt das Buch auch so wohlthuend und, im Gegensatz zu den Briefen und Erinnerungen anderer großer Männer, versöhnend und erhebend. Je mehr man ihn übersieht in seinem Werden, Denken, Streben und Leisten, um so größer, verehrungs- und nachahmungswürdiger wird er; und an solchen Vorbildern sich zu erheben, ist immer ein großer Gewinn." (Dr. Hägler-Gutzwiller im Correspondenzblatt
für Schweizer Aerzte 1899, Nr. 1.)

In dem Büchlein steckt mehr Lebensweisheit als in dem dickleibigsten Folianten, und es zu lesen ist dem Mediziner, und nicht bloß dem jüngeren, dienlicher als das Studium mancher direkt medizinischer Schrift. — Hätte ich einen Sohn, der Mediziner wäre, so würde ich ihm nach vollendetem Staatsexamen das Buch in die Hand geben und ihm sagen: „Bevor du in die Praxis gehst, lies das Buch, und wenn du in der Praxis stehst, dann lies es wieder und richte dein Leben danach."
(Prof. Dr. Gärtner in Jena in der Dtsch. Med. Wschr.,
Litt.-Beil. 1899, Nr. 17.)